Allgemeinchirurgische Patienten in der Hausarztpraxis

Michael Korenkov
Jann Hünermund
Jan Purr
(Hrsg.)

Allgemeinchirurgische Patienten in der Hausarztpraxis

Allgemeinärztliche Betreuung vor und nach Operationen

Projektleitung: Markus Vieten

Mit 150 Abbildungen

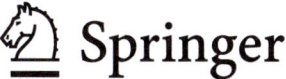

Herausgeber
Michael Korenkov
Klinikum Werra Meißner GmbH, Eschwege

Jann Hünermund
Hausärztlich-internistische Gemeinschaftspraxis im Ringgau, Ringgau

Jan Purr
Gesundheitszentrum Gelstertal, Großalmerode

ISBN 978-3-662-47906-3   978-3-662-47907-0 (eBook)
DOI 10.1007/978-3-662-47907-0

Die Deutsche Nationalbibliothek verzeichnet diese Publikation in der Deutschen Nationalbibliografie; detaillierte bibliografische Daten sind im Internet über http://dnb.d-nb.de abrufbar.

© Springer-Verlag Berlin Heidelberg 2016
Das Werk einschließlich aller seiner Teile ist urheberrechtlich geschützt. Jede Verwertung, die nicht ausdrücklich vom Urheberrechtsgesetz zugelassen ist, bedarf der vorherigen Zustimmung des Verlags. Das gilt insbesondere für Vervielfältigungen, Bearbeitungen, Übersetzungen, Mikroverfilmungen und die Einspeicherung und Verarbeitung in elektronischen Systemen.
Die Wiedergabe von Gebrauchsnamen, Handelsnamen, Warenbezeichnungen usw. in diesem Werk berechtigt auch ohne besondere Kennzeichnung nicht zu der Annahme, dass solche Namen im Sinne der Warenzeichen- und Markenschutz-Gesetzgebung als frei zu betrachten wären und daher von jedermann benutzt werden dürften.
Der Verlag, die Autoren und die Herausgeber gehen davon aus, dass die Angaben und Informationen in diesem Werk zum Zeitpunkt der Veröffentlichung vollständig und korrekt sind. Weder der Verlag noch die Autoren oder die Herausgeber übernehmen, ausdrücklich oder implizit, Gewähr für den Inhalt des Werkes, etwaige Fehler oder Äußerungen.

Umschlaggestaltung: deblik Berlin
Fotonachweis Umschlag: © Igor Mojzes | fotolia

Gedruckt auf säurefreiem und chlorfrei gebleichtem Papier

Springer-Verlag ist Teil der Fachverlagsgruppe Springer Science+Business Media
www.springer.com

Vorwort

Als Hausärzte, insbesondere Landärzte mit einem breiten Spektrum alltäglicher und gelegentlich weniger alltäglicher medizinischer Probleme hat uns dieses Projekt eines Buches von Fachärzten für Hausärzte von Beginn an interessiert. Zumal wir und unsere Kollegen in unseren Praxen nicht nur Zuweiser von Professor Korenkov und vieler Autoren der hier abgehandelten Kapitel sind, sondern untereinander auch eine Gesprächskultur etabliert haben, die durchaus Raum für die eine oder andere Frage lässt.

Das vorliegende Buch beschreibt nicht nur instruktiv die Diagnostik und die Indikationsstellung vor einer Operation, sondern auch die praktische Vorbereitung, die Operation selbst und nicht zuletzt die spezifische Nachsorge. Überdies räumt es der Kommunikation zwischen Patient, Hausarzt und Allgemeinchirurgen einen besonderen Stellenwert ein. Denn die fehlende oder unzureichende Kommunikation zwischen Patient und Hausarzt bzw. zwischen Hausarzt und Allgemeinchirurg ist ein nicht zu unterschätzendes Problem, das in diesem Buch ganz bewusst aufgegriffen wurde. Gerade dieser Aspekt war allen Herausgebern ein besonderes Anliegen.

Wir Hausärzte haben oftmals eine andere Perspektive auf unsere Patienten. Häufig sind es ältere Patienten, die häufig mit nicht nur einem medizinischen Problem oder oder einer chronischen Erkrankung belastet sind, sondern mehrere gleichzeitig aufzuweisen haben.

Wir kennen ihre meist langjährigen Krankheitsverläufe, das soziofamiliäre Umfeld, die Wünsche, Vorlieben aber auch ihre Ängste – und das oft auch noch generationenübergreifend.

Der Facharzt bekommt nun diesen uns vertrauten Patienten selektiv vorgestellt; ein Problem, eine Lösung und was kommt dann? Hier liegen oft die Wurzeln einer gestörten Kommunikation mit all ihren möglichen Folgen. Was meint der Kollege? Ist er sich über die Begleit- und Vorerkrankungen im Klaren? Weiß er über die bestehende Medikation und ihre Folgen Bescheid? Und kennt er überhaupt die Möglichkeiten einer modern ausgestatteten und geführten Hausarztpraxis?

Wir haben versucht, diese wichtige Schnittstelle, d.h. den direkten Dialog Patient – Hausarzt und Hausarzt – Chirurg anzugehen, und mögliche Problemstellungen bewusst in einfach gehaltenen Fragen und Antworten darzustellen.

Der Hausarzt hat eine Schlüsselposition inne. Er steht als Lotse dem Patienten zur Verfügung und leitet weitere Schritte ein. Er muss den Patienten mit seinen Worten dort abholen, wo er steht, bis dieser für sich eine bewusste und aufgeklärte Entscheidung treffen kann.

Und der Hausarzt ist der Mittler zwischen Patient und Facharzt. Er muss selbst verstehen, was der Allgemeinchirurg machen kann und möchte. Dieses Verständnis wiederum kann nur der Chirurg dem Hausarzt vermitteln. Der Kreis schließt sich, und im Idealfall sind alle wichtigen Informationen aller Beteiligten an einem notwendigen Eingriff nicht nur ausgetauscht, sondern auch tatsächlich von Patient, Hausarzt und Chirurg verstanden worden.

Jann Hünermund
Michael Korenkov
Jan Purr

Inhaltsverzeichnis

1	**Einleitung**	1
	M. Korenkov	
2	**Kommunikation an Schnittstellen**	3
	P. Hänel, M. Herrmann	
3	**Perioperativer Umgang mit Antikoagulanzien und Thrombozytenaggregationshemmern**	19
	P. Schott	
4	**Haut- und Weichteilentzündungen und Wundmanagement**	29
	G.F. Broelsch, A. Meybohm, P.M. Vogt	
5	**PEG**	49
	H. Berkermann	
6	**Port**	67
	M. Korenkov	
7	**Schrittmacher und Defibrillatoren**	79
	P. Schott	
8	**Suprapubischer Dauerkatheter**	89
	S. Sachs	
9	**Urostoma**	101
	J.W. Thüroff, W. Jäger	
10	**Leistenhernie**	115
	M. Korenkov	
11	**Leistenschmerzen**	125
	A. Korenkov	
12	**Varikose**	143
	T. Noppeney, H. Nüllen	
13	**Schilddrüsen- und Nebenschilddrüsenchirurgie**	157
	H. Dralle	
14	**Antirefluxchirurgie**	181
	M. Korenkov	

15	**Thoraxmagen**	193
	M. Korenkov	
16	**Magenresektion und Gastrektomie**	199
	M. Mehdorn, I. Gockel	
17	**Adipositaschirurgie**	213
	M. Korenkov	
18	**Cholezystektomie**	235
	M. Korenkov	
19	**ERCP**	247
	H. Berkermann	
20	**Pankreasresektion**	259
	A. Ulrich, H. Strothmann	
21	**Kolorektale Chirurgie**	277
	M. Korenkov	
22	**Kolostoma**	293
	M. Korenkov	
23	**Chirurgische Proktologie**	305
	W. Asperger	
24	**Psychosomatik in der Chirurgie**	321
	T. Loew	
	Serviceteil	337
	Stichwortverzeichnis	338

Autorenverzeichnis

Asperger, Walter, Dr. med.
Chefarzt der Klink für Allgemein-
und Viszeralchirurgie
Krankenhaus St. Elisabeth
Mauerstraße 5
06110 Halle (Saale)
w.asperger@krankenhaus-halle-saale.de

Berkermann, Heiner, Dr. med.
Chefarzt Gastroenterologie
Klinikum Werra-Meißner
Elsa-Brändström-Straße 1
37269 Eschwege
christine.bick@klinikum-wm.de

Broelsch, Günther Felix, Dr. med.
Klinik für Plastische, Hand-
und Wiederherstellungschirurgie
Medizinische Hochschule Hannover
Carl-Neuberg-Straße 1
30625 Hannover
Broelsch.Guenther@mh-hannover.de:

Dralle, Henning, Prof. Dr. med. Dr. h. c.
Direktor der Universitätsklinik und -Poliklinik
für Allgemein-, Viszeral- und Gefäßchirurgie
Universitätsklinikum Halle (Saale)
Ernst-Grube-Straße 40
06097 Halle
henning.dralle@uk-halle.de

Eggeling, Torsten, Dr. med.
Windmühlenweg 3
37269 Eschwege

Gockel, Ines, Prof. Dr. med.
Direktorin der Klinik und Poliklinik für Visceral-,
Transplantations-, Thorax- und Gefäßchirurgie
Universitätsklinikum Leipzig
Liebigstraße 20
04103 Leipzig
Ines.Gockel@medizin.uni-leipzig.de

Hänel, Patricia, Dr. med.
Institut für Allgemeinmedizin
Otto-von-Guericke-Universität Magdeburg
Leipziger Straße 44
39120 Magdeburg
patricia.haenel@med.ovgu.de

Herrmann, Markus, Prof. Dr. med.
Institut für Allgemeinmedizin
Institutsdirektor Otto-von-Guericke-Universität
Magdeburg
Leipziger Straße 44
39120 Magdeburg
markus.herrmann@med.ovgu.de

Hünermund, Jann, Dr. med.
Arzt für Allgemeinmedizin
Hausärztlich-internistische Gemeinschaftspraxis
im Ringgau
Am Kalkofen 11
37296 Ringgau
dr-huenermund@web.de

Jäger, Wolfgang, Dr. med.
Urologische Klinik
Universitätsmedizin der Johannes Gutenberg-
Universität
Langenbeckstraße 1
55131 Mainz
wolfgang.jaeger@unimedizin-mainz.de

Korenkov, Alexei, Dr. med.
Arzt für Neurochirurgie
Beurhausstraße 21
44137 Dortmund
alexkorenkov@web.de

Korenkov, Michael, Prof. Dr. med.
Chefarzt Allgemein- und Viszeralchirurgie
Klinikum Werra Meißner GmbH,
Krankenhaus Eschwege
Elsa Brändströmstraße 1
37269 Eschwege
michael.korenkov@klinikum-wm.de

Autorenverzeichnis

Loew, Thomas, Prof. Dr. med.
Leiter der Abteilung für Psychosomatik
Universitätsklinikum Regensburg
Franz-Joseph-Strauß-Allee 11
93053 Regensburg
thomas.loew@ukr.de

Mehdorn, Matthias, Dr. med.
Klinik für Viszeral-, Transplantations-, Thorax-
und Gefäßchirurgie
Universitätsklinikum Leipzig
Liebigstraße 20
04103 Leipzig
Matthias.Mehdorn@medizin.uni-leipzig.de

Meybohm, Anja
Klinik für Plastische, Hand-
und Wiederherstellungschirurgie
Medizinische Hochschule Hannover
Carl-Neuberg-Straße 1
30625 Hannover

Noppeney, Thomas, Dr. med.
Gefäßchirurg
Obere Turnstraße 8
90429 Nürnberg
tn@gefaesszentrum-nuernberg.de

Nüllen, Helmut, Dr. med.
Arzt für Chirurgie und Gefäßchirurgie
Rheydterstraße 276
41065 Mönchengladbach

Purr, Jan, Dr. med., MBA
Arzt für Allgemeinmedizin
Gesundheitszentrum Gelstertal
Kasseler Straße 6
37247 Großalmerode
dr.purr@gelstertal.de

Sachs, Stefan
Arzt für Urologie
Reichensächser Straße 13
37269 Eschwege
sachs-eschwege@t-online.de

Schott, Peter, PD Dr. med.
Chefarzt Kardiologie
Klinikum Werra-Meißner
Elsa-Brändström-Straße 1
37269 Eschwege
Peter.Schott@klinikum-wm.de

Strothmann, Hendrik
Klinik für Allgemein,- Viszeral-
und Transplantationschirurgie
Universität Heidelberg
Im Neuenheimer Feld 110
69120 Heidelberg
Hendrik.Strothmann@med.uni-heidelberg.de

Thüroff, Joachim W., Prof. Dr. med.
Direktor der Urologischen Klinik
Universitätsmedizin der Johannes Gutenberg-
Universität
Langenbeckstraße 1
55131 Mainz
Joachim.Thueroff@unimedizin-mainz.de

Ulrich, Alexis, Prof. Dr. med.
Klinik für Allgemein,- Viszeral-
und Transplantationschirurgie
Universität Heidelberg
Im Neuenheimer Feld 110
69120 Heidelberg
alexis.ulrich@med.uni-heidelberg.de

Vogt, Peter, Prof. Dr. med.
Direktor der Klinik für Plastische, Hand-
und Wiederherstellungschirurgie
Medizinische Hochschule Hannover
Carl-Neuberg-Sraße 1
30625 Hannover
vogt.peter@mh-hannover.de

Abkürzungsverzeichnis

ABI	Ankle-Brachial-Index	ICD	Implantable Cardioverter/Defibrillator
AEG	Adenocarcinoma of the Esophagogastric Junction	IIP	Inventar zur Erfassung interpersonaler Probleme
AHRQ	Agency for Healthcare Research and Quality	IPMN	intraduktal papillär-muzinöse Neoplasien
APW	aktive periodische Wundreinigung	IuK	Informations- und Kommunikationstechnologien
ARDS	Acute Respiratory Distress Syndrome		
ATP	antitachykardes Pacing		
AWMF	Arbeitsgemeinschaft der wissenschaftlichen medizinischen Fachgesellschaften	JET-PEG	Jejunal tube through PEG
		LIFT	Ligation of Intersphincteric Fistula Tract
BMI	Body Mass Index	LMWH	niedermolekulares Heparin (low molecular weight heparin)
BRPC	Borderline Resectable Pancreatic Cancers		
		MCN	muzinös-zystische Neoplasie (engl. mucinous-cystic neoplasms)
CCS	Cleveland Clinic Score		
CEAP	Clinical signs, etiology, anatomische Verteilung, Pathopyhsiologie	MOCA	mechanochemische Ablation
		MRCP	Magnetresonanz-Cholangiopankreatografie
CHA^{2}DS^2-VASc	Congestive Heart Failure, Hypertension, Age, Diabetes, Stroke/TIA, Vascular disease, Age, Sex category	MSI	Mikrosatelliten
		MUPS	Medically unexplained physical Symptoms
CRT	kardiale Resynchronisationstherapie		
CVI	chronisch-venöse Insuffizienz		
		NOAK	neue orale Antikoagulanzien
DEGAM	Deutsche Gesellschaft für Allgemeinmedizin und Familienmedizin	NSD	Nebenschilddrüse
		OAK	orale Antikoagulanzien
DEPKR	duodenumerhaltende Pankreaskopfresektion	ÖGD	Ösophagogastroduodenoskopie
DGE	Delayed Gastric Emptying	OTSC-Clip	Over-the-scope-Clip
DHC	Ductus hepaticus communis		
		PEG	perkutan endoskopische Gastrostomie
EBD	endoskopische Ballondilatation		
EHS	Europäische Gesellschaft für Hernienchirurgie	PEJ	perkutane endoskopische Jejunostomie
ELT	endovenöse Lasertherapie	PEP	Post-ERCP-Pankreatitiden
EO	endokrine Orbitopathie	pHPT	primärer Hyperparathyreoidismus
EPT	endoskopische Papillotomie	PNEN	neuroendokrine Neoplasien des Pankreas
ERCP	endoskopisch-retrograde Cholangiopankreatikografie		
		PPI	Protonenpumpeninhibitoren
EST	endoskopische Sphinkterotomie	PPPD	Pylorus-preserving Pancreaticoduodenectomy
EWL	Excess Weight Loss		
		PPW	passive periodische Wundreinigung
FAP	familiäre adenomatöse Polyposis coli	PTBS	posttraumatische Belastungsstörung
FiLAC	Fistula Laser Closure	PTC	perkutan transhepatische Cholangiografie
GERD	Gastroesophageal Reflux Disease	PTCD	perkutane transhepatische Cholangiodrainage
HAL	Hämorrhoidalarterienligatur		
HNPCC	hereditäres nicht polypöses Kolonkarzinom	RAR	Recto-Anal-Repair
		RFA	Radiofrequenzablation
HPV	humanes Papillomvirus		

Abkürzungsverzeichnis

SCL	Symptomcheckliste
SCN	Serös-zystische Neoplasien (engl. serous cystic neoplasms)
SDK	suprapubischer Dauerkatheter
SOD	Sphincter-Oddi-Dysfunktion
SSNRI	Serotonin-Noradrenalin-Wiederaufnahmehemmer
TAH	Thrombozytenaggregationshemmer
TAPP	transabdominale präperitoneale Hernioplastik
TENS	transkutane Nervenstimulation
TEP	totale extraperitoneale Hernioplastik
TVT	tiefe Venenthrombose
VAAFT	Video Assisted Anal Fistula Treatment
VCSS	Venous Clinical Severity Scores
VKA	Vitamin-K-Antagonisten
VTE	Venöse Thromboembolie
WONCA	World Organization of Family Doctors

Einleitung

M. Korenkov

Im Rahmen meiner Zusammenarbeit mit hausärztlichen Kollegen habe ich oft gehört, dass ein entsprechend modernes Nachschlagewerk über die Versorgung der allgemeinchirurgischen Patienten in der hausärztlichen Praxis fehlt. Meine Gedanken zu diesem Thema habe ich mit Dr. Jann Hünermund (Vorsitzender des »Ärztenetzes Werra-Meißner«) und Dr. Jan Purr (Vorsitzender des »Ärztebündnis«) intensiv diskutiert. Auf dieser Basis entstand die Idee für das vorliegende Buch, dessen Verwirklichung erfreulicherweise der Springer-Verlag unterstützte.

Der Schwerpunkt des Buches ist die prä- und poststationäre Betreuung allgemeinchirurgischer Patienten. Es umfasst insgesamt 23 Kapitel. Das erste Kapitel ist der Problematik der Kommunikation zwischen den niedergelassenen Kollegen und den Krankenhauschirurgen gewidmet. Im letzten Kapitel geht es um die psychosomatischen Aspekte chirurgischer Patienten. Alle weiteren Kapitel behandeln chirurgische Problematiken.

Sie sind überwiegend nach folgendem Muster aufgebaut:
1. Indikationen zur Operation
2. Operationsvorbereitung
3. Operationstechnik/en
4. Betreuung nach der Entlassung aus dem Krankenhaus
5. Fragen des Hausarztes an den Chirurgen und Patientenfragen an den Hausarzt
6. Abschließender Versorgungsalgorithmus.

Durch den starken Einfluss meiner beiden niedergelassenen Mitherausgeber Hünermund und Purr sind alle Kapitel praxisnah gehalten und an den aktuellen Bedürfnissen der niedergelassenen Kollegen ausgerichtet. Auch die Gesamtplanung des Buchinhaltes wurde erheblich von meinen Mitstreitern beeinflusst. Aus diesem Grund stehen einige Themen (z. B. PEG, Urostoma, Schrittmacher, suprapubische Harnableitung) auch nicht im direkten Zusammenhang mit einer allgemeinchirurgischen Problematik, sondern wurden auf Wunsch der beiden Allgemeinmediziner im Interesse einer größeren Praxisrelevanz mitverfasst.

Besonders intensive Diskussionen gab es zu den Abschnitten »Fragen des Hausarztes an die Chirurgie« und »Fragen des Patienten an den Hausarzt« bzw. über die Frage, ob ein solcher Abschnitt in jedem Kapitel überhaupt in ein solches Buch gehöre. Das Hauptargument dagegen war, dass es sich um ein Buch und nicht um die Website eines Krankenhauses oder einer ärztlichen Praxis handele. Im Vorfeld der Planungen erreichten wir darüber keinen Konsens. Erst die Erstellung eines Probekapitels führte uns den Sinn eines solchen Abschnittes vor Augen. Dennoch ließ sich dabei nicht jede Frage aus der Sicht der evidenzbasierten Medizin beantworten. Einige Antworten sind sehr stark durch individuelle empirische Erfahrungen der Buchautoren beeinflusst. Im Duktus haben wir viele Antworten zu den Patientenfragen bewusst auch in der wörtlichen Rede gehalten, während andere Antworten doch einer Vertiefung bedurften, die wiederum eine wissenschaftlichere Sprache erforderlich machte. Die »Fragen des Hausarztes« und die »Fragen des Patienten« wurden für alle Kapitel von Dr. Hünermund und Dr. Purr formuliert, mit Ausnahme des Kapitels »Varikose«, für das Dr. Torsten Eggeling die Fragen zusammengestellt hat.

Die Kapitelstruktur legten wir in unseren gemeinsamen Diskussionen fest. Wichtige Inhaltspunkte sowie die Fragen der Hausärzte und Patienten wurden bereits im Vorfeld formuliert. Diese strukturierten Fragen wurden dann an die Autoren der einzelnen Kapitel weitergeleitet. Bewusst haben wir auf die klassische Kapitelstruktur (Ätiologie, Epidemiologie, Klinik, Diagnostik, Therapie usw.) verzichtet und die Lektüre auf dem pragmatischen Prinzip »Was wollten Sie über ... wissen« aufgebaut. Im Mittelpunkt unseres Interesses standen dabei die Aspekte des späteren postoperativen Verlaufs und insbesondere die Diagnostik und der Umgang mit postoperativen Spätkomplikationen und Beschwerden. Viele Kapitel enden mit einem zusammenfassenden Nachsorgealgorithmus, damit der Leser den Kapitelinhalt in Kurzform überblicken kann.

Das Autorenkollektiv setzt sich aus renommierten Spezialisten zusammen, die über eine langjährige Expertise in ihrem jeweiligen Fachgebiet verfügen. Die gesamte Koordination des Projektes und die Redaktionsarbeit hat erneut der Arzt und Autor Markus Vieten übernommen, der mich bereits bei dem Buchprojekt »Adipositaschirurgie« sowie bei »Gastrointestinale Operationen und technische Varianten« begleitet hatte.

Kommunikation an Schnittstellen

P. Hänel, M. Herrmann

2.1 Arbeitsteilung in der Versorgung – 4

2.2 Schnittstellenprobleme und Fehlerrisiko – 4

2.3 Forschungs- und Politikthema Schnittstellen – 5

2.4 Schnittstellen trennen Aufgabengebiete – 5
2.4.1 Hauptgefahr: mangelnde Vermittlung und Verantwortungsübernahme an Schnittstellen – 5
2.4.2 Aufgaben zwischen Berufsgruppen, Spezialisten und Sektoren abgrenzen – 6

2.5 Management von Schnittstellen – 7
2.5.1 Ein- bzw. Überweisungsentscheidung – 7
2.5.2 Ein- und Überweisungsbriefe – 8
2.5.3 Entlassungs- und Befundberichte – 8
2.5.4 Standardisierte Formulare, Checklisten – 9
2.5.5 Medikationsüberprüfung – 11
2.5.6 Qualitätsberichte – 11
2.5.7 Berufsgruppen für ein Überleitungsmanagement – 11
2.5.8 Patientenbeteiligung, Empowerment – 12
2.5.9 Persönliche Kommunikationsforen – 13
2.5.10 Informations- und Kommunikationstechnologien (IuK) – 13

2.6 Arzt-Arzt-Kommunikation an Schnittstellen – 15
2.6.1 Gesagt oder geschrieben bedeutet nicht zwingend gemeint – 15
2.6.2 Gehört oder gelesen bedeutet nicht zwingend verstanden – verstanden bedeutet nicht zwingend richtig verstanden – 16

Literatur – 17

M. Korenkov et al. (Hrsg.), *Allgemeinchirurgische Patienten in der Hausarztpraxis*,
DOI 10.1007/978-3-662-47907-0_2, © Springer-Verlag Berlin Heidelberg 2016

2.1 Arbeitsteilung in der Versorgung

Medizinischer Fortschritt, demografische Entwicklungen und Veränderungen im Lebensstil führen dazu, dass die Versorgungsansprüche und das Versorgungssystem immer komplexer werden. Es gibt immer mehr Menschen mit mehreren Erkrankungen bis zu Multimorbidität. Zahlreiche Erkrankungen sind nicht abschließend heilbar, sondern begleiten als chronische Gesundheitsstörungen Patienten und ihre Ärzte ein Leben lang. Zur optimalen Behandlung der verschiedenen Gesundheitsstörungen bietet unser Gesundheitssystem viele Maßnahmen, die arbeitsteilig von einer zunehmenden Anzahl von Institutionen, Berufsgruppen und Spezialisten angeboten werden. Die fortschreitende Spezialisierung in der Medizin – waren es 1958 noch 16 Disziplinen, so gibt es mittlerweile 42 Spezialgebiete ohne die zahlreichen Subdisziplinen (BÄK 2004) – birgt neben den Vorteilen wachsender medizinischer Möglichkeiten auch die Gefahr, dass jeder Disziplin, partikularistisch auf ihr Spezialgebiet fokussiert, der Gesamtüberblick verloren geht und es so zu Verlusten der Versorgungsqualität kommt (Herrmann 2000). Die Integration, Transparenz und Vernetzung zahlreicher Spezialgebiete wird dadurch für Patienten wie für ambulante und stationäre Leistungserbringer notwendiger denn je. Für Entscheidungen gerade im Feld von Multimorbidität und zunehmendem Alter ist die Rolle eines Generalisten entscheidend für die Aufbereitung der Informationen über Krankheiten, Behandlungsoptionen und Kapazitäten spezifischer Einrichtungen. Diese Aufgaben werden künftig in der Hausarzt-Patienten-Beziehung bei Entscheidungen über unterschiedliche Gesundheitsleistungen immer wichtiger (Herrmann u. Heinze 2004).

In allen komplexen Systemen, die aus mehreren Komponenten bestehen, seien es Menschen oder technische Instrumente, stellen die Übergänge zwischen den Komponenten riskante Momente dar. Hier müssen Informationen, Arbeitsweisen, Energien usw. von einem System ins andere weitergegeben und übersetzt werden. An diesen Übergangs- oder Schnittstellen entstehen die meisten Fehler.

Zentrale Schnittstellen in der medizinischen Versorgung stellen die Kooperationen zwischen Hausärzten und stationär oder ambulant tätigen ärztlichen Spezialisten dar (Abb. 2.1). Die weitgehende Trennung zwischen Sektoren und zwischen Hausärzten und spezialisierten Fachärzten produziert Sollbruchstellen, an denen Informationen verloren gehen und Behandlungen unterbrochen und/oder verändert werden können. Dies wird durch immer kürzere Liegezeiten komplizierter, wenn Patienten mit noch schwerwiegenden gesundheitlichen Problemen und hohem Versorgungsbedarf aus der stationären Behandlung entlassen werden.

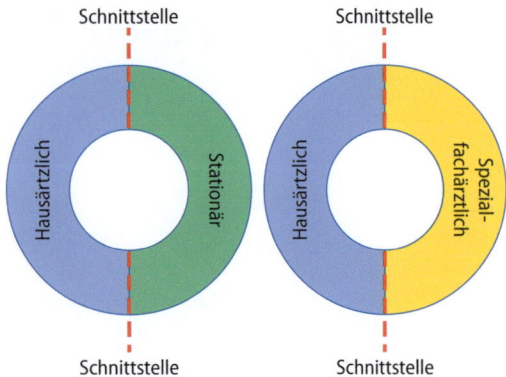

Abb. 2.1 Schnittstellen in der medizinischen Versorgung

2.2 Schnittstellenprobleme und Fehlerrisiko

2003 untersuchte die US-amerikanische Agency for Healthcare Research and Quality (AHRQ) die Ursachen medizinischer Fehler und nannte auf den ersten beiden Plätzen der acht häufigsten Ursachen für medizinische Fehler Kommunikationsprobleme und unzureichenden Informationsfluss. Diese Probleme zeigen sich besonders an den Schnittstellen der Versorgung (Gandhi 2000, Spießl 2001). Besonders die Arzt-Arzt-Kommunikation ist hier in beide Richtungen verbesserungsbedürftig (Kripalani 2007, Berendsen 2009, Schoen 2005).

Die häufigsten Informationsdefizite an den ambulant-stationären Schnittstellen und den Schnittstellen zwischen ambulanter Haus- und spezialfachärztlicher Versorgung sind (in beide Richtung) fehlende oder verspätete Angaben zu Diagnosen und Befunden, widersprüchliche Aussagen gegenüber Patienten, Doppeluntersuchungen, Informationen zur aktuellen Arzneimitteltherapie sowie zur Medikamentenumstellung nach Aufnahme oder Entlassung (Braun 2011). Von beiden Seiten der Schnittstellen wird eine schlechte Erreichbarkeit der Kollegen für eine persönliche Rücksprache beklagt (Goebel 2012).

Besonders gefährdet für Informationsverluste an Schnittstellen sind ältere und multimorbide Patienten sowie Patienten nach Hochrisikoeingriffen (Brooke 2014). Diese erhalten meist komplexe medikamentöse und nicht medikamentöse Therapien, die aufeinander und an die Versorgungsumstände angepasst werden müssen. Zudem müssen sie auf die langfristigen Gesundheitsziele der Patienten im häuslichen Setting hin priorisiert werden, sodass die verschiedenen Therapien für den Patienten handhabbar sind. Um diese Ziele langfristig über Fachgebiets- und Sektorengrenzen hinweg zu verfolgen, bedarf es einer professionellen Kooperation der verschiedenen Leistungserbringer.

2.3 Forschungs- und Politikthema Schnittstellen

2006 startete die Weltgesundheitsorganisation das »High-5s-Projekt«, in dem weltweit (unter anderem in Deutschland) die wichtigsten Herausforderungen der Patientensicherheit untersucht wurden. Als eines der drei zentralen Themen ergab sich die Sicherstellung der richtigen Medikation bei Übergängen im Behandlungsprozess.

Die Schnittstellen Krankenhauseinweisung und -entlassung sind auch Thema des EU-geförderten Projektes »Handover«, das in mehreren europäischen Ländern die Prozesse um Schnittstellen der Versorgung untersucht. Es zeigte sich unter anderem (Goebel 2012), dass ein großer Teil der Entlasskommunikation unzureichend ist. Die Hauptprobleme sind:
- Fehlen adäquater Information
- Mangelnde Erreichbarkeit der Behandler für persönliche Rücksprache
- Fehlendes Feedback von den Weiterbehandlern
- Keine Standards zur Entlasskommunikation, weder in der klinischen Praxis noch in der Ausbildung.

Das Sondergutachten 2012 des Sachverständigenrats zur Begutachtung der Entwicklung im Gesundheitswesen zu »Wettbewerb an der Schnittstelle zwischen ambulanter und stationärer Gesundheitsversorgung« betont die Bedeutung der Prozesse rund um die Krankenhausentlassung für Versorgungsqualität und Behandlungskosten und fordert Prozessverbesserungen an dieser Schnittstelle. Eine interdisziplinäre Arbeitsgruppe aus BÄK und KBV unter Moderation des ÄZQ erstellte dazu im Jahre 2012 Checklisten zur Krankenhauseinweisung und -entlassung.

Untersuchungen zur Kommunikation an ambulanten Schnittstellen zwischen Haus- und ambulanten spezialisierten Fachärzten (Rosemann 2006, Chenot 2009, Berendsen 2009, O'Malley 2011) zeigen Kommunikationsdefizite an dieser Schnittstelle durch
- Unzureichende hausärztliche Überweisungen (fehlende Informationen zur Vorgeschichte und Medikation, unklare Fragestellung),
- Späte, fehlende oder unzureichende spezialfachärztliche Befundberichte sowie durch
- Mangelnde Umsetzung der spezialfachärztlichen Empfehlungen durch Hausärzte.

2.4 Schnittstellen trennen Aufgabengebiete

Schnittstellen in der Patientenversorgung entstehen durch die Lokalisierung spezifischer Aufgaben bei Spezialisten in unterschiedlichen Sektoren. Reibungslose Prozesse an diesen Schnittstellen erfordern, dass die Beteiligten die Aufgaben der jeweils anderen kennen und dementsprechend Patienten vorbereiten und Informationen an die Weiterbehandler weiterleiten.

2.4.1 Hauptgefahr: mangelnde Vermittlung und Verantwortungsübernahme an Schnittstellen

Die Patienten mit den höchsten Risiken bei Behandlungsübergängen sind ältere, chronisch kranke und multimorbide Patienten. Ihre Betreuung erfordert eine Kombination, Priorisierung und Koordinierung verschiedener medizinischer Maßnahmen entsprechend der Beschwerden, Prognosen, Ziele, Lebensqualität und Sicherheit der Patienten. Die zentrale Anlaufstelle ist der Hausarzt, der durch spezialisierte Fachärzte und stationäre Interventionen unterstützt wird. Die Versorgung durch ambulante Spezialisten und Krankenhäuser stellt in der Regel keine abgeschlossenen Behandlungsepisoden dar, die mit der Heilung einer spezifischen Erkrankung oder Beschwerde enden. Meist sind sie vielmehr eine Etappe des Behandlungsverlaufs, die sich aus dem bisherigen Krankheitsverlauf ergibt, nach der Behandlungsepisode weitergeführt wird und/oder langfristig das etablierte Therapieregime beeinflusst. Berichte und Informationsaustausch zwischen Behandlern müssen daher unter der Vorstellung erfolgen, dass die jeweilige Verantwortung für den Patienten nicht an der Schnittstelle beginnt oder endet. Die Verantwortung für den Patienten durch nacheinander oder gleichzeitig behandelnde Ärzte weitet sich aus auf:

- Die Behandlungsepisode nach der eigenen, in der neu hinzugekommene Diagnosen oder Maßnahmen die medizinische und psychosoziale Gesamtsituation des Patienten langfristig beeinflussen und dementsprechend geplant werden müssen. Weiterbehandler müssen alle für die weitere Betreuung notwendigen Informationen zeitnah erfahren und Hinweise auf mögliche Verläufe und Komplikationen erhalten.
- Die Behandlungsepisode vor der eigenen, deren Befunde, Hypothesen und Therapieregime immer wieder neu kritisch überprüft und ggf. mit den anderen Behandlern diskutiert und, wenn nötig, neu interpretiert werden müssen.

2.4.2 Aufgaben zwischen Berufsgruppen, Spezialisten und Sektoren abgrenzen

Zu einer gelungenen Kooperation und Kommunikation zwischen Hausärzten und stationären und ambulanten Fachspezialisten gehört für alle Beteiligten eine gewisse Kenntnis der Aufgaben der Mitbehandler. Dies ermöglicht eine sinnvolle Auswahl der Informationen, die alle Partner zur Weiterbehandlung der Patienten benötigen.

Entsprechend der Positionen der allgemeinmedizinischen Fachgesellschaften (DEGAM, WONCA) sowie des gesetzlichen Auftrages im SGB V (§73) sollten Hausärzte in der gemeinsamen Patientenbehandlung mit ambulanten und stationären Fachspezialisten in ihrer Koordinations- und Integrationsfunktion umfassend versorgen, die fachüberreifenden Behandlungen koordinieren, zusammenführen und dokumentieren. Dabei nehmen sie eine ganzheitliche, personenbezogene Sichtweise ein. Hausärzte orientieren sich primär an Lebensqualität, Bedürfnissen, Werten, Zielen und den Fähigkeiten ihrer Patienten (»Illness-Orientierung«). Diese Perspektive vervollständigt eine auf Krankheiten konzentrierte Perspektive (»Disease-Orientierung«). Die Konsultation spezialisierter Fachkollegen ergänzt die hausärztliche Behandlung durch folgende Faktoren (Forrest 2009):

- Meinung und Rat (Ausschluss abwendbar gefährlicher Verläufe, unklare Befunde, ungewöhnliche Verläufe, Überprüfung von Diagnose oder Therapiekonzept, Wunsch des Patienten)
- Durchführung komplexer und/oder spezialisierter technischer Prozeduren (diagnostisch, therapeutisch, palliativ)
- Mitbehandlung bei komplexen, langwierigen Verläufen mit häufigen Therapieanpassungen.

Welche Form der Kooperation im Einzelfall notwendig ist, sollte maßgeblich vom Hausarzt im Austausch mit den jeweiligen Spezialisten unter Einbeziehung des Patientenwunschs entschieden werden.

> **Gesetzeslage**
> Die Verpflichtung zur Vermeidung von Schnittstellenproblemen ist gesetzlich im SGB V festgelegt. So hat der Patient seit Inkrafttreten des GKV-Versorgungsstrukturgesetzes Anfang 2012 einen unmittelbaren Anspruch aus dem Sozialgesetzbuch auf ein Entlassmanagement als Teil seiner Krankenhausbehandlung:
> - § 11 (4) SGB V: »Versicherte haben Anspruch auf ein Versorgungsmanagement insbeson-

dere zur Lösung von Problemen beim Übergang in die verschiedenen Versorgungsbereiche; dies umfasst auch die fachärztliche Anschlussversorgung. Die betroffenen Leistungserbringer sorgen für eine sachgerechte Anschlussversorgung des Versicherten und übermitteln sich gegenseitig die erforderlichen Informationen. Sie sind zur Erfüllung dieser Aufgabe von den Krankenkassen zu unterstützen.«
- § 39 Abs. 1a SGB V: »Die Krankenhausbehandlung umfasst auch ein Entlassmanagement zur Lösung von Problemen beim Übergang in die Versorgung nach der Krankenhausbehandlung.«
- § 115 SGB V; Krankenhäuser können vor- und nachstationäre Behandlung erbringen: »Die vorstationäre Behandlung ist auf längstens drei Behandlungstage innerhalb von fünf Tagen vor Beginn der stationären Behandlung begrenzt. Die nachstationäre Behandlung darf sieben Behandlungstage innerhalb von 14 Tagen nicht überschreiten.«

2.5 Management von Schnittstellen

Prozesse an den Schnittstellen zwischen hausärztlicher und stationärer bzw. spezialfachärztlicher Versorgung müssen in geteilter Verantwortung von allen Beteiligten inklusive der Patienten vor- und nachbereitet und begleitet werden. Man unterscheidet hier in Abhängigkeit vom zeitlichen Verlauf folgende Phasen (Alper 2014; ◘ Abb. 2.2):
- Vorbereitung einer Schnittstelle (A = prä-spezialärztlich, C = prä-hausärztlich)
- Nachbereitung einer Schnittstelle (B = post-hausärztlich, D = post-spezialärztlich).

Im Sinne der gemeinsamen Verantwortungsübernahme für den Patienten liegen die Verantwortlichkeiten für die Maßnahmen vor und nach den Schnittstellen nicht ausschließlich bei den Behandlern, die zu dieser Zeit federführend die Behandlung durchführen. Hausärzte sind gleichermaßen für die Abläufe nach einer Ein- bzw. Überweisung

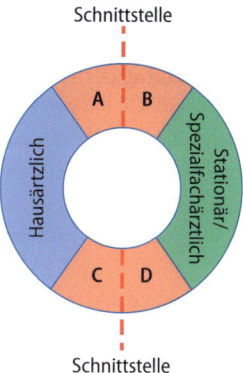

◘ Abb. 2.2 Management von Schnittstellen

mitverantwortlich, wie es die Spezialisten für die Vorgänge vor und nach ihrer Behandlung sind.

Die nachfolgend dargestellten Prozesse und Maßnahmen sind wichtige Teile der ambulanthausärztlich-stationär-spezialfachärztlichen Schnittstellen.

2.5.1 Ein- bzw. Überweisungsentscheidung

An dieser Schnittstelle muss der Hausarzt entscheiden, ob eine elektive Krankenhausbehandlung bzw. spezialfachärztliche Behandlung planbar ist oder ob eine unmittelbare Behandlung unumgänglich ist. Kurze Wege und schnelle Handlungsfolgen sind v. a. bei dringlicher Notwendigkeit einer Krankenhausbehandlung für die Einweisungsentscheidung von Bedeutung. Hingegen können bei planbaren Interventionen Erwägungen zu Schwerpunkten von Krankenhäusern und Mitbehandlern, persönliche Kenntnis einzelner Krankenhausträger/Ärzte aber auch die Bedürfnisse und Wünsche des jeweiligen Patienten für die Ein- bzw. Überweisungsentscheidung relevant werden (▶ Fallbeispiel »Entfernung eines Halstumors«).

Als positive Eigenschaften einer interdisziplinären, intersektoralen, patientenzentrierten Zusammenarbeit, die für die Ein- und Überweisungsentscheidung von Ärzten bedeutsam sind, gelten:
- Kompetente Ansprechpartner bei der Einweisung
- Keine Wartezeit bis zur stationären Aufnahme

- Erreichbare Ansprechpartner in der Klinik
- Verordnung kostengünstiger Medikamente
- Rasche Übermittlung der Arztbriefe.

Aus hausärztlicher Sicht sind folgende Aspekte für Entscheidungen einer stationären Einweisung wichtig (Herrmann u. Heintze 2005):
- Wie kurzfristig kann eine Einweisung erfolgen?
- Inwieweit werden nach der Aufnahme Rücksprachen mit Hausärzten gehalten?
- Welche Möglichkeit der Rücksprache besteht für Hausärzte nach der Entlassung?
- Inwieweit werden relevante stationäre Befunde zeitnah dem Hausarzt übermittelt?
- Werden Änderungen an der Dauermedikation mit dem behandelnden Hausarzt abgesprochen?
- Wann und wie wird über anstehende Entlassungen von Patienten berichtet?
- Was wird getan, um problematische Entlassungen zu verhindern (z. B. kurzfristige Entlassungen vor dem Wochenende)?
- Wie zufrieden ist der Patient mit der Behandlung im Krankenhaus?

2.5.2 Ein- und Überweisungsbriefe

Über- und Einweisungen durch Hausärzte sollten die folgenden Informationen enthalten (Unnewehr 2013; ▶ Fallbeispiel »Entfernung eines Halstumors«):
- Sichere Diagnosen, Verdachtsdiagnosen
- Exakt formulierte Fragestellungen
- Anliegen (Meinung, Prozedur, Mitbehandlung)
- Zusatzinformationen zum Patienten (z. B. Vorerkrankungen, Allergien, psychosoziale Informationen, erfolgreiche wie erfolglose bisherige Therapien), die dem Hausarzt aufgrund seiner längeren und umfangreicheren Beziehung zum Patienten bekannt sind und die
  - den Krankheits- und Therapieverlauf möglicherweise direkt oder indirekt beeinflussen,
  - die Interpretation von Befunden beeinflussen,
  - den Umgang mit dem Patienten erleichtern,
  - eine realistische weitere Planung ermöglichen und (auch)
  - dem Mitbehandler Zeit ersparen.
- Alle aktuellen Medikamente (auch OTC-Präparate) mit Dosierung und Einnahmeregime
- Aktuelle Befunde genannt und/oder mitgeliefert
- Angaben für eine direkte telefonische Rücksprache (Durchwahl).

2.5.3 Entlassungs- und Befundberichte

Arztbriefe an den Hausarzt helfen ihm bei der weiteren Behandlung des Patienten. Sie müssen dem Hausarzt ermöglichen, sein Behandlungsmanagement durch neue Informationen zu integrieren, was die Übernahme der spezialfachärztlichen Empfehlungen genauso einschließt wie deren sinnvolle Modifikation. Dazu müssen die Informationen zeitnah zur Entlassung bzw. zum Abschluss der Mitbehandlung zum Hausarzt gelangen, idealerweise unverzüglich. Hilfreich ist es, Entlassungen rechtzeitig, am besten zwei Tage vorher dem weiterbehandelnden Hausarzt mitzuteilen und nur nach Rücksprache und Planung am Freitagnachmittag oder Wochenende zu entlassen vor allem, wenn eine sofortige Weiterbehandlung nötig ist (Hausbesuche, Wundversorgung, Medikation).

Für den Hausarzt wichtige Inhalte des Arztbriefes sind:
- (Neue) Diagnosen mit ICD-Codes
- Kurze Zusammenfassung der Maßnahmen und Empfehlungen für das weitere Vorgehen
- Ggf. Vorschlag und Abwägung unterschiedlicher Optionen und Strategien
- Notwendige Maßnahmen (z. B. weitere Diagnostik, Therapien, Kontrolluntersuchungen) prominent und so exakt wie möglich (was genau, zu welchem Termin, Nutzen und Risiken)
- Informationen über die möglichen weiteren Krankheitsverläufe und Vorschläge, was in den jeweiligen Verläufen zu tun ist
- Begründung von Diagnose und Therapieentscheidung (z. B. Medikamentenumstellungen), die der Hausarzt inhaltlich und wirtschaftlich vertreten muss

- Interpretation schwieriger und unklarer Befunde
- Vollständige Medikamentenliste, ggf. mit Einnahmedauer und Einnahmebesonderheiten
- Durchwahl zum behandelnden Arzt für eventuelle Nachfragen
- Ausstehende Befunde sollen genannt und nachgesendet werden. Alternativ sollte ein direkter Kontakt für den Hausarzt zur Nachfrage angegeben werden.

Arztbrief: Start statt Abschluss
Eine mögliche Konsequenz fehlender gemeinsamer Verantwortungsübernahme zeigt sich in der Wahrnehmung und Gestaltung von Arztbriefen. Definieren die Beteiligten am Behandlungsprozess ihre jeweilige Beteiligung am Versorgungsprozess als in sich abgeschlossene Handlung, können sie ihre Briefe als Abschluss ihrer Aktivität und Dokumentation ihrer Arbeit betrachten. Bei Über- und Einweisungsbriefe von Hausärzten kann sich dies darin zeigen, dass wichtige Informationen zum Patienten nicht erwähnt werden.
Aus stationärer/spezialfachärztlicher Sicht wiederum kann die Einschätzung, der eigene Behandlungsprozess sei mit der Rücküberweisung abgeschlossen, dazu führen, dass Briefe knapp formuliert oder spät übermittelt werden. Für Hausärzte hingegen bieten sie wichtige Impulse für ihre weitere Arbeit mit dem Patienten.
Ein häufiger Konflikt zwischen Hausärzten und Spezialisten bzw. stationären Behandlern illustriert diese unterschiedliche Sichtweise: So empfinden Hausärzte (wie auch Patienten) die Zeitspanne bis zum Eintreffen des Arztbriefes vom Spezialisten oft als zu lang (Berendsen 2009). Spezialisten hingegen halten diese Zeitspanne meist für angemessen. Während Hausärzte an dieser Schnittstelle häufig unmittelbar die Behandlung der Patienten fortsetzen müssen und dafür die Informationen aus der Mit- oder Weiterbehandlung unmittelbar benötigen, mag für den hinzugezogenen Spezialisten (aus der Perspektive der abgeschlossenen spezialärztlichen Behandlungsepisode) die Dokumentation einer Diagnose- oder Behandlungsetappe nicht drängen.
Überweisungsbriefe, Befundberichte und Arztbriefe sollten ihre Funktion als wichtiges Instrument zur kontinuierlichen Verantwortungsübernahme für den Patienten unterstreichen. Dies bedeutet z. B., dass bei der Erstellung von Arztbriefen auch der unmittelbare klinische Nutzen der Information für den Weiterbehandler betrachtet wird.

Umgang mit reaktionspflichtigen Befunden

Informationen zwischen Hausärzten und spezialisierten Fachärzten bzw. Krankenhäusern werden in der Regel schriftlich übermittelt. Liegt kein reaktionspflichtiges Verhalten vor, ist eine ausschließliche Versendung mit der Post ausreichend.

Liegt ein reaktionspflichtiges Verhalten vor (weitere Maßnahmen, Kontrollen, Absprachen mit Patienten), muss zusätzlich zur Versendung mit der Post eine persönliche telefonische Mitteilung erfolgen.

2.5.4 Standardisierte Formulare, Checklisten

Eine interdisziplinäre Arbeitsgruppe aus Bundesärztekammer, Kassenärztlicher Bundesvereinigung und dem Ärztlichen Zentrum für Qualität in der Medizin (ÄZQ) hat Checklisten mit Kriterien für die Einweisung bzw. Aufnahme in das Krankenhaus und für die Vorbereitung auf die Entlassung und die Entlassung entwickelt. Sie lassen sich unter www.aezq.de/aezq/schnittstellenmanagement einsehen. Beispielhaft ist die Checkliste zur stationären Einweisung dargestellt (◘ Tab. 2.1).

Regionale Projekte haben verschiedene Instrumente zur Schnittstellenkommunikation entwickelt. Beispiele hierfür sind standardisierte Einweisungsschreiben, Einweisungsinformationen, Standards zur Entlassplanung mit standardisierten Entlassbriefen oder Überleitungsbögen.

Tab. 2.1 Checkliste für eine stationäre Einweisung (nach ÄZQ 2012, mit freundlicher Genehmigung der Bundesärztekammer)

1. Dokumentation der Indikationsstellung

1.1	**Eindeutige Dokumentation der Indikationsstellung** für eine stationäre Einweisung unter Berücksichtigung der relevanten Vorbefunde, vorzugsweise unter Angabe des ICD-10-GM-Codes

2. Gespräch mit dem Patienten und gegebenenfalls mit Angehörigen bzw. dem gesetzlichen Betreuer

2.1	**Gespräch über Diagnose und Notwendigkeit eines Krankenhausaufenthalts** Aufklärung über geplante Maßnahmen und Behandlungsalternativen
2.2	**Einholung der Zustimmung des Patienten** bzw. des gesetzlichen Betreuers (hier: schriftliche Einwilligungserklärung erforderlich)
2.3	**Information über nächstgelegene infrage kommende Krankenhäuser/Abteilungen** bzw. über eventuelles Erfordernis einer Zuzahlung1bei anderer Wahl. Festlegung eines geeigneten Krankenhauses in Absprache mit dem Patienten bzw. dem Betreuer
2.4	**Ggf. Information über geplante Maßnahmen vor dem Krankenhausaufenthalt**
2.5	**Information über die Notwendigkeit einer Kostenzusage** durch die Krankenkasse
2.6	**Aktualisieren der Medikamentenanamnese** unter Einschluss von nicht rezeptpflichtigen Substanzen, die für die geplanten Maßnahmen relevant sind

3. Kontaktaufnahme mit dem Krankenhaus/Vereinbarung eines Vorstellungstermins

3.1	**Festlegung eines Vorstellungs- bzw. Aufnahmetermins,** falls der Patient dies nicht selbst erledigen kann
3.2	**Abstimmung** mit dem Krankenhaus über weitere zur differenzialdiagnostischen Absicherung notwendige **Untersuchungen**
3.3	<u>Für gebrechliche und/oder schlecht orientierte Patienten:</u> **Klärung der Organisation des Transportes und der Begleitung** zur Voruntersuchung und in das Krankenhaus gemeinsam mit dem Ansprechpartner (des Pflegeheims, des gesetzlichen Betreuers und/oder der Angehörigen)

4. Zusammenstellung der notwendigen Unterlagen zum Vorstellungstermin im Krankenhaus

Dem Patienten sind insbesondere folgende Unterlagen mitzugeben:

4.1	**Liste aller eingenommenen Medikamente** (rezeptpflichtige und nicht rezeptpflichtige) unter Angabe von Wirkstoffen, Dosierung und Einnahmeschemata, sowie der ggf. verordneten Heil-/Hilfsmittel
4.2	**Vorbefunde** inklusive z. B. Allergie-Pass, Schrittmacher-Ausweis, vorbestehender Keimbesiedelungen
4.3	**Formular zur Verordnung von Krankenhausbehandlung**
4.4	**Ggf. Formular zur Verordnung einer Krankenbeförderung**
4.5	**Ggf. fallbezogener Überleitungsbogen** mit Informationen über Besonderheiten des Patienten, die pflegerisch und/oder psychosozial (inkl. ggf. Sprachkenntnisse) zu beachten sind Erläuterung: Besonders hingewiesen werden soll auf die Kooperation von Pflegeheimen mit dem betreuenden Arzt. Das Pflegeheim stellt die entsprechenden dortigen Unterlagen zusammen, z. B. einen aktuellen Überleitungsbogen.
4.6	**Ggf. Patientenverfügung**

5. (fakultativ) Umstellung der Medikation vor dem Krankenhausaufenthalt

5.1	**Abstimmung über erforderliches Absetzen von Medikamenten** (z. B. Thrombozytenaggregationshemmer, orale Antikoagulanzien oder orale Antidiabetika) Erläuterung: Hierzu existieren ggf. regionale Absprachen zwischen ambulantem und stationärem Sektor, ggf. sind Absprachen mit Fachkollegen erforderlich.

Tab. 2.1 (Fortsetzung)

5.2	Ggf. Umstellung der Medikation und Erstellen eines endgültigen Medikamentenplanes
6. (fakultativ) Zweites Gespräch mit dem Patienten und ggf. Angehörigen oder gesetzlichem Betreuer	
6.1	Erläuterung des weiteren Vorgehens (z. B. Untersuchungen, Termine)
6.2	Erläuterung einer ggf. erforderlichen Medikationsumstellung
6.3	Ggf. Klärung der Versorgung von nicht versorgten Angehörigen
6.4	Ggf. Klärung und Erläuterung einer voraussichtlich erforderlichen Heil-/Hilfsmittelversorgung für die Zeit nach dem Krankenhausaufenthalt, sofern vorher absehbar
6.5	Ggf. Klärung und Erläuterung der Notwendigkeit besonderer Ernährungsformen und Medikamentenapplikationsformen nachstationär (parenterale Ernährung, PEG, Portversorgung) und/oder einer voraussichtlich erforderlichen nachstationären Versorgung, ggf. Information des bestehenden Pflegedienstes oder Wahl und Information eines Pflegedienstes, sofern vorher absehbar
6.6	Ggf. Zusammenstellung noch fehlender Unterlagen
7. Ggf. Organisation der zusätzlich vom Krankenhaus gewünschten Leistungen vor stationärer Aufnahme	
7.1	Ggf. Organisation von weiteren Leistungen vor stationärer Aufnahme
8. (fakultativ) Abstimmung mit weiteren beteiligten Leistungserbringern	
8.1	Falls dies nicht durch den Patienten oder die Angehörigen selbst erfolgen kann: **Benachrichtigung der weiteren beteiligten Leistungserbringer** über den geplanten stationären Aufenthalt (z. B. Pflege, Physiotherapie, Ergotherapie, Ernährungstherapie)
9. Abschließende Prüfung aller Unterlagen	
9.1	**Abschließende Prüfung aller Unterlagen** auf Vollständigkeit und ggf. Ergänzung

2.5.5 Medikationsüberprüfung

Medikationsüberprüfungen sollten regelmäßig im Behandlungsverlauf stattfinden, besonders unmittelbar vor und nach einem Schnittstellenübergang. So sollten Hausärzte vor der Ein- bzw. Überweisung sowie nach Entlassung aus dem Krankenhaus die Medikation kritisch überprüfen.

Die Deutsche Gesellschaft für Allgemeinmedizin (DEGAM) hat eine S1-Handlungsempfehlung zum »Umgang mit Entlassmedikation« herausgegeben. Anlass dieser Empfehlung ist die hohe Rate an Medikationsfehlern, die an der Schnittstelle von der stationären zur ambulanten Versorgung auftreten. Die DEGAM empfiehlt den Hausärzten für das poststationäre Management das folgende Vorgehen (DEGAM 2013; ◘ Abb. 2.3, ◘ Abb. 2.4).

2.5.6 Qualitätsberichte

Seit dem Jahr 2005 müssen Krankenhäuser strukturierte Qualitätsberichte erstellen und veröffentlichen. Sie enthalten Informationen zu Strukturen, Leistungen und Qualitätsaktivitäten der Krankenhäuser und sollen sowohl einweisenden und im Anschluss an die Krankenhausbehandlung weiter betreuenden Ärzten dienen, als auch Patienten und Versicherte informieren.

2.5.7 Berufsgruppen für ein Überleitungsmanagement

Seit Entlassmanagement als Aufgabe der Krankenhäuser festgelegt wurde, sind Berufsgruppen entstanden, die Patienten über Versorgungsschnittstellen hinweg begleiten und die Koordination und Informationsübergabe unterstützen. Sie kommuni-

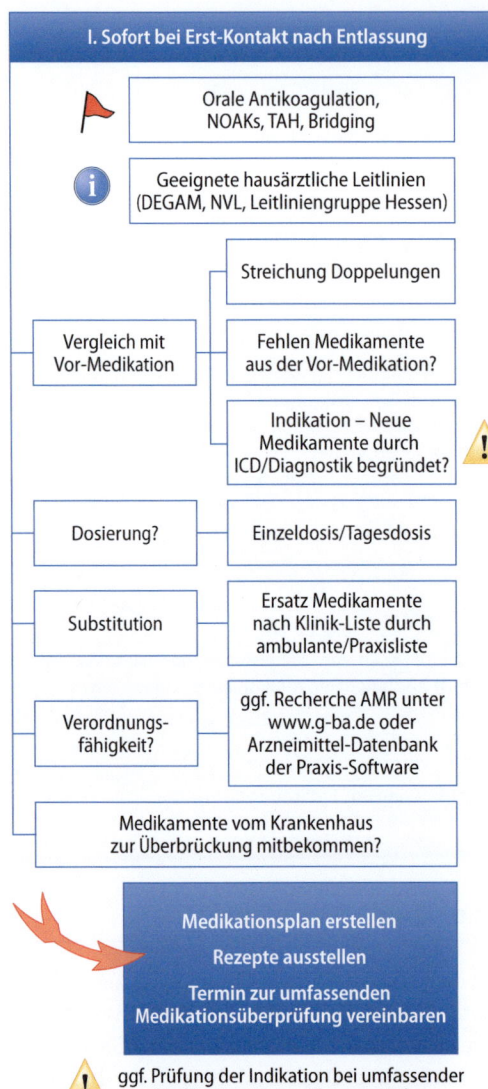

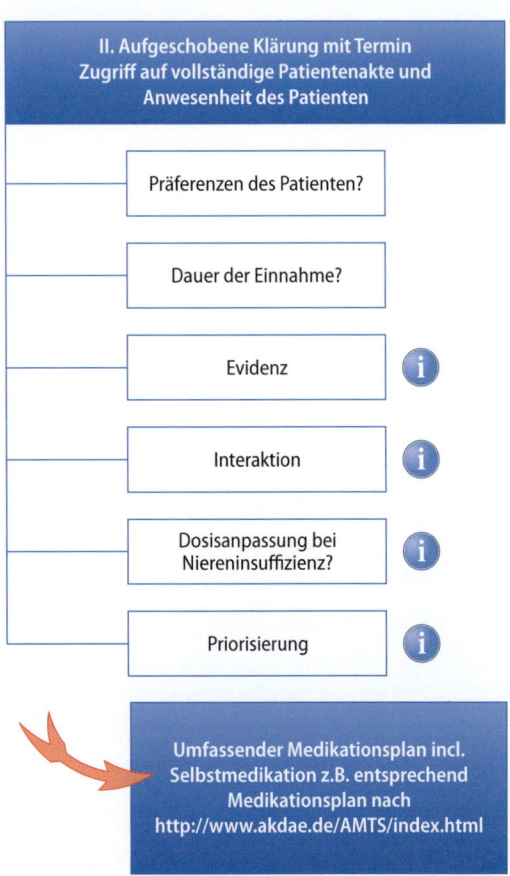

Abb. 2.4 Schema zur aufgeschobenen Medikationsüberprüfung nach der Entlassung mit Termin (Abb. aus Karl et al. 2013; mit freundlicher Genehmigung der DEGAM)

Abb. 2.3 Schema zur Medikationsüberprüfung bei Erstkontakt nach der Entlassung (Abb. aus Karl et al. 2013; mit freundlicher Genehmigung der DEGAM)

zieren mit Patienten, Angehörigen und weiterbehandelnden Ärzten und sollen eine koordinierte Überleitung mit der Weitergabe aller wichtigen Informationen sicherstellen. Beispiele hierfür sind der Case Manager, der Patientenkoordinator usw.

2.5.8 Patientenbeteiligung, Empowerment

Patienten sind konstant über alle Schnittstellen Teil des Systems. Daher gibt es Überlegungen, sie aktiver in die Schnittstellenkommunikation einzubinden. Dies beschleunigt die Informationsübergabe zwischen den Behandlern und führt zur Senkung der Rehospitalisierungsrate (Kripalini 2007, Jack 2009).

Um ihnen einen aktive Rolle an Schnittstellen zu ermöglichen, müssen die Patienten
- informiert sein,
- Verantwortung übernehmen und
- über geeignete Instrumente verfügen.

Die US-amerikanische National Patient Safety Foundation hat das Instrument »Ask Me 3« für das strukturierte Patientengespräch vor der Krankenhausentlassung entwickelt. Es kann gleichermaßen für alle Schnittstellenübergänge der Patientenversorgung genutzt werden. Es umfasst drei wichtige Fragen, die mit Patienten vor jedem Schnittstellenübergang besprochen werden sollten:
1. Was ist/war mein Hauptproblem? (Warum werde ich überwiesen bzw. komme ins Krankenhaus, warum wurde ich überwiesen bzw. bin ich ins Krankenhaus gekommen?)
2. Was kommt auf mich zu? (Was geschieht beim Spezialisten bzw. im Krankenhaus? Wie komme ich zuhause zurecht? Was mache ich, wenn Probleme auftreten?)
3. Warum ist es wichtig für mich, mich darauf vorzubereiten?

Da Medikationsänderungen und fehlende Informationen über Diagnosen und bisherige Befunde zu den Hauptursachen für Fehlerereignisse an Schnittstellen zählen, sollten Patienten ihre Medikation kennen und über Risiken aufgeklärt sein. Sie sollten dabei unterstützt werden, aktiv ihre Medikation auch im Krankenhaus zu überprüfen und Informationen über Medikationsänderungen einzufordern. Ihnen sollte bewusst sein, dass Schnittstellenübergänge auch bei bester Planung Risiken bergen und erkennen, dass sie ihre Sicherheit und den Behandlungserfolg unterstützen, wenn sie Maßnahmen hinterfragen, Bedenken äußern und Informationen einbringen, die fehlen könnten. Sie können dabei durch Medikamentenpläne oder Checklisten unterstützt werden.

2.5.9 Persönliche Kommunikationsforen

Der persönliche Austausch zwischen den Behandlern verschiedener Fachrichtungen erleichtert die Zusammenarbeit. Verschiedene Formen dieses Austauschs haben sich etabliert, wie z. B. interdisziplinäre, interprofessionelle und intersektorale Qualitätszirkel und Fallkonferenzen (z. B. Tumorkonferenzen) oder auch internetbasierte Videokonferenzen.

2.5.10 Informations- und Kommunikationstechnologien (IuK)

Viele Ärzte wünschen sich in ihrer alltäglichen Schnittstellenproblematik Unterstützung durch IuK-Technologien, doch die Umsetzung in Deutschland ist unzureichend und auf einzelne Modellprojekte begrenzt. Die größten Probleme liegen auf der technischen Seite in einer häufig fehlenden Interoperabilität der technischen Systeme und juristisch beim Datenschutz, der bei sensiblen Patientendaten gewährleistet sein muss. Eine deutschlandweite Lösung ist derzeit noch nicht etabliert, regionale Projekte nutzen jedoch zahlreiche, häufig indikationsspezifische Lösungen.

Beispiele für IuK-Instrumente sind elektronische Fallakten oder Einweiserportale.

Elektronische Fallakten

Dabei handelt es sich um einrichtungsübergreifende elektronische Akten, die von Ärzten verschiedener Fachgebiete und Sektoren gemeinsam genutzt werden.

Einweiserportale

2013 nutzten rund 10 % der deutschen Krankenhäuser ein IT-unterstütztes Einweiserportal, um die patientenbezogene Kommunikation mit den Einweisenden zu erleichtern. Die niedergelassenen Ärzte können dort Patientendaten abfragen und Dokumente einstellen, sowie Termine buchen (Berger 2013). Diese Systeme unterstützen Einweiser und Entlasser z. B. durch Checklisten oder Pflichtfelder dabei, alle relevanten Informationen zu übermitteln.

Einige der im vorangegangenen Abschnitt genannten Maßnahmen lassen sich eindeutig bestimmten Phasen des Schnittstellenprozesses zuordnen, andere sind in mehreren Phasen nützlich oder überspannen mehrere Phasen. Die folgende Tabelle zeigt die Schwerpunkte der Maßnahmen (◘ Tab. 2.2).

Tab. 2.2 Schwerpunkte der Maßnahmen vor und nach den Schnittstellen (zu A–D siehe Abb. 2.2)

	A	B	C	D
Einweisungsentscheidung	x			
Ein-/Überweisungsbrief	x	x		
Entlass-/Befundbericht			x	x
Medikationsüberprüfung	x	x	x	x
Qualitätsberichte	x			
Spezielle Berufsgruppen	x	x	x	x
Patientenbeteiligung/Empowerment	x	x	x	x
Persönliche Kommunikationsforen	x	x	x	x
Elektronische Patientenakte	x	x	x	x
Einweiserportale	x	x	x	x

Fallbeispiel »Entfernung eines Halstumors«

Eine 24-jährige Einzelhandelskauffrau stellt sich wegen einer kleinen Raumforderung am Hals beim Hausarzt vor, die als fragliche schmerzhafte Lymphknotenschwellung dokumentiert wird. Zwei Wochen später stellt sie sich erneut vor. Es erfolgt eine Blutentnahme und eine Überweisung zum Krankenhauschirurgen mit der Anforderung einer Probeexzision unter der Diagnose eines Tumors zervikal rechts, DD: Lymphom. Wenige Tage später erfolgt der chirurgische Eingriff. Dem Hausarzt wird in dem postoperativen Bericht mitgeteilt:»Lymphknotenexstirpation bei intra- sowie postoperativem regelrechten Verlauf«. Die histopathologische Untersuchung, deren schriftlicher Befund Tage später an den Chirurgen geht, ergibt den Befund eines »pleomorphen Adenoms«. In dem schriftlichen histopathologischen Befund wird empfohlen, den Tumor wegen seiner hohen Rezidivrate vollständig zu entfernen. Die Diagnose »pleomorphes Adenom« und die Bewertung »nicht maligne« übermittelt der Chirurg dem Hausarzt telefonisch. Der schriftliche histopathologische Befund gelangt nicht zum Hausarzt. Nach dem Eingriff erfolgen keine weiteren Maßnahmen.

Nach 9 Monaten kommt es zum Tumorrezidiv im Operationsgebiet. Die Speicheldrüse wird entfernt, es finden sich multiple Adenome. In den Folgejahren werden weitere Eingriffe notwendig. Es verbleiben Beschwerden nach der OP: ein Frey-Syndrom (Kauschwitzen über der Parotis), Sensibilitäts- und motorische Störungen im Bereich des Mundes, kosmetische Störungen durch die Narben.

Welche fehlerhaften Ereignisse rund um die hausärztliche-spezialärztliche Schnittstelle lassen sich an diesem Fallbeispiel erkennen?

- Fehlerereignis Nr. 1: Der Hausarzt hat seine differenzialdiagnostische Erwägung zu früh beendet und sich auf die Diagnose eines Lymphoms festgelegt. Der Chirurg wurde nur zur Durchführung einer spezialisierten Intervention (»Probeexzision«) und nicht zur differenzialdiagnostischen Beratung herangezogen (▶ Abschn. 2.4.2).
- Fehlerereignis 2: Der Chirurg hat die Verdachtsdiagnose unkritisch übernommen, die Indikation des chirurgischen Eingriffs nicht überprüft und entsprechend der hausärztlichen Empfehlung operiert (▶ Abschn. 2.4.1).
- Fehlerereignis 3: Der Chirurg hat die Empfehlung aus dem histologischen Befund, den Tumor wegen seiner hohen Rezidivrate vollständig zu entfernen, nicht dem Hausarzt mitgeteilt und auch selbst keine Wiedervorstellung der Patientin initiiert (▶ Abschn. 2.4.1 u. ▶ Abschn. 2.5.3).
- Fehlerereignis 4: Der Chirurg hat den schriftlichen pathologischen Befund nicht an den Hausarzt weitergeleitet, sondern ihn nur mündlich von der Diagnose »pleomorphes Adenom, als »nicht bösartig« informiert. Die Information der dennoch notwendigen Revision ist bei der telefonischen Vermittlung verloren gegangen (▶ Abschn. 2.5.3, Umgang mit reaktionspflichtigen Befunden).
- Fehlerereignis 5: Der Hausarzt hat die Diagnose »pleomorphes Adenom« nicht weiter hinterfragt und die Bewertung »nicht

bösartig« unkritisch übernommen (▶ Abschn. 2.4.1).

Empfehlungen einer besseren Kommunikation
- Bei unsicherem klinischem Befund sollte die Überweisung an einen Fachkollegen eine offene Beschreibung des Befundes oder breite differenzialdiagnostische Erwägungen beinhalten statt der vorzeitigen diagnostischen Eingrenzung.
- Die Verantwortung eines chirurgischen Eingriffs liegt beim Operateur. Dieser sollte die von Hausarzt gestellte Indikation überprüfen, auch wenn es sich um eine scheinbar kleine Probeexzision handelt.
- Bei telefonischer Übermittlung eines reaktionspflichtigen Befundes (von Chirurg zu Hausarzt; aber auch umgekehrt) sollte man sich stets rückbestätigen lassen, ob die relevante Information angekommen ist.
- Reaktionspflichtige Befunde sollten ggf. durch Einschreiben oder Fax dem Mitbehandler mitgeteilt werden, sofern kein weiterer Kontakt zum Patienten besteht (ggf. auch postalische/telefonische Benachrichtigung des Patienten).
- Ein Hausarzt sollte auch unvertraute Diagnosen hinterfragen und zusätzliche Informationen dazu einholen.
- Der Hausarzt sollte nicht davon ausgehen, dass die Bewertung »nicht maligne« weitere Interventionen unnötig macht.

2.6 Arzt-Arzt-Kommunikation an Schnittstellen

> Gesagt oder geschrieben bedeutet nicht zwingend gemeint.
> Gehört oder gelesen bedeutet nicht zwingend verstanden – verstanden bedeutet nicht zwingend richtig verstanden.
> Richtig verstanden bedeutet nicht zwingend umgesetzt.
> Umgesetzt bedeutet nicht zwingend erfolgreich.

2.6.1 Gesagt oder geschrieben bedeutet nicht zwingend gemeint

Der Informationsaustausch über Patienten an Schnittstellen dient ausschließlich der Übermittlung sachlicher Informationen zum Zustand, zur Entwicklung und zum weiteren Vorgehen. Leider beschränkt sich Kommunikation nie nur auf die Sachebene. In jeder Kommunikation, sei sie noch so knapp, schriftlich oder mündlich, schwingen noch zusätzliche Informationen mit. Neben den Sachinhalten (Daten, Fakten, Sachverhalten) enthält jede Kommunikation nach Friedeman Schulz von Thun zusätzlich zur expliziten Sachebene noch folgende Aspekte (◘ Abb. 2.5):

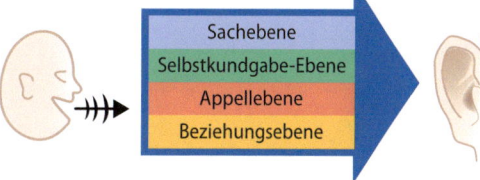

◘ **Abb. 2.5** Jede Kommunikation beinhaltet neben der Sachebene noch weitere Aspekte

- Selbstkundgabe-Ebene (Gefühle, Werte, Eigenarten, Bedürfnisse)
- Beziehungsebene (Verhältnis der Kommunikationspartner)
- Appellebene (Forderungen, Wünsche, Appelle, Ratschläge, Handlungsanweisungen)
Mit einfachen Aussagen und Fragen, wie
- »Es fehlen noch die Laborwerte«,
- »Wir empfehlen vierwöchentliche Kontrollen«,
- »Warum haben Sie mir den Patienten nicht früher geschickt?«,
- »Wann bekomme ich den Brief?«,

kann ein Sprecher oder Schreiber (»Sender«) unterschiedlichste Informationen auf allen Kommunikationsebenen ausdrücken (◘ Tab. 2.3).

Die Inhalte der Sachebene sind meist ziemlich klar. Was ein Sprecher jedoch auf der Selbstkundgabe-, Beziehungs- und Appellebene meint, hängt von seiner Persönlichkeit, seinen Erfahrungen, der augenblicklichen Stimmung und vielen anderen

Tab. 2.3 Einfache Aussagen oder Fragen haben auf anderen Kommunikationsebenen verschiedene Bedeutungen

	Sachebene (Bsp.)	Selbstkundgabe-ebene (Bsp.)	Beziehungsebene (Bsp.)	Appellebene (Bsp.)
»Es fehlen noch die Laborwerte«.	Fehlende Information	Ich bin ungeduldig. Ich bin unzufrieden. Ich bin gelassen. Ich bin vergesslich.	Ich bin Bittsteller bei Ihnen. Sie müssen mir zuarbeiten. Ich fühle mich missachtet.	Schicken Sie mir die Werte. Beeilen Sie sich. Bekommen Sie ein schlechtes Gewissen.
»Wir empfehlen vierwöchentliche Kontrollen«.	Empfehlung	Ich bin besorgt. Ich habe mir keine Gedanken gemacht. Ich habe mir viele Gedanken gemacht.	Wir handeln auf Augenhöhe, ich respektiere Sie. Ich geben Ihnen einen Befehl. Ich habe nichts mehr mit dem Fall zu tun, Sie sind jetzt zuständig.	Partnerschaftlicher Rat. Machen Sie es exakt so, wie ich sage. Tun Sie, was Sie wollen.
»Warum haben Sie mir den Patienten nicht früher geschickt?«	Offene Frage	Ich finde Ihr Verhalten unverantwortlich. Ich bin neugierig. Ich brauche diese Information für meine Maßnahmenplanung. Ich bin unzufrieden.	Sie kennen den Patienten besser als ich. Ich bin ein besserer Arzt als Sie. Ich fühle mich missachtet.	Das nächste Mal bitte früher. Rechtfertigen sie sich. Bitte übermitteln Sie mir diese Informationen.
»Wann bekomme ich den Brief?«	Offene Frage	Ich bin genervt. Ich bin neugierig. Ich habe gerade nichts zu tun, es passt mir gut.	Immer muss ich auf Ihre Briefe warten. Lassen Sie sich Zeit. Ich will einen Brief!.	Schicken Sie mir den Brief jetzt. Schicken Sie mir den Brief irgendwann.

Faktoren ab. In der mündlichen Kommunikation untermalen Menschen ihre Aussagen stimmlich und körpersprachlich, was das Verständnis erleichtert (jedoch nie ganz eindeutig ist; s.u.), in der schriftlichen Kommunikation fehlen diese Informationen. Dies erschwert die Interpretation und kann zu Missverständnissen führen.

2.6.2 Gehört oder gelesen bedeutet nicht zwingend verstanden – verstanden bedeutet nicht zwingend richtig verstanden

Alles, was ein Sender auf den vier Ebenen der Kommunikation ausdrücken will, kann vom Empfänger individuell, richtig oder falsch interpretiert werden.

Auf der Selbstkundgabeebene entwickelt er eine Vorstellung von der Persönlichkeit des Senders, von seiner aktuellen Stimmung oder seiner aktuellen Situation. Auf der Beziehungsebene spekuliert der Empfänger, ob die Aussagen für Wertschätzung oder Herablassung, Achtung oder Missachtung, Respekt oder Abfälligkeit usw. stehen könnten. Auf der Appellebene zuletzt fragt sich der Empfänger: »Was soll ich jetzt (nicht) tun?« und bewertet, ob der Appell angemessen ist oder nicht.

Jedes der Beispiele in Tab. 2.3 kann als Angriff oder Unterstützung, Kritik oder Zustimmung, partnerschaftlich oder hierarchisch und auf unzählige andere Arten und Weisen interpretiert werden. Aufseiten des Empfängers hängt die Interpretation von Aussagen von vielen Faktoren ab, die wichtigsten sind:

- Vorerfahrungen mit dem Sender selbst oder der Personengruppe, aus der der Sender kommt
- Aktuelle Stimmung des Empfängers
- Momentane Situation, in der sich der Empfänger befindet.

Störfaktoren guter Schnittstellenkommunikation
Zeitnot stört gute Kommunikation

Sowohl in der hausärztlichen als auch der spezialärztlichen und stationären ärztlichen Arbeit steigen Zeit- und Wirtschaftlichkeitsdruck. Darunter leidet sowohl die Kommunikation mit Patienten als auch die Kommunikation unter Ärzten und anderen Gesundheitsberufen. Stress und Zeitdruck verhindern sowohl, dass Sender Formulierungen sorgfältig wählen und Informationen priorisieren, als auch, dass Empfänger die Perspektive und Situation des Senders wertschätzend einbeziehen.

Andere Perspektiven nicht bekannt

Wie bereits erwähnt sind Intention und Interpretation von Kommunikationsinhalten wie Ratschläge, Forderungen, Kommentare oder Wertungen immer abhängig von der jeweiligen Perspektive des Senders und des Empfängers.

In der Kommunikation zwischen Hausärzten und spezialisierten Fachärzten kann es aufgrund der unterschiedlichen Perspektiven zu zahlreichen Missverständnissen kommen, welche die gemeinsame Versorgung der Patienten behindern können. Die Übernahme der jeweils anderen Perspektive kann solche Missverständnisse verhindern.

So sollte der Spezialist bedenken, dass der Hausarzt neben dem aktuellen gemeinsamen Interventionsanlass verschiedene andere somatische, psychische und soziale Probleme des Patienten integrieren muss. In dieser ganzheitlichen Betrachtungsweise müssen Auswahl und Intensität aller diagnostischen und therapeutischen Maßnahmen abhängig von Systemfaktoren (Versorgungsangebote in der Region, gesundheitsökonomische Überlegungen, Epidemiologie von Erkrankungen in der Hausarztpraxis) und patientenindividuellen Faktoren gewichtet werden (psychische, körperliche und soziale Ressourcen, Ziele und Werte). In diesem mitunter komplexen System mögen hausärztliche Entscheidungen dem auf ein Organsystem spezialisierten Facharzt mitunter falsch, unzureichend oder zumindest erklärungsbedürftig erscheinen. Formuliert der Spezialist dieses Unverständnis undiplomatisch, kann dies dazu führen, dass sich Hausärzte in ihrer professionellen Beziehung zu spezialisierten Fachärzten fachlich nicht anerkannt fühlen.

Umgekehrt gilt das Gleiche: Hausärzte mögen sehr komplexe, teure oder aufwendige Maßnahmen, die schwer mit der Gesamtsituation des Patienten vereinbar sind, als unpraktikabel empfinden. Entsprechende Äußerungen gegenüber den Kollegen oder Patienten können kränken und die weitere kollegiale Zusammenarbeit stören. Beiden Seiten sei daher empfohlen, Rückfragen und Empfehlungen unter der Grundannahme zu formulieren, dass der jeweils andere seine Entscheidungen aus seiner Perspektive gut begründen kann. Die »Unterstellung einer guten Absicht« gehört zu den Grundregeln der wertschätzenden Kommunikation, sie ermöglicht die Erweiterung des eigenen Wissens um die Strategien anderer Fachexperten und erleichtert die kollegiale Kooperation.

Die Unterstellung einer guten Absicht schließt jedoch eine konstruktiv kritische Bewertung der Interventionen und Empfehlungen von Kollegen anderer Fachrichtungen nicht aus. Falsche Urteile, Einschätzungen oder Empfehlungen von Kollegen auf »der anderen Seite der Schnittstelle« sind nie auszuschließen. Sie zu ignorieren hieße, statt Mitverantwortung für den Patienten und seine Gesundheit und Krankheit zu übernehmen, nur Verantwortung für die eigene fachliche Handlung zu übernehmen. Dies kann letztendlich dem Patienten schaden, wenn es dadurch zu Brüchen in der Versorgung kommt, die durch einen fachlichen Austausch hätten vermieden werden können.

Literatur

Alper E, O'Malley TA, Greenwald J (2014) Hospital discharge. UpToDate. 16.12.2014

Berendsen AJ, Kuiken A, Benneker WH, Meyboom-de Jong B, Voorn TB, Schuling J (2009) How do general practitioners and specialists value their mutual communication? A survey. BMC Health Serv Res Aug 8;9:143

Berger R (2013) Einweisermanagement an deutschen Kliniken. Forschungszentrum für Management im Gesundheitswesen der Universität der Bundeswehr München.

http://www.rolandberger.de/medien/studien/2013-04-15-rbsc-pub-Einweisermanagement_in_deutschen_Kliniken.html

Braun B, Marstedt G, Sievers C (2011) Zur Bedeutung von Schnittstellen und Übergängen im deutschen Gesundheitssystem. Gesundheitsmonitor 3/2011

Brooke BS, Stone DH, Cronenwett JL, Nolan B, DeMartino RR, MacKenzie TA, Goodman DC, Goodney PP (2014) Early primary care provider follow-up and readmission after high-risk surgery. JAMA Surg 149(8):821-8. doi: 10.1001/jamasurg.2014.157

Bundesärztekammer (2004) Neue (Muster-)Weiterbildungsordnung – Inhaltsverzeichnis http://www.baek.de/30/Weiterbildung/03MWBO/index.html

Bundesärztekammer, Kassenärztliche Bundesvereinigung, Ärztliches Zentrum für Qualität in der Medizin (2012) Checklisten für das ärztliche Schnittstellenmanagement zwischen den Versorgungssektoren. www.aezq.de/aezq/schnittstellenmanagement

Chenot JF, Pieper A, Kochen MM, Himmel W (2009) Kommunikation und Befundaustausch zwischen Hausärzten und Orthopäden bei Rückenschmerzen. Schmerz 23:173–179

Forrest CB (2009) A typology of specialists' clinical roles. Arch Intern Med 8;169(11):1062-8

Gandhi T, Sittig D, Franklin M, Sussman A, Fairchild D, Bates D (2000) Communication Breakdown in the Outpatient Referral Process. Journal Gen Intern Med 15: 626-31

Göbel B, Zwart D, Hesselink G, Pijnenborg L, Barach P, Kalkman C, Johnson JK (2012) Stakeholder perspectives on handovers between hospital staff and general practitioners: an evaluation through the microsystems lens. BMJ Qual Saf Dec;21 Suppl 1:i106-13

Herrmann M, Braun V, Schwantes U (2000) Stärkung der häuslichen Versorgung durch ein Primärarztsystem. Jahrbuch für Kritische Medizin, Bd. 32, Argument, Hamburg

Herrmann M, Heintze C (2004) Integration von Qualitätsdarlegung in die Arzt-Patienten-Beziehung an der Schnittstelle zwischen ambulanter und stationärer Versorgung; in Klauber J, Robra BP, Schellschmidt H (Hrsg.) Krankenhaus-Report, Schwerpunkt: Qualitätstransparenz – Instrumente und Konsequenzen, Schattauer, Stuttgart, S. 179-196

Jack BW, Chetty VK, Anthony D et al. (2009) A reengineered hospital discharge program to decrease rehospitalization. Ann Intern Med 150: 178-88

Karl I, Mehrländer KF, Kämpfer L (2013) DEGAM S1-Handlungsempfehlung: Umgang mit Entlassmedikation. AWMF-Registernr. 053/033. DEGAM, Stand: 09/2013, Gültig bis: 09/2018

Konferenz der Fachberufe im Gesundheitswesen bei der Bundesärztekammer (2011) Prozessverbesserung in der Patientenversorgung durch Kooperation und Koordination zwischen den Gesundheitsberufen

Kripalani S, LeFevre F, Phillips CO, Williams MV, Basaviah P, Baker DW (2007) Deficits in communication and information transfer between hospital-based and primary care physicians: implications for patient safety and continuity of care. JAMA 297(8):831-841

O'Malley AS, Reschovsky JD (2011) Referral and consultation communication between primary care and specialist physicians: finding common ground. Arch Intern Med Jan 10;171(1):56-65

Rosemann T, Rüter G, Wensing M, Szecsenyi J (2006) Überweisungen vom Hausarzt zum Facharzt: Naht- oder Bruchstelle? Dtsch Arztebl 103(37): A 2387-92

Rosemann T, Wensing M, Rueter G Szecsenyi J (2006) Referrals from general practice to consultants in Germany: If the GP is the initiator, patients' experiences are more positive. BMC Health Services Research 6:5

Sachverständigenrat zur Begutachtung der Entwicklung im Gesundheitswesen. Sondergutachten (2012): Wettbewerb an der Schnittstelle zwischen ambulanter und stationärer Gesundheitsversorgung

Schoen C, Osborn R, Huynh PT, Doty M, Zapert K, Peugh J, Davis K (2005) Taking the pulse of health care systems: experiences of patients with health problems in six countries. Health Aff (Millwood) Jul-Dec;Suppl Web Exclusives:W5-509-25

Spießl H et al. (2001) Befragung niedergelassener Ärzte als Ausgangspunkt klinikinterner Maßnahmen zur Qualitätsförderung. Z ärztl Fortbild Qual.sich (ZaeFQ) 95: 419-423

Unnewehr M, Schaaf B, Friederichs H (2013) Arztbrief - Die Kommunikation optimieren. Dtsch Arztebl 110(37): A 1672-76

Perioperativer Umgang mit Antikoagulanzien und Thrombozytenaggregationshemmern

P. Schott

3.1 Einleitung – 20

3.2 Orale Antikoagulanzien – Indikation und perioperatives Vorgehen – 20
3.2.1 Vitamin-K-Antagonisten (VKA) – 20
3.2.2 Neue orale Antikogulanzien (NOAK) – 21

3.3 Thrombozytenaggregationshemmer – Indikation und perioperatives Vorgehen – 24

3.4 Fragen und Antworten – 25
3.4.1 Fragen des Hausarztes an den Chirurgen – 25
3.4.2 Fragen des Patienten an den Hausarzt – 26

Literatur – 27

3.1 Einleitung

Aufgrund der hohen Inzidenz kardiovaskulärer Erkrankungen in der Bevölkerung besteht bei einem großen Teil der zu operierenden Patienten die Notwendigkeit einer Beeinflussung der Hämostase durch orale Antikoagulanzien (OAK) und/oder Thrombozytenaggregationshemmer (TAH).

Häufig ist aufgrund von stattgehabten perkutanen Koronarinterventionen zumindest für einen begrenzten Zeitraum eine duale Plättchenhemmung oder sogar eine sogenannte Triple-Therapie, bei der zusätzlich eine OAK verordnet wird, notwendig. Zwangsläufig erhöht sich bei diesen Patienten das perioperative Blutungsrisiko, während der Verzicht auf die medikamentöse Beeinflussung der Hämostase durch OAK oder TAH zu schweren, teils lebenslimitierenden kardiovaskulären Ereignissen (Myokardinfarkt, Apoplex) führen kann.

Prospektiv randomisierte Studien zum optimalen Vorgehen in dieser Situation liegen leider nur in limitierter Anzahl und Qualität vor.

Entsprechend ist das perioperative Management der OAK und TAH für die behandelnden Ärzte nach wie vor eine große Herausforderung und bedarf nicht selten einer interdisziplinären Abstimmung.

Die aktuellen Empfehlungen der Fachgesellschaften beruhen auf Abschätzungen des perioperativen Blutungsrisikos, des kardiovaskulären Risikos der Patienten und der Pharmakokinetik der eingesetzten Substanzen.

Dank der mittlerweile im klinischen Alltag weitgehend etablierten Therapie mit sogenannten »nicht Vitamin-K-abhängigen oralen Antikoagulanzien« oder auch »neuen orale Antikoagulanzien« (NOAK) genannten Antikoagulanzien entfällt häufig die Notwendigkeit einer »Bridging-Therapie« mit niedermolekularen Heparinen (LMWH).

Die im klinischen Alltag häufig eingesetzte **Bridging-Therapie** im Rahmen einer geplanten Operation bei Patienten mit einer Therapie mit Vitamin-K-Antagonisten (VKA) beruht auf einer schwachen Evidenz. Neuere Studien deuten darauf hin, dass der Ersatz von VKA durch LMWH im Rahmen einer Bridging-Therapie das Blutungsrisiko erhöht ohne die Rate thromboembolischer Ereignisse signifikant zu reduzieren (Siegal et al. 2012). Entsprechend ist hier ein individuelles Abwägen unter Berücksichtigung des operativen Blutungsrisikos und des individuellen Thromboembolierisikos vor Einleitung einer Bridging-Therapie essenziell.

Eine Übersicht zur Einschätzung des operativen Blutungsrisikos in Abhängigkeit der notwendigen Operation/Intervention gibt die ◘ Tab. 3.1.

3.2 Orale Antikoagulanzien – Indikation und perioperatives Vorgehen

3.2.1 Vitamin-K-Antagonisten (VKA)

In Deutschland zugelassene VKA sind Phenprocoumon und Warfarin. VKA hemmen die Synthese der Vitamin-K-abhängigen, in der Leber synthetisierten Gerinnungsfaktoren II, VII, IX und X.

Hauptindikationen sind die Thromboembolieprophylaxe bei Vorhofflimmern, nach tiefer Beinvenenthrombose/Lungenembolie (VTE), nach mechanischem Herzklappenersatz und zeitlich be-

◘ **Tab. 3.1** Blutungsrisiko der einzelnen Operationen/Interventionen

Hohes Blutungsrisiko	Moderates Blutungsrisiko	Geringes Blutungsrisiko
- Intrakranielle Operationen - Rückenmarksnahe Operation - Große Tumoroperationen - Leber- und Pankreaschirurgie - Schilddrüsenchirurgie - Herzchirurgie - Operation der Orbita	- Koloskopie mit Biopsie/Polypektomie - ERCP mit Papillotomie - Reihen-Zahnextraktionen - Kieferchirurgische Operationen - Biopsien parenchymatöser Organe - Übrige Operationen	- Ösophagogastroduodenoskopie - Endosonografie - Hautbiopsien - Transurethrale Eingriffe - Zahnärztliche Eingriffe (Dentalhygiene, Brücken, Wurzelbehandlungen, Extraktion einzelner Zähne)

grenzt nach Implantation einer biologischen Herzklappe.

Interindividuell zeigen die VKA eine geringe therapeutische Breite, sodass ihr Einsatz eine engmaschige Kontrolle der INR erfordert. Je nach Indikation zur Therapie mit VKA ist hier z. B. beim Vorhofflimmern oder bei Therapie einer VTE eine INR von 2–3 anzustreben. Beim mechanischen Mitralklappenersatz, der aufgrund moderner Rekonstruktionstechniken der Mitralklappe nur noch selten erfolgt, ist eine INR von 2,5–3,5 erforderlich (Graham et al. 2007).

Sollte bei einem jüngeren Patienten eine lebenslange Therapie mit einem VKA notwendig sein, ist die Option einer Selbstmessung der INR durch den Patienten eine attraktive und sichere Alternative zur Kontrolle im Rahmen der hausärztlichen Sprechstunde.

Ab einem INR-Wert unter 1,7 besteht für die Patienten mit Vorhofflimmern kein Schutz vor Thromboembolien, während ab einer INR von 3,5 das Blutungsrisiko drastisch ansteigt. Ein deutlicher Anstieg der Blutungsneigung wird zudem bei Patienten ab dem 80. Lebensjahr beobachtet.

Im Rahmen von größeren Operationen ist ein Pausieren der VKA-Therapie häufig unumgänglich, für kleinere Operation ist dies jedoch nicht erforderlich. Meistens genügt es hier, niedrig therapeutische INR-Werte anzustreben, um das Blutungsrisiko zu minimieren und eine effektive Thromboembolieprophylaxe aufrechtzuerhalten.

Zu den unter VKA-Therapie durchführbaren Operationen gehören zahlreiche ambulant durchgeführte chirurgische und zahnchirurgische Eingriffe, Herzkatheteruntersuchungen und z. B. die Implantation eines Herzschrittmachers (s.o.).

Bei größeren, insbesondere rückenmarksnahen, onkolgisch-abdominalchirurgischen oder gar neurochirurgischen Operationen ist ein Absetzen der VKA-Therapie zwingend erforderlich.

Ein »Bridging« mit LMWH oder unfraktioniertem Heparin sollte nur bei hohem individuellem thromboembolischen Risiko durchgeführt werden.

Nach mechanischem Herzklappenersatz sollte diese Bridging-Therapie nach Möglichkeit stationär unter engmaschiger Kontrolle der PTT bei Heparintherapie oder der Anti-Xa-Aktivität unter LMWH Therapie erfolgen.

Das individuelle Thromboembolierisiko bei Patienten mit Vorhofflimmern kann anhand des CHA^2DS^2-VASc-Scores abgeschätzt werden (Tab. 3.2). Bei einem niedrigen Score kann die Therapie mit VKA ohne Bridging-Therapie bis zu 7 Tage ausgesetzt werden. Bei hohem Risiko sollte eine Bridging-Therapie mit LMWH in Erwägung gezogen werden.

Im Rahmen einer stattgehabten VTE bestimmt der zeitliche Abstand zur Operation das weitere Vorgehen. In den ersten Wochen nach der venösen Thrombose oder Lungenembolie ist das Risiko eines Rezidivs am höchsten, sodass geplante Operationen in der Regel im Abstand von mindestens 3 Monaten erfolgen sollten. Ist eine Operation in den ersten 8 Wochen nach VTE erforderlich, sollte eine Bridging-Therapie durchgeführt werden. Ab dem 3. Monat nach der VTE ist ein perioperatives Pausieren der VKA-Therapie ohne Bridging möglich.

3.2.2 Neue orale Antikogulanzien (NOAK)

Initial waren die neuen oralen Antikoagulanzien zur Thromboembolieprophylaxe im Rahmen eines Knie- oder Hüftgelenkersatzes zugelassen. Mittlerweile sind Dabigatran, Rivaroxaban, Apixaban und Edoxaban sowohl zur präventiven Therapie des Schlaganfalls beim Vorhofflimmern als auch zur dauerhaften Therapie bei tiefer Beinvenenthrombose und Lungenembolie zugelassen. Insbesondere beim Vorhofflimmern ließ sich eine Überlegenheit der NOAK gegenüber einer Therapie mit VKA belegen (signifikante Reduktion intrakranieller Blutungen bei zumindest gleicher Effektivität bezügl. der Reduktion ischämischer Schlaganfälle).

Die Attraktivität der NOAK bei VTE ist durch das einfache therapeutische Management ohne INR-Kontrolle bei identischer Effektivität im Vergleich zur VKA-Therapie begründet. Entsprechend verdrängen die NOAK bei den genannten Indikationen zunehmend die VKA in der Therapie.

Durch die hohe orale Bioverfügbarkeit und recht kurze Halbwertszeiten ist das perioperative Management der Antikoagulation recht einfach.

Sollte ein Absetzen der oralen Antikoagulation notwendig sein, ist es ausreichend, die NOAK 24 Stunden vor der Operation auszusetzen. Bei Eingriffen mit sehr hohem bzw. potenziell vital bedrohlichem Blutungsrisiko oder eingeschränkter Nierenfunktion kann die Therapie bereits 48 Stunden vor der Operation pausiert werden. Bis zur Operation muss und darf keine Bridging-Therapie durchgeführt werden. Postoperativ ist ein Bridging aufgrund des schnellen Wirkungseintrittes der NOAK nicht notwendig. Sobald postoperativ eine Antikoagulation wieder vertretbar ist, kann die Therapie direkt mit der oralen NOAK-Gabe fortgesetzt werden.

Die Indikationen zur Antikoagulation mit VKA und NOAK, die zugelassenen Substanzen, sowie das Risiko einer Thromboembolie und die Effektivität der OAK-Therapie sind in ◘ Tab. 3.3 zusammengefasst. Die ◘ Tab. 3.4 gibt eine Übersicht zu den Empfehlungen einer Pause der oralen Antikoagulanzientherapie.

◘ Tab. 3.2 CHA_2-DS_2-VASc-Score und adjustierte Rate an Schlaganfällen pro Jahr

CHA_2DS_2VASc-SCORE	Schlaganfälle (% Jahr)
0	0 %
1	1,3 %
2	2,2 %
3	3,2 %
4	4,0 %
5	6,7 %
6	9,8 %
7	9,6 %
8	6,7 %
9	15,2 %

C = Congestive Heart Failure (Herzinsuffizienz mit eingeschränkter linksventrikulärer Funktion, 1 Punkt), H = Hypertension (1 Punkt), A = Age (Alter ab 75 Jahre 2 Punkt), D = Diabetes mellitus (1 P Punkt), S = Stroke (Apoplex/TIA, 2 Punkte), V = Vascular Disease (vaskuläre Erkrankung z. B. KHK und/oder AVK ,1 Punkt), A = Age (Alter 65–74 Jahre 1 Punkt), Sc = Sex category (weiblich über 65 Jahre, 1 Punkt)

◘ Tab. 3.3 Indikationen zur effektiven Antikoagulation, thromboembolische Komplikationen und Blutungsrisiko

Indikation	Medikation	Risiko einer thromboembolischen Komplikation ohne AK	Reduktion des Risikos durch Therapie mit AK	Blutungsrisiko (% pro Jahr)
Venöse Thromboembolie (VTE)	VKA, LMWH, Fondaparinux, NOAK (Apixaban, Edoxaban, Rivaroxaban, Dabigatran)	- 1. Monat nach VTE: 40 % - 2. Monat nach VTE: 10 % - Jährliche Thromboembolierate: 15 %	Reduktion eines Rezidivs: 75–85 %	Schwerwiegende Blutung: 1–2 %
Vorhofflimmern	VKA, Dabigatran, Apixaban, Rivaroxaban, Edoxaban	CHA^2-DS^2-VASc 1: 1,3 % CHA^2-DS^2-VASc 4: 4 % CHA^2-DS^2-VASc 9: 15 %	- VKA: ca. 65 % - NOAK nicht Unterlegen im Vergleich zu VKA - Reduktion im Vergleich zu VKA durch 2 x 150 mg Dabigatran und 2 x 5 mg Apixaban	- VKA mit INR 2–3: 1–2 % schwerwiegende Blutung - Reduktion intrakranieller Blutung durch Dabigatran/Apixaban in reduzierter Dosis im Vergleich zu VKA
Mechanische Herzklappe	VKA	Aortenklappe: 10–12 % Mitralklappe: 20–24 %	75 %	Schwerwiegende Blutung 1–2 % bei gut eingestellter INR

3.2 · Orale Antikoagulanzien – Indikation und perioperatives Vorgehen

Tab. 3.4 Perioperatives Vorgehen bezüglich der oralen Antikoagulation in Abhängigkeit vom Eingriff (nach Nagler et al. 2011)

Fachgebiet	Intervention/Operation	Prozedere
Gastroenterologie	- Obere Endoskopie inkl. Biopsie - Endosonografie - Koloskopie ohne Biopsie	VKA nicht stoppen, NOAK ggf. 24 h Pause
	- Koloskopie mit Biopsie - Polypektomie - Mukosaresektion - Bougierungen/Dilatationen - Varizeninterventionen - PEG Anlage - ERCP mit Papillotomie - Leberbiopsie	- VKA stoppen, bei hohem Thromboembolierisiko Bridging mit LMWH/Heparin - NOAK 24 h vor der Intervention absetzen, keine Bridging-Therapie, nach Intervention frühzeitig NOAK wieder aufnehmen
Viszeralchirurgie	Alle Eingriffe	- VKA stoppen, bei hohem Thromboembolierisiko, Bridging mit LMWH/Heparin - NOAK 24 h vor der Intervention absetzen, keine Bridging-Therapie, nach Intervention frühzeitig NOAK wieder aufnehmen
Urologie	- Transurethrale Eingriffe - Zystoskopie - Retrograde Pyelografie	VKA nicht stoppen, NOAK ggf. 24 h Pause
	- Protatabiopsie - Zystostomie - Andere Eingriffe	- VKA stoppen, bei hohem Thromboembolierisiko, Bridging mit LMWH/Heparin - NOAK 24 h vor der Intervention absetzen, keine Bridging-Therapie, nach Intervention frühzeitig NOAK wieder aufnehmen
Zahneingriffe	- Dentalhygiene/paradontale Intervention - Kronen und Brückenanlage - Wurzelbehandlungen - Extraktion einzelner Zähne	VKA nicht stoppen, NOAK ggf. 24 h Pause
	- Reihen-Zahnextraktion - größere kieferchirurgische Operation	- VKA stoppen, bei hohem Thromboembolierisiko Bridging mit LMWH/Heparin - NOAK 24 h vor der Intervention absetzen, keine Bridging-Therapie, nach Intervention frühzeitig NOAK wieder aufnehmen
Biopsien	Dermatologisch	VKA nicht stoppen, NOAK ggf. 24 h Pause
	Parenchymatös	- VKA stoppen, bei hohem Thromboembolierisiko, Bridging mit LMWH/Heparin - NOAK 24 h vor der Intervention absetzen, keine Bridging-Therapie, nach Intervention frühzeitig NOAK wieder aufnehmen
Alle anderen Operationen		- VKA stoppen, bei hohem Thromboembolierisiko, Bridging mit LMWH/Heparin - NOAK 24 h vor der Intervention absetzen, keine Bridging-Therapie, nach Intervention frühzeitig NOAK wieder aufnehmen

Hohes Thromboembolierisiko (> 5 %/Jahr = mechanische Herzklappe, CHA_2-DS_2-VASc-Score > 4 Punkte, venöse Thromboembolie innerhalb der letzten 6 Monate

Tab. 3.5 Vorgehen bei TAH im Rahmen von Operationen unter Berücksichtigung des Eingriffes und des individuellen kardiovaskulären Risikos

Intervention/Operation	Primärpräventive Therapie mit TAH	Sekundärprophylaxe (niedriges Risiko: KHK ohne Angina pectoris, > 12 Monate nach DES, BMS und ACS)	Sekundärprophylaxe (mittleres Risiko: KHK stabile Angina pectoris, 1,5–12 Monate nach ACS, BMS)	Sekundärprophylaxe (hohes Risiko: instabile Angina pectoris, < 6 Wochen nach ACS, BMS, < 6 Monate nach DES)
- Intrakranielle OP - Spinalkanal-OP - Orbita-OP - OP hintere Augenkammer	TAH 7 Tage vor dem Eingriff stoppen	TAH 7 Tage vor dem Eingriff stoppen	Notfall-OP: ASS weiter, Clopidogrel, Ticagrelor, Prasugrel absetzen Elektive OP: OP verschieben (bis 12 Monate nach ACS/Intervention)	Notfall-OP: ASS weiter, Clopidogrel, Ticagrelor, Prasugrel absetzen Elektive OP: OP verschieben (bis 12 Monate nach ACS/Intervention)
- Tumorchirurgie - Schilddrüsen-OP - Leberresektion - Pankreasresektion	TAH 7 Tage vor dem Eingriff stoppen	TAH 7 Tage vor dem Eingriff stoppen	Notfall-OP: ASS weiter, Clopidogrel, Ticagrelor, Prasugrel absetzen Elektive OP: OP verschieben (bis 12 Monate nach ACS/Intervention)	Notfall-OP: ASS weiter, Clopidogrel, Ticagrelor, Prasugrel absetzen, ggf. durch i.v.-TAH (z. B. Tirofiban) ersetzen Elektive OP: OP verschieben (bis 12 Monate nach ACS/Intervention)
Andere Eingriffe	TAH 7 Tage vor dem Eingriff stoppen	ASS weiter, Clopidogrel, Ticagrelor, Prasugrel absetzten	Notfall-OP: ASS weiter, Clopidogrel weiter, Ticagrelor und Prasugrel individuelle Entscheidung Elektive OP: OP verschieben (bis 12 Monate nach ACS/Intervention)	Notfall-OP: ASS weiter, Clopidogrel, Ticagrelor, Prasugrel absetzen, ggf. durch i.v. TAH (Tirofiban etc.) ersetzen oder Umstellung auf Clopidogrel Elektive OP: OP verschieben (bis 12 Monate nach ACS/Intervention)

3.3 Thrombozytenaggregationshemmer – Indikation und perioperatives Vorgehen

Thrombozytenaggregationshemmer (TAH) werden heutzutage sowohl primärpräventiv, in der überwiegenden Anzahl aber sekundärpräventiv nach kardiovaskulären Ereignissen eingesetzt. Zudem ist im Rahmen einer Koronarintervention (PCI mit/ohne Stentimplantation, ggf. Drug-Eluting Stentimplantation) meist für einen definierten Zeitraum eine duale Plättchenhemmung zwingend erforderlich. Gelegentlich besteht die Indikation der Kombination einer dualen Plättchenhemmung mit einem oralen Antikoagulanz (Triple-Therapie).

An Thrombozytenaggregationshemmern stehen im Rahmen von Koronarinterventionen neben der Therapie mit Acetylsalicylsäure Clopidogrel, Ticagrelor und Prasugrel zur Verfügung. Im Rahmen der Sekundärprävention nach Schlaganfällen findet sich auch der Einsatz von Dipyridamol. Tiklopidin wird heute aufgrund der hohen Inzidenz potenziell lebensbedrohlicher Thrombozytopenien kaum noch eingesetzt.

Grundsätzlich gilt für das perioperative Management, dass TAH, die rein primärpräventiv eingesetzt werden, rechtzeitig vor dem Eingriff abzusetzen sind (ASS 7 Tage präoperativ).

Im Rahmen der Sekundärprävention verordnete TAH sollten nach Möglichkeit nicht abgesetzt werden, sofern dies im Hinblick auf das perioperative Blutungsrisiko vertretbar erscheint.

Patienten mit kürzlich stattgehabter Koronarintervention oder akutem Koronarsyndrom sollten keinen elektiven Eingriffen unterzogen werden. Hier sollte je nach stattgehabter Intervention der geplante Eingriff ggf. bis zu 12 Monate verschoben werden, da in diesem Zeitraum ein deutlich erhöhtes Risiko einer akuten Stentthrombose mit einer Letalität von mehr als 50 % besteht (Leschke 2015).

Notoperationen müssen ggf. unter einer dualen Plättchenhemmung durchgeführt werden. Hier sollte nach Möglichkeit im Vorfeld Rücksprache zwischen dem behandelndem Chirurgen und dem interventionellem Kardiologen gehalten werden.

Die ◘ Tab. 3.5 gibt einen Überblick über das perioperative Management der TAH in Abhängigkeit des individuellen kardiovaskulären Risikos und der notwendigen Operation/Intervention.

In der Literatur gibt es keinen Hinweis darauf, dass sich eine TAH-Medikation durch niedermolekulare Heparine ersetzen ließe. Folglich ist eine Bridging-Therapie mit niedermolekularen Heparinen als Ersatz für eine Plättchenhemmung nicht indiziert und führt zudem zu einem erhöhten perioperativen Blutungsrisiko, ohne dabei eine signifikante Reduktion z. B. myokardialer Ischämien zu bewirken.

3.4 Fragen und Antworten

3.4.1 Fragen des Hausarztes an den Chirurgen

- **Frage**

Wie sollte man bei Operationen unter Marcumar vorgehen? Ab welcher INR muss »gebridgt« werden?

- **Antwort**

Eine große Anzahl der Operationen kann unter der VKA Therapie erfolgen (◘ Tab. 3.4). Hier wird in der Regel für den Eingriff eine INR von etwa 2 angestrebt. Sollte die OAK aufgrund des OP-Blutungsrisikos pausiert werden müssen, empfiehlt sich eine Bridging-Therapie ab einer INR von unter 2,0 (Vorhofflimmern, VTE und mechanischer AKE). Beim mechanischem Mitralklappenersatz ist ein Bridging mit niedermolekularem Heparin kritisch und muss ggf. unter Kontrolle der Anti-Xa-Aktivität durchgeführt werden.

- **Frage**

Wie lange vor einer geplanten Operation kann ASS abgesetzt werden?

- **Antwort**

In den meisten Situationen ist es nicht notwendig, die ASS-Therapie abzusetzen. Ob dies erforderlich ist, kann der ◘ Tab. 3.5 entnommen werden. Ist ein Absetzen der ASS-Medikation notwendig, sollte dies 7 Tage vor der Operation geschehen.

- **Frage**

Gibt es bei dringenden, aber noch kurzfristig planbaren Operationen eine Grauzone der ASS-Wirkung, die zur Reduktion der Blutungsneigung führen kann? Gibt es die Grauzone auch für die OAK-Therapie?

- **Antwort**

Das Absetzen einer Therapie mit TAH und OAK führt zu einer zeitlich kontinuierlichen Zunahme der Gerinnungs-/Aggregationsfähigkeit des Blutes.

ASS hat nur eine etwa 20-minütige Plasmahalbwertszeit. Da es jedoch zu einer irreversiblen Hemmung der Zyklooxygenase führt, sind zunächst einmal die Thrombozyten mit Kontaktzeit zum ASS dauerhaft in ihrer Aggregationsfähigkeit gehemmt. Die permanent neu synthetisierten Thrombozyten ohne Kontakt zum ASS sind jedoch voll funktionstüchtig. Das Absetzen des ASS 7 Tage vor der Operation führt bei einer Lebensdauer der Thrombozyten von etwa 8 Tagen dazu, dass über 80% der Thrombozyten keinen Kontakt zum ASS hatten.

VKA und NOAK haben deutlich längere Halbwertszeiten, als ASS. Bei den NOAK kann man aber bereits 24 h nach dem Absetzen von einer für Operationen ausreichenden plasmatischen Gerinnung ausgehen. Bei den VKA-Antagonisten sinkt das Blutungsrisiko mit fallender INR.

Es gibt also diese »Grauzone« unter der Therapie mit OAK und TAH.

- **Frage**

Helfen i.v. applizierte Gerinnungspräparate bei Blutungen im Rahmen von Notoperationen bei Patienten mit OAK/TAH?

- **Antwort**

Durch die Gabe von Fresh-Frozen-Plasma, Prothrombinkomplex, Einzelfaktorgaben und das sehr potente Novoseven (konstitutiv-aktiver Faktor VII) kann die plasmatische Gerinnung bei vital bedrohlichen Blutungen unter der Therapie mit VKA rasch normalisiert werden. Die Gabe von Vitamin-K ist hier nicht sinnvoll, da es zu lange dauern würde, bis die Leber die Vitamin-K-abhängigen Faktoren nachproduziert hat. Bei den NOAK wird ebenfalls eine Therapie mit Prothrombinkomplex, konstitutiv-aktiven Faktoren VII und ggf. Hämodialyse empfohlen. Ferner befinden sich spezifische Antidots der NOAK momentan in der klinischen Studienphase und zeigen vielversprechende Ergebnisse.

Bei lebensbedrohlichen Blutungen unter ASS kann die Therapie mit Vasopressin (erhöht die Aggregationsfähigkeit der Thrombozyten) und/oder die Substitution mit Thrombozytenkonzentraten erfolgen.

- **Frage**

Ist ein Bridging bei der Therapie mit NOAK notwendig?

- **Antwort**

Aufgrund der kurzen Wirksamkeit der NOAK wird ein Bridging nicht empfohlen. 24 h nach dem Absetzen des NOAK kann in der Regel operiert werden. Das zwischenzeitliche Thromboembolierisiko ist rechnerisch so gering, dass ein Bridging nicht notwendig ist.

- **Frage**

Sind NOAK zur perioperativen Thromboseprophylaxe zugelassen?

- **Antwort**

NOAK sind in der Prävention von VTE bei Knie- und Hüft-TEP zugelassen.

- **Frage**

Kann ich NOAK zur Behandlung einer VTE nach Knie-TEP usw. einsetzen?

- **Antwort**

Apixaban, Dabigatran und Rivaroxaban sind in Deutschland zur Therapie der VTE zugelassen.

- **Frage**

Wie lange muss man postoperativ überhaupt eine Thromboseprophylaxe durchführen?

- **Antwort**

Hier gibt es leider keine einheitlichen Empfehlungen. Die Dauer der Thromboseprophylaxe hängt vom Risikoprofil des Patienten (Z.n. VTE, ggf. Adipositas), der Operation (bei Trauma der unteren Extremität?) und maßgeblich vom Grad der Mobilisation des Patienten ab.

Ist ein Patient nach einem abdominalchirurgischen Eingriff mehr als 50 % der Tageszeit mobil, ist eine Prophylaxe nicht mehr erforderlich. Sollte der Patient nach einer Operation länger immobilisiert oder bettlägerig sein, sollte eine Thromboseprophylaxe bis zur Mobilisation in Erwägung gezogen werden.

Nach einer Hüft-TEP wird eine Thromboseprophylaxe von 27–35 Tagen empfohlen.

3.4.2 Fragen des Patienten an den Hausarzt

- **Frage**

»Kann ich überhaupt mit Gerinnungshemmern (OAK und TAH) operiert werden?«

- **Antwort**

»Ein großer Teil der Operationen lässt sich heutzutage unter der Einnahme gerinnungshemmender Medikamente durchführen. Bei Operationen mit sehr hohem Blutungsrisiko stellen wir eventuell die Medikation vorübergehend um oder setzen eine Weile aus.«

- **Frage**

»Was muss ich beachten, wenn mein Zahnarzt einen Zahn ziehen muss?«

■■ Antwort

»Zahnextraktionen können auch unter einer gut eingestellten gerinnungshemmenden Medikation durchgeführt werden. Das Blutungsrisiko ist hier im Vergleich zu anderen Operationen eher gering. Sollten mehr als 3 Zähne entfernt werden müssen, erfolgt ggf. eine kurzzeitige Pause oder Umstellung der Gerinnungshemmung.«

■ Frage

»Ich muss vor einer Operation meine Therapie mit einem OAK pausieren, will mir aber keine Spritzen setzen müssen (niedermolekulare Heparine). Kann ich nicht einfach ASS einnehmen?«

■■ Antwort

»ASS ist leider kein ausreichender Ersatz und hat weder beim Vorhofflimmern noch bei mechanischen Herzklappen eine ausreichende Wirkung um Sie z. B. vor Schlaganfällen zu schützen.«

■ Frage

»Nach einer kürzlich durchgeführten Stentimplantation nehme ich ASS und einen weiteren TAH (Clopidogrel/Ticagrelor/Prasugrel). Mein Kardiologe sagt, dass ich es auf keinen Fall absetzen darf. Kann ich trotzdem operiert werden?«

■■ Antwort

»Geplante Operationen sollten in dieser Situation unbedingt verschoben werden. Bis zu 12 Monaten nach einer Stentimplantation besteht ein hohes Risiko für einen akuten Stentverschluss, der in bis zu 50 % der Fälle tödlich verlaufen kann. Notoperationen sind natürlich möglich. Hier entscheiden dann der Operateur und der behandelnde Kardiologe meist gemeinsam, wie vorzugehen ist.«

■ Frage

»Ich nehme ein neues orales Antikoagulanz (Rivaroxaban, Apixaban, Dabigatran, Edoxaban). Muss ich es zur Operation absetzen, oder soll ich es weiternehmen?«

■■ Antwort

»Diese neuen Medikamente haben nur eine relativ kurze Wirkdauer, sodass sie bei normaler Nierenfunktion 24 h vor dem Eingriff abgesetzt werden sollten. Eine überlappende Therapie mit subkutanen Injektionen eines niedermolekularen Heparins ist nicht erforderlich.«

Literatur

Graham I et al. (2007) ESC Committee for Practice Guidelines: European guidelines on cardiovascular disease prevention in clinical practice. Eur Heart J 28:2375-2414

Leschke M (2015) Perioperatives und periinterventionelles Management der antithrombotischen Therapie. Klinikarzt 44(S1): 50-54

Nagler M et al. (2011) Periinterventionelles Management der Antikoagulation und Antiaggregation. Schweiz Med Forum 11(23-24):407-412

Siegal D et al. (2012) Periprocedural heparin bridging in patients receiving vitamin K antagonists: a systematic review and meta-analysis of bleeding and thromboembolic rates. Circulation 126:1630-1639

Haut- und Weichteilentzündungen und Wundmanagement

G.F. Broelsch, A. Meybohm, P.M. Vogt

4.1 Wunddefinition und -einteilung – 30
G.F. Broelsch, P.M. Vogt

4.2 Wundbehandlung und -materialien – 30
A. Meybohm, G.F. Broelsch, P.M. Vogt

4.3 Entzündungen der Haut- und Weichteile – 32
G.F. Broelsch, P.M. Vogt
4.3.1 Erysipel – 33
4.3.2 Weichteilphlegmone – 33
4.3.3 Furunkel, Karbunkel – 34
4.3.4 Follikulitis – 34
4.3.5 Hidradenitis suppurativa/Acne inversa – 34
4.3.6 Pilonidalsinus/Sinus pilonidalis – 35

4.4 Diabetischer Fuß – 36
G.F. Broelsch, P.M. Vogt

4.5 Ulcus cruris venosum – 37
G.F. Broelsch, P.M. Vogt

4.6 Dekubitus – 38
G.F. Broelsch, P.M. Vogt

4.7 Narben – 39
G.F. Broelsch, P.M. Vogt

4.8 Fragen und Antworten – 44
G.F. Broelsch, A. Meybohm, P.M. Vogt
4.8.1 Fragen des Hausarztes an den Chirurgen – 44
4.8.2 Fragen des Patienten an den Hausarzt – 45

Literatur – 45

M. Korenkov et al. (Hrsg.), *Allgemeinchirurgische Patienten in der Hausarztpraxis*,
DOI 10.1007/978-3-662-47907-0_4, © Springer-Verlag Berlin Heidelberg 2016

4.1 Wunddefinition und -einteilung

G.F. Broelsch, P.M. Vogt

Eine Wunde ist die Unterbrechung des Gewebszusammenhangs an äußeren oder inneren Körperoberflächen mit oder ohne Gewebeverlust. Zumeist ist sie durch äußere Gewalt verursacht, kann aber auch alleinige Folge einer Krankheit sein, wie etwa beim Geschwür (Ulkus).

Wunden lassen sich nach verschiedenen Gesichtspunkten unterteilen, zum Beispiel:
- Nach der Heilungsdauer: akut (wenige Tage bis Wochen), chronisch (> 8 Wochen)
- Nach der Ursache: mechanische, thermische, chemische, aktinische oder iatrogene Wunde
- Nach der Lokalisation: äußere oder innere Wunden
- Nach der Erregerbelastung: aseptisch, septisch
- Nach dem Heilungsverlauf: primär oder sekundär heilende Wunden.

4.2 Wundbehandlung und -materialien

A. Meybohm, G.F. Broelsch, P.M. Vogt

Generell unterscheidet man zwischen trockener und feuchter Wundbehandlung. Letztere kommt beispielsweise bei der Dauerversorgung chronischer Wunden (z. B. Dekubitalgeschwüre, diabetisches Fußsyndrom und Ulcus cruris venosum) zum Einsatz. Sie gilt als lege artis und hat folgende Ziele:
- Aufrechterhaltung eines feuchten Wundmilieus
- Entfernung von überschüssigem Exsudat und toxischen Bestandteilen
- Gewährleistung des Gasaustausches
- Thermische Isolierung der Wunde.

Hierzu werden unterschiedliche Methoden und Materialien eingesetzt. Entsprechend ihrem Ziel, ihrer Anwendung und den dabei eingesetzten Materialien unterscheidet man zwischen aktiver periodischer Wundreinigung (APW), passiver periodischer Wundreinigung (PPW) und Dekontamination (S3-Leitlinie 091-001 2012).

Unter APW versteht man die gezielte wiederkehrende mechanische Wundreinigung im Rahmen des Verbandswechsels. Ziel der APW ist das vollständige Lösen, Entfernen und Ausschwemmen von avitalem Gewebe, Belägen und/oder Fremdkörpern bis an das gesunde Gewebe. Hierbei zeigt sich hinsichtlich des Heilungsprozesses keine Überlegenheit einer bestimmten Substanz, z. B. Ringer- oder isotoner Kochsalzlösung (Hübner et al. 2007) oder Leitungswasser (Griffiths et al. 2001, Fernandez et al. 2008), die den Vorteil einer Wundreinigung für den Heilungsprozess belegen würde. Auch für die Anwendung von Wundspüllösungen mit chemischen Zusätzen (Romanelli et al. 2010, Bowling et al. 2011), z. B. Polihexanid oder Octenidin, mit dem Ziel einer Verringerung des Infektionsrisikos liegt keine hochwertige Evidenz vor.

Unter PPW versteht man einen beabsichtigten fortlaufenden Reinigungsprozess ohne Zerstörung intakten Granulationsgewebes. Dies geschieht durch Schaffung eines feuchten Wundmilieus und den Einsatz von Verfahren, die unter einer Wundabdeckung wirken können (z. B. Dauerbefeuchtung mit Polyacrylat, Hydrogele, medizinischer Honig, Fliegenlarven und/oder enzymatische Wundreinigung).

Die Wunddekontamination stellt grundsätzlich eine APW dar, wobei zur antimikrobiellen Behandlung Antiseptika (z. B. Octenidin, Polihexanid oder PVP-Iod) zum Einsatz kommen. Im Gegensatz hierzu wird die trockene Wundbehandlung beispielsweise an chirurgisch verschlossenen Wunden, bei endständigen Nekrosen (z. B. bei nekrotischen Fingern/Zehen) bis zur chirurgischen Sanierung oder in der Palliativphase bei Sterbenden angewandt.

Die Wahl des Wundverbandes hängt maßgeblich von der jeweiligen Wundart ab (Protz u. Hinnerk 2009). Dabei sollten u. a. folgende Auswahlkriterien berücksichtigt werden:
- Wundstadium
- Mögliche Infektionszeichen
- Exsudatmenge
- Geruchsentwicklung
- Wundtiefe, Wundrand und -umgebung
- Handhabung
- Wirtschaftlichkeit.

Das Wechselintervall hängt von der Aufnahmefähigkeit der vorhandenen Auflage ab. Dabei sollten die Vorgaben des Herstellers beachtet werden. Im Rahmen einer komplexen Gesamtbehandlung und unter Ausschaltung der Ursachen ist es möglich, eine schnelle Wundheilung zu erreichen. Um die vollständige Wirkung der Wundprodukte zu erzielen, muss der Wundgrund sauber und frei von avitalem Gewebe, Nekrosen, Belägen und/oder Fremdkörpern sein. Der aufgetragene Wundverband muss zudem Kontakt mit dem Wundgrund haben. Aus diesem Grund müssen Wundhöhlen und -taschen sachgerecht ausgefüllt werden:

Alginate Alginate sind entweder in Kompressenform oder als Tamponaden erhältlich. Sie bilden bei Kontakt mit Exsudat ein Gel, welches überschüssiges Wasser und Zelldetritus aufnimmt. Es kommt zum Ionenaustausch. Durch Freisetzung von Kalziumionen wird eine blutstillende Wirkung erreicht (Blair et al. 1990). Alginate sind für mäßig bis stark exsudierende Wunden gedacht, da sich sonst die reinigende Wirkung nicht entfalten kann. Bei schwach exsudierenden Wunden feuchtet man das Alginat vorher mit Kochsalzlösung an. Der Verbandswechsel sollte 2- bis 3-mal pro Woche erfolgen.

Porenreiche Polyurethanschaumstoffe Diese saugen durch Kapillarkraft große Mengen an Wundexsudat auf. Sie sind vor allem bei tiefen Wundhöhlen mit großem Exsudataufkommen geeignet. Sie können entsprechend zugeschnitten werden, sodass nur 2/3 der Wunde ausgefüllt ist. Die Verweildauer mit Sekundärverband kann bis zu 7 Tage betragen. Der Sekundärverband besteht in der Regel aus einem Polyurethanschaumstoff, der je nach Exsudataufkommen und Umgebungsbeschaffenheit des Patienten ausgewählt wird.

Hydrokolloide Hydrokolloide erhalten durch ihre geringe Wasserdampf- und Sauerstoffdurchlässigkeit, Exsudataufnahme- und Rückhaltefähigkeit das physiologisch feuchte Wundmilieu und fördern dadurch die körpereigene Autolyse. Sie sind undurchlässig für Schmutz und Bakterien. Aufgrund der Quelleigenschaften des Materials ist oftmals eine Verwechselung mit Wundeiter möglich. Der transparente dünne Hydrokolloidverband ermöglicht eine gute Wundbeobachtung und ist im warmen Zustand gut zu formen. Er hat nur ein geringes Fassungsvermögen, kann aber bis zu 7 Tage auf der Wunde bleiben. Der Einsatz von Hydrokolloid hängt von den Erfordernissen der Wundsituation, den Zielen des Patienten sowie den physikalischen Möglichkeiten und Grenzen des verwendeten Materials ab.

Hydrofaser Die Hydrofaser verwandelt sich bei Kontakt mit Wundwasser in ein transparentes Gel, das im Vergleich zu den Alginaten jedoch nicht aufquillt. Deshalb ist es für stark exsudierende Wunden geeignet, denn es kann etwa das 20- bis 25-Fache seines eigenen Gewichtes aufnehmen und in den Sekundärverband ableiten.

Superabsorber mit Polyacrylaten Diese können extreme Mengen an Wasser binden. Durch vertikale Absorption bleibt der Wundrand trocken. Die Verbände dürfen nicht zerschnitten werden.

Folien Folien sind dünne Membranen aus Polyurethan, die semipermeabel das Eindringen von Mikroorganismen und Nässe verhindern, jedoch den Sauerstoff- und Wasserdampfaustausch ermöglichen. Sie erhalten dadurch ein feuchtes Wundmilieu.

Aktivkohlekompressen Aktivkohlekompressen verfügen (wahlweise auch mit Silberanteilen) über geruchsbindende Aktivkohlekomponenten. Sie haben ein großes Saugvermögen und binden Bakterien. Verwendung finden sie bei stark riechenden Wunden wie zum Beispiel bei exulzerierenden Tumorwunden. Aufgrund der austretenden Kohlepartikel dürfen die Kompressen nicht zerschnitten werden und sollten nur nach Anweisung des Herstellers angewendet sowie alle 1–3 Tage gewechselt werden.

Kollagen und Hyaluronsäure Kollagen und Hyaluronsäure sollen aufgrund der Ähnlichkeit mit körpereigenen Stoffen, wie z. B. Eiweißen und Zucker, die Wundheilung verbessern. Sie werden von der Wunde fast vollständig resorbiert. Anwendung finden sie oftmals bei »stagnierenden« Wundverläufen. Zudem binden sie die Zelltrümmer und überschüssige Proteasen und wirken blutstillend. Ein Sekundärverband ist hier nötig. In Tierversuchen konnte unter einer diabetischen Stoffwechselsituation ein signifikanter Effekt auf die Granulation und Epithelisierung beobachtet werden (Siebenschuh et al. 1998).

Hydrophobe Wundauflagen Hydrophobe Wundauflagen sind wirkstofffrei. Sie sind sehr vielseitig anwendbar, zumal sie als Kompressen (auch Gelkompressen) und Tamponaden oder Tupfer verfügbar sind. Durch die Wasser abweisenden Eigenschaften werden Bakterien wie z. B. Staphyococcus aureus, Pseudomonas aeruginosa oder MRSA gebunden und beim nächsten Verbandswechsel aus der Wunde hinausgespült. Zur Keimreduzierung sollte der Verband möglichst täglich gewechselt werden.

Nach der aktuellen S3-Leitlinie kann keines der o.g. Materialien (Alginat, Hydrofaser, Aktivkohle-Kompresse, Kollagen, Hyaluronsäure, Polyurethanschaum, hydrophobe Wundauflage) gegenüber anderen Materialien einen Vorteil in der Wundheilung für sich beanspruchen.

Enzym-Alginogele Enzym-Alginogele sind Vertreter einer neuen Klasse von Wundversorgungsmitteln. Sie enthalten hydratisierte Alginatpolymere in einer Polyethylenglycol(PEG)-Matrix, eingebettet in einen antimikrobiellen Glukoseoxidase-Lactoperoxidase-Guaiacol-Enzymkomplex (GLG; Brassinne et al. 2006).

Sie unterstützen das kontinuierliche Debridement der Wunde, wirken antibakteriell und können das feuchte Wundheilungsmilieu aufrechterhalten. Sie besitzen die Fähigkeit, unter Beibehaltung der Gelstruktur überschüssiges Exsudat zu absorbieren. Zur Abdeckung der Wunde sollte ein Polyurethan Schaumverband benutzt werden. Möglich ist aber auch ein Sekundärverband mit Wunddistanzgitter und Gazekompressen. Man kann je nach Wundart unter den vom Hersteller angebotenen Varianten wählen: Forte mit anteilmäßig mehr Alginaten oder Hydro mit mehr Hydrogelanteilen.

Präklinische In-vitro-Studien haben bislang gezeigt, dass geringe Konzentrationen dieses GLG-Enzymsystems antibiotikaresistente Bakterienstämme abtöten, ohne dabei eine zytotoxische Wirkung auf Fibroblasten und Keratinozyten auszuüben (Vandenbulcke et al 2006, De Smets et al. 2009). Die bisher publizierten klinischen Daten umfassen Studien mit sowohl akuten, als auch chronischen Wunden (Nelson et al. 2007, O'Meara et al. 2013).

4.3 Entzündungen der Haut- und Weichteile

G.F. Broelsch, P.M. Vogt

Eine Entzündung bezeichnet im Allgemeinen eine Reaktion des Körpers auf schädigende Einflüsse. Sie dient der Beseitigung der ursächlichen Schädigung und soll die Ausbreitung im Körper verhindern. Die Leitsymptome Rötung, Überwärmung, Schmerz, Schwellung und die gestörte Funktion werden dabei durch Aktivierung des Immunsystems verursacht. Sie sind besonders bei Haut- oder Weichteilentzündungen deutlich erkennbar. Viel häufiger kommt es zu Entzündungen jeder Art, wenn das Immunsystem geschwächt ist, z. B. im Rahmen von Diabetes mellitus oder AIDS. Je nach Ausprägung werden lokale und systemische Entzündungen unterschieden. Die Übergänge sind dabei fließend.

Die häufigste Ursache für eine Entzündung ist eine banale Verletzung, durch die Krankheitserreger in die Weichteile eindringen. Meist sind die Erreger Bakterien (z. B. eiterbildende Bakterien wie Staphylokokken oder hämolysierende Streptokokken), deutlich seltener entsteht eine Entzündung durch Viren oder Pilze. Auch andere Barriereverletzungen, mechanische, chemische oder physikalische Einflüsse können zu Entzündungen führen. Typische Beispiele sind der Sonnenbrand, Verätzungen, Blinddarm- oder Lungenentzündungen.

Die Therapie und Behandlung ist bei kleinen lokalen Entzündungen in der Regel konservativ. Desinfizierende Umschläge (z. B. mit getränkten Kompressen) sind dabei sehr effektiv. Schmerzmittel aus der Gruppe der nicht steroidalen Antiphlogistika (z. B. Diclofenac oder Ibuprofen) haben neben dem schmerzstillenden Effekt auch eine leichte entzündungshemmende Komponente und können gut ergänzend eingesetzt werden. Lindernd wirkt ebenfalls eine konsequente Kälteanwendung, z. B. durch Coolpacks.

Um eine Ausbreitung zu verhindern, sollte der betroffene Körperteil wenn möglich ruhiggestellt werden. Ist es jedoch zu einer Verflüssigung durch Nekrose (Abszess) gekommen, sollte ein Abfluss geschaffen werden (»Ubi pus, ibi evacua«). Liegt eine ausgeprägte lokale Entzündung vor oder ist es bereits zu einer systemischen Infektion gekommen, so ist die Gabe von Antibiotika in der Regel unvermeidbar. Diese sollte empirisch begonnen werden und je nach Antibiogramm ggf. im Verlauf angepasst werden. Ergänzend werden Allgemeinmaßnahmen eingesetzt (z. B. Schonung, Fiebersenkung, Schmerzmedikation, Kühlung). Eine erweiterte operative Therapie von Entzündungen ist meist nur bei Komplikationen insbesondere bei Fortschreiten der Erkrankung nötig.

Generell erfolgt eine Einteilung der unterschiedlichen Krankheitsbilder nach klinischen Gesichtspunkten in oberflächliche (Erysipel, Phlegmone, Lymphangitis) und tiefe Infektionen (Abszess, Empyem). Weitere Einteilungen berücksichtigen:
- Die anatomischen Strukturen (Haut, Unterhautfettgewebe, Faszie, Muskulatur)
- Die Art des Erregers (Streptokokken, Staphylokokken, Mischflora usw.)
- Die Dringlichkeit der (chirurgischen) Intervention
- Das Ausmaß der Infektion (fokal oder diffus).

Es folgt eine kurze Übersicht über die wichtigsten akut auftretenden bakteriellen Infektionen der Haut.

4.3.1 Erysipel

Das Erysipel ist eine akute Entzündung der Dermis. Häufigste Manifestationsorte sind die unteren Extremitäten und das Gesicht. Durch kleine Hautläsionen bzw. Verletzungen kommt es zum Eindringen von Erregern (meist ß-hämolysierende Streptokokken der Gruppe A, seltener Staphylococcus aureus), hervorgerufene nicht eitrige Entzündung der Dermis. Über kleine Hautläsionen bzw. Verletzungen kommt es zum Eindringen von Keimen mit Ausbreitung entlang der dermalen Lymphgefäße. Die häufigsten Manifestationsorte sind die unteren Extremitäten, insbesondere die Unterschenkel, und das Gesicht. Prädisponierende Faktoren sind Störungen der Hautbarriere, arterielle oder venöse Zirkulationsstörungen, chronische Lymphödeme, Diabetes mellitus, Alkoholismus, hohes Alter und eine generalisierte Immunschwäche.

Das klinische Bild zeigt typischerweise eine geschwollene Rötung mit unscharf begrenztem Rand. Typisch sind flammenartige Ausläufer mit Lymphangitis. Allgemeinsymptome sind hohes Fieber, Schüttelfrost und Lymphangitis und -adenitis. Als Komplikation bilden sich gelegentlich nicht eitrige Blasen, die sich sekundär infizieren können. Bei fehlender Therapie kann es bei hoher Rezidivwahrscheinlichkeit zur Verengung der Lymphbahnen mit konsekutiver Schwellung und Entwicklung eines sekundären Lymphödems kommen. Poststreptokokkenerkrankungen wie Myokarditis, Endokarditis oder akute Glomerulonephritis wurden bisher beschrieben.

Patienten sollten in der Regel stationär behandelt werden, zumal im floriden Stadium Bettruhe eingehalten werden muss und eine Hochlagerung der betroffenen Extremität indiziert ist. Therapie der Wahl ist eine Antibiose mit Penicillin G oder Penicillin V über einen Zeitraum von 10–14 Tagen sowie die Sanierung der Eintrittspforte bei unkompliziertem Verlauf. Bei einer Penicillinallergie und/oder Niereninsuffizienz muss auf ein Lincosamid-Antibiotikum (z. B. Clindamycin) umgestellt werden.

Bei bettlägerigen Patienten sollte zusätzlich eine Thromboseprophylaxe mit niedermolekularem Heparin eingeleitet werden. Bei Rezidivneigung sollte eine Langzeitprophylaxe in erster Linie mit Penicillin G erwogen werden. Ein chirurgisches Debridement ist beim Erysipel nur selten erforderlich (Bernhard et al. 1989, Chartier et al. 1990, Gobara et al. 2007).

4.3.2 Weichteilphlegmone

Die Phlegmone ist eine eitrige, sich diffus ausbreitende bakterielle Entzündung des interstitiellen Bindegewebes. Auslösende Erreger sind meist β-hämolysierende Streptokokken, Staphylokokken oder auch Mischinfektionen mit gramnegativen Keimen. Die Bakterien treten durch Wunden, kleinere Verletzungen oder durch Spritzen in die Haut ein und verursachen an der betroffenen

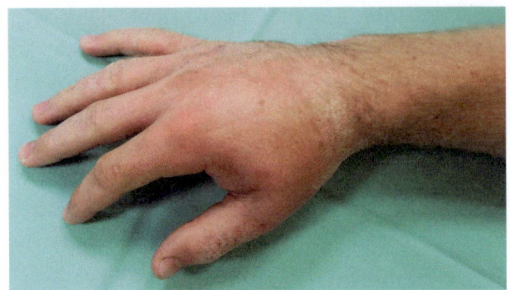

Abb. 4.1 Weichteilphlegmone am Handrücken/1. Interdigitalraum nach Bagatellverletzung

Stelle eine eitrige Entzündung, die sich diffus und flächenhaft entlang von Unterhaut, Muskeln und Faszien ausbreitet.

Bei der klinischen Untersuchung zeigt sich eine unscharf begrenzte, überwärmte und druckschmerzhafte Schwellung (◘ Abb. 4.1). Nicht selten werden aufgrund der tiefer reichenden Entzündungsreaktion sekundäre subkutane Abszesse, Bakteriämien und Osteomyelitiden klinisch beobachtet. Allgemeinsymptome sind Fieber, Schüttelfrost, starke Schmerzen und – im Gegensatz zum Erysipel – hohe Entzündungswerte im Blut.

Wie beim Erysipel ist eine rasch einsetzende systemische Antibiose notwendig, wobei die richtige Wahl des Antibiotikums von der Erregerkonstellation abhängig ist. Begonnen wird mit penicillinasefesten Penicillinen oder Cephalosporinen, bei Verdacht auf Anerobierinfektion Metronidazol. Generell gilt, dass sich der klinische Befund nach 24-48 h nach Therapiebeginn deutlich gebessert haben muss, ansonsten ist eine Umstellung auf ein anderes Antibiotikum notwendig. Chirurgisch erfolgt eine Entlastung durch breite Inzision, Spülung mit antiseptischen Lösungen und Drainage (Bernhard et al. 1989).

4.3.3 Furunkel, Karbunkel

Der Furunkel st eine tiefsitzende schmerzhafte Entzündung des gesamten Haarfollikels inklusive der Matrix und des umgebenden Gewebes durch Staphylococcus aureus. Klinisch zeigt sich ein derber, roter Knoten mit zentraler Einschmelzung. Durchbricht der Furunkel die Haut, entleert sich der Eiter. Typischerweise entstehen Furunkel im Gesicht, Nacken, in den Axillen, am Gesäß, im Schambereich und an den Oberschenkeln. Furunkel treten bevorzugt bei immungeschwächten bzw. immunsupprimierten Patienten auf. Verschmelzen mehrere Furunkel, führt dies zu einem großflächigen Karbunkel, der oft mit stärkeren Beschwerden verbunden ist.

Zur Furunkel-Behandlung werden topisch bei noch nicht eingeschmolzenen Furunkeln sogenannte Zugsalben und antimikrobiell wirksame Zusätze (PVP-Jod) verwendet. Eine Inzision wird beim »reifen«, fluktuierenden Furunkel notwendig. In manchen Fällen ist es zusätzlich empfehlenswert, systemische staphylokokkenwirksame Antibiotika einzusetzen (z. B. penicillinasefeste Penicilline, Amoxicillin/Clavulansäure, Clindamycin). Besonders schwerwiegend kann sich ein Furunkel im Gesicht auswirken und eine Orbitaphlegmone, eine Hirnvenenthrombose oder eine Meningitis hervorrufen. Um der Entstehung von Furunkeln vorzubeugen, ist vor allem eine ausreichende Körperhygiene entscheidend (Stulberg et al. 2002).

4.3.4 Follikulitis

Bei der Follikulitis handelt es sich um eine Infektion des oberflächlichen Anteils des Haarfollikels, des Infundibulums, meist durch Staphylococcus aureus. Klinisch zeigen sich hellgelbe, stecknadelkopfgroße Pusteln, die auf einem follikulären entzündlichen Knötchen mit rotem Hof stehen. Bevorzugte Stellen sind die behaarte Kopfhaut, das Gesicht und der Stamm. Als Therapiemaßnahmen sind lokal desinfizierende und austrocknende Maßnahmen geeignet (z. B. PVP-Jod).

4.3.5 Hidradenitis suppurativa/Acne inversa

Die Hidradenitis suppurativa/Acne inversa wurde erstmalig Velpeau (1839) beschrieben. Plewig und Steger (1989) führten den Begriff Acne inversa ein, um den formal pathogenetisch irrigen Begriff Hidradenitis suppurativa zu ersetzen. Beide Namen werden derzeit jedoch als inkorrekt und den patho-

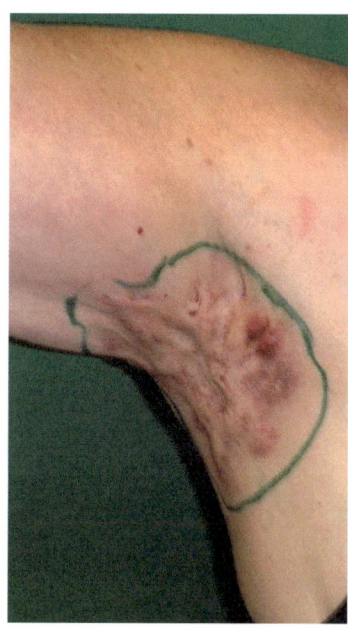

◘ **Abb. 4.2** Hidradenitis suppurativa/Acne inversa der Axilla (Stadium III nach Hurley)

◘ **Tab. 4.1** Schweregrad-Klassifikation der Hidradenitis suppurativa/Acne inversa nach Hurley

Stadium I	Einzelne Abszesse, keine Fistelgänge und Vernarbungen
Stadium II	Ein oder mehrere weit auseinanderliegende Abszesse mit Fistelgängen und Narbenbildung
Stadium III	Flächiger Befall mit Abszessen, Fistelgängen und Narbenzügen

Die tragende Säule bei der Behandlung bleibt die chirurgische Therapie sowohl von einzelnen, tiefen und vernarbenden Läsionen (Hurley-Grad II) als auch der extensiven Formen der Hidradenitis suppurativa/Acne inversa (Hurley-Grad III; Ritz et al. 1998, Altmann et al. 2004). Die komplette Exzision der erkrankten Areale ist aus Mangel an effektiven und kurativen konservativen Behandlungsmöglichkeiten weiterhin die Therapie der Wahl (Rhambatia et al. 2012).

genetischen Hintergrund der Erkrankung nicht wiedergebend angesehen.

Die Hidradenitis suppurativa/Acne inversa ist eine häufige, multifaktorielle, chronische, entzündliche Erkrankung an den Terminalfollikeln in Hautumschlagfalten, die zu ausgeprägten Vernarbungen und zur Behinderung führen kann und eine hohe Krankheitslast aufweist. Hauptsächlich betroffen sind der Bereich unter den Achseln (◘ Abb. 4.2), die Perianal- und Perigenitalregion sowie die Leistenregion. Frauen sind häufiger betroffen (Revuz et al. 2008). Eine Ausnahme hiervon stellt die perianale Hidradenitis suppurativa/Acne inversa dar, hier überwiegt der Anteil von Männern (Kurzen et al. 2000).

Die Erstmanifestation ist von der Pubertät an bis ins hohe Alter möglich. Die Ursachen der Erkrankung sind noch weitestgehend ungeklärt. Zu den begünstigenden Auslösern der Acne inversa gehören Nikotinabusus, Adipositas, Entzündungen der Haarfollikel, genetische Prädisposition, regionale Hyperhidrose sowie mechanische Irritation (Jansen et al. 2001). Für die Klassifikation des Schweregrads der Erkrankung verwendet man die Einteilung nach Hurley in drei Stadien (◘ Tab. 4.1).

4.3.6 Pilonidalsinus/Sinus pilonidalis

Der Pilonidalsinus oder Sinus pilonidalis ist eine akut oder chronisch verlaufende Entzündung im subkutanen Fettgewebe, überwiegend der Steißbeinregion. Synonyme sind Haarnestgrübchen und Haarnestfistel. Das Krankheitsbild tritt meist im 2. bis 3. Lebensjahrzehnt und vorwiegend bei Männern auf (Sondenaa et al. 1995). Der Pilonidalsinus wird heute als eine vornehmlich in der Pubertät (Doll et al. 2008) erworbene Erkrankung bei möglicherweise genetischer Disposition angesehen (Bascom 1980).

Seiner Entstehung scheint ein multifaktorielles Geschehen zugrunde zu liegen. Eine starke Behaarung und übermäßige Schweißsekretion sowie eine sitzende Tätigkeit scheinen die Entstehung des Pilonidalsinus zu begünstigen. Die akut abszedierende Form imponiert mit Schwellung und Schmerzen meist paramedian der Rima ani (◘ Abb. 4.3). Nach Spontanperforation oder chirurgischer Spaltung entleert sich Eiter. Im chronischen Stadium leiden die Patienten unter permanenten oder intermittie-

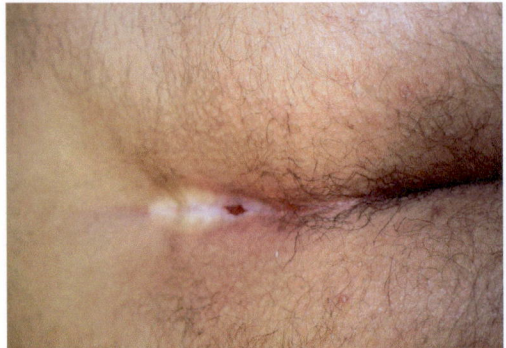

Abb. 4.3 Pilonidalsinus in der Steißbeinregion

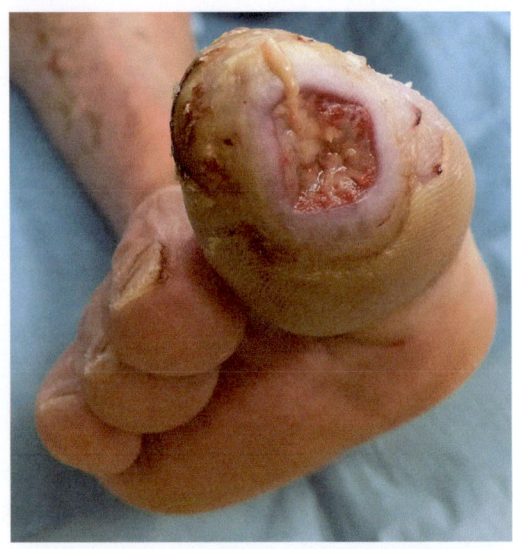

Abb. 4.4 Diabetischer Fuß der Großzehe (Stadium 1 nach Wagner)

renden serös-eitrigen Absonderungen aus dem Porus selbst bzw. aus den lateralen Sekundäröffnungen. Die Diagnostik erfolgt mittels Inspektion und Palpation. Bildgebende Verfahren wie Sonografie, CT und MRT sowie eine Rektoskopie sind in der Regel entbehrlich.

Ein asymptomatischer Pilonidalsinus persistiert lebenslang und kann in eine akute (abszedierende) Form oder in das chronische Stadium übergehen. Methode der Wahl bei der akuten Abszedierung ist die Operation, um eine wirksame Drainage zu ermöglichen. Die definitive Versorgung erfolgt sekundär nach Abschwellen und Abklingen der entzündlichen Umgebungsreaktion (nach 10–14 Tagen). Eine spontane Abheilung des chronischen Pilonidalsinus ist sehr unwahrscheinlich. Die Therapie erfolgt als elektiver Eingriff, wobei verschiedene Techniken zur Anwendung kommen. Die Exzision des gesamten Fistelsystems und anschließende offene Wundbehandlung stellt die weltweit und in Deutschland am häufigsten angewendete Operationsmethode bei Patienten mit Sinus pilonidalis dar. Die Heilungszeit beträgt 1,5–3 Monate (Iesalnieks et al. 2011) und führt zu einer Arbeitsunfähigkeit von durchschnittlich einem Monat (Ommer et al. 2004). Zwei Studien vergleichen die Exzision mit offener Wundbehandlung mit einem plastischen Verfahren: 1) Z-Plastik (Fazeli et al. 2008) und 2) Limberg-Plastik (Jamal et al. 2009). Hierbei zeigten sich eine im Vergleich zur Z-Plastik signifikant verlängerte Dauer der Wundheilung (41 vs. 15 Tage) bei gleicher Rezidivrate und eine signifikant höhere Rezidivrate als nach der Limberg-Plastik (33 % vs. 4 %).

4.4 Diabetischer Fuß

G.F. Broelsch, P.M. Vogt

Diabetische Ulzera sind heute die häufigste Ursache für Amputationen an der unteren Extremität.

Die Prävalenz des Fußulkus in der diabetischen Bevölkerung beträgt 2–10 %. Zahlreiche Faktoren wurden mit der Entstehung von Fußulzera in Zusammenhang gebracht, z. B. schlechte Diabeteseinstellung oder Schuhwerk, Fußdeformationen (Charcot-Fuß), Hyperkeratosen, arterielle Durchblutungsstörungen, Übergewicht und niedrige sozioökonomische Stellung. Der wichtigste endogene Risikofaktor bleibt jedoch die Anwesenheit einer peripheren sensomotorischen Neuropathie. In 80–90 % der Fälle sind Bagatellverletzungen an druckbelasteten Gebieten des Fußes das auslösende Trauma (z. B. inadäquate oder schlecht sitzende Schuhe oder plantarer Druck; Abb. 4.4). Die klinische Einteilung erfolgt in 6 Stadien (Tab. 4.2). Die lokale Wundbehandlung ist nur ein Teil der Gesamttherapie des diabetischen Fußulkus. Auch modernste lokale Wundbehandlungsmethoden können eine fortgesetzte Traumatisierung, Ischämie oder Infektion nicht kompensieren. Ein optimaler Wundverband zeichnet sich durch unterschiedliche Eigen-

Tab. 4.2 Stadien des diabetischen Fußes nach Wagner

Stadium	Kennzeichen
0	Knochendeformationen und Hyperkeratosen ohne Ulzerationen
1	Ulzerationen der Haut
2	Ulzerationen mit Sehnen- und Gelenkbeteiligung
3	Ulzerationen mit Knochenbeteiligung (Osteomyelitis)
4	Umschriebene Gangrän
5	Gangrän auf den gesamten Fuß übergreifend

schaften aus (z. B. Reduktion von Schmerz und Juckreiz, feuchte Wundbehandlung, hypoallergenes Material, größtmögliche Schonung der Wunde beim Wechsel, Vermeidung der Abgabe von Verbandbestandteilen an die Wunde, Gewährleistung des Gasaustausches, einfache Handhabung beim Verbandwechsel). Hierzu eignen sich z. B. wirkstofffreie Fettgazen, Schaumstoffe (z. B. aus Polyurethan), Kalziumalginatwatten bzw. -kompressen, Hydrogele, Hydrokolloide und hydroaktive Verbände. Nach Harding et al. (2000) findet sich jedoch derzeit keine ausreichende Evidenz dafür, irgendeine spezielle Auflage für die Wundbehandlung diabetischer Ulzera zu bevorzugen.

Auch die Applikation eines örtlich begrenzten negativen Drucks (»Vacuum-assisted Closure«) findet in der Behandlung des diabetischen Fußsyndroms zunehmend Anwendung. So finden sich in einer randomisierten, kontrollierten Studie von Armstrong et al. (2005) dazu Hinweise auf eine häufigere Vermeidung von (Re)-Amputationen bei Zustand nach partieller Fußamputation, auf eine verkürzte Heilungszeit bei Kombination mit chirurgischen Verfahren und eine verkürzte Krankenhausverweildauer.

Des Weiteren ist neben der ausreichenden Sauerstoffversorgung und Durchblutung die vollständige und andauernde Entlastung von Druckkräften eine Voraussetzung für die Heilung von Fußwunden bei Diabetikern.

4.5 Ulcus cruris venosum

G.F. Broelsch, P.M. Vogt

Unter einem Ulcus cruris venosum versteht man einen Substanzdefekt in pathologisch verändertem Gewebe des Unterschenkels infolge einer chronisch-venösen Insuffizienz (CVI). Durch eine vermehrte venöse Gefäßfüllung und die damit verbundene Reduktion der Strömungsgeschwindigkeit kommt es zu einer chronisch-venösen Hypertonie. Proteine gelangen vermehrt transendothelial in die Peripherie. Die in weiterer Folge bedingte Ödembildung führt zur Hypoxämie und schließlich zum Absterben des Gewebes. Ein Ulcus cruris venosum, das unter optimaler phlebologischer Therapie innerhalb von drei Monaten keine Heilungstendenz zeigt bzw. nicht innerhalb von 12 Monaten abgeheilt ist, gilt als therapieresistent. Die Prävalenz ist stark altersabhängig und liegt mit 2,4 % zwischen dem 70. und 79. Lebensjahr am höchsten. Die Geschlechterverteilung ist etwa gleich. Das Ulcus cruris venosum ist mit 57–80 % aller chronischen Ulzerationen die häufigste Ursache nicht spontan abheilender Wunden (arterielle Ulzerationen 4–30 %, gemischt arteriovenöse Ulzerationen etwa 10 %, übrige Formen etwa 10 %; SIGN 1998). Bei der klinischen Untersuchung stehen neben der Inspektion und Palpation (z. B. Hyperpigmentierung, Dermatosklerose, Atrophie blanche, Ekzeme, Ödeme, Venen- und Puls-Status, Narben, Ulkuslage und -größe und -morphologie) die medizinische Ganzkörperuntersuchung einschließlich der orientierendenneurologischen (Sensibilität) und orientierenden orthopädischen Untersuchung (Beweglichkeit des oberen Sprunggelenkes) im Vordergrund. Die Basisdiagnostik beinhaltet die direktionale Dopplersonografie der Beinarterien mit Ermittlung des Knöchel-Arm-Index (Ankle-Brachial-Index; ABI), ggf. mit Darstellung der Dopplersignalkurve und die direktionale Dopplersonografie der Venen (epifaszial, transfaszial und subfaszial, spontane- und provozierte Signale, Valsalva-Manöver). Durch geeignete Untersuchungen sollen wiederum andere Erkrankungen ausgeschlossen werden, die ihrerseits zu Gewebeuntergang führen können (z. B. Pyoderma gangraenosum, Diabetes mellitus). Malignomverdächtige Befunde müssen histologisch abgeklärt werden (Combemale et al. 2007). Eine routinemäßige bakteriologische Untersuchung des Ulkusgrundes ist bei unproblematischen Ulzera mit normaler Heilungstendenz nicht erforderlich. Die konservative Therapie besteht in der Verbesserung der Blutflussgeschwindigkeit und der Eliminierung von Risikofaktoren. Ergänzend ist die Kompressionstherapie das Mittel der ersten Wahl. Sie kann alleine bzw. in Kombination mit invasiven Maßnahmen angewendet werden.

Man unterscheidet vier operative Behandlungsansätze:
- Shave-Therapie und andere lokale operative Verfahren (Ulkus-Exzisision, Ulkus-Debridement)
- Ausschaltung insuffizienter epifaszialer Venenabschnitte und transfaszialer Kommunikationen bei primärer Varikose, Varikose bei postthrombotischem Syndrom und Rezidivvarikosis
- operative Therapie mit Behandlung der Fascia cruris (Fasziotomie – paratibial; Fasziektomie – partiell, krural)
- Rekonstruktion und Transplantation von Venenklappen im tiefen Venensystem.

Die Shave-Therapie ist die operative Methode der Wahl des therapieresistenten Ulcus cruris venosum. Eine Fasziektomie sollte nur bei sehr ausgedehnten Ulzera, sehr tiefreichenden Befunden der Sklerose mit Sehnenbeteiligung, transfaszialen Nekrosen oder bei Therapieversagern nach Shave-Therapie durchgeführt werden, zumal die Fasziektomie das weitaus invasivere Verfahren ist. Chirurgie am tiefen Venensystem ist streng zu indizieren und bleibt speziellen Zentren vorbehalten.

Nach dem Consensus Paper on Venous Leg Ulcers (1992) zeichnet sich ein optimaler Wundverband durch folgende Eigenschaften aus:
- Reduktion von Schmerzen und Juckreiz
- Aufrechterhaltung eines feuchten Wundmilieus
- Entfernung von überschüssigem Exsudat und toxischen Bestandteilen
- Gewährleistung des Gasaustausches
- Größtmögliche Schonung der Wunde
- Einfache Handhabung beim Verbandswechsel
- Vermeidung der Abgabe von Verbandsbestandteilen an die Wunde
- Thermische Isolierung der Wunde.

Es existiert eine unübersichtliche Vielfalt an Produkten zur feuchten Wundbehandlung, die sich vereinfachend in unterschiedliche Produktgruppen unterteilen lassen: wirkstofffreie Fettgazen, Schaumstoffe (z. B. aus Polyurethan), Kalziumalginatwatten bzw. -kompressen, Hydrogele, Hydrokolloide und hydroaktive Verbände (▶ Abschn. 4.2).

4.6 Dekubitus

G.F. Broelsch, P.M. Vogt

Ein Dekubitus ist eine schlecht und langsam heilende Wunde infolge einer Minderdurchblutung der Haut und/oder des Subkutangewebes. Prädisponierende Stellen sind in absteigender Reihenfolge exponierte Knochenvorsprünge, z. B. Os sacrum, Fersen, Trochanter- und Malleolarregion (◘ Abb. 4.5). Ursächlich sind Druckbelastungen, die deutlich über dem Kapillardruck von 30 mmHg liegen, welche zur Ischämie und bei anhaltendem Sauerstoffmangel innerhalb weniger Stunden zu einer irreversiblen Hautschädigung führen.

Die Stadieneinteilung erfolgt üblicherweise nach der internationalen NPUAP (National Pressure Ulcer Advisory Panel)/EPUAP (European Pressure Ulcer Advisory Panel 2007). Der Schweregrad richtet sich danach, wie viele Gewebeschichten zerstört sind (◘ Tab. 4.3). Die Entstehung ist multifaktoriell. Entsprechend teilt man die Risikofaktoren in intrinsische und extrinsische Faktoren ein (◘ Tab. 4.4). Das Auftreten und die Rezidivrate nach plastischer Weichteilrekonstruktion korrelieren eindeutig mit der Immobilität von Patienten und dem erreichbaren Maß an regelmäßiger Druckentlastung. Den Effekt einer konsequenten Prophylaxe belegen Daten aus der geriatrischen Klinik des Universitätsspitals Basel, in dem die Inzidenz von 15,5 % auf 1,9 % gesenkt werden konnte. Operationsindikationen lassen sich in drei Kategorien unterteilen: vital, absolut und relativ. Entscheidend ist, welches Ausmaß der Rehabilitation oder der pflegerischen Verbesserung durch den operativen Eingriff erzielt werden kann.

Bei der Wahl der Lappenplastik ist v.a. die Einfachheit der Präparation mit Schaffung einer narbenfreien belastbaren Weichteilzone vorrangig,

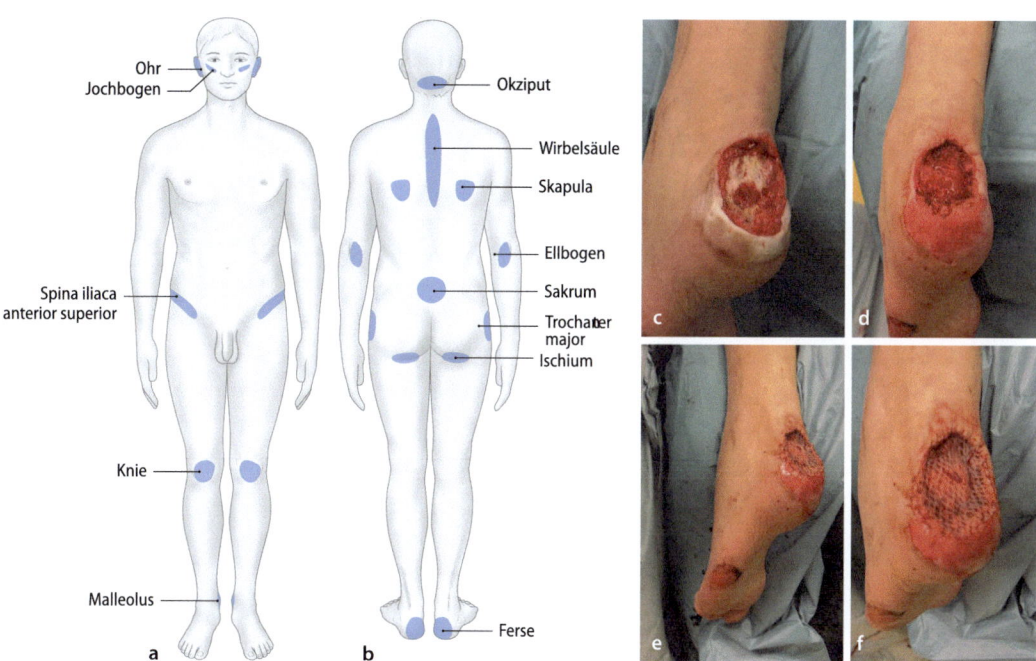

Abb. 4.5a–f **a** und **b** Prädilektionsstellen für die Entstehung von Dekubiti; **c–f** Dekubitus (Grad III) der Ferse nach EPUAP = European Pressure Ulcer Advisory Panel: **c** präoperativ, **d** nach Debridement, **e** und **f** nach Spalthauttransplantation (Abb. aus Vogt 2011)

Tab. 4.3 Internationale Dekubitusklassifikation nach NPUAP/EPUAP (2007)

Grad I	Nicht wegdrückbare, umschriebene Rötung bei intakter Haut, gewöhnlich über einem knöchernen Vorsprung. Der Bereich kann schmerzempfindlich, verhärtet, weich, wärmer oder kälter sein als das umgebene Gewebe.
Grad II	Teilzerstörung der Haut – bis zur Dermis – die als flaches, offenes Ulkus mit einem rot bis rosa Wundbett ohne Beläge in Erscheinung tritt. Es kann sich auch als intakte oder offene/rupturierte, serumgefüllte Blase darstellen.
Grad III	Zerstörung aller Hautschichten. Subkutanes Fettgewebe kann sichtbar sein, jedoch keine Knochen, Muskeln oder Sehnen. Es können Beläge, Tunnel oder Unterminierungen vorliegen.
Grad IV	Totaler Gewebeverlust mit freiliegenden Knochen, Sehnen oder Muskeln. Beläge und Schorf können vorkommen. Tunnel oder Unterminierungen liegen oft vor

insbesondere zur Minimierung der Hebedefektmorbidität. Im Wesentlichen stehen drei dominante Spenderregionen zur Verfügung: Glutäusregion, Vastus-lateralis-Region und M. biceps femoris (**Abb. 4.6**). Generell schafft eine Spalthauttransplantation keinen belastungsfähigen Wundgrund und bleibt somit besonderen Indikationen vorbehalten. Ohne eine postoperative adäquate Lagerungstherapie sind plastische Operationen nicht Erfolg versprechend. Daher ist eine konsequente Entlastung des Transplantates postoperativ unerlässlich.

4.7 Narben

G.F. Broelsch, P.M. Vogt

Die physiologische Wundheilung der Haut ist ein zellbiologisch komplexer Vorgang mit dem Ziel der Wiederherstellung der Integrität des verletzten Gewebes. Nacheinander, aber auch überlappend kommt es zu einer ausgeprägten entzündlichen Reaktion (Entzündungsphase), zur Granulationsphase

Tab. 4.4 Intrinsische und extrinsische Risikofaktoren bei der Entstehung von Dekubitalulzera

Intrinsische Risikofaktoren	Extrinsische Risikofaktoren
Eingeschränkte Mobilität oder Immobilität	Kapillardruck > 30 mmHg
Stoffwechselerkrankungen (Diabetes mellitus)	Mangelnde Körperhygiene
Neuropathien	Aufquellen der Epidermis durch zu hohe Feuchtigkeit
Schwächung der eigenen Immunabwehr durch akute Infektion	Medikamente, z. B. Analgetika, Opioide, Muskelrelaxanzien und Narkotika
Hohes Alter (> 65 Jahre), niedriges Alter (< 5 Jahre)	Fehlerhafte Lagerung, z. B. in Narkose
Inkontinenz	Behinderung der Mikrozirkulation der Haut durch Scherkräfte
Druckschädigung in der Anamnese	
Malnutrition und Dehydratation	
Gefäßerkrankungen	

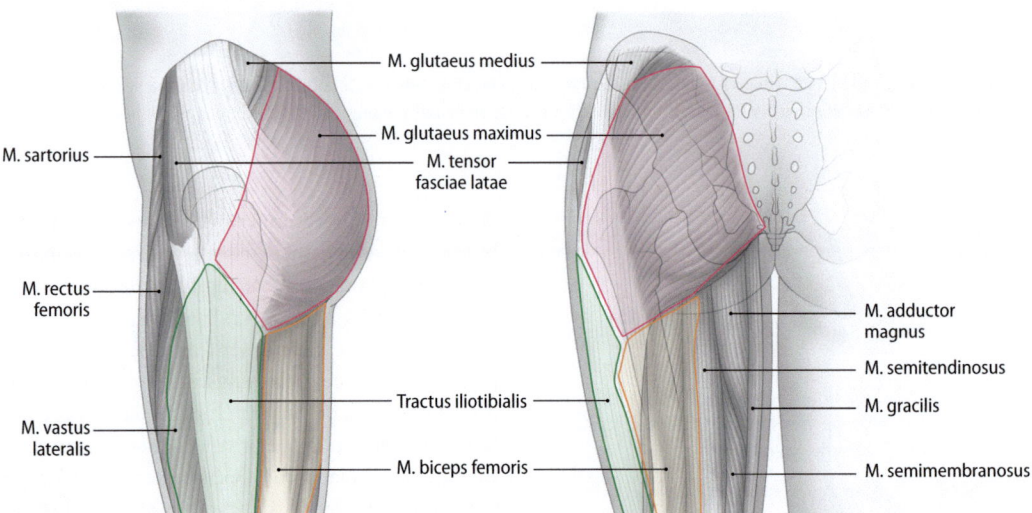

Abb. 4.6 Anatomisch wichtigste Spenderegionen für fasziokutane und muskulokutane Lappenplastiken zur Deckung von Dekubitalulzera (Abb. aus Vogt 2011)

und zur Epithelialisierungsphase. Nach dem Wundschluss durch die Epithelialisierung erfolgen der Umbau des dermalen Granulationsgewebes in eine Narbe und die Anpassung des Ersatzgewebes an die biomechanischen Erfordernisse.

Durch das kontrollierte Zusammenspiel zahlreicher löslicher Faktoren, Bestandteile der extrazellulären Matrix und unterschiedlicher Zellen wird die Dynamik der Wundheilung koordiniert. Histologisch unterscheidet sich das Narbengewebe von der unversehrten Haut durch den Verlust der Hautanhangsgebilde, das Verstreichen der Reteleisten, eine veränderte Architektur und Zusammensetzung der extrazellulären Matrixbestandteile und letztlich eingeschränkte mechanische Eigenschaften.

Grundsätzlich unterscheidet man zwei Typen von Narben, nämlich Keloide (Abb. 4.7) und hypertrophe Narben (Abb. 4.8). Beides sind gutar-

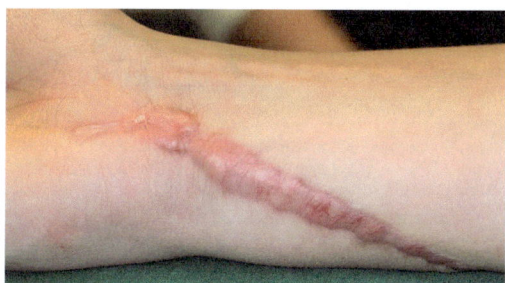

 Abb. 4.7 Keloid am Unterarm

tige, umschriebene Bindegewebsvermehrungen der Haut und das Ergebnis einer gestörten Dynamik zwischen den am Heilungsprozess beteiligten Zytokinen, Zellen und der sie umgebenden Extrazellulärmatrix. Die klinischen und histologischen Unterschiede sind in (Tab. 4.5) gegenübergestellt. Für die Therapie ist besonders relevant, dass hypertrophe Narben ohne genetische Prädisposition auftreten und sich im Verlauf spontan oder durch Therapie zurückbilden können. Bei Keloiden ist das fast nie der Fall. Das Keloid überschreitet das ursprüngliche Narbengebiet und wächst mit starker Neovaskularisation. Oft besteht eine genetische Prädisposition und bei chirurgischen Maßnahmen oder bei Verletzungen der Haut ist die Rezidivwahrscheinlichkeit hoch (Shih u. Bayat 2010).

Grundsätzlich stellen hypertrophe Narben und Keloide gutartige Hautveränderungen dar. Die Behandlungsbedürftigkeit ergibt sich aus den auftretenden Symptomen (z. B. Juckreiz/Schmerz), aus funktionellen Beeinträchtigungen (z. B. Kontraktion/mechanische Irritation durch Erhabenheit) sowie aus ästhetischen/kosmetischen Gründen, die zum Teil zu einer hohen Einschränkung der Lebensqualität mit Stigmatisierung führen können (Balci et al. 2009). Die Therapieziele sind individuell festzulegen und sollten sich vor allem an den Beschwerden des Patienten orientieren. Je nach gewählter Behandlungsoption sollte nach 3–6 Behandlungen bzw. nach 3–6 Monaten Therapie eine deutliche Besserung eingetreten sein (z. B. Volumenreduktion 30–50 %, Symptomreduktion > 50 % und/oder eine ausreichende Zufriedenheit auf Seiten des Patienten). Beim Ausbleiben eines Behandlungserfolgs nach 3–6 Behandlungen/3–6 Monaten empfiehlt die Leitlinie der Deutschen Gesellschaft für Dermatologie eine Modifikation der Behandlungsstrategie. Oft ist eine Kombination verschiedener Behandlungsmethoden erforderlich (Tab. 4.6).

Im Gegensatz zu den meisten ablativen Verfahren wie Laser-Resurfacing, mechanische Dermabrasio oder chemisches Peeling, welche allesamt zu einer Verletzung und/oder Zerstörung der Epidermis und der Basalmembran der Haut führen,

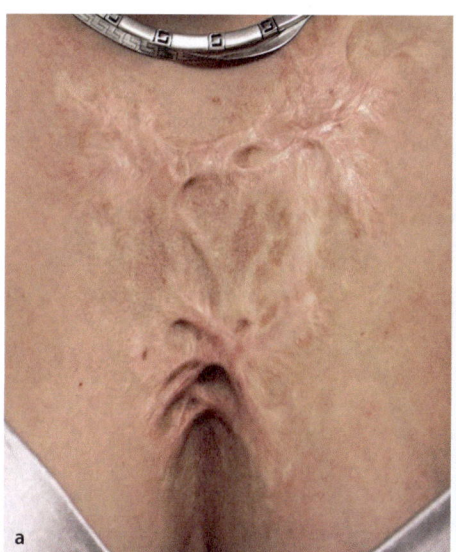
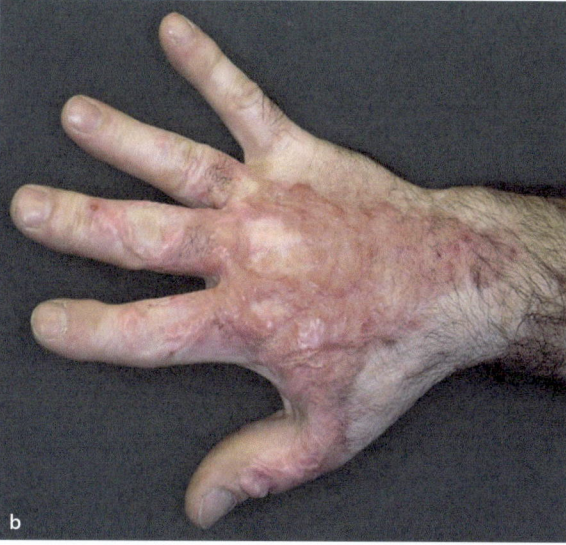

 Abb. 4.8a, b Hypertrophe Narben nach Verbrennungen: a Decollete; b Hand

Tab. 4.5 Hypertrophe Narbe und Keloid: klinische und histopathologische Merkmale

Merkmal	Hypertrophe Narbe	Keloid
Inzidenz	Häufig	Selten, steigt mit zunehmender Hautpigmentierung
Ausdehnung	Beschränkt auf ursprüngliche Verletzung	Wächst über ursprüngliche Läsion hinaus
Auftreten	< 6 Monate nach Verletzung	> 6 Monate nach Verletzung
Rückbildung	Häufig	Nein
Lokalisation	Gesamtes Integument	Gesamtes Integument, häufig Ohrläppchen, Sternum, Nacken
Genetische Prädisposition	Nicht bekannt	Ja
Histopathologie	- α-Aktin positive Myofibroblasten - Kollagenfasern in wellenförmigen Mustern, parallel zur Epidermis angeordnet	- Verminderte Apoptose - Vermehrte Gefäßbildung - Dicke Kollagenfasern teils parallel zur Epidermis, teils knotig angeordnet - Zellarm im Zentrum

Tab. 4.6 Empfehlungen zur Therapie pathologischer Narben gemäß S1-Leitlinien der Deutschen Dermatologischen Gesellschaft (aktueller Stand 04/2012; HTN = hypertrophe Narben; TAC = Triamcinolon)

Therapie	Wirkmechanismus	S1 Leitlinien-Empfehlung
Glukokortikosteroide	- Verminderung der Kollagensynthese - Reduktion der Glukosaminoglykansynthese - Hemmung der Fibroblastenproliferation	- Therapie von HTN und Keloiden mit streng intraläsionaler Injektion wird empfohlen - In Kombination mit Kryotherapie bei HTN und Keloiden empfohlen - Rein topische Anwendung nicht empfohlen - Anwendung von Glukokortikosteroidinjektionen postoperativ bei Keloiden empfohlen - Anwendung von Glukokortikosteroideninjektionen postoperativ zur Prophylaxe einer De-novo-Enstehung von HTN oder Keloiden bei Risikopatienten kann erwogen werden
Kryotherapie	Änderung der Mikrozirkulation mit kältebedingter Alteration, Thrombosierung und konsekutivem ischämischen Zelltod	- Therapie von HTN sowie Keloiden wird empfohlen - Therapie von Keloiden in Kombination mit TAC wird empfohlen - Anwendung nach operativer Therapie von Keloiden kann in Einzelfällen erwogen werden - Anwendung postoperativ zur Prophylaxe einer De-novo-Enstehung von HTN oder Keloiden bei Risikopatienten wird nicht empfohlen
Druckbehandlung	- Verminderung der kapillaren Perfusion - Beschleunigung der Kollagenreifung	Behandlung von HTN und Keloiden kann insbesondere bei großflächigen Narben und Keloiden oder bei besonderen Lokalisationen (z. B. Ohr) und bei Rezidivneigung empfohlen werden

◘ **Tab. 4.6** (Fortsetzung)

Therapie	Wirkmechanismus	S1 Leitlinien-Empfehlung
Chirurgische Therapie	- Beseitigung des Narbenzuges durch Z- oder W-Plastiken, dem Einsetzen von Transplantaten oder Hautnahlappenplastiken - Schaffung einer Wunde ohne Fibrosierung - Induktion der Kollagenproduktion (z. B. Medical Needling)	- Operative Therapie von HTN < 1 Jahr wird nicht empfohlen - HTN unter Zugspannung müssen zeitnah primär chirurgisch entlastet werden - Exzision kleinerer HTN, auf der Basis einer gestörten Wundheilung, kann empfohlen werden - Bei schmalbasigen, größeren Keloiden kann eine primäre operative Therapie empfohlen werden. - Bei allen anderen Keloiden wird erst nach Ausschöpfen aller konservativen Maßnahmen eine operative Therapie empfohlen. - Ob intra- oder extramarginale Exzision zu bevorzugen ist, kann noch nicht abschließend beurteilt werden. - Die Kombination einer chirurgischen Keloidtherapie mit einer Anschlussbehandlung (TAC, Druckbehandlung, Radiatio, Kryotherapie) wird empfohlen.
Laserbehandlung: 1) Ablativ (Cw-CO_2-Laser; Er:YAG-Laser) 2) Nicht ablativ (FPDL-Laser)	- Ad 1) Ablation des Narbengewebes - ad 2) selektive Zerstörung der Mikrovaskularisation des Narbengewebes	- Behandlung mit Cw-CO_2- und Er:YAG-Laser kann bei nicht mehr aktiven HTN empfohlen werden - Monotherapie mit Cw-CO_2-Laser von Keloiden wird nicht empfohlen - In bestimmten Fällen (schmalbasige große Keloide/Debulking) kann eine CO_2-Laser-Abtragung in Kombination mit anderen Maßnahmen wie Glukokortikosteroidinjektionen, Kryotherapie, Druckbehandlung oder Radiatio empfohlen werden
Bestrahlung	- Antiproliferativer Effekt - Antiinflammatorischer Effekt	- Therapie von HTN wird nicht empfohlen - Kann empfohlen werden als Monotherapie von Keloiden in Einzelfällen
Silikonplatten und Silikongel	Unklar	- Kann erwogen werden als Zusatztherapie bei aktiven HTN - Kann empfohlen werden zur Prophylaxe einer De-novo-Entstehung von HTN oder Keloiden sowie zur Rezidivprophylaxe nach operativer Therapie
Extractum cepae (Zwiebelextrakt)	- Entzündungshemmend - Bakterizid - Hemmung der Fibroblastenproliferation	Kann erwogen werden als Zusatztherapie bei aktiven HTN und zur postoperativen Prophylaxe einer De-novo-Entstehung von HTN oder Keloiden sowie zur Rezidivprophylaxe nach operativer Therapie
5-Floururacil	Hemmung der Fibroblastenproliferation	- Nicht empfohlen zur Behandlung von HTN - Kann erwogen werden zur Behandlung von therapieresistenten Keloiden - Nicht empfohlen zur Prophylaxe einer De-novo-Entstehung von HTN oder Keloiden bei Risikopatienten bzw. als Rezidivprophylaxe nach operativer Therapie
Interferon	- Verminderung der Kollagensynthese - Reduktion der Glukosaminoglykansynthese - Hemmung der Fibroblastenproliferation	- Als Monotherapie nicht empfohlen - Eine Behandlung von Keloiden und HTN in Kombination mit TAC kann in Einzelfällen erwogen werden, wenn andere Therapieoptionen ausgeschöpft wurden.

kommt es beim sog. Medical Needling lediglich zur Durchstechung der Epidermis und des Stratum corneum. Hierdurch ist ein schneller Wundverschluss garantiert und das Infektionsrisiko minimiert. Zusätzlich konnte tierexperimentell nachgewiesen werden, dass postoperativ TGF-β3 freigesetzt wird, was eine narbenfreie Abheilung unterstützt (Aust et al. 2008a). Zudem besteht kein Risiko einer postoperativen Pigmentverschiebung, da die auf der Basalmembran verankerten Melanozyten unverletzt bleiben (Aust et al. 2008b).

4.8 Fragen und Antworten

G.F. Broelsch, A. Meybohm, P.M. Vogt

4.8.1 Fragen des Hausarztes an den Chirurgen

- **Frage**

Die Vielzahl von Verbandsmaterialien auf dem Markt ist enorm, evidente Untersuchungen, die diese vergleichen, liegen nicht vor. Welches praktische Vorgehen empfehlen Sie bei der Auswahl?

- **Antwort**
- Anpassung des Verbandes an die jeweilige Wundphase
- Bei Auswahl der Produkte auf Preise, Bedürfnisse des Patienten und praktische Anwendung des Produktes achten. Viele Produkte bieten zusätzlich überflüssige und teure Inhaltstoffe.
- Der Verband muss qualitativ hochwertig sein, damit die Wundauflage nicht zu früh erschöpft ist.
- Wechselintervalle verlängern bei fortschreitender Heilungstendenz.

- **Frage**

Wann sollte eine antiseptische Wundauflage genutzt werden?

- **Antwort**

Silber hat ein breites Wirkungsspektrum gegen grampositive und gramnegative Keime (darunter auch auch MRSA, VRE sowie Pilze). Aktuell besteht keine bekannte Resistenz gegenüber Silber. Jod ist das Mittel der 1. Wahl bei Feuchtkeimen wie Pseudomonas. Achtung: Beide dürfen nicht gleichzeitig verwendet werden, da die Wirkstoffe nicht kompatibel sind.

- **Frage**

Nach welchem Zeitpunkt ist ein Wechsel des Wundmanagements indiziert?

- **Antwort**

Bei der Veränderung der Wundsituation ist ein Wechsel des Wundmanagements indiziert. Mit zunehmender Wundheilung verkleinert sich die Wundfläche, entsprechend kann dann auch das Verbandsregime angepasst werden. Bei Verschlechterung der Wunde (z. B. eine infizierte Wunde) müssen zusätzliche Maßnahmen ergriffen werden, wie etwa die Verabreichung eines Antibiotikums oder die Ruhigstellung der betroffenen Region. Bei erhöhtem Aufkommen von Wundexsudat muss der Sekundärverband durch Einbringen eines Superabsorbers, Verwendung von Saugkompressen sowie durch Kompression und Lymphdrainage angepasst werden.

- **Frage**

Der diabetische Fuß heilt oft sehr schlecht ab. Welche supportiven Maßnahmen neben dem lokalen Wundmanagement können dazu empfehlen werden?

- **Antwort**

Beim diabetischem Fußsyndrom sollte das Verbandsregime immer gut an die jeweilige Wundsituation angepasst werden:
- Einstellung des Diabetes ist unerlässlich
- Fußpflege durch einen Podologen durchführen lassen, Hautpflege mit rückfettenden Externa
- Tägliche Fußinspektion durch den Patienten selbst, Strümpfe ohne einschneidende Nähte
- Tragen von orthopädischem Schuhwerk
- Eiweißreiche Diabeteskost
- Regelmäßige Verbandswechsel durch geschultes Fachpersonal.

- **Frage**

In welchen Fällen sollte der Patient einem Chirurgen vorgestellt werden?

•• **Antwort**
- Bei Auftreten von neuen oder bei Verschlechterung bestehender Wunden
- Bei Unsicherheit
- Zur Einleitung durchblutungsfördernder Maßnahmen.

• **Frage**
Beim Ulcus cruris venosum ist die Kompressionstherapie entscheidend. Wie verfährt man jedoch mit Patienten, die sowohl eine pAVK als auch eine CVI haben?

•• **Antwort**
Eine mäßige, leichte Wickelung ist je nach Grad der pAVK möglich. Durchblutungsstörungen sollten durch revaskularisierende Maßnahmen wie Dilatationen oder Bypass beseitigt werden.

4.8.2 Fragen des Patienten an den Hausarzt

• **Frage**
»Darf der Verband wirklich 3 Tage (oder mehr) auf der Wunde verbleiben? Ist nicht ein täglicher Wechsel besser?«

•• **Antwort**
Nein, je nach empfohlenem Wundmanagement und in Abhängigkeit von dem Produkt, den Wundverhältnissen, den Bedürfnissen des Patienten und der Erschöpfung oder Undichtigkeit des Verbandes kann er 2–7 Tage bestehen bleiben.

• **Frage**
»Darf ich mit meiner Wunde baden oder duschen?«

•• **Antwort**
Das Baden einer Wunde in freiem Gewässer geht leider nicht. Eine Wunde vor dem Wechsel auszuduschen, kann positiv sein, hängt jedoch von der Wasserqualität ab, die vorher überprüft werden sollte. Bei Bedarf wird dann ein Sterilfilter eingesetzt.

• **Frage**
»Muss denn immer ein Verband auf der Wunde sein? Frische Luft fördert doch die Wundheilung.«

•• **Antwort**
Bei optimaler Anpassung und Ausrichtung des Verbandes ohne Hautmazerationen ist ein Lüften der Wunde nicht notwendig.

• **Frage**
»Die Apotheke empfahl mir eine Salbe. Darf ich die auch für die Wunde anwenden?«

•• **Antwort**
Die topische Wundbehandlung mit zusätzlich antibiotikahaltigen Salben ist nicht empfehlenswert. Es gibt keine Evidenz für eine dadurch verbesserte Wundheilung. Dafür werden eher noch Unverträglichkeiten provoziert.

• **Frage**
»Ist es nicht besser, ein Antibiotikum zu nehmen, damit die Wunde schneller heilt?«

•• **Antwort**
Eine Antibiotikabehandlung sollte nur nach vorherigem Erregernachweis mit entsprechendem Antibiogramm erfolgen.

• **Frage**
»Früher habe ich immer Jod oder Wasserstoffperoxid in die Wunde gegeben. Wäre das nicht besser, damit sie richtig sauber wird?«

•• **Antwort**
Nein, H_2O_2 3 % wirkt gewebetoxisch, und bei seiner Anwendung in Wundhöhlen kann es durch Freisetzung von Sauerstoff zu Gasembolien kommen. Statt H_2O_2 3 % sollte man also moderne Antiseptika verwenden

Literatur

Altmann S, Fansa H, Schneider W (2004) Axillary hidradenitis suppurativa: A further option for surgical treatment. J Cutan Med Surg 8:6-10

Armstrong DG, Lavery LA (2005) Negative pressure wound therapy after partial diabetic foot amputation: a multicentre, randomised controlled trial. Lancet 366(9498):1704-1710

Aust MC et al. (2008a) Percutaneous collagen induction therapy (PCI) – An alternative treatment for scars, wrinkles and skin laxity. Plast Reconstr Surg 121:1421-1429

Aust MC, Reimers K, Stahl F et al. (2008b) Percutaneous Collagen Induction (PCI) – Minimally invasive skin rejuvenation without risk of hyperpigmentation – fact or fiction? Plast Reconstr Surg 122:1553-1563

Balci DD, Inandi T, Dogramaci CA, Celik E (2009) DLQI scores in patients with keloids and hypertrophic scars: a prospective case control study. J Dtsch Dermatol Ges 7: 688-92

Bascom J (1980) Pilonidal disease: origin from follicles of hairs and results of follicle removal as treatment. Surgery 87:567-72

Bernhard P, Bedane C, Mounier M et al. (1989) Streptococcal cause of erysipelas and cellulitis in adults. Arch Dermatol 125:779-782

Blair SD, Jarvis P, Salmon M, McCollum C (1990) Clinical Trial of calcium alginate haemostatic swabs. Br J Surg 77(5): 568-70 Epub 1990/05/01

Bowling FL, Crews RT, Salgami E, Armstrong DG, Boulton AJ (2011) The use of superoxidized aqueous solution versus saline as a replacement solution in the versajet lavage system in chronic diabetic foot ulcers: a pilot study. J Am Podiatr Med Assoc 101(2):124-6

Chartier C, Grosshans E (1990) Erysipelas. Int J Dermatol 29:456-467

Combemale P, Bousquet M, Kanitakis J, Bernard P (2007) Angiodermatology Group, French Society of Dermatology. Malignant transformation of leg ulcers: a retrospective study of 85 cases. J Eur Acad Dermatol Venereol. 21(7):935-41

De la Brassinne M, Thirion L, Horvat LI (2006) A novel method of comparing the healing properties of two hydrogels in chronic leg ulcers. J Eur Acad Dermatol Venereol 20(2):131-5

De Smet, Kris et al. (2009) Pre-clinical evaluation of a new antimicrobial enzyme for the control of wound bioburden wounds-a compendium of clinical research and practice:65-73

Doll D, Friederichs J et al. (2008) Time and rate of sinus formation in pilonidal sinus disease. Int J Colorectal Dis 23:359-364

Fazeli MS, Lebaschi AH et al. (2008) Evaluation of the outcome of complete sinus excision with reconstruction of the umbilicus in patients with umbilical pilonidal sinus. World J Surg 32:2305-8

Fernandez R, Griffiths R (2012) Water for wound cleansing. Cochrane Database Syst Rev

Gobara N, Trautinger F (2007) Bakterielle Haut- und Weichteilinfektionen. Hautnah 4

Griffiths RD, Fernandez RS, Sia CA (2001) Is tap water a safe alternative to normal saline for wound irrigation in the community setting? Journal of Wound Care 10(10): 407-11

Harding KG, Jones VP, Price P (2000) Topical treatment: which dressing to choose. Diabet Metab Res Rev 16 (Suppl.11):547-550

Hübner NO, Assadian O, Müller G, Kramer A (2007) Anforderungen an die Wundreinigung mit Wasser: GMS Krankenhaushyg Interdiszip

Iesalnieks I, Deimel S et al. (2011) Pit-picking surgery for pilonidal disease. Chirurg 82:927-31

Jamal A, Shamim M et al. (2009) Open excision with secondary healing versus rhomboid excision with Limberg transposition flap in the management of sacrococcygeal pilonidal disease. J Pak Med Assoc 59:157-60

Jansen T, Altmeyer P, Plewig G (2001) Acne inversa (alias hidradenitis suppurativa). J Eur Acad Dermatol Venereol 15: 532-40

Kurzen H, Schönfelder-Funcke S, Hartschuh W (2000) Surgical treatment of Acne inversa at the University of Heidelberg. Int J Coloproct 22:76-80

Nelson EA, Bradley MD (2007) Dressings and topical agents for arterial leg ulcers. The Cochrane library

O'Meara S, Martyn-St James M (2013) Alginate dressings for nenous leg ulcers. The Cochrane library

Ommer A, Pitt C et al. (2004) Sinus pilonidalis – primarer Verschluss auch beim Abszess? Zentralbl Chir 129: 216-9

Plewig G, Steger M (1989) Acne inversa (alias acne triad, acne tetrad or hidradenitis suppurativa). In: Marks R, Plewig G (Hrsg.) Acne and related disorders. London: Martin Dunitz;345–57

Protz K, Hinnerk J (2009) Moderne Wundversorgung. 5. Aufl. Elsevier, München

Rambhatla PV, Lim HW, Hamzavi I (2012) A systematic review of treatments for hidradenitis suppurativa. Arch Dermatol 148(4):439-46. doi: 10.1001/archdermatol.2011.1950. Epub 2011 Dec 19. Review

Revuz JE, Canoui-Poitrine F, Wolkenstein P, Viallette C, Gabison G, Pouget F, Poli F, Faye O, Roujeau JC, Bonnelye G, Grob JJ, Bastuji-Garin S (2008) Prevalence and factors associated with hidradenitis suppurativa: results from two case-control studies. J Am Acad Dermatol 5:596-601

Ritz JP, Runkel N, Haier J, Buhr HJ (1998) Extent of surgery and recurrence rate of hidradenitis suppurativa. Int J Colorect Dis 13:164–8,

Romanelli M, Dini V, Barbanera S, Bertone MS (2010) Evaluation of the efficacy and tolerability of a solution containing propyl betaine and polihexanide for wound irrigation. Skin Pharmacol Physiol 23:41-4

S1-Leitlinie zur Therapie der Hidradenitis suppurativa/Acne inversa, gültig bis 31.12.2017

S3-Leitlinie 091-001 (2012) Lokaltherapie chronischer Wunden bei den Risiken CVI, pAVK und Diabetes mellitus

S3-Leitlinie: Sinus pilonidalis, Stand: 04/2014

Shih B, Bayat A (2010) Genetics of keloid scarring. Arch Dermatol Res 302: 319-39

Siebenschuh I, Rösken F, Koschnick M, Räkers H, Arfors KE, Mutschler W, Menger MD (1998) Local administration of hyaluronic acid for improving wound healing in diabetes]. Langenbecks Arch Chir Suppl Kongressbd 115 (Suppl I): 467-8

SIGN – Scottish Intercollegiate Guidelines Network. The Care of Patients with Chronic leg ulcer – a national clinical guideline. Edinburgh, 1998

Sondenaa K, Andersen E et al. (1995) Patient characteristics and symptoms in chronic pilonidal sinus disease. Int J Colorectal Dis 10:39-42

Stulberg DL, Penrod MA, Blatny RA (2002) Common bacterial skin infections. Family Physician 66;1:119-124

Vandenbulcke K, Horvat LI, De Mil M, Slegers G, Beele H (2006) Evaluation of the antibacterial activity and toxicity of 2 new hydrogels: a pilot study. Int J Low Extrem Wounds 5(2):109-14

Velpeau A (1839) Aissele. In: Bechet Jeune Z (Hrsg.) Dictionnaire de médecine, un repertoire générale des Sciences Médicals sous le rapport théorique et pratique. 2. Aufl. Paris 2:91

Vogt PM (2011) Praxis der Plastischen Chirurgie. Springer, Heidelberg

PEG

H. Berkermann

5.1 Einleitung – 50

5.2 Indikationen und Kontraindikationen zur Anlage – 51

5.3 Vorbereitung zur PEG-Anlage – 52

5.4 Techniken – 53

5.5 Entlassung – 55

5.6 PEG-Pflege – 55
5.6.1 Applikation der Sondennahrung – 56

5.7 Komplikationen der PEG-Anlage – 56
5.7.1 Sondenverstopfung – 57
5.7.2 Materialdefekte – 58
5.7.3 Wundinfektionen – 59

5.8 Entfernung der PEG-Sonde – 61

5.9 Schlussbetrachtung – 61

5.10 Fragen und Antworten – 62
5.10.1 Fragen des Hausarztes an den Chirurgen – 62
5.10.2 Fragen des Patienten an den Hausarzt – 63

5.11 Versorgungsalgorithmus zur PEG am Beispiel einer Dysphagie – 64

Literatur – 65

5.1 Einleitung

Immer häufiger werden Patienten aus dem häuslichen, ambulanten oder stationären Pflegebereich in ein Krankenhaus eingewiesen, weil eine unzureichende selbstständige Nahrungs- und Flüssigkeitszufuhr seitens der Angehörigen, des Hausarztes oder des Pflegepersonals als Einweisungsgrund angesehen wird.

Leider sind viele betroffene Patienten aufgrund geistiger und/oder somatischer Erkrankungen nicht mehr in der Lage, ihre eigene Willensbekundung zur Ernährung klar zu äußern.

Vor allem überbesorgte Angehörige erwarten dann oft vom Hausarzt und der Klinik, die Patienten mit einer Ernährungssonde zu versorgen, um Hunger und Durst zu verhindern, das Leben zu verlängern und die tägliche Pflege zu erleichtern.

Der behandelnde Arzt muss aber hinterfragen, ob die erwarteten Maßnahmen situativ sinnvoll sind und ob sie dem vermeintlichen Willen des Patienten entsprechen und gerecht werden oder ob bereits der Sterbeprozess eingesetzt hat.

Letztlich stehen über allen Überlegungen zur künstlichen Ernährung das Patientenwohl und sein vermeintlicher oder tatsächlicher Wille (Löser u. Müller 1998, Rabeneck et al. 1997, Oehmichen et al. 2013, Sharma et al. 2000).

Sollten das Patientenwohl und sein Wille als Grundlage für die Indikation zur Nahrungsergänzung belegt sein, so kann eine künstliche Ernährung mittels einer PEG (perkutan endoskopische Gastrostomie) als endoskopisch angelegter direkter Zugang zum Magen durch die Bauchwand diskutiert werden. Wenn eine Zusatzernährung absehbar über 4 Wochen erforderlich wird, der Patient in dieser Zeit also nicht in der Lage ist, selbstständig Kalorien zuzuführen, muss durch Aufrechterhaltung der physiologischen enteralen Ernährung eine katabole Stoffwechsellage mit Gewichtsverlust vermieden werden (Rosenbaum et al. 2010).

Hierbei ist die enterale Ernährung der parenteralen Nahrungszufuhr überlegen, da sie physiologischer, einfacher durchführbar und komplikationsärmer ist, geringere metabolische Nebenwirkungen hat und zudem wirtschaftlicher ist (Löser et al. 1998, Löser 2000 u. 2002).

Als Interimslösungen für einen kurzen überschaubaren Zeitraum von unter 4 Wochen können nasogastrale oder nasojejunale Sonden zum Einsatz kommen, wobei die richtige Platzierung durch Auskultation oder bei Letzteren unter Durchleuchtung erfolgen muss. Eine Entscheidung für diese Lösung berücksichtigt somit die Dauer der Ernährungstherapie und den Allgemein- und Ernährungszustand des Patienten und kommt vor allem bei Kontraindikationen zur PEG zur Anwendung.

Es sollten dünnlumige (Ch 8), gewebefreundliche Polyurethan- oder Silikonkautschuksonden als Ernährungskatheter verwendet werden.

Die Indikationsstellung, die Verfahrenswahl und die Sondenanlage sind grundsätzlich ärztliche Aufgaben. Das Legen einer Magensonde kann ärztlicherseits an erfahrenes Pflegepersonal delegiert werden (Jonnalagadda u. Edmundowicz 2004).

Vor der Anlage obiger Sonden müssen Kontraindikationen wie Entzündungen, Stenosen, Ösophagusperforationen, Magenausgangsstenosen, Gastroparesen, unstillbares Erbrechen oder unkooperative Patienten ausgeschlossen werden (Jonnalagadda u. Edmundowicz 2004).

Die Ernährung über eine PEG-Sonde ist nach heutigem medizinischem Verständnis eine supportive, präventive und meist passagere Maßnahme, die bei absehbarer notwendiger längerer künstlicher Ernährung die Methode der Wahl darstellt und jederzeit nach Wiedererlangen der normalen oralen Nahrungsaufnahme beendet werden kann (Gölder 2012).

Bereits vor über 30 Jahren beschrieben Gauderer und Ponsky an der Uni-Klinik von Cleveland mit der PEG erstmals eine Methode, welche die herkömmlichen chirurgischen Vorgehensweisen mit Witzel-Fistel oder Magenfistel nach Stamm wegen deutlich geringerer Komplikationsraten ablöste (Löser 2002, Gauderer et al. 1980, Gölder 2012, Jonnalagadda u. Edmundowicz 2004, Ruthmann et al. 2010).

Die Technik der PEG wurde im Laufe der Jahre mehrfach modifiziert und aufgrund ihrer minimalinvasiven Art, der geringen Komplikationsrate, der reduzierten Kosten und der Akzeptanz der Patienten schnell zum Standardverfahren für die mittel- und langfristige enterale Ernährung von Patienten, die aufgrund benigner oder maligner Grunderkrankungen nicht mehr ausreichend Nahrung zu sich nehmen können. Mittlerweile werden in Deutschland rund 150 000 PEG-Sonden pro Jahr neu gelegt (Abb. 5.1).

5.2 · Indikationen und Kontraindikationen zur Anlage

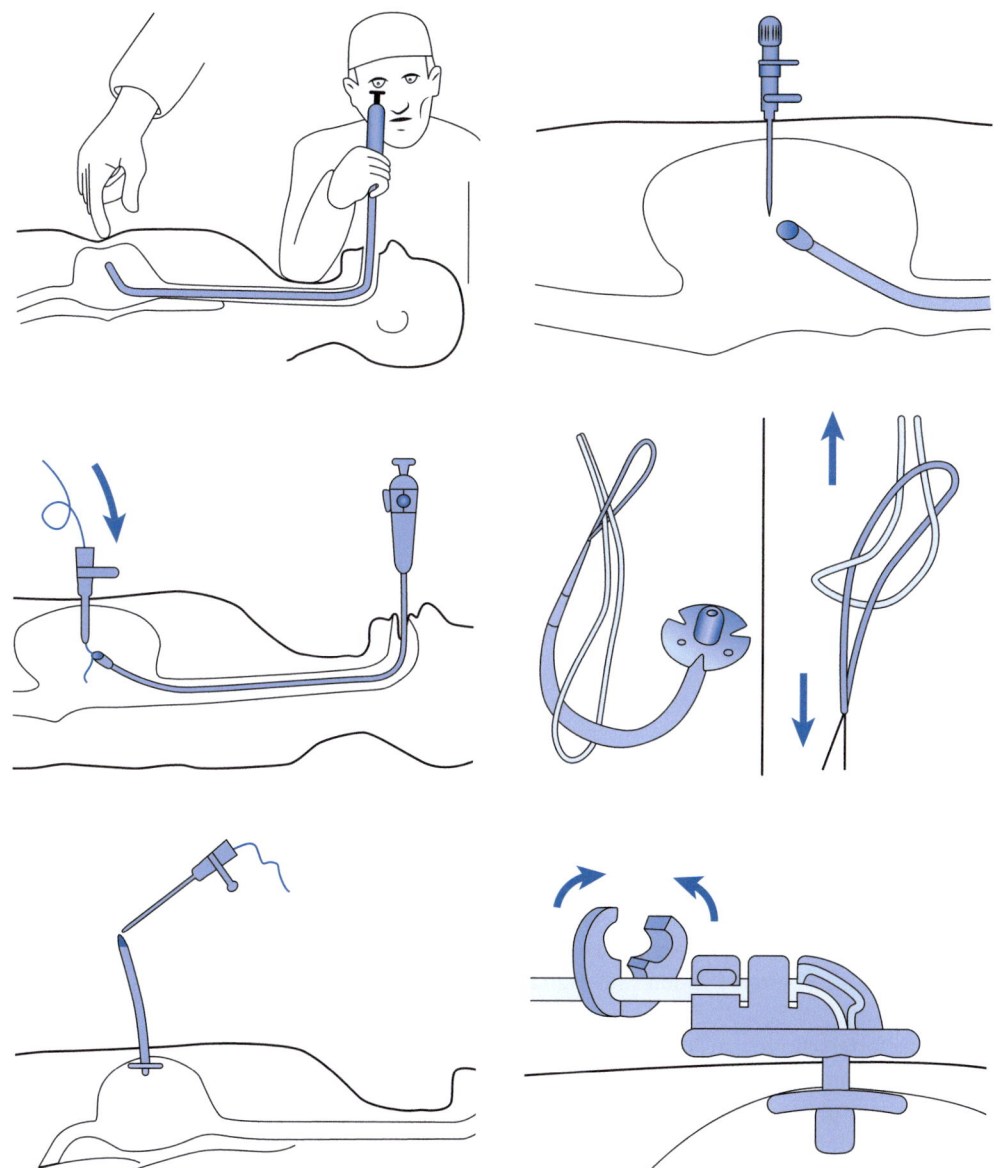

◘ **Abb. 5.1** PEG-Anlage

5.2 Indikationen und Kontraindikationen zur Anlage

Über 60 % der PEG-Anlagen erfolgen bei Patienten mit benignen Grunderkrankungen, die häufigsten möglichen Indikationen in der alltäglichen Praxis, die eine enterale Ernährung für mehr als 4 Wochen notwendig machen, stellen sich wie folgt dar (Löser 2002, Löser et al. 1998, French Society of Digestive Endodoscopy 1999, Bell et al. 1995, Löser 2000, Lee et al. 1998, Rosenbaum et al. 2010, Blumenstein u. Stein 2008, Aschl et al. 2003, Teichmann et al. 2007, Ermis et al. 2012, Zopf et al. 2008):

- Neurologische Erkrankungen mit einer oropharyngealen oder Transfer-Dysphagie (z. B. Zustand nach Apoplex, Hirntumoren, Schädel-

Hirn-Trauma, apallisches Syndrom, multiple Sklerose, Bulbärparalyse, ALS, Parkinson-Krankheit usw.)
- Onkologische Erkrankungen mit Tumorstenosen im HNO-Bereich wie Ösophagus, vor eventueller Therapie mit Bestrahlung und Chemotherapie oder nach obiger Therapie mit verbleibenden narbigen Strikturen oder Tumorresten
- Sonstige Erkrankungen wie z. B. Komata mit Langzeitbeatmung auf der Intensivstation, Kurzdarmsyndrom mit verbliebenem Restdünndarm unter 1 m, rekonstruktive Gesichtschirurgie, schwere Malnutrition bei fortgeschrittener AIDS-Erkrankung oder Tumorkachexie
- Krankheitsbilder wie Tumorstenose im Gastrointestinaltrakt, Peritonealkarzinose und/oder rezidivierende Ileusbilder mit Erbrechen, die in einer Palliativsituation die Ableitung von Magensaft und Dünndarmsekret notwendig machen.

Kontraindikationen einer PEG-Anlage sind Gerinnungsstörungen (Quick-Wert < 50 %, PTT > 50 s und Thrombozyten < 50 000), akutes Abdomen, Peritonitis, mechanischer Ileus, massiver Aszites, eine schwere Psychose und eine deutlich eingeschränkte Lebenserwartung von < 4–6 Wochen! Eine Peritonealkarzinose und die Anorexia nervosa gelten ebenfalls als Kontraindikation (Löser 2002, Ermis et al. 2012).

Bei einer fortgeschrittenen Demenzerkrankung darf die Indikation zur Operation nicht vom Zeit- und Personalmangel bestimmt werden. Vielmehr bietet die PEG keinen Vorteil gegenüber einer zwar zeitaufwendigen, aber doch dem Patienten zugewandten Nahrungszufuhr durch eine pflegende Hand (Löser 2002, Gölder 2012, Rosenbaum et al. 2010, Jonnalagadda u. Edmundowicz 2004).

5.3 Vorbereitung zur PEG-Anlage

Die Indikation zur PEG-Anlage wird ambulant im häuslichen oder pflegerischen Umfeld durch den Hausarzt unter Berücksichtigung der Kontraindikationen in Abstimmung mit Angehörigen oder Betreuenden gestellt. Hierbei stehen das Patientenwohl und der vermeintliche Patientenwille, falls nicht durch den Patienten artikulierbar, an oberster Stelle. Manchmal bedarf es einer zusätzlichen konsiliarärztlichen Beratung mit Fachkollegen wie Neurologen, Psychiatern, Geriatern, Palliativmedizinern usw., um die für den Patienten beste Entscheidung zu treffen.

Die PEG-Anlage ist zwar vielerorts ambulant möglich, wird aber meistens stationär durchgeführt, um den Patienten nach dem Eingriff im Hinblick auf eventuelle Komplikationen für eine Nacht beobachten zu können. Sollten keine Probleme auftauchen und die begonnene Zufuhr der Sondennahrung keine Beschwerden bereiten, wird der Patient am nächsten Tag entlassen.

In der Klinik wird bei stationären Patienten die Indikation zur PEG wie oben gestellt und letztlich von einem Endoskopieteam aus der Gastroenterologie gelegt. Vor der PEG-Anlage sollten folgende Laborergebnisse vorliegen (die auch vom Hausarzt bereits im Vorfeld eingeholt und in die Klinik mitgegeben werden können): Blutbild mit Thrombozyten > 50 000, Quick über > 50 %, PTT < 50 s, CRP, Natrium, Kalium, Kreatinin, ALT und γ-GT. Zusätzlich sollte der Hausarzt einen Bericht mit allen relevanten Angaben zum Patienten an das Krankenhaus übermitteln.

Das Legen der PEG bedarf neben der oben aufgeführten medizinischen Indikation der Einwilligung des Patienten oder dessen gesetzlichem Vertreter nach einem ausführlichen Aufklärungsgespräch. Ist der Patient nicht einwilligungsfähig, muss festgestellt werden, ob eine Patientenverfügung vorliegt. Wenn ja, ist zu überprüfen, ob die Patientenverfügung auf die aktuelle Lebens- und Behandlungssituation zutrifft. Liegt keine Verfügung vor, muss der behandelnde Arzt den mutmaßlichen Patientenwillen durch Befragen seiner nächsten Angehörigen ermitteln. Dieser fließt dann bindend in die Entscheidung für oder gegen die PEG ein.

Die Aufklärung zur PEG umfasst Risiken, kurz- und langfristige Nebenwirkungen sowie alternative Behandlungsmöglichkeiten einschließlich des Verzichts auf Sondenernährung und dessen Komplikationen. Um Patient, Betreuer oder Bevollmächtigten ausreichend Gelegenheit zur Entscheidung einzuräumen, sollte das Aufklärungsgespräch am Vortag der PEG-Anlage erfolgen.

Da das Blutungsrisiko einer PEG in der Literatur mit 2,5% angegeben ist und die Behandlung somit als Hochrisikoeingriff in internationalen Leitlinien angesehen wird (Löser et al. 2005), sollte der Hausarzt bereits 5–7 Tage vor der Klinikeinweisung eine Antikoagulation mit Vitamin-K-Antagonisten aussetzen.

Auch wenn in einer Studie unter Fortsetzung einer Monotherapie mit ASS oder Clopidogrel die Blutungsrate mit 2,7% nicht höher war als ohne Thrombozytenaggregationshemmung (TAH), sollte hier die individuelle Situation bewertet werden (Meier et al. 2012). Dieses gilt umso mehr, wenn Patienten mit einer notwendigen dualen TAH vorgestellt werden. Hier bedarf es der Rücksprache mit dem Kardiologen, um das individuelle Risiko eines möglichen Stentverschlusses bei entsprechenden Koronarstents oder einer Thromboembolie dem Blutungsrisiko der PEG-Anlage gegenüberzustellen (DKG 2011, Figueiredo et al. 2007).

Die neuen oralen Antikoagulanzien (NOAK), wie z. B. Rivaroxaban (z. B. Xarelto), Apixaban (z. B. Eliquies), Dabigatran (z. B. Pradaxa) und Edoxaban (z. B. Lixiano) sollten je nach Nierenfunktion des Patienten 2–4 Tage vor der PEG-Anlage abgesetzt werden. Gerinnungskontrollen bei der Einnahme von NOAK sind nicht notwendig und können zu Verwirrungen führen, da sie das Routinegerinnungslabor deutlich verändern (Niessner 2013, Spyropoulos 2012, Figueiredo et al. 2007).

Für Notfälle mit akuten Blutungen stehen Spezialtests zur Gerinnungsanalyse bereit (Siegal et al. 2013). Unfraktioniertes Heparin sollte 4–6 Stunden vor dem Eingriff abgesetzt werden. Am Vorabend der PEG-Anlage sollte der Patient ab 22.00 Uhr, mindestens aber 8 Stunden vor dem Eingriff nüchtern bleiben (French Society of Digestive Endoscopy 1999, Ermis F et al. 2012).

Eine venöse Verweilkanüle sollte gelegt sein, über die eine Antibiotikagabe und auch eine Sedierung möglich sind. Steht der Patient nicht unter Antibiose, kann als Single-shot-Therapie im Allgemeinen ein Cephalosporin der 2. Generation wie Cefazolin 2 g oder eine Penicillinbasis zur Prävention lokaler entzündlicher Komplikationen verabreicht werden (Rosien u. Jung 2011, Grant 1988, Aschl et al. 2003, Ermis et al. 2012, Luman et al. 2001). Bei Allergien gegenüber Penicillin/Cephalosporin kann auf Clindamycin 600 mg + 400 mg Cipropfloxacin ausgewichen werden (RKI 2007, Lipp et al. 2006). Die Gabe des Antibiotikums sollte möglichst 30 min vor dem Eingriff erfolgen. Wir verwenden im Allgemeinen Ceftriaxon 2 g 30–60 min vor der PEG-Anlage und sehen hierunter im Vergleich zu früheren Jahren weniger Lokalinfektionen. Ob eine Keimreduktion der Mundflora durch wiederholte Mundspülungen mit z. B. Betaisodona einen Zusatznutzen bewirkt, sollte durch kontrollierte Studien belegt werden.

Weist der Patient eine starke Bauchbehaarung auf, sollten die Haare möglichst unmittelbar vor der PEG-Anlage rasiert oder mithilfe eines Haarentferners entfernt werden (RKI 2007).

Schließlich erhält der Patient über seine Verweilkanüle eine milde Sedierung mit Midazolam (3–5 mg) oder fraktioniertes Propofol (meist 40–80 mg i.v.) unter Pulsoxymetrie und O_2-Gabe. Zunächst erfolgt in Seitenlage die obere Intestinoskopie zum Ausschluss endoskopischer Kontraindikationen wie eines floriden Ulkus, das vor der PEG-Anlage zur Abheilung gebracht werden sollte. Ergeben sich keine endoskopischen Kontraindikationen, wird der Patient vorsichtig unter gleichzeitiger Seitenlage des Kopfes auf den Rücken gelagert. Die PEG-Anlage erfolgt nach chirurgischen Standards unter sterilen Kautelen wie Desinfektion der Bauchdecken, Anlage eines sterilen Schlitztuches sowie steriler Schutzkleidung des 2. Arztes, der die Punktion vornimmt.

5.4 Techniken

Je nach Indikation und präformierter Anatomie können unterschiedliche PEG-Anlagetechniken und PEG-Sondensysteme zur Anwendung gelangen. Klassischerweise wird die Sonde bei der PEG durch die Bauchdecke in den Magen gelegt, bei der PEJ (perkutane endoskopische Jejunostomie) ins Jejunum. Die Anlage kann dabei sonografisch, radiologisch und laparoskopisch-chirurgisch gesteuert werden. Es wird im Weiteren lediglich die häufigste Anlageform, die den hausärztlichen Einsatz des Öfteren fordert, vom Prinzip her beschrieben und seine weitere Nachsorge und Betreuung dargelegt. Die einfachste und sicherste und somit auch verbreitetste Technik ist die Fadendurchzugsmethode in »Pull-Technik« nach Gauderer (Löser 2002, Gauderer et al. 1980):

- Zunächst wird die Endoskopspitze gegen die anteriore Magenwand des mit Luft maximal gefüllten Magens gerichtet. Der Endoskopieraum wird abgedunkelt und eine Stelle mit optimalem Durchscheinen (Diaphanie) des Endoskopielichts durch die anteriore Magen- und Abdominalwand ausgewählt. Für die Sondeneinlage eignet sich die Stelle, bei der sich durch Fingereindruck das Diaphanieareal nach innen wölbt. Diese Stelle wird entweder mit einer Nadel oder einem nicht abwischbaren Stift markiert.
- Nach ausreichender Lokalanästhesie und adäquater Stichinzision wird die Punktionskanüle unter endoskopischer Kontrolle in den luftgefüllten Magen gestochen. Die Stichinzision sollte dabei ausreichend groß sein (in der Regel 5–8 mm), um Druckläsionen und damit Ischämien um die Sonde zu vermeiden (Löser 2002).
- Nach einem problemlosen Nadelaspirationstest und Einbringen der Kanüle in den Magen wird durch die Kanülenscheide ein Faden in den Magen vorgeschoben. Dort wird er mit einer Zange oder Schlinge gefasst und zusammen mit dem Endoskop nach peroral extrahiert (Ponsky 1998, Grund et al. 2004).
- Nun wird die Schleife des Doppelfadens durch die Fixierschleife an der Sonde geführt. So werden die Sonde und der Führungsfaden miteinander verbunden.
- Durch langsames kontinuierliches Ziehen am distalen Fadenende erfolgt die intragastrale Platzierung der Sonde. Um Verletzungen zu vermeiden, sollte beim Anziehen des Fadens der Zungengrund des Patienten durch Auflegen eines Fingers des Endoskopikers gestützt werden (Löser 2002).
- Nach Eintritt des Konus in die Punktionskanüle zieht man diese mit der Sonde durch die Bauchdecke nach außen, bis die Rückhalteplatte der Mageninnenwand anliegt.
- Hiernach erfolgt die Reinigung und nochmalige Desinfektion von Sonde und Eintrittsstelle. Um eine feuchte Kammer unter der externen Halteplatte zu vermeiden, wird diese mit einer Schlitzkompresse unterlegt.
- Abschließend werden die Schlauchklemme und der Luer-Lock-Ansatz verbunden. Die Fixierung der Sonde durch die äußere Halteplatte erfolgt ohne Zug mit einem ausreichenden Sondenspiel von ≤ 5 mm, um Lokalkomplikationen zu vermeiden (Löser 2002).
- Nach 24 Stunden wird der erste sterile Verbandswechsel durchgeführt. Die Sonde wird gelockert, im Stomakanal bewegt und 4–5 cm in den Magen hinein mobilisiert. Anschließend wird lokal desinfiziert und die Sonde ohne Spannung adaptiert (Aschl et al. 2003). So wird bis zur vollständigen Granulation des Stichkanals nach etwa 7–10 Tagen täglich verfahren. Danach genügen dann 2–3 Verbandswechsel pro Woche (Rosenbaum et al. 2010).

Mit dieser Applikationstechnik gelingt die PEG-Anlage in über 90 %, die methodenbedingte Letalität wird in großen Sammelstatistiken mit < 1 % angegeben (French Society of Digestive Endoscopy 1999, Ponsky 1998, Niessner 2013, Spyropoulos 2012, Heimversorgung.de 2011).

Bei veränderter Anatomie durch z. B. operative Eingriffe kann die Erfolgsrate auf etwa 80 % absinken (Löser 2002).

Bei der PEG-Anlage sind akute, schwerwiegende Komplikationen in 1–3 % der Fälle möglich, auf die der Kliniker vorbereitet sein muss (Figueiredo et al. 2007, Löser et al. 2005, Aschl et al. 2003, Teichmann et al. 2007, Ermis et al. 2012). Perforationen oder Verletzungen angrenzender Organe mit Peritonitiden, Blutungen, Fasziitiden oder Fistelbildungen sind möglich. Sie bedürfen meist einer operativen Revision. Leichtere Komplikationen wir Hautemphyseme, Wundschmerzen, ein Pneumoperitoneum, Temperaturerhöhungen, Lokalinfektionen oder Austreten von Mageninhalt aus dem Stichkanal lassen sich meist konservativ beherrschen, Impfmetastasen im Stichkanal sind eine Seltenheit (Rosenbaum et al. 2010, Ermis et al. 2012).

Bei Beschwerdefreiheit des Patienten beginnen wir 4–6 Stunden nach dem Eingriff mit der Beschickung der Sonde. Die Patienten erhalten zunächst Tee und stilles Wasser in kleinen Portionen zu

40 ml. Treten hiernach keine Probleme auf, erfolgt die Applikation von Sondenkost mit langsamer Flussrate.

Am Folgetag wird der erste Verbandswechsel mit Wundinspektion nach chirurgischen Standards durchgeführt. Anschließend wird ein auf den Patienten abgestimmter Ernährungsplan mit vorbeschriebener Kalorien- und Flüssigkeitsmenge erstellt. Es werden Kontakte zum ambulanten Pflegedienst gesucht, das einweisende Pflegeheim und der Hausarzt über die Sondenanlage und Nahrung informiert. Eventuell werden dem Patienten bzw. seinen Angehörigen Schulungen im Umgang mit der Sonde und der Sondenkost angeboten. Ein ganz wesentlicher Punkt dabei ist es, die Sonde nach jeder Sondenkostgabe und/oder nach jedem Flaschen- oder Beutelwechsel bei kontinuierlicher Sondenkostzufuhr sowie vor und nach jeder Medikamentengabe mit 40 ml Tee oder stillem Mineralwasser zu spülen!

Oft bevorzugt der Hausarzt aufgrund früherer positiver Erfahrungen in der Betreuung seiner Patienten bestimmte Serviceteams, sodass wir die Entscheidung zur Beauftragung dieser Spezialkräfte meist den Hausärzten überlassen. Auf Wunsch können solche Kontakte aber, wie erwähnt, bereits im Klinikum vermittelt werden.

5.5 Entlassung

Der Patient wird bei Wohlbefinden nach kurzer telefonischer Rücksprache mit Hausarzt, Pflegeheim, Angehörigen oder ambulanten Pflegeteams in seine gewohnte Umgebung entlassen. In dem Entlassungsbrief sind Sondenart, Sondenkost und Applikationsweise der mengenmäßig festgelegten Sondenkost aufgeführt.

5.6 PEG-Pflege

Bis zur vollständigen Abheilung des Stomakanals nach 7–10 Tagen müssen durch den Hausarzt oder das Pflegeteam täglich der Verbandwechsel und die Wundversorgung unter sterilen Kautelen durchgeführt werden. Bei der gastralen PEG soll die Sonde im Stomakanal bewegt, vor- und zurückgeschoben

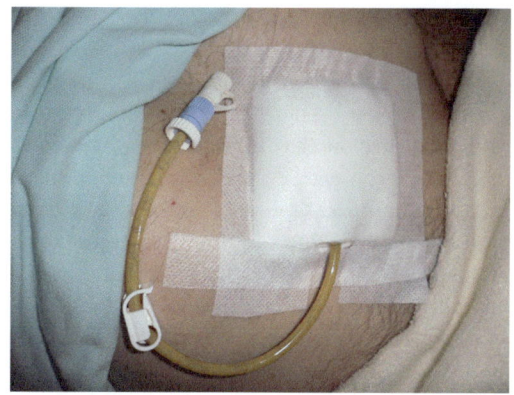

Abb. 5.2 PEG-Verband (mit freundlicher Genehmigung von E. Büttner, Reinhardshagen, http://www.edeltraud-buettner.de/blog/)

und um 360° gedreht werden. Hiernach erfolgt die Adaptation ohne Spannung mit Fixierung der äußeren Halteplatte auf der Schlitzkompresse, wobei unterhalb der Kompresse ein Spielraum von 5–10 mm vorhanden sein sollte.

Diese Verbandswechsel und Sondenmobilisierung sollten auch nach Ausbildung eines vollständig abgeheilten und reizlosen Stomakanals vorgenommen werden, um das Auftreten des **Buried-bumper-Syndroms** zu vermeiden. Dieses Syndrom beschreibt das Überwuchern der inneren Halteplatte der PEG durch proliferierende Magenmukosa, welches als Pflegefehler angesehen werden kann. Dieses Syndrom kann durch korrekte Mobilisierung der PEG und lockere Fixation verhindert werden (Blumenstein u. Stein J 2008, Grund et al. 2004, Nennstiel et al. 2013).

Nach der Mobilisierung und Adaptation wird die Schlitzkompresse mit einer weiteren sterilen Mullplatte abgedeckt und alles mit einem Pflaster fixiert, sodass der Schlauch mit Klemme und Ansatz frei bleibt (Abb. 5.2).

Sollte eine gastrointestinale PEG (JET-PEG) notwendig gewesen sein, bei der ein intestinaler Schenkel durch die gastrale Führungssonde im Jejunum platziert wird, darf die Sonde nicht gedreht werden. Dadurch könnte der intestinale Schenkel dislozieren oder es zu einer Knotenbildung kommen. Die Lockerung der inneren Halteplatte erfolgt durch vorsichtiges Vor- und Zurückziehen. Austretende Flüssigkeit sollte hiernach entfernt werden.

Dann ist die eine erneute Desinfektion und Abtrocknung des Stomas wichtig.

Bei mobilen Patienten und vor allem bei Kindern könnte der eventuell störende PEG-Schlauch nach 4 Wochen durch einen Button ersetzt werden.

Eine Woche nach der PEG-Anlage kann nach komplikationsloser Wundheilung und reizlosem Stoma geduscht werden, nach 2 Wochen ist baden erlaubt. Hierzu sollte der alte Verband entfernt und anschließend die Haut um den Stichkanal gut getrocknet werden, bevor ein neuer Verband angelegt wird (Löser 2002, Grund et al. 2004).

Die richtige Pflege von Stoma und PEG-Sonde ist für eine lange komplikationslose Liegezeit, oft über viele Jahre, von großer Bedeutung. Hierzu gehört auch die regelmäßige Reinigung der Sondenansätze mit einer kleinen Bürste (Zahnbürste) und warmem Wasser.

Sollte es zu einem Defekt der Ansätze kommen, sollten stets alle Ansätze, wie äußere Halteplatten, Schlauchklemme und Luer-Lock-Ansätze komplett gewechselt werden. Hierzu bietet die Industrie entsprechende Reparatursets an (Grund et al. 2004).

5.6.1 Applikation der Sondennahrung

Die Applikation der Sondennahrung wird in der Klinik begonnen. Auch die Art und die Applikationsweise der Sondenkost werden dort empfohlen und letztendlich durch den Hausarzt eventuell modifiziert oder umgestellt. Die Sondenkost kann dem Patienten kontinuierlich über eine Pumpe, mithilfe der Schwerkraft oder portionsweise als Bolus zugeführt werden. Eine Bolusapplikation per Spritze ist problematisch und sollte nicht durchgeführt werden, da das Gefühl für Menge und Zufuhrgeschwindigkeit fehlt. Die aufgewendete Kraft auf den Spritzenkolben ist individuell sehr unterschiedlich, was erhebliche Beschwerden des Patienten zur Folge haben kann. Je nach Gesamtsituation und Krankheitsbild des Patienten bedarf es einer individuellen Aufbauphase bei der Nahrungszufuhr, die mehrere Tage in Anspruch nehmen kann. Für den Beginn wird eine kontinuierliche Applikation von 500 ml Sondennahrung und 500 ml stillem Mineralwasser oder abgekochtem Leitungswasser über 16 Stunden empfohlen (Dormann et al. 2003). Je nach Verträglichkeit wird diese Zufuhr in 500-ml-Schritten gesteigert, bis das individuelle Gesamtvolumen der Ernährung von 1500–2000 ml Sondenkost und 1000–1500 ml Flüssigkeit erreicht ist. Oft ist die Dosisfindung bereits nach einer Woche abgeschlossen und entspricht einer kontinuierlichen Pumpengabe von 125 ml/h (Löser 2002, Löser u. Müller 1998, Dormann et al. 2003).

Liegt die Sonde im Magen, kann nach entsprechender Adaptation und Verträglichkeit per Schwerkraft ernährt werden, der Einzelbolus sollte hierbei 250 ml nicht überschreiten. Liegt die Sonde hingegen im Duodenum/Jejunum, so darf die Nahrung nur kontinuierlich und mit einer maximalen Flussrate von 125 ml/h verabreicht werden.

Sollten Pumpensysteme zum Einsatz gelangen, müssen das Pflegepersonal und der Hausarzt über ihre gängigen Alarmsysteme und deren Handhabung Bescheid wissen.

5.7 Komplikationen der PEG-Anlage

Ein häufiges Problem in Klinik und Praxis stellt die **Sondenokklusion** dar, die durch fehlerhafte Applikation der Sondennahrung und Medikamente sowie mangelnde Pflege bei unzureichender Spülung auftritt (Abb. 5.3). Diese ist oft nur mit enormem Aufwand und auch dann nicht immer zu beheben. Hauptursache der Okklusion ist ein Reflux von Magensaft in die Sonde und eine Koagulation des Milcheiweißes durch die Magensäure (Dormann et al. 2003).

Bereits die Wahl einer großlumigen PEG-Sonde, deren Durchmesser nicht unter 15 Ch liegen sollte, kann sich als präventive Maßnahme erweisen. Wie erwähnt, bedarf es nach jeglicher Sondenkostzufuhr einer Spülung mit 20–40 ml Wasser oder Tee, um die Sonde vor Inkrustierung und Verstopfung zu schützen und ihre Transparenz zu erhalten (Grund et al. 2004).

Etwa 15 % der Sondenokklusionen werden durch die fehlerhafte Gabe von Arzneimitteln verursacht. Ziel der korrekten Gabe der Arzneimittel über die Sonde ist eine optimale Wirkung der Medikamente, die sich nach Möglichkeit nicht von der normalen oralen Gabe unterscheiden sollte. Grundsätzlich sollten nach Möglichkeit flüssige

5.7 · Komplikationen der PEG-Anlage

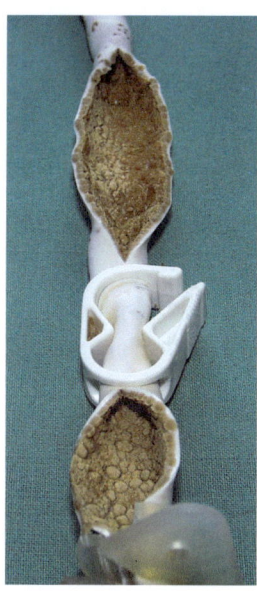

Abb. 5.3 Sondenokklusion (Abb. aus Kähler et al. 2016)

Darreichungsformen (Saft, Tropfen, Brausetabletten) gewählt werden. Auch lohnt sich ein Gedanke über die Indikation und Menge der oralen Medikamente. Gibt es notwendige Medikamente, die z. B. auch rektal oder sublingual appliziert werden können?

Letztlich sollten Medikamente weder gleichzeitig mit der Sondennahrung oder Flüssigkeit gegeben noch mit diesen gemischt werden.

- Die Sondennahrung wird vor der Medikamentengabe gestoppt. Anschließend wird die Sonde mit etwa 40 ml Wasser oder hellem Tee gespült.
- Die notwendigen Tabletten werden unmittelbar vor der Gabe zermörsert und ebenso wie der Inhalt von Kapseln in etwa 15 ml lauwarmem Wasser aufgelöst. Konzentrierte Lösungen müssen eventuell mit mindestens dem doppelten Volumen an Wasser verdünnt werden. Die Gabe mehrerer Arzneimittel sollte grundsätzlich getrennt voneinander und nacheinander erfolgen, wobei zwischen den Schritten mit 5–10 ml Wasser gespült werden muss.
- Die Suspensionen werden jeweils in eine Spritze aufgezogen und ohne großen Druck über die Sonde bzw. einen aufgestellten Trichter appliziert.
- Nach Gabe des letzten Arzneimittels wird die Sonde erneut mit etwa 40 ml Wasser oder Tee gespült. Danach kann die Gabe der Nahrung über eine Pumpe fortgesetzt werden. Im Zweifel sollte der Hersteller oder ein Apotheker um Rat gefragt werden, oder es wird bereits auf das Rezept »mörserbares Präparat zur Gabe über die PEG« vermerkt.
- Wenn Unsicherheit über den Applikationsmodus und die Medikamentenwirkungen besteht (z. B. Kapselform, Retard-Tabletten), kann auf die Gebrauchsinformation der Arzneien zurückgegriffen werden. Im Zweifel sollte der Hersteller oder ein Apotheker um Rat gefragt werden.

Wegen der Vielzahl an geeigneten oder meist zur PEG ungeeigneten Medikamenten wird auf die Broschüre »Medikamentengabe über Sonde« von Arzneimittelinformation Fresenius Kabi, 8. Auflage, 2011 verwiesen (Grund et al. 2004, Wagner 2011).

5.7.1 Sondenverstopfung

Sollte es trotz sorgfältigen Arbeitens zu einer Sondenverstopfung gekommen sein, können folgende Maßnahmen durchgeführt oder an das Pflegepersonal delegiert werden:

- Die erste Maßnahme ist das vorsichtige Spülen der Sonde mit einer 50-ml- oder auch 10-ml-Spritze und warmem Wasser. Achtung: je kleinvolumiger die Spritze, desto höher der Druck im System!
- Zusätzlich kann aspiriert und ein erneuter Spülversuch unter Druck gestartet werden.
- Bleibt dies ohne Wirkung, unternimmt man einen Spülungsversuch mit NaCl-Lösung 0,9 %, Multivitaminlösung (z. B. Multibionta), kohlensäurehaltigen Getränken, Coca Cola oder Enzymlösungen mit z. B. Pancreon forte. Das Letztgenannte sollte in 8,4 % Natriumbikarbonat aufgelöst und in die Sonde gegeben werden. Die jeweilige Einwirkzeit von über 3 min sollte berücksichtigt werden. Alle genannten Vorschläge können von Erfolg gekrönt sein, doch kann dieser manchmal bis zu 30 min auf sich warten lassen. Zudem sind sie

Tab. 5.1 Komplikationen der PEG (6–30 %[1])

Minorkomplikationen (6–30 %)	Majorkomplikationen (0,9–12 %)
Wundinfektionen 6,6 %	Peritonitis 1,3 %
Materialdefekte	Blutungen 0–2,5 %
Okklusionen	Perforationen
Leckagen	Buried-Bumper-Syndrom
	Aspirationspneumonie 0,3–1 %
	Nekrotisierende Fasziitis
	Stichkanalmetastasen
	Dislokationen

[1]Grant JP 1993, Figueiredo et al. 2007, Teichmann et al. 2007, Zopf Y et al. 2008, Luman et al. 2001, Eze et al. 2007, Campoli et al. 2009, Kreymann et al. 2006

nicht unumstritten (Grund et al. 2004, Aschl et al. 2003, Ermis et al. 2012).
- Sollten die genannten Versuche fehlschlagen, empfiehlt sich die ambulante Vorstellung bei einem erfahrenen Endoskopiker in der Niederlassung oder Klinik. Hier kann mit entsprechendem technischen wie personellem Knowhow ein erneuter Spülungsversuch, selten einmal unter vorsichtiger Anwendung eines weichen Drahtes, unternommen werden. Auch diese Maßnahme ist nicht unumstritten. Es muss sehr behutsam und mit viel Erfahrung vorgegangen werden.
- Sollte auch diese Vorgehensweise nicht zum Erfolg führen, bleibt bei der gastralen PEG nur eine Neuanlage oder der Austausch mittels Button oder Gastro Tube über das alte Stoma.
- Bei Verstopfung des intestinalen Schenkels einer JET-PET (gastrale PEG mit intestinalem Schenkel), kann diese aus der gastralen Führungssonde entfernt und endoskopisch oder radiologisch kontrolliert ersetzt werden.

Bei längerer Liegedauer und unsachgemäßer Pflege können den Hausarzt neben der Sondenokklusion weitere Komplikationen in der Nachsorge erwarten: Materialdefekte und vor allem Wundinfekte (◘ Tab. 5.1).

Seit 2004 kommt es erfreulicherweise zu einem Rückgang der oben aufgeführten Komplikationsrate durch Fortschritte beim PEG-Equipment, bei der PEG-Anlagetechnik und bei der Antibiotikaprophylaxe (Grant 1988, Zopf et al. 2008, Campoli et al. 2009).

5.7.2 Materialdefekte

Hochprozentiger Alkohol über die Sonde verabreicht oder Polyvidon-Jod-haltige Salben im Wundbereich lassen das Sondenmaterial (Polyurethan) bei längerem Kontakt aufquellen, brüchig und spröde werden. Es resultieren Leckagen, welche die Sonde unbrauchbar machen. Mancherorts wird versucht, diese Leckage mit Pflasterverbänden abzudichten. Davon muss jedoch abgeraten werden, da dies nur eine kurzfristige Lösung verspricht. Die Verbände sind dann jedoch oft feucht durchtränkt, halten nicht und das Infektionsrisiko steigt.

Sollte die Alkoholzufuhr unverzichtbar sein, sind weniger hochprozentige Getränke wie Bier oder Wein vorzuziehen. Das Sondensystem muss auch hier nach jeder Alkoholgabe mit mindestens 20–40 ml Wasser gespült werden. Sind Polyvidon-Jod-haltige Pflegemittel klinisch indiziert, sollten diese zeitlich begrenzt nur als Tinkturen verwendet werden. Generell werden keine Salben aufgetragen.

Hat eine Sonde einen Defekt oder eine Leckage in Form eines Risses, einer Ruptur oder eines komplizierten Abrisses, kann die Sonde bei ausreichend langer Restsonde gekürzt werden. Sollte die verbleibende Sonde zu kurz und damit nicht mehr konnektierbar sein, muss die PEG gewechselt oder die Anlage eines Button oder Gastro Tube diskutiert werden.

Klebereste an Sonde und Adapter sollten wegen bakterieller Besiedlung und damit verbundener Infektionsgefahr des Stomas mit einer mit isotoner Kochsalzlösung getränkten feuchten Kompresse entfernt werden. Eventuell muss in seltenen Fällen bei beträchtlicher Restverschmutzung mit einem Desinfektionsmittel gereinigt werden.

Des Weiteren kann es durch permanentes oder wiederholtes Schließen der Schlauchklemme an derselben Schlauchstelle zu Knickstellen bis hin zu

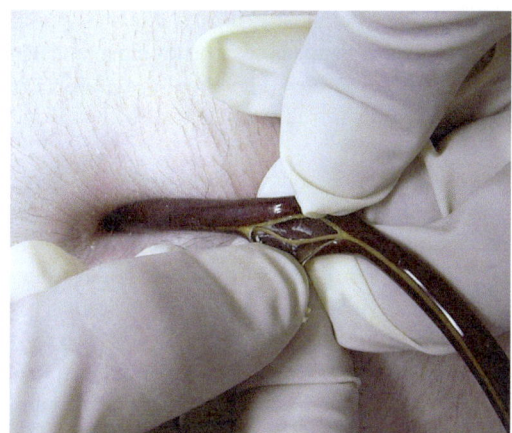

Abb. 5.4 Riss in der Sonde (Abb. aus Kähler et al. 2016)

Rissen und Brüchen kommen (Abb. 5.4). Prinzipiell sollte darauf geachtet werden, dass der Sitz der Schlauchklemme regelmäßig verändert und sie nur bei An- und Abfluss der Überleitgeräte ansatznah geschlossen wird. Bei Defekten ist so eine Schlauchkürzung möglich. Ist diese notwendig, sollten alle äußeren Ansätze entfernt und durch Neue aus dem Reparaturset ersetzt werden.

Sollte durch falsche Mobilisierung einer JET-PEG der intestinale Schenkel verknotet sein, kann die Sondennahrung nicht weiter appliziert und der intestinale Schenkel über die gastrale Führung auch nicht extrahiert werden. Letztendlich muss der verdrillte intestinale Schenkel endoskopisch mittels einer Zange oder Schlinge oral entfernt werden. In gleicher Sitzung wird dann eine neue Sonde endoskopisch kontrolliert über die gastrale PEG ins Duodenum/Jejunum gelegt.

Defekte oder verschmutzte Ansätze, die sich bei langer Liegedauer trotz regelmäßiger Bürstenreinigung durch Sondennahrung und/oder Abnutzung einstellen, bedürfen des kompletten Austausches durch das Reparaturset.

Schlauchverfärbungen durch Applikation von schwarzem Tee oder bestimmten Medikamenten wie z. B. Eisenpräparaten sind funktionell unbedeutend. Es kann aber auf andere Teesorten wie Kamille, Pfefferminz oder Fenchel ausgewichen werden, wenn kein Wasser gegeben werden soll. Früchtetees sind wegen ihres Säuregehaltes nicht zum Spülen geeignet.

Auch zeitweise nicht benutzte PEG sollten täglich mit mindestens 20 ml Wasser per Luer-Spritze gespült werden.

Die seltene PEG-Dislokation, bei der die innere Halteplatte durch erheblichen Zug an der Sonde gewaltsam aus der Magenwand oder bei der PEJ aus der Dünndarmwand gerissen wird, führt zu einer größeren Leckage, aus der dann Magen- oder Darminhalt in die Bauchhöhle treten kann. Es kann innerhalb kurzer Zeit zu einer schweren lebensbedrohlichen Peritonitis kommen, sodass die umgehende Vorstellung in der Klinik zu erfolgen hat. Oft ist eine sofortige operative Revision erforderlich (Löser et al. 2005, Teichmann et al. 2007).

5.7.3 Wundinfektionen

Neben den oben aufgeführten Materialdefekten können Wundinfektionen, nach Literaturangaben in 4–30 %, die hausärztliche Kompetenz beanspruchen (Zopf et al. 2008).

Symptome wie Rubor, Dolor, Calor und Ödem können singulär oder in Kombination auftreten. Meist gehen diese Zeichen mit einer vermehrten Sekretion aus dem Stoma bei Dilatation des Stichkanals einher. Die Entwicklung von Temperatur und Entzündungszeichen im Labor spricht bereits für eine fortgeschrittene Wundproblematik, die meist durch eine feuchte Kammer bei zu seltenem Verbandwechsel oder nicht korrekt fixierter Sonde oder Verwendung von Salben an der Punktionsstelle ausgelöst wird. Es empfiehlt sich eine visuelle Inspektion der Wunde mit Dokumentation des Ausmaßes durch Markierung und/oder Foto. Neben Wundabstrichen zur Keimbestimmung und einem eventuellen Pilznachweis besteht die sofortige Lokalmaßnahme aus dem 3- bis 4-mal täglichen sterilen Verbandswechsel zum Trockenhalten der Wunde (Grund et al. 2004, LGA Quali Test 2007). Patienten mit endemischem MRSA-Risiko sollten ein entsprechendes Screening von Nase, Rachen, Wunden und Urin bei liegendem Blasenkatheter erfahren. Bei positivem Nachweis sollte eine Dekontamination folgen (Rosien u. Jung 2011).

Bei nässender Wunde mit klarem Sekretaustritt sollte der Stomakanal, der meist durch eine zu große Stichinzision oder zu großem Spielraum zwischen

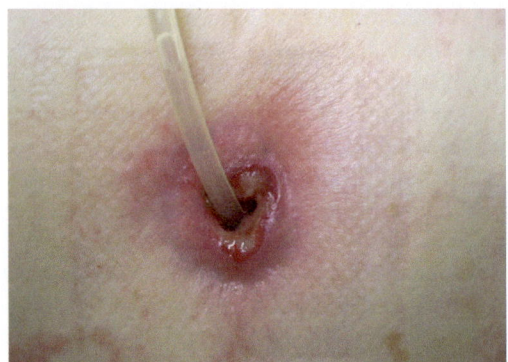

Abb. 5.5 Infektion der Eintrittsstelle (Abb. aus Kähler et al. 2016)

innerer und äußerer Halteplatte dilatiert erscheint, zusätzlich locker austamponiert und die PEG moderat angezogen werden. Die äußere Halteplatte sollte mit Schlitzkompressen unterpolstert werden. Nicht entzündete angrenzende Hautbereiche lassen sich mit einer Paste oder mit Hautschutzmitteln abdecken. Hydrokolloid- und Alginatverbände können hier von Nutzen sein. Falls im Wundabstrich ein Pilznachweis gelingt, wird mit einem lokalen Antimykotikum wie Nystatinsalbe behandelt (◘ Abb. 5.5).

Tritt neben der nässenden Wunde eitriges Sekret aus dem Stoma, muss man die Lokalbehandlung forcieren, soweit dies ambulant möglich ist.

Neben den 3- bis 4-mal täglichen sterilen Verbandwechseln muss die Wunde und/oder Nekrosehöhle über eine Knopfkanüle mit NaCl 0,9 % gespült oder mit einem weichen Duschstrahl lauwarm ausgeduscht werden. Hiernach ist auf eine sorgfältige Trocknung der Wunde zu achten. Sie wird dann steril und trocken verbunden. Die Frequenz des Verbandwechsels wird an die Intensität der Sekretion angepasst. Das Stoma kann zusätzlich austamponiert werden, um die Wunde trocken zu halten und die Granulation zu fördern. Eine Desinfektion mit entsprechenden Sprays oder Betupfen mit Polyvidon-Jod-Lösung kann die Abheilung beschleunigen. Hierbei sollte die Materialkompatibilität der Sonden mit den Lokaltherapeutika abgestimmt sein. Polyhexanidhaltige Lösungen mit dem Tensid Betain stellen diesbezüglich kein Problem dar, vielmehr können Prontosan-Wundspüllösungen hier eine Hilfe bieten (Kramer et al. 2004, Eberlein et al. 2007, Prosiegel et al. 2012). Auch Allevyn-Wundauflagen können zur Applikation kommen und den Lokalinfekt bekämpfen (Figueiredo et al. 2007). Die tägliche Wundkontrolle ist bei einer solchen Komplikation obligat.

Wenn möglich, sollte eine intestinale Sonde zur Magenentlastung platziert werden, was aber eine endoskopische Vorstellung zur Folge hätte.

Kommt es zum Austritt von Sondenkost oder Magensaft neben der Sonde, geht man wie oben beschrieben vor. Außerdem sollte die PEG moderat bis zu einem spürbaren Widerstand angezogen werden, um weitere Undichtigkeiten zu vermeiden und ggf. medikamentös die Magenentleerung zu fördern. Der Wechsel auf ein anderes System wie Button oder Ähnliches ist eine weitere Option.

Kommt es trotz dieser akribischen ambulanten bzw. stationären konservativen Therapie zu einem Fortschreiten der Lokalinfektion mit systemischen Infektzeichen, beginnender Abszedierung oder sogar phlegmonöser Ausbreitung, ist eine systemische Antibiose indiziert und spätestens jetzt die Vorstellung in der Klinik unabdingbar. Trotz maximal konservativer Vorgehensweise ist in manchen Fällen eine chirurgische Intervention erforderlich.

Ein häufiges, aber harmloses Problem in der Nachsorge ist eine **Hypergranulation** im Stomagebiet (»wildes Fleisch«), die so ausgeprägt sein kann, dass die äußere Halteplatte nicht mehr sicher auf der Bauchdecke fixiert werden kann und die Gefahr von Leckagen besteht. Oft finden sich leichtere Sickerblutungen aus der Oberfläche, die in der Regel keine klinischen Probleme bereiten. Als Ursache dieser gutartigen schmerzlosen Gewebeneubildung wird eine zu feste Dauerfixierung der Sonde bzw. Halteplatte auf der Bauchdecke diskutiert. Oft reicht das Bestreichen der Gewebsneubildungen mit einem Höllensteinstift (Silbernitrat-Ätzstift) aus, der zu einer Verschorfung der Wundoberfläche und letztendlich zur Abstoßung der Granulation führt (Grund et al. 2004). Bei dieser Maßnahme sollte der Sondenschlauch nicht mit dem Höllensteinstift in Berührung kommen, da dieser hierdurch Schaden nehmen kann und bei Entwicklung einer Bruchstelle mit Leckage ausgetauscht werden muss.

Dieses Vorgehen kann der mobile Patient selbst durchführen, alternativ übernimmt dies das Personal des Pflegedienstes oder aber der Hausarzt. Ge-

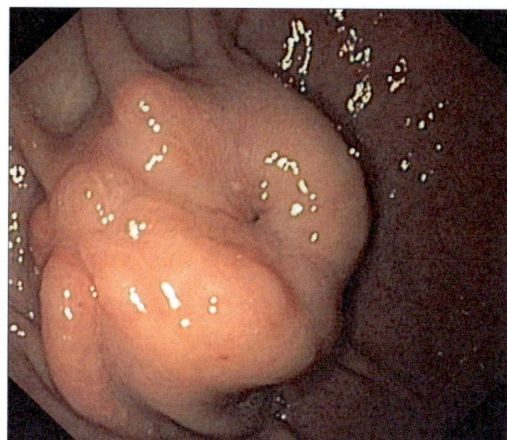

◘ Abb. 5.6 Buried-bumper-Syndrom (Abb. aus Kähler et al. 2016)

lingt es auf diese Weise nicht, das Hypergranulationsgewebe signifikant zu reduzieren, kann das Gewebe nach eigenen Erfahrungen in Lokalanästhesie unter chirurgischen Kautelen mit der Schere oder dem Skalpell abgetragen werden.

Die Wunde wird anschließend mit Silbernitrat-Ätzstift bestrichen. Alternativ kann in einer Facharztpraxis oder Klinik eine Argon-Plasma-Koagulation vorgenommen werden, die bei Bedarf kurze Zeit später wiederholt werden kann. Hiermit gelingt oft bei einer Eindringtiefe der Koagulation von 3 mm eine definitive Blutstillung und Abtragung des überschüssigen Gewebes. Je nach Verträglichkeit würden wir mit 20–40 Watt beginnen und ggf. die Wattzahl erhöhen. Hierzu bedarf es dann aber der Sedierung und Lokalanästhesie. Wenn auch dieses Verfahren versagt, bleibt nur der Wechsel auf ein anderes PEG-System, wie z. B. Button.

Eine gefürchtete Komplikation, die als Pflegefehler angesehen werden kann, ist das **Buried-bumper-Syndrom** (◘ Abb. 5.6, Eze et al. 2007). Hierbei kommt es zu einer Überwucherung der inneren Halteplatte durch poliferierende Magenmukosa, was auf einen Dauerzug und die unzureichende regelmäßige Mobilisierung der Sonde zurückzuführen ist. Klinisch macht sich die Komplikation als erschwerte oder unmögliche Beschickung der Sonde mit Sondennahrung bemerkbar. Der Druckalarm bei Pumpenapplikation wird ausgelöst und die Sonde lässt sich nicht mobilisieren. Schiebe- und Druckmanöver gelingen nicht.

Dieses Problem lässt sich ambulant nicht lösen, sondern bedarf der endoskopischen Intervention durch einen erfahrenen Endoskopiker. Diesem gelingt es in der Regel, unter chirurgischen Kautelen die innere Halteplatte durch Einsatz verschiedener Cut- und Push-Techniken freizupräparieren und zu mobilisieren und letztlich peroral zu extrahieren.

Danach muss die PEG neu angelegt werden, wobei ein Abstand von mindestens 5 cm zum alten infizierten Stoma eingehalten werden muss. Gelingt der endoskopische Versuch nicht, bleibt nur die operative Entfernung, da das Belassen der PEG-Platte eine ständige potenzielle Infektionsquelle bedeutet.

5.8 Entfernung der PEG-Sonde

Sollte der Patient wieder selbstständig schlucken können und die Indikation zur Entfernung der PEG gegeben sein, wird die innere Halteplatte von uns endoskopisch peroral mit einer Schlinge nach Durchtrennung des äußeren Sondenschaftes extrahiert. Der ehemalige Stomakanal wird von außen mit einer sterilen Kompresse abgedeckt und schließt sich innerhalb weniger Tage. Die Patienten können bereits nach dem Eingriff einen Kostaufbau beginnen und in ihr häusliches Umfeld zurückkehren.

5.9 Schlussbetrachtung

Unter Beachtung der oben aufgeführten Pflegehinweise im korrekten und sorgfältigen Umgang mit einer PEG-Ernährungssonde lassen sich die allermeisten Komplikationen vermeiden. Ein Materialverschleiß mit Defekten ist nach jahrelanger Nutzung als normal anzusehen. Er muss erkannt und sachgerecht korrigiert werden. Auch muss der Verbleib der PEG immer wieder mit Patienten, Angehörigen, Pflegeeinrichtungen, Pflegediensten und Hausarzt diskutiert werden.

Die PEG stellt als Hilfe zur enteralen Ernährung nur einen Baustein in einem multimodalen Therapiekonzept dar, in das nach der Krankenhausentlassung in die häusliche Betreuung Hausärzte, ambulante und stationäre Pflegekräfte, Diätberater, Apotheker, Ernährungsmediziner, Palliativmediziner, Physiotherapeuten, Angehörige und Betreuer eingebunden werden, um mit dem Patienten gemeinsam tagtäglich neue Entwicklungen zu erkennen und darauf zu reagieren. Das Belassen einer PEG über Jahre aus Zeit- und Personalmangel ist aus unserer Sicht abzulehnen.

5.10 Fragen und Antworten

5.10.1 Fragen des Hausarztes an den Chirurgen

- **Frage**

Oft kommt es bei liegender Sonde im Verlauf nach langer Zeit guter Funktion zu rezidivierendem Erbrechen der Sondenkost mit Aspirationen. Wodurch ist das begründet und welche Maßnahmen empfehlen Sie?

- **■ Antwort**

Rezidivierendes Erbrechen mit Aspiration kann verschiedene Ursachen haben: Neben einer verzögerten oder gestörten Magenentleerung kann auch einmal eine Sondenfehllage obiges Krankheitsbild bedingen. Eine zu flache Lagerung des Patienten kann möglicherweise einen Reflux verstärken. Eventuell ist die applizierte Nahrung auch zu kalt oder zu rasch appliziert worden.

Auch eine zu hohe Osmolarität der Sondenkost kann zum Reflux führen, ebenso Medikamente wie Opioide, Antidepressiva, Kalziumblocker oder Betablocker können ein Refluat begünstigen. Ein Rückfluss bis 400 ml pro Tag kann aber durchaus toleriert werden. Wenn die Menge 500 ml pro Tag überschreitet, sollte die Zufuhr der Sondenkost zunächst gestoppt werden. Es stellt sich dann die Frage, ob die genannten Ursachen eine Rolle spielen könnten oder ob die PEG eventuell durch eine jejunale Sonde ergänzt oder ersetzt werden sollte.

Als weitere Korrekturmöglichkeit bzw. Prophylaxe bietet sich die Oberkörperhochlagerung des Patienten in einem Winkel von 30–45° an. Die Sondennahrung sollte vor der Applikation Raumtemperatur haben und die Pumpengeschwindigkeit wird eventuell reduziert. Eine Sondenfehllage sollte, sobald sie erkannt ist, korrigiert und eine eventuell gestörte Magenmotorik mit Propulsiva wie Metoclopramid, Motilin-Agonisten und/oder kurzfristig auch Makroliden behandelt werden.

- **Frage**

Physiologischerweise ernährt sich der Mensch nur am Tag. Gibt es Untersuchungen, die eine Ernährung über die PEG nur am Tag nahe legen?

- **■ ■ Antwort**

Die nächtliche Applikation von Sondennahrung stellt kein Problem dar. Manche Patienten bevorzugen diese Darreichungsform sogar, um am Tage mobiler zu sein.

- **Frage**

In den letzten Jahren rückt der Aspekt einer gesunden, physiologischen Darmflora immer weiter in den Fokus ärztlicher Betrachtung. Gibt es Untersuchungen zu den Veränderungen der Darmflora unter einer Ernährung über die PEG?

- **■ ■ Antwort**

Bilanzierte Sondennahrung mit Ballaststoffen stabilisiert die physiologische Darmflora. Positiv scheint auch ein verminderter Zuckergehalt der Nährlösungen zu sein. Eine abschließende Bewertung mithilfe von Langzeituntersuchungen, d.h. kontrollierte Studien zu Veränderungen der Darmflora bei Ernährung über die PEG, ist noch nicht möglich.

- **Frage**

Was kann man gegen die oft durch die Sondenkost bedingte Diarrhö tun?

- **■ ■ Antwort**

Häufige Ursachen einer durch Sondenkost bedingten Diarrhö sind Applikationsfehler, vor allem durch eine unangemessene Perfusionsgeschwindigkeit. Es erscheint daher empfehlenswert, zu Beginn der Therapie die pumpenassistierte Applikation am Tag 1 ganz langsam vorzunehmen. Auch bei jejunaler Sonde ist ein langsamer Start von unter 150 ml/h ratsam.

Daher sollte bei Applikation über eine Pumpe die pumpenassistierte Applikation am ersten Tag initial mit 500 ml über 16 Stunden erfolgen. Letztendlich ist es immer günstig, die Applikationsgeschwindigkeit zu drosseln und auch eine eventuelle

Bolusgabe in eine kontinuierliche Gabe zu überführen. Sollte die Diarrhö durch eine zu hohe Osmolarität der Sondenkost verursacht sein, bietet sich der Wechsel auf eine Kost mit niedrigerer Osmolarität an. Eventuell wird eine ballaststofffreie Ernährung auf eine ballaststoffreiche umgestellt. Bei der Bolusgabe hat die Temperatur der Sondennahrung am besten Raumtemperatur; sie darf auf jeden Fall nicht zu kalt sein.

Bei Verdacht auf eine bakterielle Kontamination sollten die Überleitungssysteme gewechselt und die Ernährung verworfen werden. Grundsätzlich gilt, dass Überleitungssysteme alle 24 Stunden ausgetauscht werden. Sollte eine Malabsorption im Rahmen einer chronisch entzündlichen Darmerkrankung oder eines Kurzdarmsyndroms vorliegen, wäre der Wechsel auf niedermolekulare Oligopeptiddiäten wie z. B. Survimed OPD zu bedenken. Bei einer Fettresorptionsstörung mit Fettstühlen sollte die Nahrung auf mittelkettige Triglyzeride umgesetzt werden. Andere Ursachen wie Infektionen des Gastrointestinaltraktes sollten dazu führen, eine Stuhldiagnostik auf pathogene Keime wie auch auf Clostridium-difficile-Toxin zu veranlassen.

Neben Antibiotika können auch andere Medikamente wie Digitalis, Eisen, Laxanzien, Phosphat, Kaliumpräparate, Kortikosteroide oder Zytostatika einen Durchfall auslösen. Präparate mit einem hohen Sorbitanteil wie Mucosolvan-Saft, Paracetamol-Saft oder Fenistil-Sirup können ebenfalls eine osmotische Diarrhö auslösen.

Findet sich keine der erwähnten Ursachen, muss auch im Rahmen einer enteralen Ernährungstherapie bedacht werden, dass bis zu vier dünne Stuhlentleerungen pro 24 Stunden normal sind.

▪ **Frage**

Welches sind die Gründe für die Anlage einer jejunalen statt einer gastralen Sonde?

▪▪ **Antwort**

Bei gastroduodenalen Motilitätsstörungen, Magenausgangsstenosen, stattgehabten Operationen am Magen und/oder Duodenum, nicht resektablen Magentumoren oder Aspirationen kann eine PEG-J oder primär eine PEJ angelegt werden.

5.10.2 Fragen des Patienten an den Hausarzt

▪ **Frage**

»Muss die Sonde bei Nichtbenutzung regelmäßig gespült werden?«

▪▪ **Antwort**

»Ja, denn es besteht die Gefahr eines Verschlusses der Sonde, wenn der Magensaft mit Milcheiweiß reagiert und das Eiweiß gerinnt und die Sonde verlegen kann.«

▪ **Frage**

»Wie lange kann eine vollwertige Ernährung über eine Sonde sichergestellt werden?«

▪▪ **Antwort**

»Das ist über einen Zeitraum von Monaten bis mehreren Jahren möglich.«

▪ **Frage**

»Ist in der Sondenkost wirklich alles drin, was ich benötige?«

▪▪ **Antwort**

Diese Frage kann eindeutig bejaht werden. Beim Einsatz vollständig bilanzierter Sondennahrungsprodukte wird eine vollständige Bedarfsdeckung erreicht. Hierüber werden alle lebensnotwendigen Makro- und Mikronährstoffe wie Aminosäuren, Fettsäuren, Vitamine und Spurenelemente entsprechend den für die gesunde Bevölkerung berechneten Bedarf zugeführt.

Nährstoffdefinierte Diäten (NDD) decken den gesamten Nährstoffbedarf des Körpers ab, sind in der Regel vollbilanziert, setzen aber eine funktionierende Verdauungsleistung des Dünndarms voraus. Hierzu gibt es unterschiedliche Sondennahrungsprodukte, z. B. mit und ohne Ballaststoffe, mit hoher Energiedichte bei hohem Energiebedarf und/oder Flüssigkeitsrestriktion. Andererseits gibt es chemisch definierte Diäten (CDD), die bei stark beeinträchtigter Verdauungs- und Resorptionsleistung des Dünndarms als sogenannte »Astronautenkost« verabreicht werden kann. Sie bestehen aus niedermolekularen Bestandteilen ohne Ballaststoffe. Die Applikation erfordert aber in der Regel die Anlage einer PEG-J, PEJ

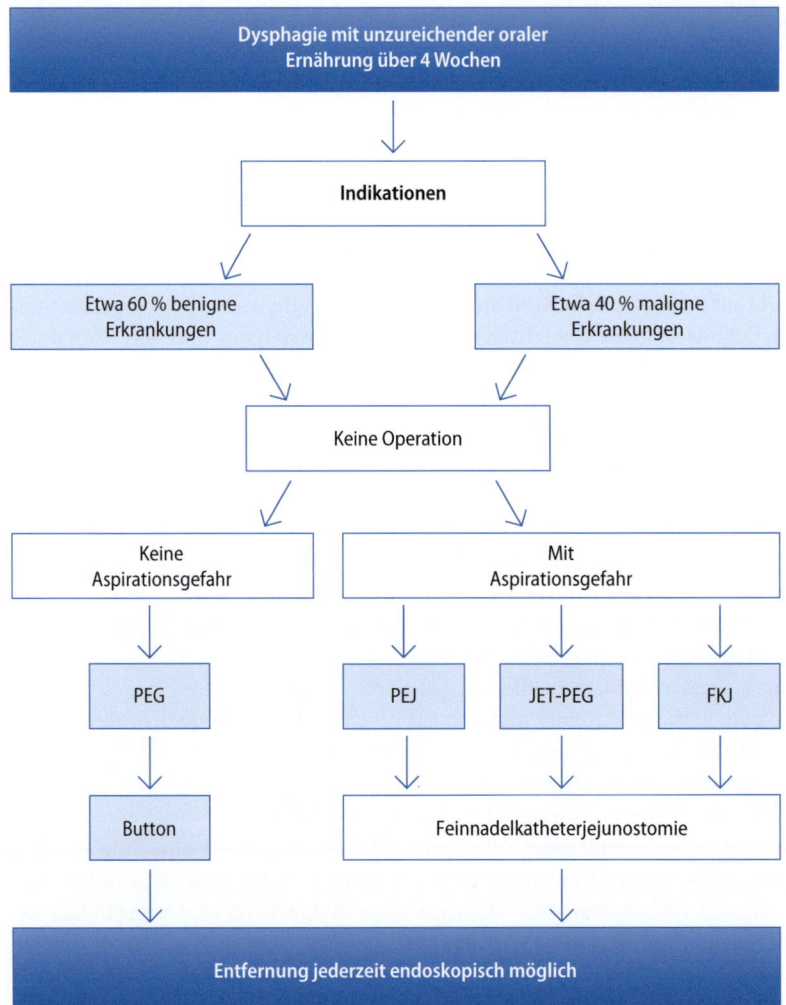

Abb. 5.7 Versorgungsalgorithmus zur PEG am Beispiel einer Dysphagie

oder einer nasojejunalen Sonde. Hierunter kann es bisweilen zur Obstipation kommen.

- **Frage**

»Kann ich mit der PEG auch ins Schwimmbad gehen oder im Meer baden?«

- **Antwort**

»Ja, das können Sie sobald die Wundheilung abgeschlossen, was meistens nach ein bis drei Wochen der Fall ist. Mit einem wasserfesten Pflasterverband können Sie dann ins Schwimmbad oder ins Meer gehen. Nach dem Bad sollte das Pflaster entfernt und eine gründliche Reinigung auch unter der Halteplatte vorgenommen werden, um die Ausbildung feuchter Kammern zu verhindern.«

5.11 Versorgungsalgorithmus zur PEG am Beispiel einer Dysphagie

Die Versorgung von Patienten mit unzureichender oraler Ernährung aufgrund einer Dysphagie ist im Hinblick auf die PEG in dem folgenden Algorithmus dargestellt (Abb. 5.7).

Literatur

Aschl G et al. (2003) Indikationen und Komplikationen der perkutanen endoskopischen Gastrostomie. Wien Klin Wochenschr 115/3-4: 115-120

Bell S et al. (1995) Percutaneous gastrostomy and gastro jejunostomy: additional experience in 519 procedures. Radiology 194: 817-820

Blumenstein I, Stein J (2008) Enterale und parenterale Ernährung. In Riemann JF et al. Gastroenterologie; Band I. Thieme, Stuttgart, S. 967-999

Campoli PM et al. (2009) Assessment of safety an feasibility of a new technical variant of gastropexy for percutaneous endoscopic gastrostomy: an experience with 435 cases. BMC gastroenterol 9: 48-56

DKG (2011) Medikamente freisetzende Koronarstents und mit Medikamenten beschichtete Ballonkatheter: Positionspapier. Der Kardiologe 6:411-435

Dormann A et al. (2003) DGEM-Leitlinie Enterale Ernährung. Grundlagen. Aktuel Ernaehr Med 28, Supplement 1: 526-535

Eberlein Th et al. (2007) Versorgung und Pflege der Eintrittsstellen von PEG/PEJ-Sonden. Die Schwester Der Pfleger 46: 38-41

Ermis F et al. (2012) Indications, complications and long-term follow-up of patients undergoing percutaneous endoscopic gastrostomy: A retrospective study. Wien Klin Wochenschr 124:148-153

Eze N et al. (2007) PEG und RIG tube feeding in Head and Neck patients: a retrospective review of complications and outcome. J Eval Clin Pract 13: 817-819

Figueiredo FA et al. (2007) Predicting outcomes and complications of percutaneous endoscopic Gastrostomy. Endoscopy 39: 333-338

French Society of Digestive Endodoscopy (1999) Guidelines of the French Society of Digistive Endoscopy (SFED): Endoscopic Gastrosmy. Endoscopy 31(2): 207-208

Gauderer MWL, Ponsky JL, Izant RJ (1980) Gastrostomy without laparotomy: A percutanious endoscopic technique. J Paediatr Surg 15: 872-875

Gölder SK (2012) PEG und EPJ. Messmann H. Klinische Gastroenterologie. Thieme, Stuttgart, S 88-91

Grant JP (1988) Comparison of percutaneous endocopic gastrostomy with Stamm gastrostomy. Ann Surg 207: 598-603

Grant JP (1993) Percutaneous endoscopic gastrostomy. Initial placement by single endoscopic technique and long term follow up. Ann Surg 217: 168-174

Groth S (2014) Eine PEG zu legen ist einfach – aber das periinterventionelle Management ist schwierig! Gastroenterologie up2date 10(4): 218-232

Grund KE et al. (2004) Pflegeleitfaden Perkutane Sonden. Fresenius Kabi Deutschland

Heimversorgung.de (2011) Verabreichen von Arzneimitteln über die Sonde. Ausgabe 8/2011 http://www.heimversorger.de/verabreichen-von-arzneimitteln-%C3%BCber-die-sonde

Jonnalagadda S, Edmundowicz SA (2004) Perkutane endoskopische Gastrostomie und Jejunostomie. In Classen M et al. Gastroenterologische Endoskopie. Thieme, Stuttgart, S. 417-428

Kähler G, Götz G, Senninger N (2016) Therapeutische Endoskopie im Gastrointestinaltrakt. Springer, Heidelberg (im Druck)

Kramer A et al. (2004) Konsensusempfehlung zur Auswahl von Wirkstoffen für die Wundantiseptika. ZfW 3: 110-121

Kreymann KG et al. (2006) ESPEN guidelines on Enteral Nutrition. Clin Nutr 25: 210-360

Lee JH et al. (1998) Prophylactic gastrostomy tubes in patients undergoing intensiv irridation for cancer of the head and neck. Arch Otolaryngol Head Neck Surg 124: 871-875

LGA Quali Test GmbH (2007) Gutachterliche Stellungnahme Nr. 5461079 vom 01.12.2006 Die Schwester Der Pfleger46: 38-41

Lipp A et al. (2006) Systemic antimicrobial prophylaxis for percutaneous endoscopic gastrostomy. Cochrane Database Syst Rev CD 005571

Löser C (2000) Clinical aspects of long-term enteral nutrition via percutaneous endoscopic gastrostomy (PEG). Journ of Nutr Health & Aging 4: 47-51

Löser C (2002) Empfehlungen der Deutschen Gesellschaft für Verdauungs- und Stoffwechselkrankheiten (DGVS); für die Durchführung endoskopischer Untersuchungen 3. Aufl. perkutane endoskopische Gastrostomie (PEG): 228-238

Löser C (2013) Das PEG-Dilemma - Plädoyer für ein ethisch verantwortungsbewusstes ärztliches Handeln. Z Gastroenterol 51: 444-449

Löser C et al. (1998) Enteral long-term nutrition via percutaneous endoscopic gastrostomy (PEG) in 210 patient. A four-year prospective study. Dig Dis Sci 1998; 43: 2549-2557

Löser C et al. (2005) ESPEN guidelines on artificial enteral nutrition-percutaneous endoscopic Gastrostomy (PEG) Clin Nurt 24: 848-861

Löser C, Fölsch UR (1996) Richtlinien der Deutschen Gesellschaft für Verdauungs-und Stoffwechselkrankheiten (DGVS); Richtlinien für die Anlage einer perkutanen endoskopischen Gastrostomie (PEG-Sonde). Standards in Gastroenterology. Z Gastroenterol 34: 637-641

Löser C, Müller MJ (1998) Ethische Richtlinien zur Anlage einer perkutan endokopischen Gastrostomie (PEG-Sonde). Z Gastroenterol 36 : 475-478

Luman W et al. (2001) Percutaneous endoscopic gastrostomy-indications and outcome of our Experience at the Singapore General Hospital. Singapore Med J 42: 460-465

Meier A, Gölder S, Probst A, Messmann H (2012) Blutungsrisiko der Perkutanen Endoskopischen Gastrostomie (PEG) unter Thrombozytenaggregationshemmung (TAH)- Erfahrungen eines endoskopischen Zentrums. Endo heute 25 – FV 10 DOI: 10.1055/s- 0032-1308730

Nennstiel S et al. (2013) Therapie eines »Buried Bumpers« mittels NOTES- ein Fallbericht Z Gastroenterol 51: 744-746

Niessner A (2013) Moderne Antikoagulantien zur Thromboseprophylaxe bei Vorhofflimmern. Was muss der Intensivist wissen, was kommt? Med Uni Wien Eigenschaften der neuen oralen Antikoagulantien (NOAKs)

Oehmichen F et al. (2013) Leitlinie der Deutschen Gesellschaft für Ernährungsmedizin (DGEM). Ethische und rechtliche Gesichtspunkte der Künstlichen Ernährung. Aktuel Ernaehr Med 38: 112-117

Ponsky JL (1998) Transilluminating percutaneous endoscopic gastrostomy. Endoskopy 30 (7): 656

Prosiegel M et al. (2012) Neurogene Dysphagien. Leitlinie der Deutschen Gesellschaft für Neurologie 1-14

Rabeneck L et al. (1997) Ethically justified clinically comprehensive guidelines for percutaneous endoscopic gastrostomy tube placement. Lancet 394: 496-498

Reimer T (2010) Enterale Ernährung. In: Biesalski HK et al. Ernährungsmedizin; 4. Aufl. Thieme, Stuttgart, S. 858-877

RKI (2007) Prävention postoperativer Infektionen im Operationsgebiet: Empfehlung der Kommission für Krankenhaushygiene und Infektionsprävention beim RKI: Bundesgesundheitsblatt Gesundheitsforschung Gesundheitsschutz. 50 (3): 377-393

Rosenbaum A et al. (2010) Die perkutane endoskopische Gastrostomie (PEG) DMW 135: 977-979

Rosien U, Jung M (2011) Empfehlungen zur Antibiotikaprophylaxe bei Gastrointest. Endoskopien Z Gastroenterol 49: 1493-1499

Ruthmann O et al. (2010) Perkutane endokopische Gastrostomie. Komplikationen mit und ohne Antikoagulation. Der Chirurg 81 (3): 247-254

Sharma VK et al. (2000) Meta-analysis of randomized, controlles drials for antibiotic prophylaxis before perutaneous endoscopic gastrostomy. Am J Gasteroenterol 95:3133-3136

Siegal DM et al. (2013) Acute management of bleeding in patients on novel oral anticoagulants. Eur Heart J 34(7)489-498b

Soehendra N et al. (1997) Praxis der therapeutischen Endoskopie. Thieme, Stuttgart, S 34-47

Spyropoulos AC (2012) How I treat anticoagulated patients undergoing a elektive procedure or surgery. Blood 11;120 (15) 2954-2962

Teichmann J et al. (2007) Techniken und Komplikationen im postinterventionellen und Langzeitintervall der Sondenernährung. Der Internist 48: 1076-1083

Wagner R (2011) Medikamentengabe über Sonde. 8. Aufl. Fresenius Kabi. Medical Devices

Zopf Y et al. (2008) Lokal Infection after placement of percutaneous endoscopic gastrostomy tubes: a prospective study evaluating risk factors. Can J Gastroenterol 22: 987-991

Port

M. Korenkov

6.1 Indikationen zur Anlage – 68

6.2 Operationsvorbereitung – 68

6.3 Operationstechnik – 68

6.4 Auswahl des Portsystems – 69

6.5 Portbedingte Probleme in der hausärztlichen Praxis – 70
6.5.1 Hämatom an der Porttasche – 70
6.5.2 Rötung, Schwellung, Schmerzen und putride Sekretion an der Porttasche – 70
6.5.3 Anhaltendes Fieber, Schüttelfrost und Abgeschlagenheit – 70
6.5.4 Neurologische Ausfälle oder neurologisch bedingte Schmerzen im Portarm – 70
6.5.5 Schwellung mit eventuell livider Verfärbung des Portarmes – 71
6.5.6 Infusion/Injektion oder Blutaspiration unmöglich – 71
6.5.7 Infusion/Injektion ist möglich, aber keine Blutaspiration – 71
6.5.8 Blutaspiration ist möglich, aber keine Infusion/Injektion – 71
6.5.9 Punktion über die Portmembran nicht möglich – 72

6.6 Handhabung des Portes – 72
6.6.1 Einführung und Fixierung der Portnadel – 72
6.6.2 Injektion, Infusion, Blutentnahme – 73
6.6.3 Katheterblockierung – 73
6.6.4 Nicht verwendeter Port – 73

6.7 Fragen und Antworten – 74
6.7.1 Fragen des Hausarztes an den Chirurgen – 74
6.7.2 Fragen des Patienten an den Hausarzt – 74

6.8 Versorgungsalgorithmus bei portassoziierten Problemen – 76

Literatur – 78

M. Korenkov et al. (Hrsg.), *Allgemeinchirurgische Patienten in der Hausarztpraxis*,
DOI 10.1007/978-3-662-47907-0_6, © Springer-Verlag Berlin Heidelberg 2016

6.1 Indikationen zur Anlage

Indikationen zur Implantation eines zentralvenösen Portes sind meistens die geplante intravenöse Chemotherapie oder eine länger andauernde parenterale Ernährung. Wegen der hohen Osmolarität (> 850 mOsm/l) von vielen Chemotherapeutika und Infusionslösungen zur parenteralen Ernährung besteht die Gefahr der Gefäßwandschädigung peripherer Venen (Teichgräber et al. 2011). Andererseits sind die zentralen Venenkatheter für die Anwendung in ambulanten und häuslichen Bereichen nicht gut geeignet.

Deshalb wurden vollständig subkutane zentralvenöse Zugangssysteme entwickelt (zentralvenöser Port). Ein Portsystem besteht aus einem Portkörper, der sich aus einer Portkammer mit einer Silikonmembran (Septum) und dem äußeren Gehäuse sowie einem Portkatheter zusammensetzt, der über eine Anschlussvorrichtung mit dem Portkörper verbunden wird (◘ Abb. 6.1).

Kontraindikationen einer Portimplantation sind septische Zustände und eine positive Blutkultur (Walser 2012).

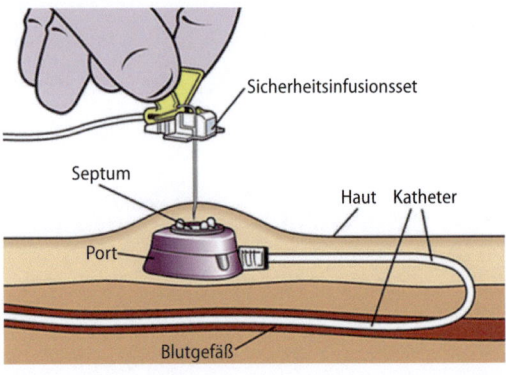

◘ Abb. 6.1 Schematischer Aufbau eines Portsystems (Abb. aus Haeder u. Jähne 2013)

6.2 Operationsvorbereitung

Die Portimplantation wird meistens ambulant, bei besonderen Indikationen auch stationär durchgeführt. Der Eingriff kann sowohl unter Lokalanästhesie als auch in Vollnarkose erfolgen. Bei stark adipösen Patienten kann aufgrund der möglichen technischen Schwierigkeiten die Operation unter örtlicher Betäubung unangenehme Empfindungen verursachen.

6.3 Operationstechnik

Der Portkörper wird standardmäßig subkutan unter der rechten oder der linken Klavikula platziert. Wenn es keine dagegen sprechenden Gründe gibt, wird die rechte Seite favorisiert. Gründe dafür sind der kürzere Abstand zwischen der Punktionsstelle und dem rechten Vorhof sowie die Verhinderung von möglichen Missempfindungen durch das Anschnallen des Sicherheitsgurtes beim Autofahren, wenn der Port links subklavikulär implantiert wurde.

Der 4–6 cm lange Hautschnitt wird im Bereich des Sulcus deltoideopectoralis durchgeführt (eine Vertiefung an der Grenze zwischen M. pectoralis major und M. deltoideus). Die Einführung des Portkatheters erfolgt regelhaft über die V. cephalica mittels Venae sectio (◘ Abb. 6.2). Falls die Implantation über die V. cephalica nicht möglich ist, wird der Portkatheter über eine Direktpunktion der V. subclavia eingeführt. Alternativ kann die Punktion auch über die V. jugularis interna erfolgen.

Nach der Direktpunktion wird ein Führungsdraht eingeführt. Die korrekte Drahtlage wird dann mittels intraoperativer Röntgen- oder EKG-Kontrolle überprüft. Danach wird die Schleuse über den Führungsdraht vorgeschoben. Anschließend erfolgt die Einführung des Portkatheters über die Schleuse und die korrekte Platzierung der Katheterspitze unmittelbar vor dem rechten Vorhof. Auf der Röntgenaufnahme sollte die Katheterspitze sich bei korrekter Platzierung in Höhe der Tracheabifurkation befinden (◘ Abb. 6.3).

Wenn die Bedingungen für eine subklavikuläre Portimplantation nicht erfüllt sind, wird der Portkatheter über die V. saphena magna eingeführt. Der Portkörper wird dann in der Leiste platziert (D'Angelo et al. 1997; Anmerkung: Diese Methode wird äußerst selten angewandt und wurde bisher von den Autoren noch nie umgesetzt).

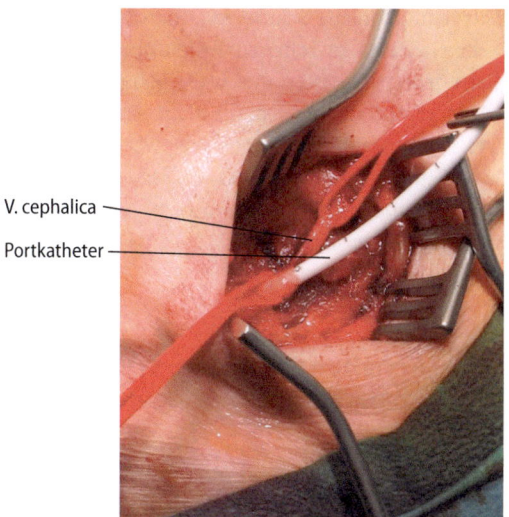

◘ **Abb. 6.2** Einführung des Portkatheters über die V. cephalica

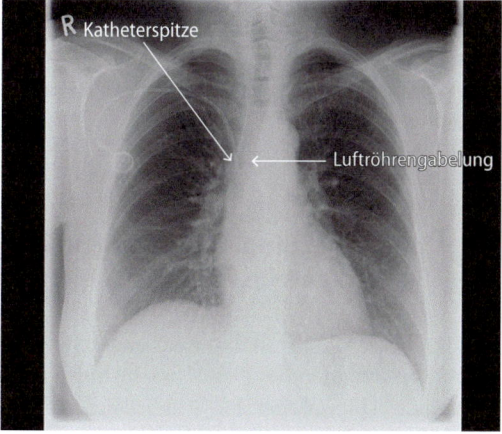

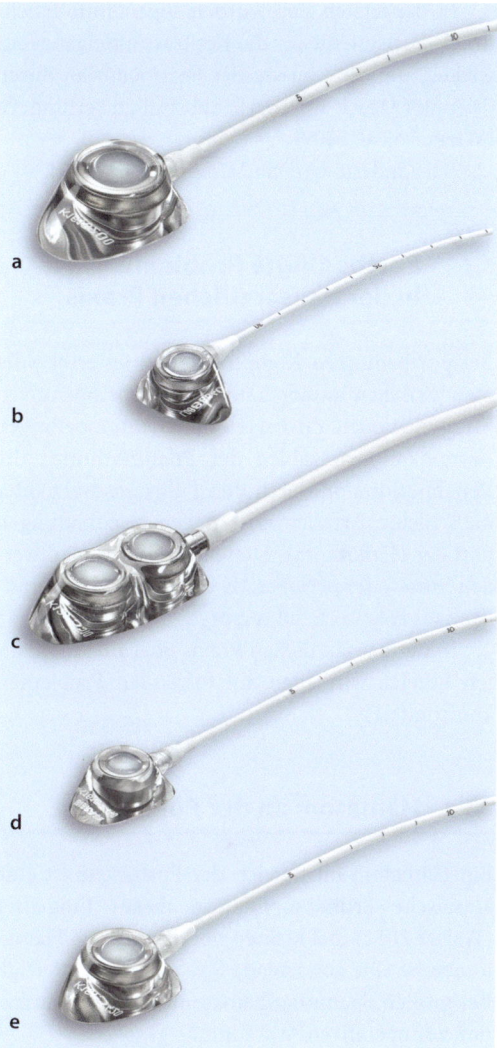

◘ **Abb. 6.3** Röntgendarstellung der korrekten Lage des Portkatheters (mit freundlicher Genehmigung Dr. Ingrid Harth, Radiologisches Institut, Klinikum Werra-Meißner, Eschwege)

◘ **Abb. 6.4** Verschiedene Portsysteme: **a** Standardport, **b** Niedrigprofilport, **c** doppellumiger Port, **d** Kinderport, **e** Port mit kleiner Kammer (© B. Braun Melsungen AG, mit freundlicher Genehmigung)

6.4 Auswahl des Portsystems

Die Auswahl des Portsystems richtet sich nach dem Ernährungszustand des Patienten und der Indikation (◘ Abb. 6.4). Bei kachektischen Patienten eignen sich am besten Portsysteme mit einem flachen Körper, die angeblich die Gefahr einer Drucknekrose der Haut verringern, doch liegen dazu keine verlässlichen Studiendaten vor. Andererseits können bei adipösen Patienten Schwierigkeiten bei der Portpunktion entstehen, sodass in diesen Fällen sogenannte Hochprofilportkörper den Vorzug erhalten sollten.

Einige Autoren empfehlen die Implantation doppellumiger Portsysteme bei kombinierter Anwendung von Chemotherapie und parenteraler Ernährung (Platzbecker et al. 2001, Chaitowitz et al. 2007).

In der letzten Zeit wurden sogenannte Hochdruck-Portsysteme für die Kontrastmittelgabe entwickelt, um die Einrisse der Portmembran durch das unter Druck applizierte Substrat zu verhindern (Wieners et al. 2009).

Bei Kindern wird ein Miniport verwendet.

6.5 Portbedingte Probleme in der hausärztlichen Praxis

Bei portbedingten Komplikationen unterscheidet man zwischen intraoperativen und postoperativen Komplikationen. Zu den relevanten intraoperativen Komplikationen zählen der Pneumothorax, die Venenperforation durch den Führungsdraht oder die Schleuse, Arterienverletzungen, Nachblutungen und der Hämothorax. Diese Komplikationen werden intra- oder perioperativ erkannt und im Krankenhaus entsprechend versorgt.

In der hausärztlichen Praxis oder im ambulanten Bereich wird man mit folgenden Problemen konfrontiert:

6.5.1 Hämatom an der Porttasche

Ein Hämatom im Bereich der Porttasche ist eine klassische Frühkomplikation dieses Eingriffes (Walser 2012). Bei kleinen oberflächlichen Hämatomen ist eine abwartende Strategie gerechtfertigt. Bei großen Spannungshämatomen ist die Indikation zur operativen Ausräumung gegeben.

6.5.2 Rötung, Schwellung, Schmerzen und putride Sekretion an der Porttasche

Eine solche Symptomkonstellation weist auf einen Infekt an der Porttasche hin.

Die häufigsten Ursachen dafür sind die perkutane Keimverschleppung durch unsachgemäße Portbenutzung unter Missachtung der gültigen Hygienestandards oder eine Fehlpunktion mit Paravasatbildung und sekundärer Weichteilnekrotisierung (Haeder u. Jähne 2013). Ein Infekt an der Porttasche imponiert als lokale Entzündung durch Rötung, Schwellung, lokale Schmerzen, manchmal putride Sekretion und in seltenen Fällen auch mit einer Portkörperperforation durch die Haut. Bei gering ausgeprägten Infektzeichen erfolgt eine konservative Therapie mit Aussetzen der Portbenutzung, lokaler Kühlung und systemischer Antibiose. Bei einer stärkeren Infektsymptomatik oder bei einem Versagen der konservativen Therapie muss das Portsystem entfernt werden.

6.5.3 Anhaltendes Fieber, Schüttelfrost und Abgeschlagenheit

Solche Beschwerden können Ausdruck einer Bakteriämie bei einem infizierten Portkatheter sein.

Besteht der Verdacht auf eine katheterbedingte Infektion, wird eine Blutkultur angelegt. Bei positivem Keimnachweis und Austestung der Antibiotikaempfindlichkeit sollte zuerst eine systemische Antibiotikatherapie eingeleitet werden (Walser 2012). Die Nutzung des Portes wird eingestellt. Bei ausbleibendem Erfolg besteht die Indikation zur Portentfernung.

6.5.4 Neurologische Ausfälle oder neurologisch bedingte Schmerzen im Portarm

Solche Beschwerden sind selten und entstehen durch eine Irritation des Plexus brachialis im Rahmen einer Fehlpunktion der V. subclavia oder bei einer Plexuskompression infolge eines Hämatoms (Karakaya et al. 2000). Bei postoperativ aufgetretenen neurologischen Ausfällen im Portarm ist ein notfallmäßiges Thorax-CT indiziert. Findet sich dabei ein Kompressionshämatom, muss dieses notfallmäßig operativ ausgeräumt werden. Ist kein Hämatom nachweisbar, sollte eine symptomatische Therapie mit Schmerzbekämpfung und Physiotherapie eingeleitet werden. Die Dauer dieser Behandlung richtet sich nach der Dynamik der Beschwerden.

6.5.5 Schwellung mit eventuell livider Verfärbung des Portarmes

Ein solcher Befund deutet auf eine Thrombose hin. Sie ist eine relativ häufige Komplikation von Portimplantationen, die sowohl früh postoperativ als auch in weiteren Verlauf auftreten kann. Als prädisponierender Faktor für die Entstehung thromboembolischer Komplikationen spielen onkologische Erkrankungen eine wichtige Rolle (S3-Leitlinien 2010). Besteht der Verdacht auf eine Thrombose, soll eine Farbduplexsonografie durchgeführt werden. Bei unklarem Befund wird ergänzend ein Thorax-CT eingeleitet.

Zur Behandlung wird der geschwollene Arm hochgelagert und für 3 Monate eine Antikoagulation mit neuartigen direkten oralen Antikoagulanzien (z. B. Xarelto, Eliquis) oder mit Vitamin-K-Antagonisten begonnen (z. B. Marcumar). Bei fehlenden Infektzeichen ist eine weitere Benutzung des Portes möglich. Die Portentfernung ist bei ausbleibendem Erfolg der konservativen Therapie indiziert.

Zur Bedeutung von präventiven Maßnahmen im Hinblick auf die katheterassoziierten Thrombosen liegen bisher keine verlässlichen Daten vor (Haeder u. Jähne 2013).

6.5.6 Infusion/Injektion oder Blutaspiration unmöglich

In diesem Fall handelt es sich um eine komplette Fehlfunktion des Portes. Die Ursachen dafür sind ein Katheterverschluss (Okklusion) durch ein Blutgerinnsel oder eine Inkrustation des Katheters durch Reste der parenteralen Ernährung oder der Medikamentengabe bei unzureichender Portspülung.

In diesen Fällen sollte man sich zuerst um eine Auflösung der Verstopfung bemühen. Dazu injizieren Sie zunächst ohne Druck 5 ml 0,9 % NaCl-Lösung mit 100 IE Heparin über die Portnadel (Monturo et al. 1990). Falls dies eine Wirkung gezeigt hat, sollten Sie jetzt Blut aspirieren können. Wenn dies problemlos möglich ist, wird der Port mit 10 ml 0,9% NaCl-Lösung nachgespült und zur weiteren Benutzung freigegeben. Bleibt der Katheter undurchlässig, soll eine Lyse vorgenommen werden. Dazu werden 10 000 IE Urokinase in 2 ml 0,9 % NaCl-Lösung aufgelöst und 1 ml dieser Lösung injiziert. Nach 20 min wird diese Lösung aus dem Port aspiriert. Der Port wird dann mit 20 ml 0,9 % NaCl-Lösung gespült. Bei weiterhin verstopftem Portkatheter kann dieser Vorgang bis zu dreimal wiederholt werden (Teichgräber et al. 2011). Bleibt der Erfolg aus, ist ein Portwechsel indiziert.

6.5.7 Infusion/Injektion ist möglich, aber keine Blutaspiration

Hierbei liegt eine partielle Fehlfunktion vor. Die möglichen Ursachen dafür sind:
- Teilthrombosierung des Portkatheters
- Okklusion der Katheterspitze unter Aspiration durch ein Festsaugen an der Venenwand
- Verlegung der Katheterspitze durch einen Fibrinklot (Faintuch u. Salazar 2008)
- Leckage oder Kathetereinklemmung zwischen Klavikula und der ersten Rippe (sogenanntes Pinch-off-Syndrom). Durch die Kathetereinklemmung steigt die Gefahr des Katheterbruchs (Lenglinger et al. 2001).

Eine Leckage des Portsystems ist wegen der Bildung von Paravasaten mit möglicher Nekrose des umliegenden Gewebes eine gefährliche Situation. Deshalb sollte vor dem Beginn der Infusion Blut aus dem Port aspiriert werden. Wenn die nicht gelingt, darf der Port zunächst nicht weiter benutzt werden. Zum Ausschluss einer Leckage sollte eine Röntgenaufnahme mit Applikation des Kontrastmittels über das Portsystem erfolgen. Bestätigt sich dabei die Leckage oder die Kathetereinklemmung, muss das Portsystem vollständig ausgetauscht werden.

Bei einer Teilthrombosierung oder Fibrinokklusion sollte die Durchspülung des Portes bzw. die Lyse nach dem obengenannten Schema erfolgen.

6.5.8 Blutaspiration ist möglich, aber keine Infusion/Injektion

Grund dafür ist meist die Bildung eines kleinen Gerinnsels oder eine Inkrustation in der Portkammer.

Wenn die Durchspülung und die Lyse nicht zum Erfolg führen, sollte die Portkörper ausgetauscht werden.

6.5.9 Punktion über die Portmembran nicht möglich

Eine solche Situation ergibt sich durch eine Kippung des Portkörpers, wenn dieser nicht sachgemäß fixiert wurde, was am ehesten bei übergewichtigen Patienten vorkommt. Bei Verdacht auf eine Kippung des Portkörpers sollte eine Röntgen-Übersichtsaufnahme angefertigt werden. Bestätigt sich die Diagnose, wird eine operative Lagekorrektur der Portkammer angestrebt.

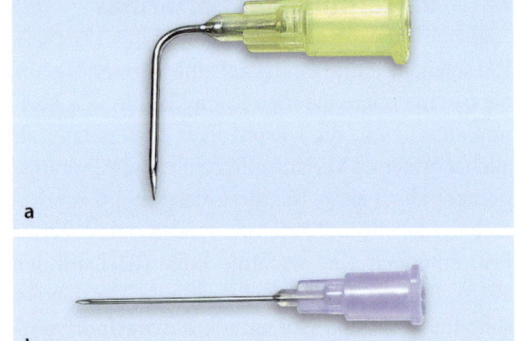

Abb. 6.5a, b Surecan Spezialschliff-Portkanüle: **a** gerade, **b** gebogen (© B. Braun Melsungen AG, mit freundlicher Genehmigung)

6.6 Handhabung des Portes

Die Empfehlungen zur Handhabung des Portsystems entstanden auf der Basis der Gebrauchsanweisungen der entsprechenden Hersteller und praktischen Erfahrung des Fachpersonals.

Der Umgang mit dem Portsystem besteht aus folgenden Schritten (Hausärztliche Leitlinie 2009):

6.6.1 Einführung und Fixierung der Portnadel

Eine Portpunktion muss unter aseptischen Bedingungen durchgeführt werden (sterile Handschuhe, Desinfektion der Injektionsstelle). Damit die Portmembran nicht geschädigt wird, werden nicht stanzende Nadeln mit seitlicher Nadelöffnung benutzt. Je nach Ernährungszustand der Patienten und der Tiefe der Portlage stehen unterschiedliche Nadellängen zur Verfügung (14, 22, 27, 32 mm). Die geraden oder gebogenen Surecan-Nadeln (Abb. 6.5a u. b) werden für eine Bolusinjektion verwendet. Für die Dauerinfusionen wurden spezielle Kanülen mit Infusionsschlauch entwickelt (Abb. 6.6). Nach der Portpunktion wird die Klemme am Portnadelschlauch geöffnet und zunächst ein Aspirationsversuch durchgeführt. Bei einwandfreier Blutaspiration schließt sich die sofortige Spülung mit 10 ml 0,9 % NaCl-Lösung an. Dann wird die Klemme am Portnadelschlauch geschlossen und die Verbindungsstelle am Portnadelschlauch mit einer sterilen Mullkompresse umwickelt. Die Portnadel wird mit einem Verband bedeckt und das Schlauchende am Oberkörper befestigt (Abb. 6.7).

Zunehmend findet auch die mit einem sterilen und selbstklebenden Abdeckteller versehene Portnadel Anwendung.

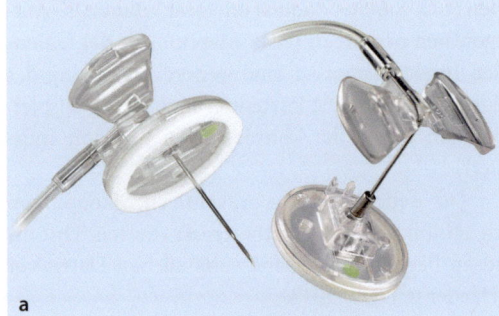

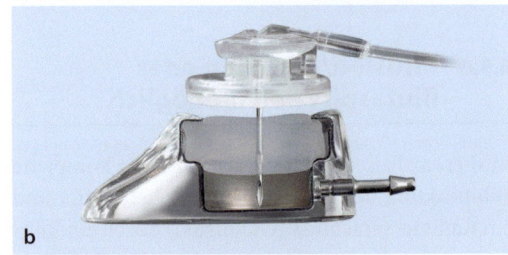

Abb. 6.6 a Surecan Safety 2 Portsicherheitskanüle; **b** Portkatheterschnitt mit Sicherheitskanüle (© B. Braun Melsungen AG, mit freundlicher Genehmigung)

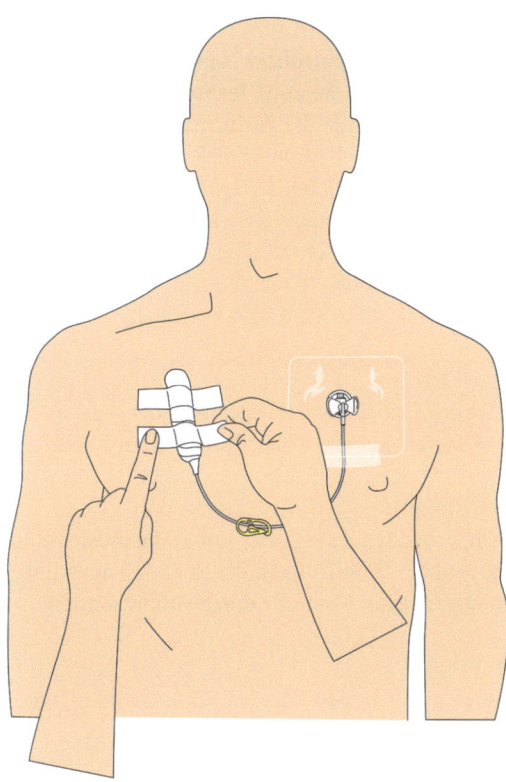

Abb. 6.7 Fixierung des Schlauchendes der Portkanüle
(© B. Braun Melsungen AG, mit freundlicher Genehmigung)

6.6.2 Injektion, Infusion, Blutentnahme

Eine Bolusinjektion über ein Portsystem sollte ohne starken Druck erfolgen. Bei einem hohen Injektionsdruck besteht die Gefahr, dass die Portmembran birst. Bei geplanten mehrfachen Bolusinjektionen sollte die Wahl des Portsystems auf Hochdrucksysteme fallen. Bei Standard-Portsystemen sollten keine Spritzen mit einem Volumen unter 10 ml verwendet werden, um einen übermäßigen Injektionsdruck zu vermeiden (Teichgräber et al. 2011). Nach jeder Injektion, Infusion oder Blutentnahme muss das Portsystem durchgespült werden. Die Wahl der Spüllösung wird derzeit kontrovers diskutiert. Von manchen Herstellern werden zur Portspülung 100 IE Heparin in 10 ml 0,9 % NaCl-Lösung empfohlen. In der hausärztlichen Praxis ist diese Empfehlung jedoch problematisch, da die Pharmaindustrie keine fertigen Ampullen mit 100 IE Heparin anbietet. Bei einer solcher Konstellationen werden die Heparinreste nicht selten verfallen, was entsprechend unnötige Kosten verursacht. Bedenkenswert ist zudem die Gefahr einer heparininduzierten Thrombozytopenie. Die bisher durchgeführten Untersuchungen zeigten, dass eine Spülung bzw. Blockierung des Portsystems mit Kochsalzlösung eine adäquate Alternative zum Heparineinsatz darstellt (Goossens et al. 2013).

6.6.3 Katheterblockierung

Um die Okklusion des Portsystems zu vermeiden, wird der Port nach jeder Anwendung zuerst mit 10 ml 0,9 % NaCl-Lösung durchgespült und dann mit 2–3 ml der gleichen Lösung geblockt. Als »Blockierungslösung« kommt meistens eine 0,9 % NaCl-Lösung oder Heparin (100 IE) zum Einsatz. Bei einem erhöhten Risiko für katheterassoziierte Infektionen empfehlen einige Autoren eine Katheterblockierung mit Taurolidin (Bisseling et al. 2010). Dazu wird am Ende der Infusion der Port mit 10 ml 0,9 % NaCl-Lösung durchgespült und anschließend mit 3 ml TauroLock-Lösung geblockt. Bei der nächsten Portbenutzung wird zuerst die Taurolidin-Lösung aspiriert. Anschließend wird der Port dann wieder mit 10 ml 0,9 % NaCl-Lösung durchgespült und die Infusion danach gestartet. Andere Arbeitsgruppen empfehlen eine Katheterblockierung mit Vancomycin (Safdar u. Maki 2006)

6.6.4 Nicht verwendeter Port

Wird der Port über längere Zeit nicht benutzt, sollte er regelmäßig alle 4–6 Wochen gespült werden. Wissenschaftliche Daten zu dieser Empfehlung liegen jedoch nicht vor. Wir führen keine regelmäßige Portspülung durch.

6.7 Fragen und Antworten

6.7.1 Fragen des Hausarztes an den Chirurgen

- **Frage**

Wann darf der Port nach der Implantation frühestens benutzt werden?

- **Antwort**

Bei unauffälligen Wundverhältnissen kann der Port 3–4 Tage nach der Implantation benutzt werden. Bei einem Hämatom im Wundbereich sollte zuerst die Rückbildung des Hämatoms abgewartet werden.

- **Frage**

Wie lange darf die Portnadel in der Portkammer bleiben?

- **Antwort**

Zu dieser Frage gibt es keine evidenzbasierten Daten. In der praktischen Routine wird die Portnadel wöchentlich gewechselt. Bei wochenlanger Portbenutzung sollte die Haut über der Portkammer bei jedem Nadelwechsel sorgfältig inspiziert werden. Gibt es Anzeichen für eine Druckschädigung, sollte die Nadel häufiger gewechselt werden.

- **Frage**

Wie lange soll oder darf der Port nach dem Behandlungsende liegen bleiben?

- **Antwort**

Es gibt keine validierten Empfehlungen zu dieser Frage. Viele Patienten empfinden den Port als störend und wünschen sich, dass er bei Nichtnutzung entfernt werden möge. Eine Entfernung erfolgt in örtlicher Betäubung. Ein weiteres Argument für die Entfernung eines nicht genutzten Portes ist die Gefahr von katheterassoziierten Komplikationen. Wir entfernen den Port innerhalb von 1–2 Jahren nach Beendigung der Therapie.

- **Frage**

Gibt es eine Empfehlung zur Wahl der Portnadel und zu deren Durchmesser und Länge?

- **Antwort**

Es stehen unterschiedliche Nadellängen zur Verfügung (14, 22, 27, 32 mm). Je dünner ein Patient ist, desto kürzer sollte die Portnadel sein. Die Portnadeln haben auch unterschiedliche Durchmesser (22 G, 20 G, 19 G). Bei der Infusion von sehr viskösen Flüssigkeiten sollte der Gauge-Wert möglichst niedrig sein. So ist etwa zur parenteralen Ernährung bei kachektischen Patienten eine Portnadel mit 14 mm bzw. 22 mm und 19 G geeignet.

- **Frage**

Wie gelingt bei sehr tief liegenden oder abgekippten Portsystemen eine sichere Punktion am besten?

- **Antwort**

Am sichersten gelingt dies unter Durchleuchtung. In geübten Händen kann die Punktion auch unter sonografischer Kontrolle durchgeführt werden.

- **Frage**

Ist es möglich, den Port bei Schützen oder Jägern links zu implantieren?

- **Antwort**

Bei fehlenden Kontraindikationen kann der Port sowohl rechts als auch links subklavikulär implantiert werden. Bei einem linksseitigen Mammakarzinom mit vorgesehener Bestrahlung ist die Portimplantation auf der linken Seite kontraindiziert.

6.7.2 Fragen des Patienten an den Hausarzt

- **Frage**

»Darf man aus dem Port Blut abnehmen?«

- **Antwort**

»Ja. Nach jeder Blutabnahme sollte der Port jedoch mit 20 ml 0,9 % NaCl-Lösung gespült werden, damit die verbleibenden Blutreste in dem Schlauch nicht gerinnen und ihn dadurch verstopfen.«

- **Frage**

»Wann darf ich nach der Portimplantation wieder duschen?«

Antwort

»Bei unauffälliger Wunde können Sie zwei Tage nach der Operation duschen.«

Frage

»Darf ich den Arm nach der Portimplantation normal belasten?«

Antwort

»Sobald Sie schmerzfrei sind, dürfen Sie den Portarm voll belasten.«

Frage

»Darf ich auf dem Port liegen und schlafen?«

Antwort

»Wenn es Ihnen keine Probleme bereitet, ja.«

Frage

»Wann muss ich den Arzt aufsuchen?«

Antwort

»Bei jeglichen Beschwerden in der Portumgebung wie etwa Schmerzen oder Rötung, bei Armschwellung, bei Sensibilitäts- oder Motilitätsstörungen am Portarm sowie bei zusätzlichem Fieber und Abgeschlagenheit sollten Sie einen Arzt aufsuchen.«

Frage

»Muss ich jetzt früher als sonst bei Infektionen Antibiotika einnehmen, da es sich ja um einen Fremdkörper handelt?«

Antwort

»Im Gegensatz zur künstlichen Herzklappe gibt es bei einem implantierten Port keine prophylaktische Antibiotikaeinnahme.«

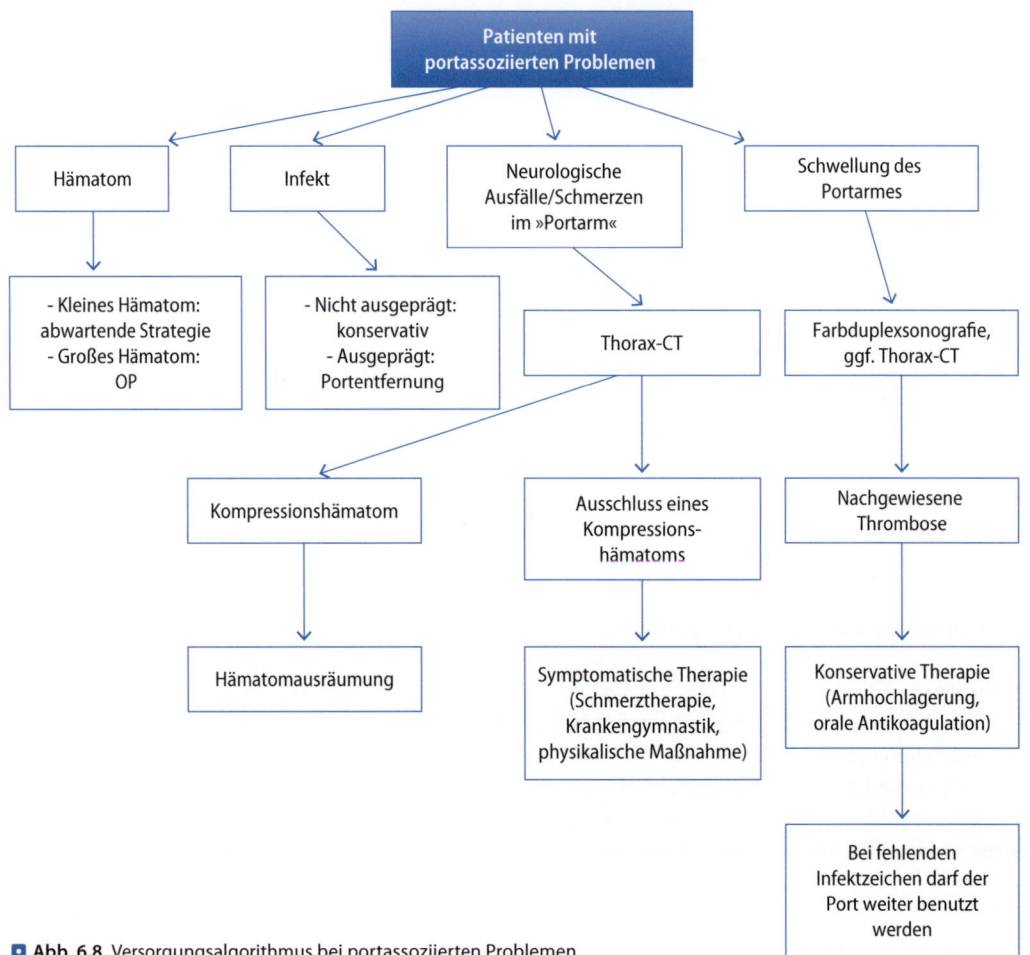

◘ **Abb. 6.8** Versorgungsalgorithmus bei portassoziierten Problemen

6.8 Versorgungsalgorithmus bei portassoziierten Problemen

Die Versorgung von Patienten mit portassoziierten Problemen ist in dem folgenden Algorithmus dargestellt (◘ Abb. 6.8).

6.8 · Versorgungsalgorithmus bei portassoziierten Problemen

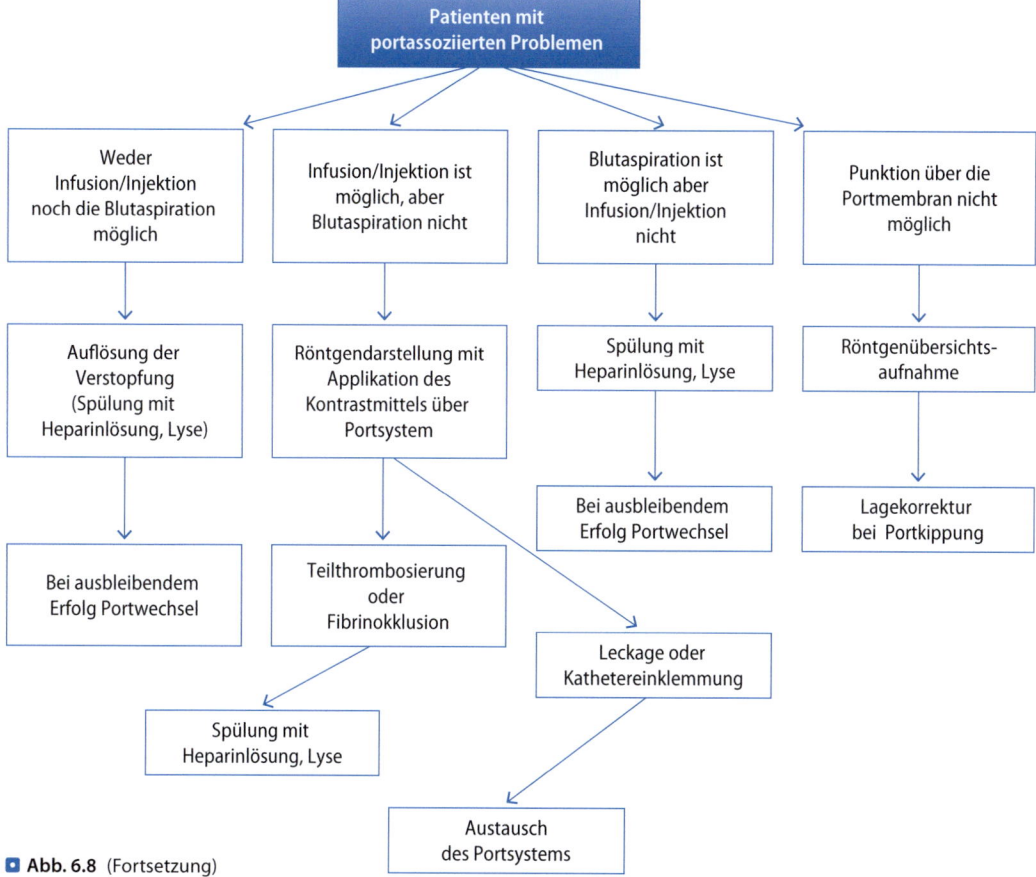

○ **Abb. 6.8** (Fortsetzung)

Literatur

Bisseling TM, Willems MC, Versleijen MW, Hendriks JC, Vissers RK, Wanten GJ (2010) Taurolidine lock is highly effective in preventing catheter-related bloodstream infections in patients on home parenteral nutrition: A heparin-controlled prospective trial. Clin Nutr 29:464–8

Chaitowitz I, Heng R, Bell KW (2007) Exchanging dual-lumen central venous catheters: how I do it. Australas Radiol 51:106–9

D'Angelo FA, Ramacciato G, Aurello P et al. (1997) Alternative insertion sites for permanent central venous access devices. Eur J Surg Oncol 23:547–9

Faintuch S, Salazar GM (2008) Malfunction of dialysis catheters: management of fibrin sheath and related problems. Tech Vasc Interv Radiol 11:195–200

Goossens GA, Jérôme M, Janssens C, Peetermans WE, Fieuws S, Moons P, Verschakelen J, Peerlinck K, Jacquemin M, Stas M (2013) Comparing normal saline versus diluted heparin to lock non-valved totally implantable venous access devices in cancer patients: a randomised, non-inferiority, open trial. Ann Oncol 24(7):1892-9

Haeder L, Jähne J (2013) Indikation, Technik und Komplikationen der Portimplantation. Chirurg 84:572–579

Hausärztliche Leitlinie »Palliativversorgung«. Version 1.09;20. März 2009:58

Karakaya D, Baris S, Güldogus F, Incesu L, Sarihasan B, Tür A (2000) Brachial plexus injury during subclavian vein catheterization for hemodialysis. J Clin Anesth 12:220–3

Lenglinger FX, Hartl P, Kirchgatterer A, Lenglinger GM, Baldinger C (2001) Fracture and embolization of a central venous port catheter without prior compression between the clavicle and the 1st rib. Wien Klin Wochenschr 113:134–7

Monturo CA, Dickerson RN, Mullen JL (1990) Efficacy of thrombolytic therapy for occlusion of long-term catheters. J Parenter Enteral Nutr 14:312–4

Platzbecker U, Illmer T, Schaich M et al. (2001) Double lumen port access in patients receiving allogeneic blood stem cell transplantation. Bone Marrow Transplant 28:1067–72

Safdar N, Maki DG (2006) Use of vancomycin-containing lock or flush solutions for prevention of bloodstream infection associated with central venous access devices: a meta-analysis of prospective, randomized trials. Clin Infect Dis 43:474–84

S3-Leitlinie: Prophylaxe der venösen Thromboembolie (VTE). Version vom 18. März 2009 mit eingearbeitetem Addendum vom 8. Mai 2010

Teichgräber UK, Pfitzmann R, Hofmmann HA (2011) Portsysteme als integraler Bestandteil von Chemotherapien. Dtsch Ärztebl 108(9):147–54

Walser EM (2012) Venous access ports: indications, implantation technique, follow-up, and complications. Cardiovasc Intervent Radiol 35(4):751-64. doi: 10.1007/s00270-011-0271-2. Epub 2011 Sep 16; Review

Wieners G, Redlich U, Dudeck O, Schütte K, Ricke J, Pech M (2009) First experiences with intravenous port systems authorized for high pressure injection of contrast agent in multiphasic computed tomography. RoFo 181:664–8

Schrittmacher und Defibrillatoren

P. Schott

7.1 Einleitung – 80

7.2 Indikationen zur Anlage und Systemauswahl – 80
7.2.1 Indikation bei bradykarden Herzrhythmusstörungen – 81
7.2.2 Indikation zur Therapie mit ICD-Systemen – 81
7.2.3 Indikation zur kardialen Resynchronisationstherapie (biventrikuläre Systeme) – 82

7.3 Operationsvorbereitung – 82

7.4 Operationstechnik – 83

7.5 Betreuung nach der Anlage – 83

7.6 Fragen und Antworten – 84
7.6.1 Fragen des Hausarztes an den Chirurgen – 84
7.6.2 Fragen des Patienten an den Hausarzt – 85

7.7 Versorgungsalgorithmen zur Schrittmacher- und ICD-Therapie – 86

Literatur – 88

7.1 Einleitung

Die Schrittmachertherapie hat sich von einer initial rein lebenserhaltenden Behandlung bei Bradykardien und Asystolien in den letzten Jahren zu einer hochgradig differenzierten Therapieform entwickelt. Seit der Erstimplantation eines Schrittmachers durch Senning 1958 wurden weltweit mehr als 8 Millionen Schrittmacher implantiert. Die Zahl der Implantationen eines Schrittmacher- oder Defibrillatorsystems zeigte im letzten Jahrzehnt einen erheblichen Anstieg. Dies ist unter anderem auf die prophylaktischen Implantationen von ICD-Systemen (Implantable Cardioverter/Defibrillator) und die Therapie der Herzinsuffizienz durch Schrittmacher- und ICD-Systeme zur kardialen Resynchronisationstherapie zurückzuführen. Ferner zeigte sich auch bei den klassischen Schrittmacherindikationen ein deutlicher Anstieg. Allein in Deutschland wurden 2012 über 100 000 stationäre Schrittmacheroperationen durchgeführt. Hinzu kommt noch ein sich im niedrigen fünfstelligen Bereich bewegender Anteil rein ambulant durchgeführter Operationen (Markewitz et al. 2012).

7.2 Indikationen zur Anlage und Systemauswahl

Neben der Indikationsstellung zur Schrittmachertherapie stellt die Auswahl des Schrittmachersystems einen entscheidenden und auch für den Patienten prognostisch relevanten präoperativen Schritt dar. Entscheidend für die Systemauswahl sind die Anamnese des Patienten, das Ausmaß einer eventuell vorliegenden Herzinsuffizienz, die kardiale Grunderkrankung und die Pathophysiologie der Bradykardie.

Das grundsätzliche Ziel bei der Auswahl des Schrittmachersystems besteht heute darin, durch die Gerätewahl den Anteil an ventrikulärer Stimulation möglichst gering zu halten. Denn ein hoher Anteil einer nicht zwingend erforderlichen rechtsventrikulären Stimulation kann eine erhöhte Morbidität (bei eingeschränkter linksventrikulärer systolischer Funktion sogar eine erhöhte Mortalität) nach sich ziehen (Wilkoff et al. 2002).

Eine Ausnahmeregelung stellen hier die Systeme zur kardialen Resynchronisationstherapie dar.

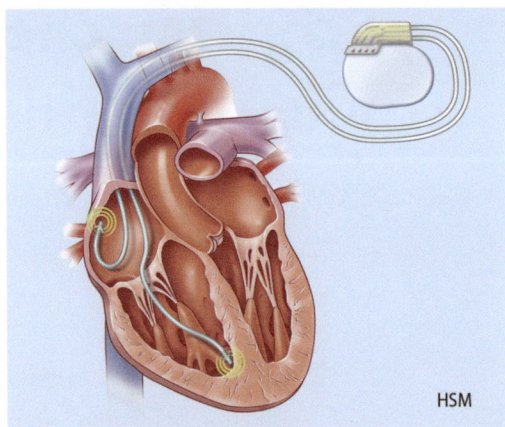

Abb. 7.1 2-Kammerschrittmachersystem (HSM). Sondenlage in rechtem Vorhof und im Apex des rechten Ventrikels (mit freundlicher Genehmigung der Fa. Medtronic)

Hier wird ein nahezu 100%iger Anteil an simultaner biventrikulärer Stimulation angestrebt (rechter und linker Ventrikel).

Grundsätzlich stehen heutzutage recht einfache 1-Kammerschrittmachersysteme zur alleinigen Stimulation im Vorhof oder in der rechten Kammer zur Verfügung. Ferner gibt es einfache aber auch hochkomplexe 2-Kammersysteme, die sowohl das rechte Atrium als auch die rechte Kammer stimulieren können (Abb. 7.1).

Diese 2-Kammersysteme unterscheiden sich heute erheblich in den Optionen der Programmierbarkeit und bieten zum Teil ausgefeilte Algorithmen zur hochdifferenzierten Rhythmusüberwachung und Stimulation an. Auch wenn der NBG-Code (NASPE/BPEG Generic Pacemaker Code) diese modernen Geräte nur unzureichend beschreibt, wird er heute weiterhin zur Nomenklatur der Schrittmachersysteme verwendet:

- 1. Position – Ort der Stimulation: 0 = keine, A = Vorhof (Atrium), V = Kammer (Ventrikel), D = dual (Vorhof und Kammer)
- 2. Position – Ort der Wahrnehmung: 0 = keine, A = Vorhof (Atrium), V = Kammer (Ventrikel), D = dual (Vorhof und Kammer)
- 3. Position – Betriebsart: 0 = keine spezielle Betriebsart, I = Inhibition, T = Triggerung, D = R-Wellen inhibiert, P-Wellen getriggert auf Ventrikelebene, P-Wellen inhibiert auf Vorhofebene

Tab. 7.1 Indikationen zur Schrittmachertherapie und Wahl des Gerätes/Programmierung (NBG Code)

Diagnose	Geräteauswahl (NBG Code)
Sinusknotensyndrom	AAI(R) oder DDD(R) mit Spezialalgorithmen zum Erhalt der eigenen Vorhof-/Kammerüberleitung
Brady-Tachysyndrom mit Sinusrhythmus und Phasen paroxysmalen Vorhofflimmerns	DDD(R) mit Mode-Switching und Spezialalgorithmen zum Erhalt der eigenen Vorhof-/Kammerüberleitung
AV-Block II° und III° permanent	DDD
AV-Block II° und III° intermittierend	DDD mit Spezialalgorithmen zum Erhalt der eigenen Vorhof-/Kammerüberleitung
Bradykardie bei Vorhofflimmern	VVI(R)
Karotissinussyndrom und vasovagales Syndrom	DDD mit Spezialalgorithmen

— 4. Position – Programmierbarkeit und Frequenzadaption: 0 = nicht programmierbar, P = 1–2 Positionen programmierbar, M = multiprogrammierbar, R = Frequenzadaption
— 5. Position – Antitachykardiefunktion: 0 = keine, B = burst, S = scanning, E = externe Triggerung.

7.2.1 Indikation bei bradykarden Herzrhythmusstörungen

Die Indikation zur Implantation eines Herzschrittmachers ergibt sich in der Regel bei folgenden Konstellationen:
— Im Rahmen symptomatischer bradykarder Herzrhythmusstörungen, die keine reversible Ursache haben (z. B. bradykardisierende Medikation, Hyperkaliämie, myokardiale Ischämie usw.). Gefordert wird der Nachweis einer pathologischen Bradykardie (intermittierend oder permanent) bei gleichzeitiger klinischer Symptomatik (Schwindel, Synkope, Präsynkope, Leistungsschwäche im Sinne einer Herzinsuffizienz bei Bradykardie usw.).
— Beim Wechsel zwischen Bradykardien und Tachykardien (sog. »Brady-/Tachysyndrom«), da die bradykarden Phasen häufig durch die notwendige antitachykarde medikamentöse Therapie verstärkt werden (häufig mit Betablockern usw.)
— Nachweis einer chronischen oder intermittierenden Leitungsstörung mit ungünstiger Prognose auch bei asymptomatischen Patienten. Als Beispiel kann hier die infrahisäre Leitungsstörung beim AV-Block oder eine bifaszikuläre Leitungsstörung gelten.
— Herzinsuffizienz durch fehlenden Herzfrequenzanstieg unter Belastung (chronotrope Inkompetenz).

Die Tab. 7.1 bietet eine Übersicht über häufige Indikationen zur Schrittmachertherapie und die entsprechende Geräteauswahl.

7.2.2 Indikation zur Therapie mit ICD-Systemen

Ein implantierbarer Cardioverter/Defibrillator (ICD) ist in der Lage, aufgrund differenzierter Algorithmen lebensbedrohliche ventrikuläre Tachykardien und Kammerflimmern zu detektieren und diese Rhythmusstörungen entweder durch eine Überstimulation (antitachykardes Pacing; ATP) oder aber durch Defibrillation zu beenden. Mehrere multizentrische Studien konnten belegen, dass der ICD bei Risikopatienten einer medikamentösen antiarrhythmischen Therapie zur Prävention des plötzlichen Herztodes klar überlegen ist (Moss et al. 2002, Gust et al. 2005).

Der überwiegende Anteil aller Implantationen eines ICD erfolgt zur Prävention des plötzlichen Herztodes durch Kammerflimmern im Hochrisikokollektiv.

Unter der Prämisse einer »primärpräventiven« Therapie sollte eine ICD-Implantation Patienten mit einer eingeschränkten linksventrikulären systolischen Funktion bei einer Auswurfleistung (Ejektionsfraktion) von unter 35 % unter optimaler medikamentöser Herzinsuffizienztherapie (mindestens 6 Wochen stabile Therapie) angeboten werden. Weiterhin sollte einer Lebenserwartung von mindestens einem Jahr vorliegen.

Vor der Implantation eines ICD-Systems im Rahmen der Primärprävention müssen die interventionellen und chirurgischen Therapieoptionen der kardialen Grunderkrankung erfolgt sein (z. B. interventionelle oder chirurgische Revaskularisation bei koronarer Herzerkrankung, Rekonstruktion/Klappenersatz bei Klappenvitium).

Im Rahmen der sogenannten sekundärpräventiven Indikation erfolgt die Implantation eines ICD nach überlebten »plötzlichem Herztod« im Rahmen eines Kammerflimmerns oder aber im Rahmen einer anhaltenden symptomatischen ventrikulären Tachykardie. Entscheidend hierbei ist, dass ursächlich für die vital bedrohliche Rhythmusstörung keine reversible Ursache vorlag (akute myokardiale Ischämie im Rahmen eines Myokardinfarktes, Hypokaliämie, QT-Verlängerung durch Medikation usw.).

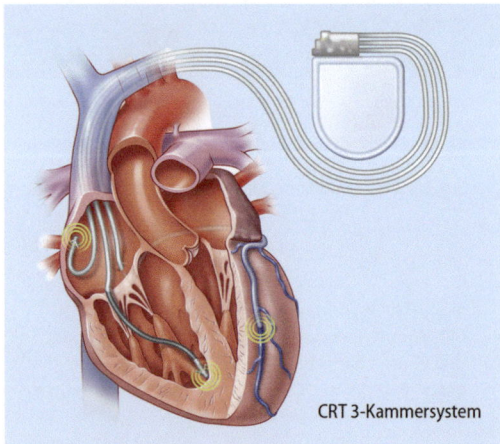

■ **Abb. 7.2** 3-Kammer-ICD-System zur kardialen Resynchronisationstherapie (CRT). In Analogie zum 2-Kammersystem finden sich im rechten Vorhof eine Schrittmachersonde und eine Defibrillatorsonde am rechtsventrikulären Apex. Ferner wurde eine weitere Sonde über das im rechten Atrium liegende Ostium des Koronarsinus in einer epikardialen Vene im lateralen Bereich des linken Ventrikels platziert. Durch simultane Stimulation der rechtsventrikulären und epikardialen linksventrikulären Sonde wird eine Resynchronisation der Systole beider Ventrikel erreicht (mit freundlicher Genehmigung der Fa. Medtronic)

7.2.3 Indikation zur kardialen Resynchronisationstherapie (biventrikuläre Systeme)

Die kardiale Resynchronisationstherapie (CRT) führt bei herzinsuffizienten Patienten zu einer Verbesserung der Beschwerdesymptomatik, zur Senkung der Hospitalisierungsrate und zu einer signifikanten Verbesserung der Überlebensrate.

Patienten mit einer symptomatischen Herzinsuffizienz ab Stadium NYHA III, einer hochgradig reduzierten Linksventrikelfunktion und einem typischen Linksschenkelblockbild haben den größten Nutzen von einer kardialen Resynchronisationstherapie. Mehrere Multicenterstudien (Moss et al. 2009, Tang et al. 2010, Linde et al. 2008), die über 4000 Patienten mit hochgradig reduzierter Linksventrikelfunktion (EF < 30–35 %) und einem Schenkelblockbild im Ruhe-EKG eingeschlossen haben, zeigten auch bei Patienten mit nur gering symptomatischer Herzinsuffizienz (NYHA-Stadium II) eine signifikante Reduktion der Gesamtmortalität sowie der Hospitalisierungsrate.

Die ■ Abb. 7.2 zeigt schematisch ein 3-Kammer-ICD-System zur kardialen Resynchronisationstherapie.

7.3 Operationsvorbereitung

Eine spezifische Operationsvorbereitung der Patienten durch den Hausarzt ist in der Regel nicht erforderlich. Eine Operation unter einer Therapie mit oralen Antikoagulanzien ist auch ohne ein Absetzen der Vitamin-K-Antagonisten möglich, sofern die INR im unteren Zielbereich liegt. Entsprechend ist auch kein »Bridging« z. B. mit niedermolekularen Heparinen erforderlich. Die neueren direkten oralen Antikoagulanzien (Dabigatran, Rivaroxaban, Apixaban, Edoxaban usw.) sollten 24 Stunden vor der Operation abgesetzt werden.

Der Umgang mit perioperativen Antibiotikagaben ist recht unterschiedlich. Zwingend erforderlich ist eine perioperative Antibiotikatherapie nicht, doch meistens wird sie durchgeführt.

7.4 Operationstechnik

Sowohl die Schrittmacher- als auch die ICD-Implantation werden in der Regel in Lokalanästhesie durchgeführt. In einzelnen Zentren erfolgt die Implantation eines ICDs oder eines CRT-Systems in Allgemeinnarkose.

Nach steriler Abdeckung des Gebiets um die Morenheim-Grube (Fossa infraclavicularis) erfolgt die chirurgische Darstellung der V. cephalica mit anschließender Inzision der Vene und Vorschieben der rechtsventrikulären Sonde unter Röntgendurchleuchtung bis zum rechtsventrikulären Apex. Bei guter anatomischer Lage der Schrittmachersonde (Anker- oder Schraubsonde; ◘ Abb. 7.3) erfolgt dann intraoperativ die Bestimmung der Wahrnehmung der R-Welle, der elektrischen Impedanz und der Reizschwelle.

Beim Zweikammersystem wird eine weitere Sonde in den rechten Vorhof vorgeschoben. Dort folgt die Implantation der Sonde (überwiegend Schraubsonden) entweder im Bereich des Vorhofohres oder an der freien Vorhofwand. Bei Systemen zur kardialen Resynchronisationstherapie erfolgt die zusätzliche Implantation einer Sonde im Bereich einer epikardialen linkslateral lokalisierten Koronarvene. Diese wir dazu über eine Sondierung des Koronarsinus vom rechten Vorhof über spezielle Führungsdrähte bis zur gewünschten Position vorgeschoben.

Alternative venöse Zugangswege bei zu kleiner V. cephalica sind die direkte Punktion der V. subclavia und in seltenen Fällen der Zugang über die V. jugularis. Auch eine direkte epikardiale Anlage von Schrittmachersonden mittels Thorakotomie ist in Ausnahmesituation möglich.

Nach der Implantation der Schrittmachersonden erfolgt die Präparation einer Schrittmacherloge meist infraklavikulär subkutan, subfaszial oder subpektoral. Nachdem die Sonde(n) mit dem Schrittmacher-/ICD-Aggregat verbunden und das Gerät implantiert wurde, erfolgt der schichtweise Wundverschluss.

Im Anschluss an die Operation wird das Gebiet der Schrittmacherloge mit einem Sandsack oder einem speziellen Druckverband komprimiert. Nach Punktion der V. subclavia führt man zum Ausschluss eines Pneumothorax ein Thoraxröntgen durch.

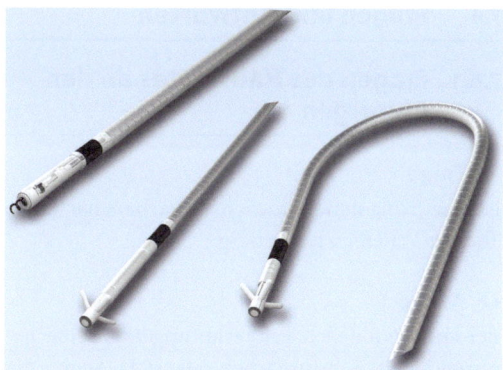

◘ **Abb. 7.3** Darstellung dreier Schrittmachersonden. Links: Schraubsonde, die meist im Bereich des Vorhofs eingesetzt wird, da dieser eine nur spärliche Trabekularisierung besitzt und eine Ankersonde leicht dislozieren würde; Mitte und rechts: zwei Ankersonden zur Platzierung im rechten Ventrikel (mit freundlicher Genehmigung der Fa. Medtronic).

In der Regel gibt es keinen Grund dafür, die Patienten postoperativ zu immobilisieren, sodass nach der Anpassung der Schrittmacher-/ICD-Programmierung an die individuellen Bedürfnisse des Patienten einer Entlassung aus dem stationären Bereich nichts mehr im Wege steht.

7.5 Betreuung nach der Anlage

Nicht resorbierbares Nahtmaterial zum Wundverschluss wird in der hausärztlichen Praxis meist etwa am 7. postoperativen Tag entfernt. Dieser Schritt entfällt bei resorbierbarem Nahtmaterial natürlich. In jedem Fall sollten jedoch die Wundverhältnisse postoperativ kontrolliert werden. Hierbei achtet man auf Anzeichen für eine bakterielle Infektion (schmerzhafte Rötung, Schwellung, Sekret) und auf ein mögliches Hämatom im Bereich der Schrittmachertasche.

Nach 4-12 Wochen wird beim Kardiologen das Schrittmachersystem kontrolliert und werden die Systemfunktionen überprüft. Eventuell wird die Programmierung daraufhin angepasst. Bei komplikationslosen Verläufen wird das System alle 6–12 Monate kontrolliert.

7.6 Fragen und Antworten

7.6.1 Fragen des Hausarztes an den Chirurgen

- **Frage**

Ist eine Explantation des Schrittmachers nach dem Tod des Patienten notwendig?

- **Antwort**

Bei konventionellen Erdbestattungen ist eine Explantation des Schrittmacher- oder ICD-Aggregates nicht erforderlich. Bei anstehender Feuerbestattung sollten die Aggregatbatterien aufgrund der Explosionsgefahr vor der Einäscherung entnommen werden. Dies geschieht üblicherweise im Rahmen der rechtlich vorgeschriebenen zweiten Leichenschau vor Freigabe des Leichnams zur Einäscherung.

- **Frage**

Geht von einem implantierten Defibrillator eine Gefahr für einen reanimierenden Arzt aus?

- **Antwort**

Grundsätzlich wird es im Rahmen einer Reanimation zu Entladungen des ICDs kommen, falls beim Patienten Herzkammerflimmern oder eine anhaltende ventrikuläre Tachykardie vorliegt. In der Literatur gibt es keine Belege für die Schädigung eines reanimierenden Helfers durch ein implantiertes ICD System. Bei Entladungen des ICDs kann es beim reanimierenden Helfer jedoch zu einem kurzzeitigen Muskelzucken kommen. Es besteht jedoch keine Gefahr für die Induktion einer malignen Herzrhythmusstörung beim Helfer durch eine ICD-Entladung.

- **Frage**

Ist bei Taschenhämatomen eine Punktion des Hämatoms in der hausärztlichen Praxis sinnvoll?

- **Antwort**

Selbst recht ausgedehnte Hämatome werden meist vollständig resorbiert, sodass eine Intervention bei Taschenhämatomen kritisch indiziert werden sollte. Durch eine Punktion des Hämatoms wird zudem meist nur eine unzureichende Entlastung des Hämatoms erreicht, da nur ein geringer Anteil des

Abb. 7.4 Symbole, welche die MRT-Tauglichkeit des Schrittmacheraggregates und der Sonden kennzeichnen. Die Symbole finden sich auf dem Schrittmacherausweis des Patienten (mit freundlicher Genehmigung der Fa. Medtronic)

Hämatoms liquide ist. Zudem besteht die Gefahr einer sekundären bakteriellen Infektion des Systems und der Beschädigung der Isolation der Sonden durch die Punktionsnadel.

Sollte dennoch eine Intervention bei einem Taschenhämatom notwendig sein, empfehlen wir die Vorstellung des Patienten in der Einrichtung, die den Eingriff vorgenommen hatte. Dort kann dann das Hämatom bei Bedarf operativ saniert werden.

- **Frage**

Sind bei Schrittmacherpatienten MRT-Untersuchungen möglich?

- **Antwort**

Es gibt neuere Schrittmacher- und ICD-Systeme, welche die Durchführung von MRT-Untersuchungen ermöglichen. Diese Geräte sind explizit im Ausweis durch eine MRT-Kennzeichnung ausgewiesen (**Abb. 7.4**). Vor der Durchführung eines MRT muss eine Programmierung der Geräte in einen speziellen MRI-Modus erfolgen. Da es sich hierbei meist um einen asynchronen Stimulationsmodus im Ventrikel (VOO-Modus) handelt, muss während der MRT-Untersuchung ein EKG abgeleitet werden. Im Anschluss an die Untersuchung wird sofort der Standardmodus des Gerätes programmiert. Es ist also auch bei MRT-fähigen Systemen ein recht komplexes Vorgehen notwendig. Momentan verfügt zudem nur ein geringer Anteil der in Deutschland implantierten Systeme über eine solche MRT-Zulassung. Bei dem größten Teil der Patienten mit Schrittmacher- oder ICD-Systemen ist daher keine MRT-Untersuchung möglich.

Frage

Ist die Entfernung der Schrittmacherelektroden möglich?

▪▪ Antwort

Grundsätzlich ist eine Sondenextraktion bei technischen Problemen der Sonde oder einer Systeminfektion möglich. Je nach Sondentyp und Implantationsdauer ist dies jedoch mit nicht unerheblichen Risiken verbunden. Somit sollten komplexe Sondenentfernungen auch in ausgewiesenen Zentren erfolgen, die über eine ausreichende Erfahrung, eine spezielle apparative Ausstattung (automatisierte Extraktionswerkzeuge, Laserexaminationsgerät usw.) und die Möglichkeit zur Notfallthorakotomie mit einem erfahrenen thoraxchirurgischen Team verfügen.

Frage

Warum erkennt man im Oberflächen-EKG nicht immer, ob es sich um einen stimulierten QRS-Komplex handelt? Liegt dann eine Schrittmacherdysfunktion vor?

▪▪ Antwort

Da heute überwiegend sogenannte bipolare Schrittmachersonden verwendet werden, erfolgt die elektrische Stimulation bei bipolarer Programmierung nur in einem kleinen intrakardialen Spannungsfeld zwischen zwei Elektroden am distalen Ende der Schrittmachersonde. Dieses geringe Spannungsfeld wird vom Oberflächen-EKG nicht registriert, sodass auch bei fehlendem »Spike« im Oberflächen-EKG eine Schrittmacherstimulation vorliegen kann. Bei unipolaren Sonden oder unipolarer Programmierung der Stimulation wird ein Spannungsfeld zwischen Schrittmachergehäuse und distalem Ende der Sonde aufgebaut. Dieses recht große Spannungsfeld wird im Oberfächen-EKG als »Spike« registriert.

Frage

Welche Maßnahmen sollten bei einer Infektion der Schrittmachertasche erfolgen?

▪▪ Antwort

Bei einer Infektion des Schrittmachersystems ist aufgrund der schlechten Prognose einer konservativ antibiotischen Therapie in der Regel die Explantation des Schrittmachersystems notwendig. Die Sanierung des auf dem Schrittmacher und an den Sonden lokalisierten bakteriell kontaminierten »Biofilms« gelingt durch eine alleinige Antibiotikatherapie in der Regel nicht. Je nach Notwendigkeit wird dann eventuell auf der gegenüberliegenden Seite ein neues System implantiert.

7.6.2 Fragen des Patienten an den Hausarzt

Frage

»Wie oft muss ich meinen Schrittmacher kontrollieren lassen?«

▪▪ Antwort

»Das hängt von dem Grund für die Implantation Ihres Schrittmachers ab. Der erforderliche Abstand kann 3 Monate betragen oder aber auch 12. In der Regel wird das Schrittmachersystem jedoch alle 6 Monate kontrolliert.«

Frage

»Kann ich zu Hause weiterhin Geräte wie Funktelefone, Mobiltelefone, Mikrowelle usw. benutzen?«

▪▪ Antwort

»Herzschrittmacher werden durch die meisten Alltagsgeräte nicht beeinflusst. Hierzu gehören z. B. Schnurlostelefone, Waschmaschinen, E-Herde, Induktionskochfelder, Mikrowellen, Computer. Problematisch können starke Magnetfelder sein, wie sie in manchen Industrien zum Einsatz kommen. Zudem sollten Sie mit dem Schrittmacher nicht näher als 15 cm an folgende Geräte kommen: Handy, Router, Sender von WLAN-Geräten, Funksender, Fernbedienungen von Spielkonsolen, Lautsprecherboxen und Magnetmatten.«

Frage

»Darf ich mit meinem Herzschrittmacher ein Schweißgerät bedienen (MigMag und Elektrode)?«

▪▪ Antwort

»Wenn Sie ein Elektroschweißgerät benutzen, können auch elektromagnetische Wechselwirkungen auftreten, welche den Schrittmacher stören und ihn falsche Messergebnisse vorspielen. Deshalb sollten Sie kein Elektroschweißgerät verwenden. Sie können jedoch auf ein Acetylenschweißgerät wechseln.«

- **Frage**

»Ist ein implantierter Defibrillator oder Schrittmacher auf der linken Seite ein Grund, als Fahrer eines PKW keinen Anschnallgurt tragen zu müssen oder zu dürfen?«

- - **Antwort**

»Nein, das Risiko für eine schwere Verletzung im Rahmen eines Unfalls durch einen nicht angelegten Gurt wäre überaus hoch. Die Wahrscheinlichkeit, dass es zur Schädigung des Schrittmachers oder Defibrillators durch den Gurt kommt, ist sehr gering. Nach einem Verkehrsunfall sollte das implantierte Gerät sicherheitshalber kontrolliert werden.«

- **Frage**

»Ist ein implantierter Defibrillator automatisch mit einem Fahrverbot verbunden?«

- - **Antwort**

»Nein, prophylaktisch implantierte Herzschrittmacher aufgrund eines schwachen Herzens führen zu keinerlei Fahrverbot für den Patienten, solange es sich um keine Berufskraftfahrer handelt. Sollte der Defibrillator aufgrund einer lebensbedrohlichen Herzrhythmusstörung implantiert worden sein, besteht solange ein Fahrverbot, bis nachweislich länger als drei Monate keine relevante Herzrhythmusstörung aufgetreten ist.«

- **Frage**

»Wie lange hält durchschnittlich die Batterie eines Defibrillators oder Schrittmachers?«

- - **Antwort**

»Dies hängt davon ab, wie hoch die Arbeitsfrequenz des Schrittmachers ist. In der Regel kann man für Schrittmacher von einer Batterielaufzeit von 5–10 Jahren. Geräte zur kardialen Resynchronisation (3-Kammer-Systeme) haben aufgrund des 100%igen Anteils an dauerhafter Stimulation eine geringere Batterielaufzeit.«

- **Frage**

»Kann ein Schrittmacher auch irgendwann überflüssig sein und wieder explantiert werden?«

- - **Antwort**

»Ein Schrittmacher wird in der Regel nicht irgendwann überflüssig. Der Grund für die Implantation bestand ja gerade in den dauerhaften langsamen Herzrhythmusstörungen. Diese langsamen Rhythmusstörungen können jederzeit wieder auftreten und machen daher einen Schrittmacher dauerhaft notwendig. Wenn Sie aufgrund eines schwachen Herzens vorbeugend einen ICD, also einen implantierbaren Defibrillator, erhalten haben und sich die Pumpleistung im Verlauf deutlich verbessert hat, ist der ICD eventuell nicht mehr notwendig. Dies ist allerdings sehr unwahrscheinlich, da vor der Implantation des ICDs alle therapeutischen Bemühungen zur Verbesserung der Pumpleistung des Herzens ausgereizt sein müssen. In der Regel wird ein ICD erst dann implantiert, wenn eine maximale Therapie über mindestens 6–8 Wochen zu keiner Besserung geführt hat. Die Wahrscheinlichkeit einer Verbesserung der Herzfunktion jenseits dieser 6–8 Wochen ist eher gering.«

- **Frage**

»Ich habe Angst, dass ich irgendwann nicht in Ruhe sterben kann, da ich jetzt einen Schrittmacher habe. Was können Sie mir dazu sagen?«

- - **Antwort**

»Der Prozess des Sterbens wird durch einen Schrittmacher nicht unnötig verlängert. Der Schrittmacher gibt ja lediglich einen schwachen Stromimpuls an das Herz, wodurch dieses zum Schlagen aufgefordert wird. Beim Eintritt des Todes bzw. im Rahmen des Sterbeprozesses führt dieser elektrische Impuls nicht mehr dazu, dass das Herz noch schlägt und Blut fördert. Der Schrittmacher verhindert den Sterbeprozess also nicht.«

7.7 Versorgungsalgorithmen zur Schrittmacher- und ICD-Therapie

Die Versorgung von Patienten nach einer Schrittmacher- und ICD-Anlage ist in den folgenden Algorithmen dargestellt (◘ Abb. 7.5).

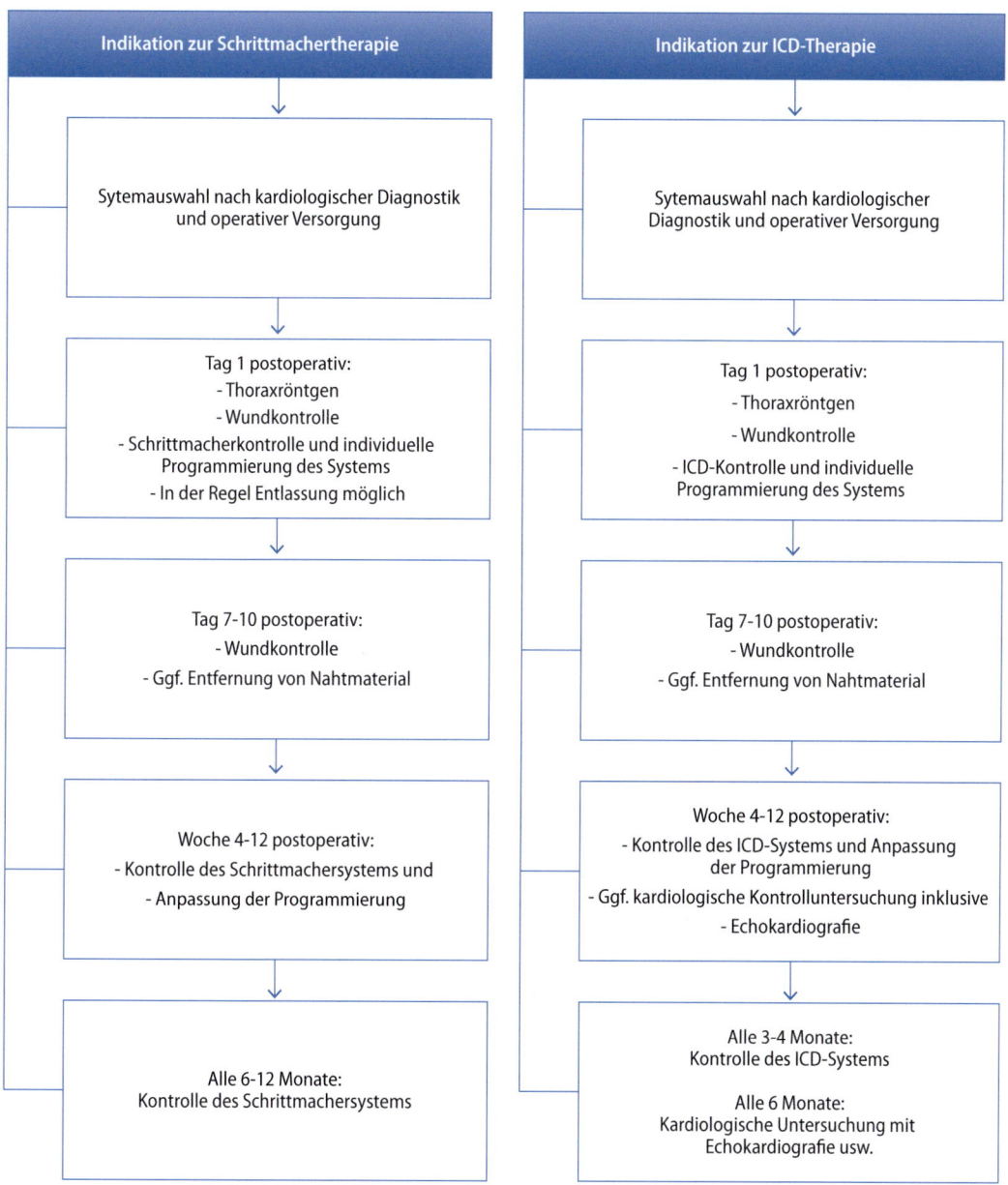

Abb. 7.5 Versorgungsalgorithmen zur Schrittmacher- und ICD-Therapie

Literatur

Gust et al. (2005) Amiodarone or an Implantable Cardioverter-Defibrillator for Congestive Heart Failure. N Engl J Med 352:225-237

Linde et al. (2008) Randomized trial of cardiac resynchronization in mildly symptomatic heart failure patients and in asymptomatic patients with left ventricular dysfunction and previous heart failure symptoms. JACC 52(23): 1834-1843

Markewitz et al. (2012) Jahresbericht 2012 des deutschen Herzschrittmacher- und Defibrillatorregisters. http://www.pacemaker-register.de

Moss et al. (2009) Cardiac-Resynchronization Therapy for the Prevention of Heart-Failure Events. N Engl J Med 361:1329-1338

Moss et al. (2002) Prophylactic implantation of a defibrillator in patients with myocardial infarction and reduced ejection fraction. N Engl J Med 346:877–883

Tang et al. (2010) Cardiac-Resynchronization Therapy for Mild-to-Moderate Heart Failure. N Engl J Med 363: 2385-2395

Wilkoff et al. (2002) Dual-chamber pacing or ventricular backup pacing in patients with an implantable defibrillator: the Dual Chamber and VVI Implantable Defibrillator (DAVID) Trial. JAMA 288 (24): 3115-3123

Suprapubischer Dauerkatheter

S. Sachs

8.1 Indikationen zur Anlage – 90

8.2 Operationsvorbereitung – 91

8.3 Operationstechnik – 92

8.4 Betreuung nach der Anlage – 93
8.4.1 Harnableitung – 93
8.4.2 Wundversorgung – 93
8.4.3 Katheterwechsel – 93
8.4.4 Katheterpflege – 94

8.5 Fragen und Antworten – 94
8.5.1 Fragen des Hausarztes an den Chirurgen – 94
8.5.2 Fragen des Patienten an den Hausarzt – 97

8.6 Versorgungsalgorithmen bei Problemen nach SDK-Anlage – 98

8.1 Indikationen zur Anlage

Die Indikationen zur vorübergehenden oder dauerhaften Anlage eines suprapubischen Dauerkatheters (SDK) sind zunächst die Gleichen wie zur Einlage eines transurethralen Katheters:

- Gestörte Blasenentleerung mit zu hoher Speicherkapazität, Restharn oder Harnverhaltung bis hin zu Harnstauungsnieren und postrenalem Nierenversagen. Diese kann durch subvesikale Obstruktion oder neurogen bedingt sein.
- Gestörte Blasenentleerung mit Inkontinenzsymptomatik, besonders bei pflegebedürftigen oder bettlägerigen Patienten mit erhöhtem Risiko für Dekubitalgeschwüre
- Längerfristig erforderliche Harnableitung nach kardiogenen, neurogenen oder traumatischen Ereignissen als Dauerlösung oder im Rahmen der Rehabilitationsmaßnahmen.

Der suprapubische Dauerkatheter wird dem transurethralen vorgezogen, wenn die Harnröhre nicht durchgängig oder verletzt ist, wenn sie möglichst geschont werden soll und wenn eine längere Katheterliegezeit abzusehen ist. Hier gilt, je jünger der Patient ist, desto eher entscheidet man sich für den suprapubischen Dauerkatheter, um die sehr empfindliche Harnröhre so wenig und so kurz wie möglich zu belasten. Selbst kleinste Harnröhrentraumata durch die Kathetereinlage selbst oder Entzündungen in der Harnröhre können als Folge im späteren Leben sehr belastende Harnröhrenstrikturen hinterlassen, die oftmals leider nie wirklich endgültig kurativ behandelt werden können und die Lebensqualität teils erheblich einschränken (Abb. 8.1).

Absolute Kontraindikationen für die suprapubische Kathetereinlage sind:
- Bekanntes Harnblasenkarzinom oder sonografisch sichtbare intravesikale Raumforderungen
- Angeborene oder durch Marcumar bedingte Gerinnungsstörungen
- Verwachsungen im Unterbauch nach Voroperationen mit der Gefahr der Vorlagerung von

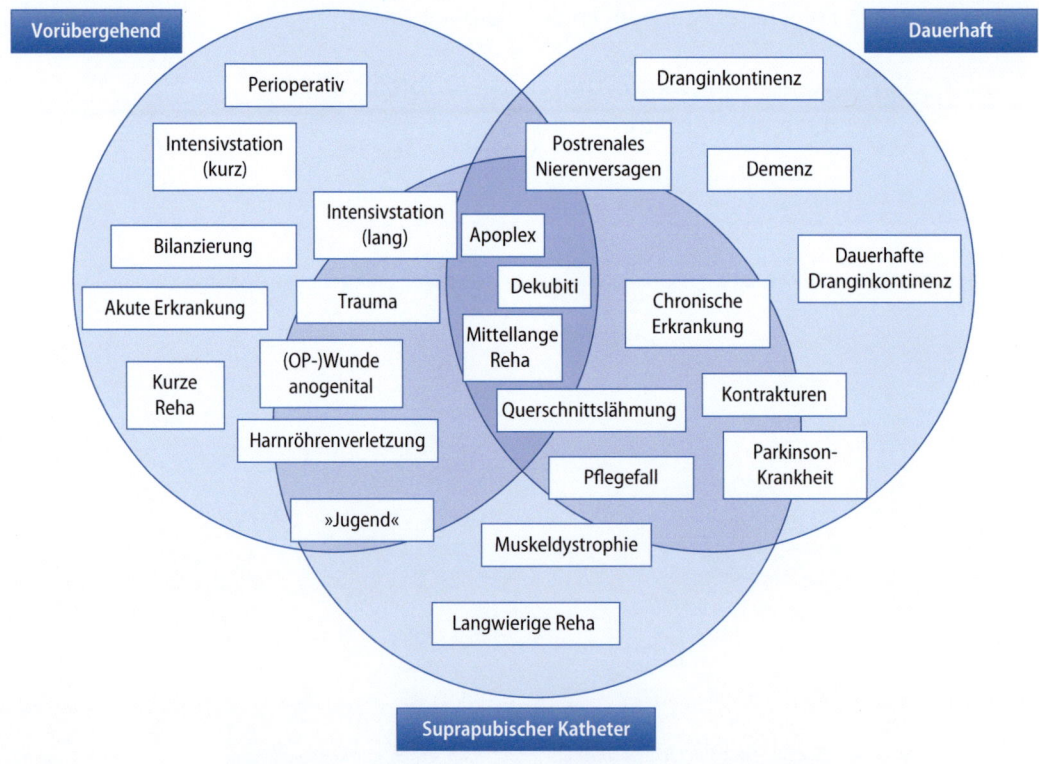

Abb. 8.1 Indikationen der vorübergehenden oder dauerhaften suprapubischen Harnableitung

8.2 · Operationsvorbereitung

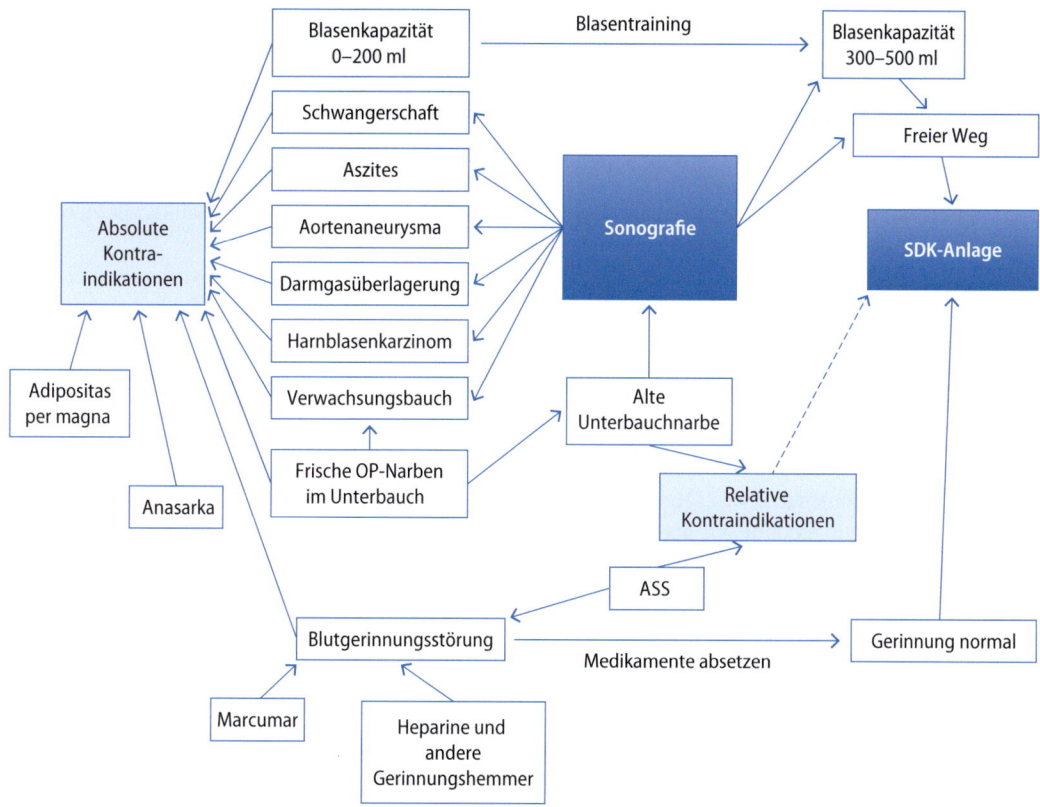

Abb. 8.2 Absolute und relative Kontraindikationen der SDK-Anlage

Peritoneum oder Darmschlingen vor den erforderlichen Zugangsweg
- Aszites.

Relative Kontraindikationen bestehen bei:
- Adipositas permagna oder ausgeprägter Ödembildung (Anasarka) oder Lymphödem bis zur Symphyse
- Unzureichender Blasenfüllung bei Inkontinenzpatienten. Hier bedarf es einer speziellen Vorbereitung vor SDK-Einlage.
- Leisten- und Bauchwandhernien
- Einnahme von ASS und anderen Thrombozytenaggregationshemmern.

Zur sauberen Indikationsstellung ist die Sonografie zwingend notwendig, um eine ausreichende Blasenkapazität zu bestätigen und vorgelagerte Darmschlingen auszuschließen (◘ Abb. 8.2).

8.2 Operationsvorbereitung

An dieser Stelle besprechen wir die Anlage des suprapubischen Dauerkatheters durch eine transkutan-transvesikale Punktion, nicht aber die offen operative Technik im Rahmen von intraoperativ zu platzierenden Kathetern oder bei bestehenden Kontraindikationen zur Punktion. Diese Einlagetechnik bleibt urologischen Kliniken vorbehalten.

Die spätere Versorgung des suprapubischen Dauerkatheters ist allerdings unabhängig von der Anlagetechnik des Katheters im Allgemeinen die gleiche.

Die SDK-Anlage per transkutaner-transvesikaler Punktion gilt als ein chirurgischer Eingriff, bei dem die Hygienestandards eingehalten werden müssen. Neben einer sauberen Indikationsstellung und dem Ausschluss von absoluten Kontraindikationen müssen auch Gerinnungsstörungen ausgeschlossen werden.

Zur SDK-Einlage ist eine ausreichende Blasenkapazität von je nach Anatomie des Patienten von mindestens 300–500 ml zwingend erforderlich. Um dieses Volumen sicher nachzuweisen und um vorgelagerte Darmschlingen ausschließen zu können muss der Patient sonografiert werden.

Nur bei einer ausreichenden Blasenfüllung ist gewährleistet, dass das am Blasendach adhärente Peritoneum ausreichend weit nach kranial geschoben wird und die nicht vom Peritoneum bedeckte Blasenvorderseite oberhalb der Symphysenoberkante freigegeben wird. Dadurch wird eine komplikationsarme Punktion der Blase gewährleistet, der Spielraum beträgt aber oft nur wenige Zentimeter.

Bei ganz sicher ausreichend gefüllter Blase liegt die korrekte Punktionsstelle etwa 2 Querfinger oberhalb der Symphysenoberkante auf der Medianlinie in Richtung Bauchnabel und kann mit einem Stift oder durch Eindruck mit dem Fingernagel (sichtbarer Eindruck für gut 5 min) markiert werden.

Nach großzügiger Rasur vom Nabel abwärts bis zum Schambein und der Lokalanästhesie mit einer langen Punktionskanüle (mind. 70 mm, 20 G) mit Probeaspiration von Urin wird erneut desinfiziert und das Punktionsgebiet steril abgedeckt. Alle weiteren Schritte erfolgen unter sterilen Bedingungen.

Zur Einlage zwingend erforderliche Materialien sind:
- Spaltkanüle, z. B. 12 cm lang mit 4,6 mm Innenlumen (passend für einen 12-Ch-Dauerkatheter) sowie der zentral offene, blockbare Dauerkatheter (meist als Fertigset vorhanden)
- 11-er Stichskalpell
- Steriles Verbandmaterial mit ausreichend Tupfern und Kompressen
- Gefüllte Spritze zum Blocken des Katheters
- Urinablaufbeutel

Optional können noch Katheterstöpsel und steriles Gleitgel bereitgehalten werden.

8.3 Operationstechnik

- Der Einstich der Haut erfolgt mit dem 11-er Skalpell im Bereich der markierten Stelle am besten bis zum Anschlag. Die Einstichbreite entspricht dann ungefähr dem Durchmesser der Spaltkanüle.
- Beim Einführen des Katheters in die Spaltkanüle kann etwas steriles Gleitgel verwendet werden, um das »Verletzungsrisiko« des Katheters durch die Spaltkanüle beim Einführen und Herauslösen aus der Spaltkanüle zu minimieren.
- Zum Punktieren der Blase wird nun der Katheter vorsichtig am stumpfen Ende der Kanüle abgeknickt. Dadurch werden ein Herausluxieren des Katheters und ein »Wasserbad« nach dem Erreichen des Blasenlumens verhindert.
- Nun erfolgt die Punktion der Blase bei extrem gefüllter Blase senkrecht zur Bauchwand beim flach liegenden Patienten. Dabei wird die Kanüle bis zur Blasenwand vorgeschoben. Nach dem Erspüren des Widerstandes werden die nächsten 2–3 cm beherzt passiert.
- Der Katheter wird mit einer Hand fixiert. Mit der anderen Hand wird die Spaltkanüle über den Katheter aus der Bauchwand hervorgezogen und nach dem Erreichen des Bauchwandniveaus komplett aufgespalten, um den Katheter freizugeben.
- Das Blocken des Katheters erfolgt mit der empfohlenen Menge. Dann wird der Katheter an den Urinbeutel angeschlossen.
- Die Wunde wird steril versorgt. Eventuell ist vorher eine mehrminütige Kompression des Einstichkanals erforderlich. Bei der Wundversorgung können seitlich vom Katheter platzierte Tupfer unterhalb der Spaltkompression nach Anlage des Klebestreifens für eine längere Kompression sorgen.
- Nach erfolgreicher SDK-Platzierung sollte die Blase fraktioniert entleert werden, insbesondere nach akuter oder chronischer Harnverhaltung, da es bei einer abrupten Komplettentleerung der Blase zu Schleimhautblutungen kommen kann, die dann im Verlauf möglicherweise den eingelegten Katheter durch Koagelbildung verstopfen können.

Bei Patienten, die zunächst über keine ausreichende Blasenfüllung verfügen, muss die SDK-Einlage durch ein entsprechendes Blasentraining vorbereitet werden. Da es sich bei diesen Patienten um einen

Elektiveingriff handelt, sollte die erforderliche Blasenkapazität durch intermittierendes Abstöpseln eines transurethral platzierten Dauerkatheters antrainiert werden. Dies kann einige Wochen Zeit beanspruchen. Wenn bei schlanken Patienten mindestens 300 ml messbar sind (bei adipösen Patienten etwa 500 ml), kann die für eine risikoarme Punktion fehlende Füllmenge unter sonografischer Kontrolle über einen transurethralen Katheter aufgefüllt werden. Sollte dies mit Schmerzen verbunden sein, können Spasmolytika und Analgetika eingesetzt werden.

8.4 Betreuung nach der Anlage

8.4.1 Harnableitung

Bei **bettlägerigen Patienten**, die nie das Bett verlassen oder nur gelegentlich herausgesetzt werden, empfiehlt sich die permanente Harnableitung über einen größeren Speicherbeutel (Nacht- oder Bettbeutel mit 2000–2500 ml Fassungsvermögen). Hierbei bleibt der Beutel ständig mit dem Katheter verbunden und wird über ein am Beutel befindliches Ablaufventil entleert. Der Beutelwechsel erfolgt im Zweiwochenrhythmus.

Teilmobile Patienten, die das Bett verlassen, um tagsüber im Rollstuhl oder mit Gehilfen aktiv zu sein, sollten tagsüber einen Beinbeutel tragen. Dieser kann unter der Kleidung platziert werden und wird ebenfalls über ein Ablaufventil entleert. Seine Kapazität ist allerdings geringer und liegt je nach Bedarf bei 250–750 ml je nach Aktivität und Ausscheidung. Über Nacht wird dann in der Regel wieder ein Bettbeutel angeschlossen. Das Umstöpseln der Beutel birgt ein erhöhtes Infektionsrisiko und sollte deshalb unter reinlichen Bedingungen und am besten unter Verwendung eines Desinfektionssprays erfolgen.

Dies gilt auch für Patienten, die zwar weitgehend komplett mobil sind, aber über keine gute Blasenkapazität verfügen. Dabei handelt es sich oft um ursprünglich dranginkontinente Patienten, Patienten, die vorher schon länger abgeleitet haben, oder um zunehmend senile oder demente Patienten. Der Wechsel sowohl des Bein- als auch des Bettbeutels erfolgt alle 14 Tage.

Komplett **mobile Patienten** mit erhaltender Blasenkapazität und Kontinenz benötigen nicht zwingend eine dauerhafte Beutelversorgung. Das Ziel ist hier lediglich, die Blasenfüllung zum Schutz vor Nierenschäden nicht über ein Maximalvolumen von 500–800 ml zu übersteigen. Je nach Art der Entleerungsstörung und der erhaltenen Blasensensibilität kann der Katheter bei diesen Patienten permanent mit einem Ventilstöpsel versorgt bleiben.

Die Blase wird dann bei Bedarf (Harndrang oder nach der Uhr) durch Öffnen des Stöpsels in ein Behältnis, einen Beutel oder in die Toilette entleert. Bei diesen Patienten reicht es oftmals, die Blase 2–3-mal täglich zu entleeren, wodurch die Lebensqualität enorm steigerbar ist. Über Nacht kann dann nach Bedarf weiterhin das Ventil verwendet oder ggf. ein Bettbeutel angeschlossen werden. Der Ventilstöpsel wird je nach Verschleiß nach jeweils 4–8 Wochen gewechselt. Bei Verwendung eines Nachtbeutels sollte dieser wie sonst auch etwa alle 14 Tage gewechselt werden.

8.4.2 Wundversorgung

Der Verband wird nach Anlage bis zur Abheilung der Wundverhältnisse alle 2–3 Tage gewechselt, ggf. unter Verwendung von antiseptischen oder Heilsalben. Später ist oftmals gar kein Verband mehr erforderlich, allenfalls eine luftige Abdeckung zum Schutz der Kleidung vor Sekretabsonderung oder gelegentlicher Urinabsonderung neben dem SDK. In der alltäglichen Erfahrung zeigen sich bei locker abgedeckten Wunden Harnwegsinfektionen oder Wundkomplikationen am seltensten.

8.4.3 Katheterwechsel

Der suprapubische Dauerkatheter sollte in etwa vierwöchigen Abständen gewechselt werden. Bis zur Epithelisierung des Stichkanals und bis der Stichkanal auf ein Mindestlumen von 14 Ch aufbougiert ist, sollten die Katheterwechsel von einem Facharzt oder einem damit sehr erfahrenen Arzt durchgeführt werden. Der erstplatzierte Katheter ist meist maximal 12 Ch groß und sollte nicht von nicht wirklich versierten Ärzte gewechselt werden.

Die ersten Wechsel erfolgen in der Regel in Seldinger-Technik über einen Führungsdraht. Hierdurch kann eine Fehlplatzierung vermieden werden und die Bougierung des Stichkanals ist problemlos möglich.

Einliegende Katheter von 14 Ch oder mehr können später in der Regel auch von weniger erfahrenen Hausärzten gewechselt werden.

Ein Katheterwechsel wird immer unter Einhaltung steriler Bedingungen vorgenommen.

8.4.4 Katheterpflege

Neben dem Katheter- und Verbandwechsel sollte darauf geachtet werden, dass zur Vermeidung von Komplikationen wie Wundinfektion und Harnwegsinfekten auch eine Pflege des Katheters und der Einstichregion erfolgen sollte.

Bei jedem Verbandwechsel ist die Reinigung und ggf. Desinfektion des Einstichs und der umgebenden Haut sowie des Katheters sinnvoll, solange keine vollständige Wundheilung erfolgt ist. Die regelmäßige Rasur nachwachsender Haare verringert das Infektionsrisiko und erleichtert die Pflasterentfernung.

Bei gut abgeheilten Einstichen ist oftmals gar kein Verband erforderlich. Mobile Patienten ohne Immunschwäche können sogar ohne spezielle Schutzmaßnahmen duschen und baden.

8.5 Fragen und Antworten

8.5.1 Fragen des Hausarztes an den Chirurgen

■ **Frage**

Wann und wie nimmt man den Wechsel des suprapubischen Dauerkatheters vor?

■■ **Antwort**

Der suprapubische Blasenkatheter sollte alle 4 Wochen gewechselt werden, da nach einer längeren Liegezeit der intravesikale Anteil zur Verkrustung neigt und so Probleme mit der Durchgängigkeit vorprogrammiert sind. Auch steigt dann das Risiko für Harnwegsinfekte deutlich an.

Die ersten Wechsel erfolgen in Seldinger-Technik, bei der der Katheter über einen durch diesen Katheter platzierten Führungsdraht entfernt und der neue Katheter über diesen Führungsdraht neu platziert wird. Voraussetzung hierfür ist ein zentral offenes Katheterende, das bei Kathetern zur Erstanlage in der Regel vorhanden ist. Später, wenn der Stichkanal durch mehrfache Wechsel auf ein größeres Volumen bougiert wurde, kann auch ein sog. »fliegender Wechsel« erfolgen. Dabei wird der neue Katheter nach Entfernung des alten einfach nach Gleitmittelgabe direkt wieder über den Stichkanal in der Blase platziert. Bei beiden Wechselverfahren sollten unbedingt sterile Hygieneverhältnisse eingehalten werden.

■ **Frage**

Mit welchen Problemen muss ich bei einem suprapubischem Dauerkatheter in der hausärztlichen Praxis rechnen?

■■ **Antwort**

Die typischen Probleme mit dem suprapubischem Dauerkatheter sind:
- Harnwegsinfekt
- Förderprobleme des Katheters durch Verstopfung jeder Art (z. B. durch Verkrustung, Schleim oder Blutkoagel)
- Förderprobleme durch Abknicken des Katheters durch Zug, fehlerhafte Verbandanlage oder fehlerhafte Platzierung des Urinbeutels
- Dislokation des Katheters durch Materialfehler oder übermäßigen Zug am Katheter.

Zur Behebung der Förderprobleme sollten der Katheter und der Schlauchverlauf genauestens abgesucht werden. Neben einem Abknicken kann auch das Entfernen eines Stöpsels oder das Öffnen eines Ventils vergessen worden sein. Erst wenn der körperexterne Verlauf überprüft ist, kann die Durchgängigkeit des internen Anteils des Katheters durch Anspülen überprüft werden. Eine Verstopfung des Katheters durch Gries, Pus oder Schleim- und Gewebepfropfen kann oftmals durch vorsichtiges Anspülen zumindest vorübergehend behoben werden. In der Regel ist dann aber ein baldiger Katheterwechsel erforderlich. Bei Verkrustung durch Gries ist manchmal das Katheterlumen auch mit dem

Führungsdraht nicht zu passieren, so wäre dann ein Katheterwechsel nach »Seldinger« nicht möglich, und es müsste ein »fliegender Wechsel« erfolgen, der besonders bei noch geringem Stichkanallumen besser von einem erfahrenen Urologen übernommen wird.

Bei erkennbaren Katheterdefekten sollte der Katheter ebenfalls sobald wie möglich gewechselt werden.

Im Falle einer Katheterdislokation, bei der der Katheter komplett oder teilweise aus dem Kanal herausgerutscht ist, sollte durch den Kanal sobald wie möglich ein neuer Katheter eingestellt werden. Schon nach wenigen Stunden ist der Stichkanal so weit verengt oder gar verschlossen, dass ein kleinerer Katheter platziert werden muss oder dass eine einfache Neuplatzierung gar nicht mehr möglich ist. Im Zweifel sollte frühzeitig – auch zu Unzeiten – ein diensthabender Facharzt konsultiert werden.

Materialdefekte sollten besonders bei frühzeitigem Auftreten nach dem letzten Wechsel beim Hersteller oder der Lieferfirma bzw. der Apotheke reklamiert werden.

- **Frage**

Welcher Kathetertyp empfiehlt sich bei der Erst- und Folgeanlage eines SDK?

- **Antwort**

Da es zur Erstanlage in der Regel entsprechende Sets gibt, in denen der Katheter bereits enthalten ist, muss man sich darüber in der Regel keine Gedanken machen.

Häufig werden blockbare 10- oder 12-Ch-Silikonkatheter angeboten, die in der Regel »zentral offen« sind, d. h. sie können später mit einem Führungsdraht intubiert werden, um den nächsten Wechsel zu vereinfachen. Die Hohlnadelstärke wird durch die Kathetergröße bestimmt. Um das Trauma so gering wie möglich zu halten, haben sich Kathetergrößen von 10–12 Ch bewährt. Theoretisch sind auch primär Einlagen von größeren Kathetern möglich. Das Verletzungs- und Blutungsrisiko ist hierdurch aber meiner Ansicht nach unangemessen hoch. Die Blockung erfolgt wie bei transurethralen Kathetern mit der vorgeschriebenen Füllmenge.

In manchen Häusern und Praxen werden auch noch nicht blockbare Katheter eingelegt, die allerdings dann mit einer Annaht fixiert werden müssen. Die Erfahrung zeigt allerdings, dass es hierbei oft zu frühzeitigen Problemen kommt. Der Katheter kann durch eine insuffiziente Naht herausrutschen und manchmal reißt auch der Faden aus der Haut heraus, wenn wiederholt Zugkräfte auf den Katheter einwirken. So kann dieser Kathetertyp für den Alltag nicht wirklich empfohlen werden.

Für die Folgeanlage bzw. den Wechsel des Katheters, kann beim zentral offenen Katheter der Wechsel über einen Führungsdraht nach »Seldinger« erfolgen. Diese Methode hat den Vorteil, dass man von Wechsel zu Wechsel durch Nutzung des nächst größeren Katheters (ebenfalls »zentral offen«) das Lumen der Fistel problem- und komplikationslos vergrößern kann (Bougierung), ohne dass der Patient darunter leiden muss. Ideal ist eine Größe von 16 Ch, aber auch 14 oder 18 Ch sind üblich. Diese Maßnahme sollte allerdings nur durch einen darin erfahrenen Arzt erfolgen.

Auch diese Katheter sollten alle blockbar sein und nicht durch Annaht fixiert werden müssen.

Unter Umständen lässt sich später bei größeren Kathetern auch ein »fliegender Wechsel« problem- und risikolos durchführen, bei dem ohne Draht einfach der alte Katheter entfernt und der neue nach Eingabe von Gleitmittel mit Anästhetikum in die Fistel eingeführt werden kann. Theoretisch wären dann sogar vorne geschlossene Dauerkatheter verwendbar, die aus der transurethralen Versorgung bekannt sind. Dadurch würde die hausärztliche Betreuung deutlich vereinfacht.

- **Frage**

Wie sollte der Verband auf der Einstichstelle bei stuhlinkontinenten Patienten erfolgen?

- **Antwort**

In der Praxis mache ich bei der Wundversorgung nach SDK-Anlage keinen Unterschied, ob ein Patient stuhlinkontinent ist oder nicht. Nach der primären Anlage eines suprapubischen Katheters platziert man zunächst 2 sterile Tupfer am Kathetereinstich, bevor dieser mit ein oder zwei sterilen Schlitzkompressen abgedeckt wird. Das Ganze wird dann mit einem Klebepflaster fixiert, das die Kompressen an allen Seiten überragt und den Bereich somit schützend abschließt. Durch die Tupfer entsteht eine gewisse Kompression, die bei doch relativ häufigen (meist geringen) Nachblutungen ein rasches Durchbluten vermeiden lässt. Zudem wird verhindert, dass der Katheter beim Verkleben im Hautniveau scharf abknickt und den Abfluss blockiert.

Auch bei den späteren Verbänden verfahre ich ähnlich. Bei gut eingeheilten Einstichstellen werden die Verbände »luftiger«. Manchmal kann man sogar ganz auf einen Verband verzichten, ohne dass es zu häufigeren Infekten kommt. Bei stuhlinkontinenten Patienten und direkt nach dem Katheterwechsel legt man den Verband jedoch am besten so an, dass die Kompressen komplett abgedeckt sind.

Zur Vermeidung eines Kontaktes des (frischen) Kathetereinstichs mit Stuhl sind natürlich auch »wasserdichte« Klebefolien vorstellbar, doch sind diese im Alltag meist nicht sehr praktisch und der gewünschte Effekt wird oft nicht erzielt. Hier sollte man eher einer regelmäßigen Kontrolle mit ggf. Wechsel der Inkontinenzvorlage oder Windelhose den Vorzug geben.

- **Frage**

Wie geht man mit den oftmals an der Einstichstelle auftretenden hyperplastischen Veränderungen um?

■■ **Antwort**

Entscheidend bei solchen Veränderungen sind die Beschwerden, die damit verbunden sind. Manche Veränderungen bluten zunehmend oder bereiten gar Schmerzen, andere wiederum stören gar nicht. Sollte sich eine zunehmend störende hyperplastische Veränderung zeigen, kann diese mit entsprechenden Lösungen geätzt werden (Silbernitrat, Höllensteinlösung). Dies ist in der Regel wenig schmerzhaft und hat eine durchaus länger anhaltende Wirkung. Voraussetzung ist natürlich, dass sicher ausgeschlossen ist, dass es sich bei einer solchen Veränderung um eine maligne Veränderung handelt, wie z. B. ein Blasenkarzinom, das sich durch die Fistel bis zur Haut entwickeln kann. Spätestens nach 2-maliger Ätzung ohne nachhaltige Besserung sollte an diese Möglichkeit gedacht werden.

- **Frage**

Welches konkrete Schema empfiehlt sich zum Auftrainieren des Blasenvolumens bei Patienten, die seit einigen Monaten einen Dauerkatheter nutzen und bei denen daher der Umstieg auf einen SDK geplant ist?

■■ **Antwort**

Zur risikoarmen Anlage eines SDK ist je nach Konstitution und Anatomie des Patienten in der Regel eine Blasenkapazität von mindestens 300–500 ml erforderlich. Zunächst sollte man dies in Ruhe und in häuslicher Umgebung herausfinden. Dafür ist ein Abklemmen oder Abstöpseln des Katheters ausreichend. Man wird dann entweder bei Beschwerden des Patienten das Volumen messen, das nach Wiederöffnung des Katheters aus der Blase fließt, oder eine solche Messung bei guter Trinkmenge nach 3–5 Stunden durchführen. Sollte sich hierbei keine ausreichende Blasenkapazität zeigen, so kann man durch Gabe einer großzügigen Spasmolyse kombiniert mit guter Flüssigkeitszufuhr die Kapazität relativ rasch steigern, indem der Katheter immer wieder bis zum Auftreten von Symptomen abgeklemmt wird (Blasentraining). Auch wenn die geforderte Kapazität nicht ganz erreicht werden kann, so kann zur Einlage dann kurzfristig unter Schmerzmedikation die Blase über den liegenden transurethralen Katheter bis auf die das notwenige Volumen gefüllt werden. Dadurch steigt jedoch das Blutungsrisiko deutlich. Deshalb sollte davon abgesehen werden, wenn der Patient über gar keine suffiziente Blasenkapazität verfügt.

- **Frage**

Kann der Eingriff ambulant durchgeführt werden?

■■ **Antwort**

Natürlich kann der Eingriff auch ambulant erfolgen, wenn die Voraussetzungen stimmen. Bei ausreichender Blasenkapazität, schlanken Bauchdecken und wenn keine Blut verdünnenden Mittel eingenommen werden, ist der Eingriff unter sonografischer Kontrolle als komplikationsarm einzustufen. Oftmals sind Patienten, die einen SDK benötigen, jedoch pflegebedürftig, wenig mobil, vielleicht dement und verfügen über eine primär zu geringe oder grenzwertige Blasenkapazität. Zusätzlich nehmen sie oft Gerinnungshemmer ein. In solchen Fällen ist eine postoperative stationäre Überwachung für zumindest eine Nacht unbedingt empfehlenswert.

8.5.2 Fragen des Patienten an den Hausarzt

- **Frage**

»Mit welchen Komplikationen muss ich bei der Anlage eines Bauchdeckenkatheters (suprapubischen Dauerkatheters) rechnen?«

- **Antwort**

»Bei Einhaltung aller wichtigen Voraussetzungen ist die Einlage eines suprapubischen Dauerkatheters meist unproblematisch. Die wichtigsten Voraussetzungen sind eine ausreichend füllbare Blase und dass möglichst keine blutverdünnenden Medikamente eingenommen werden.«

- **Frage**

»Mein Mann hat einen Harnröhrenkatheter. Ist es nicht besser, auf einen Bauchdeckenkatheter umzustellen?«

- **Antwort**

»Ob ein suprapubischer Katheter im Vergleich zum klassischen Blasenkatheter unbedingt besser ist, lässt sich nicht so einfach beantworten. Solange es keine echten Probleme mit dem klassischen Katheter gibt, muss nicht umgestellt werden. Eine Umstellung bedeutet auch, dass der Katheterwechsel nicht mehr durch den Pflegedienst und auch oftmals nicht mehr durch den Hausarzt möglich ist. Oftmals ist nur der nächste Urologe in der Lage den Wechsel durchzuführen, was oft mit einem erheblich größeren Aufwand verbunden ist. Auch ist die Umstellung selbst nicht immer ganz einfach, besonders dann nicht, wenn die Blase vorher schon länger mit einem Katheter versorgt wurde. Vielfach ist sie dann geschrumpft und kann nicht ohne Weiteres ausreichend aufgefüllt werden.«

- **Frage**

»Was kann ich tun, wenn der Katheter keinen Urin fördert?«

- **Antwort**

»Sie selbst können den Katheterverlauf von der Einstichstelle bis hin zum Beutel daraufhin untersuchen, ob z. B. durch Abknickung der Ablauf behindert ist. Wenn alles frei ist, sollte sichergestellt sein, dass der Patient auch genügend getrunken hat. Besteht kein Harndrang und ist der Bauch ganz weich, sollte zunächst einmal etwas getrunken werden. Bei festem Bauch und Harndrang oder ausgeprägter Unruhe scheint der Katheter im Verlauf vom Einstich zur Blase verstopft zu sein. In diesem Fall sollten Sie den Pflegedienst, Hausarzt oder Urologen kontaktieren.«

- **Frage**

»Kann der Katheter herausrutschen? Was muss ich denn dann tun?«

- **Antwort**

»Der Katheter ist durch einen mit Wasser gefüllten Ballon im Blaseninneren geblockt und kann deshalb normalerweise nicht durch den Stichkanal herausrutschen. Sollte diese Blockung beim Wechsel allerdings vergessen werden – was jedem einmal passieren kann – oder der Ballon defekt sein, müssen Sie schnellstmöglich den zuständigen Arzt benachrichtigen, damit der Stichkanal sich nicht verschließt. Das Gleiche gilt auch, wenn der Katheter durch stärkeren Zug wie etwa versehentlich beim Drehen im Bett oder Anziehen aus dem Stichkanal herausgezogen wurde. Schon nach wenigen Stunden ist dann eine einfache Neuanlage durch den alten Kanal nicht mehr möglich. Sie sollten in einem solchen Fall auch Alarm schlagen, wenn es mitten in der Nacht oder am Wochenende ist.«

- **Frage**

»Was darf ich mit einem liegenden suprapubischen Dauerkatheter nicht machen?«

- **Antwort**

»Solange der Katheter keinem starken Zug ausgesetzt und vor Verunreinigung bewahrt wird, dürfen Sie mit liegendem Katheter so ziemlich alles machen, wozu Sie sich in der Lage fühlen. Wenn Sie mobil sind, können Sie damit den Lebensalltag normal bestreiten. Auch sportliche Aktivitäten und Schwimmen sind erlaubt. Wenn eine Verunreinigung des Einstichkanals droht, sollte eine wasserabweisende Klebefolie über den Einstich und den ganzen Katheter geklebt werden. Wenn Sie normalerweise Beutel tragen, können Sie bei Turn- oder Reha-Übungen vorübergehend einen Stöpsel verwenden. Falls dies nicht möglich ist, muss auf eine gute Fixierung des Beinbeutels geachtet werden, damit der Katheter niemals unter Zug steht und dann möglicherweise aus dem Stichkanal rutscht.«

- **Frage**

»Die Anlage des SDK soll wegen meiner dauernden und quälenden Inkontinenz erfolgen. Läuft denn trotzdem nicht weiter Urin auf normalem Wege heraus?

- - **Antwort**

»Natürlich muss vor der Anlage eines SDK die Ursache für eine Inkontinenz eindeutig geklärt sein. Tatsächlich wird nicht bei jeder Inkontinenz durch die Anlage eines SDK eine Verbesserung der Inkontinenz erreicht, schließlich ist ja der natürliche Weg weiter frei und nicht verschlossen. Wenn die Blase »nervös« ist und den Urin bei schon geringer Füllung herausdrücken will, dann muss der Katheter dauerhaft offen sein, damit sich der Urin den Weg des geringsten Widerstands suchen kann. Zusätzlich kann man Medikamente einsetzen (Spasmolytika), welche die Blase beruhigen, damit diese sich nicht zu den unmöglichsten Momenten entleeren will. Bei einer Blase, die »ruhig« ist, reicht die Schließmuskelfunktion in der Regel aus, damit kein Urin über die Harnröhre abgeht.«

- **Frage**

»Ist es möglich, den SDK später einmal wieder zu entfernen, falls ich ihn nicht mehr benötige?

- - **Antwort**

»Natürlich ist dies möglich und meist sogar ganz unkompliziert und ohne größeren Aufwand. Zunächst muss natürlich sichergestellt sein, dass Sie den SDK nicht mehr brauchen. Dafür kann man den Katheter abstöpseln und zunächst nach »normalem« Wasserlassen messen, wie viel Resturin in der Blase verbleibt. Später kann man den SDK über Tage verschlossen lassen. Wenn sich dann bei einer Kontrolle nach dem normalen Wasserlassen keine oder eine nur geringe Restharnmenge feststellen lässt, kann der SDK entfernt werden. Dazu wird der Katheter einfach entfernt und der offene Stichkanal mit einigen Tupfern und Kompressen verpflastert. In der Regel hat sich der Kanal bereits nach wenigen Stunden komplett verschlossen, da hier viele Gewebeschichten übereinander liegen und sich nach Entfernung der »Schienung« wie Kulissen verschieben, dass sich der Kanal und auch das Loch in der Blase verschließen. Nur in seltenen Fällen gibt es hierbei Probleme.«

8.6 Versorgungsalgorithmen bei Problemen nach SDK-Anlage

Die Versorgung von Patienten mit Problemen nach einer SDK-Anlage ist in dem folgenden Algorithmus dargestellt (Abb. 8.3).

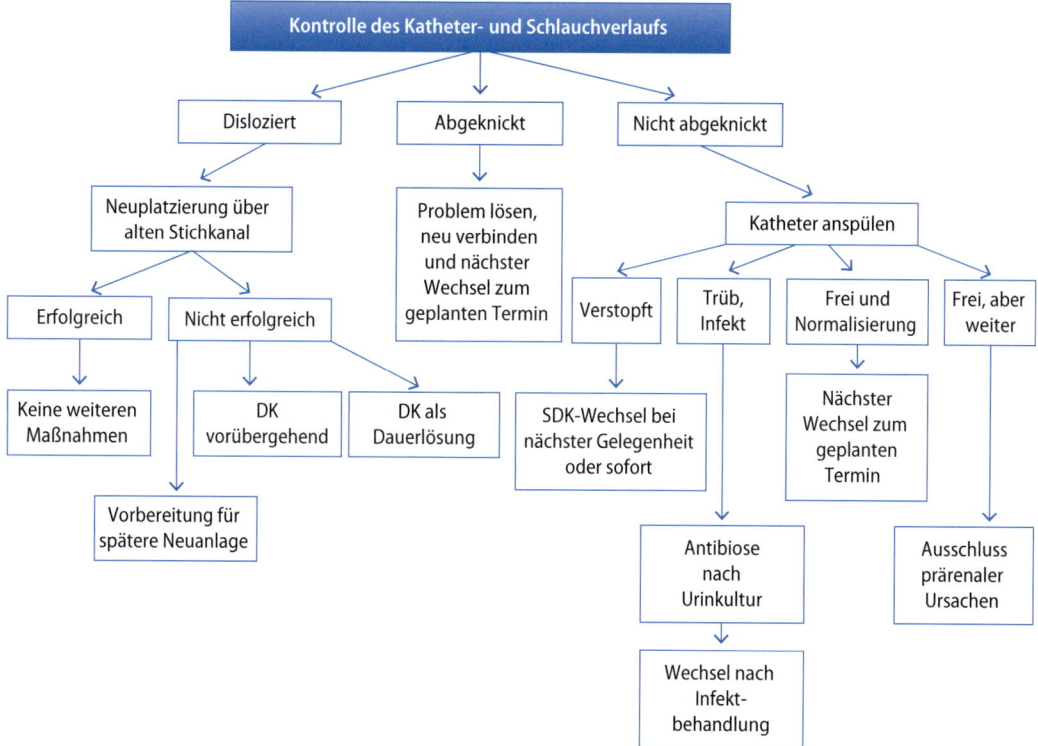

Abb. 8.3 Versorgungsalgorithmus von Patienten mit Problemen nach SDK-Anlage

Urostoma

J.W. Thüroff, W. Jäger

9.1 Einleitung – 102

9.2 Indikationen zur Operation – 102
9.2.1 Gutartige Erkrankungen – 102
9.2.2 Bösartige Erkrankungen – 102

9.3 Operationsvorbereitung – 102
9.3.1 Präoperative Diagnostik – 102
9.3.2 Präoperative Darmreinigung – 103
9.3.3 Lageplanung des kutanen Urostomas – 103
9.3.4 Anästhesie – 103

9.4 Operationstechniken – 103
9.4.1 Inkontinente Harnableitungen – 104
9.4.2 Kontinente Harnableitungen – 105

9.5 Komplikationen – 107
9.5.1 Chirurgische Komplikationen – 107
9.5.2 Funktionelle Komplikationen – 108
9.5.3 Metabolische Komplikationen – 109
9.5.4 Sekundärtumore – 110

9.6 Betreuung nach der Operation – 110

9.7 Fragen und Antworten – 111
9.7.1 Fragen des Hausarztes an den Chirurgen – 111
9.7.2 Fragen des Patienten an den Hausarzt – 112

Literatur – 113

9.1 Einleitung

Die operative Harnableitung stellt in der Regel eine irreversible operative Maßnahme dar, welche zum Ziel hat, einen Teil des physiologischen Harn ableitenden Systems dauerhaft zu umgehen bzw. zu ersetzen. Diverse Operationstechniken wurden seit Ende des 19. Jahrhunderts entwickelt, wobei üblicherweise Dünn- und Dickdarmsegmente entweder zur inkontinenten Harnableitung oder zur Bildung eines kontinenten Reservoirs verwendet werden. Die Anlage jeder Form dieser Harnableitungen ist ein komplexer rekonstruktiver Eingriff, der nicht nur operative Risiken in sich birgt, sondern postoperativ auch zu metabolischen und funktionellen Komplikationen führen kann. Die individuellen gesundheitlichen, anatomischen sowie kognitiven Voraussetzungen der betroffenen Patienten müssen hierbei präoperativ genau eruiert werden, um ein nachhaltig solides funktionelles Ergebnis zu gewährleisten und spätere Komplikationen bezüglich der Metabolik zu vermeiden. Zudem sollten bei der Wahl der Harnableitung die psychosoziale Situation sowie die Erwartungshaltung des einzelnen Patienten berücksichtigt werden, um postinterventionell eine mögliche Beeinträchtigung der Lebensqualität zu minimieren.

9.2 Indikationen zur Operation

9.2.1 Gutartige Erkrankungen

Zu dieser Gruppe werden Patienten mit therapierefraktären Funktionsstörungen des Harntraktes gezählt, wobei die operative Harnableitung am Endpunkt einer Kaskade konservativer und chirurgisch weniger invasiver therapeutischer Optionen steht und den Patienten als Ultima Ratio angeboten werden sollte. Hierbei stellen Symptome wie chronische Blasenschmerzsyndrome (interstitielle Zystitis, Pelvic-Pain-Syndrom) und eine therapieresistente hochgradige Harninkontinenz relative Indikationen dar. Bei kongenitalen oder erworbenen Blasenspeicherstörungen, welche den oberen Harntrakt durch Drucktransmission dauerhaft schädigen und potenziell zur Niereninsuffizienz führen können (neurogene Blasenfunktionsstörung), kann es sich hingegen um absolute Indikationen zur Harnableitung handeln. Eine intraoperativ gleichzeitig durchgeführte Entfernung der Harnblase ist hierbei zumindest bei Harninkontinenz ohne Restharnbildung nicht obligat. Bei der Indikationsstellung zur Zystektomie sollte die Erweiterung des operativen Eingriffs mit hinzutretenden möglichen Operationskomplikationen gegenüber den Nachteilen eines Belassens der Harnblase (z. B. Entwicklung einer Pyozystis) abgewogen werden.

9.2.2 Bösartige Erkrankungen

Harnblasenkarzinome (invasives Urothelkarzinom, Plattenepithelkarzinom, Adenokarzinom) sowie in die Harnblase infiltrierende Malignome benachbarter Organe (fortgeschrittene gynäkologische Tumore, Darmtumore) erfordern bei kurativer onkologischer Intention in der Regel eine radikale Entfernung der tumorbefallenen Harnblase. Ist diesem Szenario ist somit die Anlage Harnableitung unausweichlich.

9.3 Operationsvorbereitung

9.3.1 Präoperative Diagnostik

Vor jeder Art der Harnableitung sollte zur Bestimmung der patientenindividuellen Anatomie des Harntraktes eine sonografische Untersuchung sowie röntgenologische Darstellung mittels Ausscheidungsurografie bzw. Hydro-MRT durchgeführt werden. Bei vorangegangenen komplexen abdominellen Eingriffen oder im Rahmen einer malignen Grunderkrankung (Urothelkarzinom des Harntraktes, gynäkologische Tumore sowie Adenokarzinom des Rektums) ist zusätzlich ein Abdomen-CT oder -MRT zur Abklärung der gesamten Situation im Bauchraum erforderlich. Weiterhin benötigt man bei der Verwendung von Dickdarm zur Harnableitung (▶ Abschn. 9.4.2) eine Kontrastmitteldarstellung der zur Anlage der Harnableitung vorgesehenen Darmsegmente. Bei der gemeinsamen Ableitung von Harn und Stuhl (Harnleiter-Darm-Implantation, Sigma-Rektum-Pouch) sind zudem eine funktionelle Abklärung des Enddarms (Rektodynamik) und die Manometrie des analen Schließmuskels (Analdruckprofil) obligat.

9.3.2 Präoperative Darmreinigung

Bei der Verwendung von Dünn- und Dickdarmsegmenten zur permanenten Harnableitung muss dieser zunächst aus der natürlichen Kontinuität ausgeschaltet werden. Hierbei stellt der im Darmlumen befindliche Stuhl einen möglichen Infektfokus dar. Ein besonderes Augenmerk auf die Durchführung einer gründlichen Darmreinigung sollte folglich immer dann gelegt werden, wenn die Harnableitung unter Verwendung von physiologisch mit keimbesiedeltem Stuhl gefüllten Dickdarmanteilen erfolgen soll. Hierzu müssen die Patienten in der Regel einen Tag vor dem Eingriff mehrere Liter einer hyperosmolaren Spülflüssigkeit trinken.

9.3.3 Lageplanung des kutanen Urostomas

Sollte ein inkontinentes Ileum- oder Kolon-Conduit als favorisierte Form der Harnableitung gewählt worden sein, so werden vor der Operation pararektal geeignete Punkte für die Lage des Urostoma auf der Haut des Patienten markiert, nachdem durch »Probekleben« von flüssigkeitsgefüllten Urinauffangbeuteln die Eignung der gewählten Bereiche (z. B. Abwesenheit von Bauchfalten, Narben usw.) validiert wurde. Zudem sollte durch Stomatherapeuten bereits eine erste Einweisung der Patienten in die spätere Handhabung des Urostomas erfolgen. Eine Lageplanung eines potenziellen kutanen Urostomas sollte aber auch bei denjenigen Patienten erfolgen, bei denen primär die Anlage einer kontinenten Harnableitung angestrebt wird. Intraoperativ kann der Operateur nämlich vor Situationen gestellt werden, welche es ihm nicht erlauben, ein kontinentes Darmreservoir anzulegen. In diesen Fällen muss dann auf ein inkontinentes Urostoma ausgewichen werden.

9.3.4 Anästhesie

Da jede Form der Harnableitung einen komplexen mehrstündigen operativen Eingriff darstellt, ist eine vorausgehende sorgfältige anästhesiologische Begutachtung unerlässlich. Im Falle des Vorliegens kardiopulmonaler Risikofaktoren oder bekannter Vorerkrankungen sollte bereits vor geplanter Aufnahme in das operative Zentrum ein aktueller Status erhoben werden. Unmittelbar vor der Operation erfolgt dann die Anlage eines lumbalen Periduralkatheters zur intra- sowie postoperativen Analgesie. Zudem wird den Patienten meistens ein zentraler Venenkatheter über eine Halsvene eingelegt, über welchen postoperativ für mehrere Tage eine Substitution von Flüssigkeit und Nährstoffen erfolgen kann.

9.4 Operationstechniken

Bereits seit Mitte des 19. Jahrhunderts wurde in der chirurgischen Fachliteratur über diverse Operationstechniken zur dauerhaften Harnableitung berichtet. Bedingt durch die zum Teil hohen Komplikationsraten der Darmsegmente verwendenden Techniken, blieb die kutane Ureterostomie zunächst die Methode der Wahl. Erst durch die Standardisierung der Anlage eines Ileum-Conduits durch Bricker im Jahre 1950 etablierte sich die Harnableitung unter Verwendung von Darmsegmenten fest in der operativen Urologie.

Heutzutage werden in der Regel Dünn- und Dickdarmsegmente entweder als Verlängerung der Harnleiter über die Faszie hinaus bis auf Hautniveau (Conduit) oder – nach entsprechender Rekonfiguration – als kontinentes Reservoir verwendet. Zu berücksichtigen sind dabei autonome Kontraktionen der Darmsegmente, die auch nach Detubularisation und Rekonfiguration weiterhin vorhanden sind und zu Harntransportstörungen führen können. Zusätzlich handelt es sich bei Darm physiologischerweise um ein absorbierendes Organ, sodass es bei dessen Verwendung als Urinreservoir zur Absorption harnpflichtiger Substanzen und metabolischen Entgleisungen kommen kann.

9.4.1 Inkontinente Harnableitungen

Das Grundprinzip dieser Techniken der Harnableitung ist die Anlage eines »nassen« Urostomas. Dazu werden die Harnleiter entweder direkt oder nach Zwischenschaltung eines Darmsegmentes als Conduit mit dem Hautniveau verbunden. Da bei inkontinenten Formen der Harnableitung die niedrigen Druckverhältnisse des oberen Harntraktes in der Regel unbeeinträchtigt bleiben und die Länge des verwendeten Darmsegments gering ist, werden inkontinente Harnableitungen generell bei präoperativ vorliegender Niereninsuffizienz, Leberzirrhose oder Kurzdarmsyndrom favorisiert.

Ureterokutaneostomie

Bei dieser Form der Harnableitung werden Harnleiter entweder separat oder nach Anastomosierung gemeinsam im Hautniveau implantiert (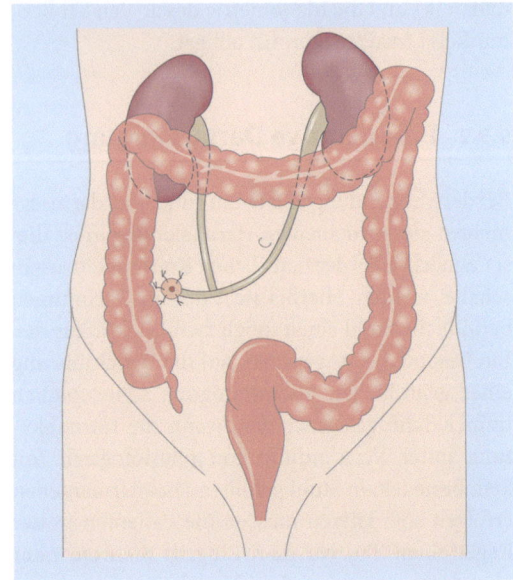 Abb. 9.1). Das Auftreten von Harntransportstörungen durch Kompression durch die Bauchdecke oder Stomastenosen erfordert allerdings in den meisten Fällen eine dauerhafte Splintung der Ureteren mittels geeigneter Katheter. So wird diese Form der Harnableitung, die bis Mitte des 20. Jahrhunderts noch den operativen Standard darstellte, heute nur noch dann gewählt, wenn vorbestehende gastrointestinale Erkrankungen (Crohn-Krankheit, Colitis ulcerosa, strahlengeschädigter Darm) oder eine signifikante Multimorbidität die Ausschaltung von Darmsegmenten verbieten.

■ Abb. 9.1 Ureterokutaneostomie (Abb. aus Liehn et al. 2014)

Ileum-Conduit

Hierfür wird zunächst ein etwa 15 cm langes Stück Ileum aus der Darmkontinuität ausgeschaltet. In das orale Ende dieses Segmentes werden dann die Harnleiter typischerweise refluxiv (nach Nesbit bzw. Wallace) implantiert. Das aborale Ende fungiert als Verlängerung der Harnleiter über die Bauchdecke und Faszie hinaus bis auf das Hautniveau und bildet das Urostoma (■ Abb. 9.2a). Das oben geschilderte Risiko von Stomastenosen wird durch die Zwischenschaltung eines Darmsegments signifikant verringert.

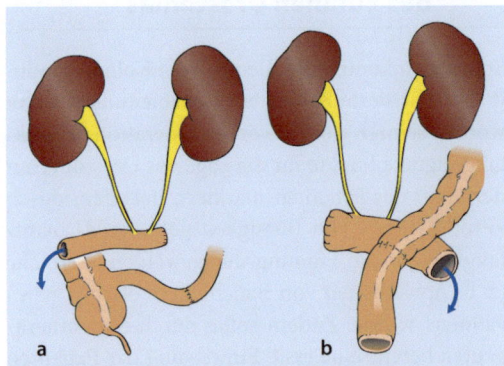

■ Abb. 9.2a, b a Ileum-Conduit (sog. Brickerblase), b Sigma-(Kolon-)Conduit (Abb. aus Gasser 2015)

Kolon-Conduit

Hierbei wird ein Segment des Colon sigmoideum oder (bei Strahlenschäden im kleinen Becken) des Colon transversum verwendet. Die dickere Wandung des Kolons erlaubt die Implantation der Harnleiter in antirefluxiver Technik. Dadurch wird der obere Harntrakt langfristig geschont, was zudem die Möglichkeit einer späteren Konversion des Kolon-Conduits in eine kontinente Harnableitung bietet (■ Abb. 9.2b). Dementsprechend wird dieses Verfahren der Harnableitung besonders bei Kindern mit einer in der Regel hohen Lebenserwartung favorisiert.

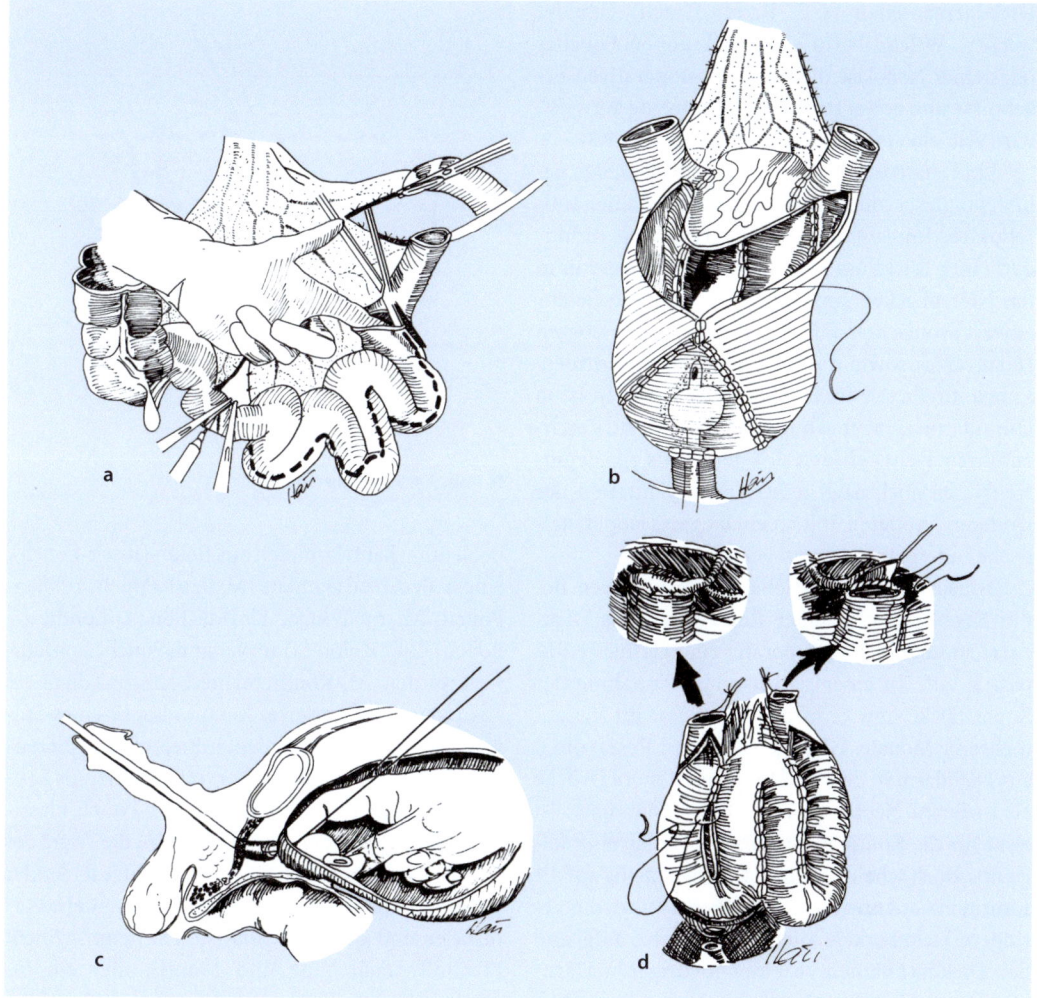

○ **Abb. 9.3a–d** **a** Ausschaltung des 60–65 cm langen Ileumsegmentes 20 cm proximal der Bauhin-Klappe. Belassen je 3 cm langer tubulärer Segmente an den Enden des W. **b** Konstruktion der Neoblase. **c** Ileoureterostomie des tiefsten Punktes der Neoblase an die Harnröhre. **d** Ileoureterostomie als frei refluxive Anastomose zwischen Harnleiter und dem afferenten Limb (Abb. aus Rübben 2014)

9.4.2 Kontinente Harnableitungen

Das Grundprinzip dieser Formen der Harnableitung ist nach Ausschaltung, antimesenterialer Eröffnung und entsprechender Rekonfiguration von Darmsegmenten die Bildung eines Reservoirs (Pouch), das intermittierend entleert werden kann. Als Kontinenzmechanismen fungieren hierbei entweder der Harnröhrensphinkter, der Analsphinkter oder ein in einer speziellen Technik angelegtes kontinentes katheterisierbares Stoma.

Orthotoper Blasenersatz

Beim orthotopen Blasenersatz wird ein aus Darmsegmenten gebildetes Reservoir mit dem Harnröhrenstumpf anastomosiert, was der Physiologie des unteren Harntraktes am nächsten kommt. Eine kompetente physiologische Funktion des Harnröhrensphinkters ist hierfür obligat. Dabei kann die der Harnblasenersatz allein aus Dünndarmsegmenten (z. B. Studer-Neoblase, Hautmann-Neoblase, Mansoura-Pouch), aus Ileum- und Zökalanteilen (z. B. Mainz-I-Pouch, Le-Bag-Pouch) oder rein aus

Dickdarmanteilen (z. B. Reddy-Pouch) gebildet werden. Welche Form eines orthotopen Pouches oder einer Neoblase die besten postoperativen Ergebnisse und geringste Komplikationsrate aufweist, wird seit jeher ausgiebig diskutiert (◘ Abb. 9.3).

Ein Hauptvorteil von aus Dickdarmanteilen gebildeten Reservoiren ist die Möglichkeit einer antirefluxiven Implantation der Ureteren. Diese verhindert einen Rückfluss von Urin aus dem Reservoir in das Nierenbecken und verringert somit die Gefahr einer chronischen Druckschädigung des oberen Harntraktes sowie die Rate an Pyelonephritiden. Eine antirefluxive Implantation der Ureteren ist in Dünndarmsegmenten hingegen weniger gut durchzuführen. Dennoch lässt sich der Reflux aus Ileum-Neoblasen auch nach refluxiver Implantation der Ureteren limitieren, indem ein längeres isoperistaltisches afferentes Segment genutzt wird.

Hinsichtlich der Speicherfunktion weisen Ileum-Neoblasen gegenüber Reservoiren aus Dickdarm unmittelbar postoperativ eine geringere Kapazität auf. Zu einer signifikanten Zunahme der Kapazität kommt es in der Regel erst im Verlauf mehrerer Monate. Hingegen treten in Reservoiren aus Dickdarm in der Speicherphase höhere Drücke als in Ileum-Neoblasen auf. Dieses Phänomen ist zwar für die Kontinenz der Patienten tagsüber folgenlos, doch scheint es sich nachts nachteilig auf die Kontinenz auszuwirken. Umgekehrt führt die geringere Dehnbarkeit solcher Reservoire aufgrund der Dickdarmtänien zu einer niedrigeren Harnretention (»Hyperkontinenz«), was eine Reservoirentleerung durch intermittierenden Selbstkatheterismus erforderlich macht (besonders beim orthotopen Blasenersatz der Frau).

Obwohl in großen klinischen Studien bislang keine Form des orthotopen Blasenersatzes eindeutig überlegen war, ist die Ileum-Neoblase wegen ihrer geringeren operativen Komplexität in vielen urologischen Zentren zum Standard geworden.

Kontinente kutane Harnableitung

Eine kontinente kutane Harnableitung ist immer dann indiziert, wenn sich die Anlage eines orthotopen Blasenersatzes bei funktioneller Einschränkung des Harnröhrensphinkters oder bei ausgedehnten Tumoren im kleinen Becken und Befall der Harnröhre verbietet. Auch die kontinente kutane Har-

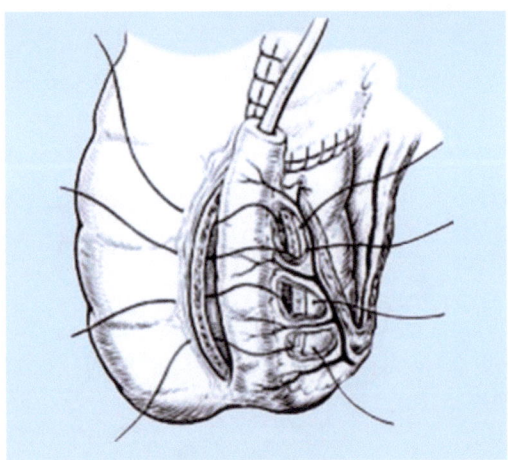

◘ Abb. 9.4 Appendixnippel

nableitung kann komplett aus Ileum (Kock-Pouch), einem Ileozökalsegment (Mainz-I-Pouch, Le-Bag-Pouch, Miami-Pouch, Florida-Pouch, Lundiana-Pouch) oder Kolon (Transversum-Pouch) konfiguriert werden. Als Kontinenzmechanismus dient ein aus Darm konfiguriertes kutanes kontinentes Stoma, über welches der Patient mittels intermittierendem Katheterismus das Reservoir entleert. Als kontinentes Stoma wird beim Mainz-I-Pouch klassischerweise die Appendix submukös in die Wand des Reservoirs eingebettet (◘ Abb. 9.4). Bei fehlender Appendix kann alternativ ein antimesenterial eröffnetes und quer retubularisiertes Ileumsegment (Technik nach Yang und Monti) oder ein intussuzeptierter Ileumnippel verwendet werden (◘ Abb. 9.5). Mit allen angeführten Techniken der Anlage eines katheterisierbaren Stomas lassen sich sehr gute Kontinenzraten von über 90 % erzielen. Das gemeinsame Funktionsprinzip liegt dabei in der Kompression der jeweiligen efferenten Segmente bei zunehmender Füllung des Reservoirs.

Grundvoraussetzung für einen komplikationsarmen Langzeitverlauf nach Anlage einer kontinenten kutanen Harnableitung ist eine sorgfältige präoperative Patientenselektion, da die regelmäßige und sachgemäße Entleerung des Pouches an die Patienten kognitive und manuelle Anforderungen stellt.

Kontinente anale Harnableitung

Eine Alternative zur kontinenten kutanen Harnableitung stellt die Implantation der Harnleiter in das

9.5 · Komplikationen

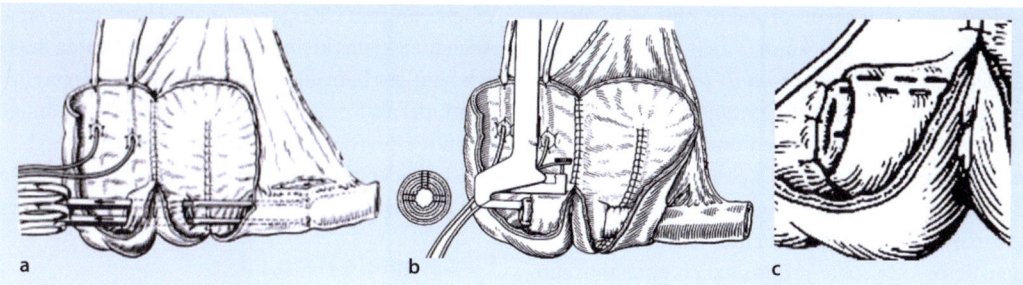

Abb. 9.5 Ileuminvaginationsnippel

Rektosigmoid (Ureterosigmoideostomie, Mainz-II-Pouch) dar. Die Kontinenz wird hierbei durch einen kompetenten analen Verschlussmechanismus gewährleistet. Zur simultanen Urin- und Stuhlentleerung sind keine Hilfsmittel in Form von Einmalkathetern nötig, sodass von dieser Harnableitung besonders Patienten aus unterversorgten Ländern profitieren können. Problematisch sind jedoch die im Vergleich zu anderen Harnableitungen häufiger auftretenden metabolischen Komplikationen in Form metabolischer Azidosen. Zusätzlich kann es durch die im Rektosigmoid herrschenden hohen Druckamplituden zu aufsteigenden Pyelonephritiden kommen. Dieses Risiko kann jedoch durch die Detubularisierung des Rektosigmoids und Rekonfiguration zu einem Pouch (Mainz-II-Pouch) beherrscht werden. Zu beachten ist zudem das erhöhte Risiko der Ausbildung von Sekundärmalignomen im Rektosigmoid, welches ein lebenslanges Nachsorgeprotokoll erfordert.

9.5 Komplikationen

9.5.1 Chirurgische Komplikationen

Die operative Harnableitung stellt einen großen und komplexen operativen Eingriff dar, dem häufig eine radikale Zystektomie vorangeht. Operative und perioperative Komplikationsrisiken sind Blutungen, Gefäß- und Nervenverletzungen sowie Nahtinsuffizienzen. Spätkomplikationen betreffen hauptsächlich das afferente und efferente Segment in Form von Harnleiterimplantationsstenosen oder Stomastenosen/Harnröhrenanastomosenstrikturen. Diese erfordern in der Regel eine endoskopische oder offene Revisionsoperation.

Ureterointestinale Stenose

Ein neuralgischer Punkt jeder Form der Harnableitung ist die ureterointestinale Implantation. Dabei kann es sowohl zu Implantationsstenosen mit konsekutiver Stauung des oberen Harntraktes als auch zum Reflux von Urin kommen. Beide Szenarien können sich im Verlauf schädigend auf die Nierenfunktion auswirken. Diverse Techniken einer refluxiven (z. B. nach Nesbit oder Wallace) oder einer antirefluxiven Ureterimplantation (z. B. nach Le Duc, submuköser Tunnel, Serosa-lined-Tunnel oder afferenter Ileumnippel) werden in der Literatur beschrieben, wobei sich die Inzidenz der im Langzeitverlauf auftretenden Implantationsstenosen zwischen refluxiven und antirefluxiven Implantationstechniken nur marginal zu unterscheiden scheint (2–7 % vs. 2–8 %).

Bei der Implantation der Ureteren in Dünndarmsegmente wird aufgrund der geringen Wanddicke meistens eine refluxive Technik angewendet. Beim inkontinenten Ileum-Conduit, welches definitionsgemäß eine Niederdruckableitung darstellt, sollte es trotz refluxiver ureterointestinaler Anastomosen der Theorie nach zu keinem relevanten Reflux kommen. Dennoch verschlechtert sich der Nierenfunktion – besonders im Langzeitverlauf – bei einem beträchtlichen Anteil der Patienten (17 %). Ursächlich dafür können eine Stomastenose mit konsekutiver Harntransportstörung oder aber Harnleiterimplantationsstenosen sein.

Bei Anlage eines Conduits aus Dickdarmsegmenten ist eine antirefluxive Implantation möglich, welche sich dauerhaft protektiv auf den oberen Harntrakt auswirken kann. Auch das Risiko von ureterointestinalen Stenosen ist im Langzeitverlauf im Vergleich zum Ileum-Conduit deutlich geringer (8 % vs. 22 %). Bei Kindern und jungen Patienten mit entsprechend hoher Lebenserwartung wird dementsprechend die Anlage eines Kolon-Conduits favorisiert. Bei der Anlage eines kontinenten kutanen Reservoirs sollte grundsätzlich eine antirefluxive Ureterimplantation angestrebt werden, um bei der gegebenen absoluten Kontinenz auch im Falle einer Überdehnung des Reservoirs einen Reflux von potenziell kontaminiertem Urin und die Entwicklung einer Pyelonephritis zu verhindern. Bei der Anlage eines orthotopen Blasenersatzes unter Verwendung von Dünndarmsegmenten konnte hingegen in mehreren Studien gezeigt werden, dass nach refluxiver Ureterimplantation die Rate an Pyelonephritiden nicht höher war als nach antirefluxiver Implantation, dafür jedoch das Risiko für ureteroileale Stenosen (1,7% vs. 13%). Dies erklärt sich durch die nur relative Kontinenz beim orthotopen Blasenersatz, wodurch das Risiko hoher Drücke bei Überfüllung des Reservoirs durch den »Pop-off-Mechanismus« (Harninkontinenz per urethram im Sinne einer Überlaufinkontinenz) minimiert ist.

Stomastenose

Eine Stenose des kutanen Stomas kann sowohl nach kontinenter als auch nach inkontinenter Harnableitung auftreten. Beim Ileum-Conduit sind die Ursachen in den meisten Fällen eine bei initialer Anlage nicht ausreichend erfolgte Evertierung des aboralen Endes des Conduits (»Nippelbildung«) sowie ischämisch bedingte narbige Degenerationen oder auch eine deutliche Gewichtszunahme des Patienten. Die Stomastenose kann ein urodynamisch relevantes Abflusshindernis darstellen und über refluxive ureterointestinale Anastomosen konsekutiv zu einer Dilatation des oberen Harntraktes führen. Das Risiko von Stomastenosen ist beim Kolon-Conduit wegen des weiteren Darmlumens deutlich geringer.

Bei der kontinenten kutanen Harnableitung stellt die Stomastenose die häufigste Komplikation dar, welche bei etwa 1/3 aller Patienten in Langzeitverlauf auftritt. Meistens handelt es sich dabei um eine durch den chronischen mechanischen Reiz des Einmalkatheterismus hervorgerufene narbige Wucherung am Übergang von der Haut zum Stoma. Auch hier ist das kleinlumige Appendixstoma deutlich häufiger betroffen als das Stoma mit einem Ileumnippel als Kontinenzmechanismus. Notwendige operative Revisionen in Form einer endoskopischen Inzision oder offenen Exzision des Keloids gestalten sich hierbei vergleichsweise einfach.

Parastomale Hernien

Eine postoperative Überbeanspruchung der Bauchdecke bzw. eine signifikante Gewichtszunahme des Patienten kann im Langzeitverlauf zu einer parastomalen Hernie über die für das Stoma geschaffene Faszienlücke führen. Unter Umständen können konservative Maßnahmen (Anlage eines Bruchbandes) ausreichend sein. Häufig wird jedoch ein operativer Verschluss des Bruches notwendig werden.

9.5.2 Funktionelle Komplikationen

Bei der operativen Harnableitung ist zu beachten, dass es bei der Verwendung von Darm (einem physiologischerweise absorbierenden Organ) zur Absorption harnpflichtiger Substanzen und metabolischen Entgleisung kommen kann. Zudem tritt in vielen Fällen nach einer Harnableitung mit Darmsegmenten eine chronische Bakteriurie auf, welche sowohl zu aufsteigenden Pyelonephritiden als auch, in Kombination mit von der Darmmukosa sezerniertem Schleim, zur Steinbildung führen kann.

Bakteriurie

Eine Bakteriurie nach Harnableitung unter Verwendung von Darmsegmenten ist häufiger nachweisbar. Bei fehlender klinischer Symptomatik bedarf sie allerdings keiner Therapie. Klinisch symptomatische Harnwegsinfekte manifestieren sich nach inkontinenter und kontinenter Harnableitung als Pyelonephritiden. Bei kontinenten Harnableitungen kann es auch zur isolierten Infektion des Reservoirs (»Pouchitis«) kommen.

Steinbildung

Eine insuffiziente Entleerung des Reservoirs mit Restharnbildung sowie Kristallablagerungen im von der Darmschleimhaut sezernierten Schleim als Steinnidus scheint im Langzeitverlauf eine Steinbildung zu begünstigen. Dabei handelt es sich zum größten Teil um Infektsteine (Struvit), welche sich meistens im Reservoir einer Harnableitung formieren. Nach kontinenter kutaner Harnableitung kommt es bei durchschnittlich 15 % zur Steinbildung, wobei nach Anlage eines Invaginationsnippel mit Metallstaples die Steinbildung in der Regel von den Metallklammern ausgeht. Prophylaktisch vermindert eine regelmäßige Spülung des Reservoirs mit Kochsalz eine Steinbildung. Aber auch nach Anlage einer inkontinenten Harnableitung kann es zur Steinbildung kommen. Im Langzeitverlauf zeigen etwa 5 % aller Patienten mit einem Ileum-Conduit Steine des oberen Harntraktes. Während kleinere Steine endoskopischen Verfahren gut zugänglich sind, sollte bei größeren Steinen großzügig die Indikation zur offenen chirurgischen Sanierung gestellt werden.

9.5.3 Metabolische Komplikationen

Azidose

Nach operativer Harnableitung unter Verwendung von Darnsegmenten kommt es durch den Kontakt von absorbierender Darmschleimhaut mit Urin zur Rückabsorption saurer Valenzen. Hierbei wird Chlorid (Cl^-) im Austausch mit Bikarbonat (HCO_3^-) absorbiert, ebenso Natrium (Na^+) im Austausch mit Wasserstoff (H^+). Typischerweise wird jedoch mehr Cl^- als Na^+ absorbiert, was entsprechend mit einer stärkeren Sezernierung von HCO_3^- als H^+ einhergeht. Diese Elektrolytverschiebungen können zur Ausbildung einer hyperchlorämischen, hypokaliämischen Azidose führen. Bei den inkontinenten Formen der Harnableitung mit begrenzter Kontaktzeit von Urin mit Darmschleimhaut tritt eine milde Azidose nur in bis zu 15 % der Fälle auf. Bei den kontinenten Formen der Harnableitung mit Konfiguration eines Reservoirs aus Darmsegmenten ist erstens die Absorptionsfläche deutlich größer und zweitens die Kontaktzeit zwischen Urin und Darmschleimhaut signifikant verlängert. Folglich bilden bis zu 50% dieses Patientenkollektivs eine zwar meist subklinische, aber dennoch korrekturbedürftige metabolische Azidose aus. Am höchsten ist die Rate an metabolischen Azidosen bei Patienten mit einer kontinenten analen Harnableitung (70%).

Durch den präventiven Einsatz von alkalisierenden Medikamenten (Na^+/K^+-Citrat, Na^+/Ca^{2+}-Citrat oder Na^+-Hydrogenkarbonat) ab einem Basenüberschuss von weniger als -2,5 mmol/l kann eine klinisch relevante Azidose in über 95 % der Fälle verhindert werden.

Knochendichte

Eine unbehandelte chronische Azidose kann durch kompensatorische Puffermechanismen nach Osteoklastenaktivierung zu einem Verlust von HCO_3^- aus dem Knochen kommen. In Kombination mit einer verminderten enteralen Resorption von Vitamin D und Ca^{2+} führen diese Mechanismen zu einer Verminderung der Knochendichte und zur Osteomalazie. In schwersten Fällen kann es dann zum Auftreten dumpfer Knochenschmerzen und zu pathologischen Frakturen kommen.

Vitamin-B_{12}-Mangel

Dem Vitamin B_{12} (Cobalamin) kommt eine tragende Rolle in der DNA-Synthese, der Bildung und Erhaltung der Myelinscheiden, der Synthese von Neurotransmittern und der Erythropoese zu. Hierbei handelt es sich um ein essenzielles Vitamin, welches vom Menschen nicht synthetisiert werden kann, sondern mit der Nahrung zugeführt werden muss. Ein schwerer Mangel an Cobalamin kann zur megaloblastären Anämie und zu neuropsychiatrischen Erkrankungen wie funikulärer Myelose, Depression und Psychose führen.

Das Vitamin B_{12} unterliegt einem sehr komplizierten Resorptionsvorgang, da für seine Aufnahme der intrinsische Faktor aus dem Magen benötigt wird. Dieses aus den Parietalzellen des Magens gebildete Enzym bindet das Cobalamin. Anschließend wird dieser Komplex im Ileum an Cubilin-Rezeptoren gebunden und absorbiert. Cubilin-Rezeptoren können im gesamten Ileum nachgewiesen werden. Dementsprechend steigt das Risiko eines klinisch relevanten Cobalaminmangels mit der Länge eines durch die Harnableitung ausgeschalteten Ileumsegmentes an. Kritische Längen werden in der Literatur mit 60 cm angegeben. Auch bei schwerer Malabsorption tritt aufgrund des geringen täglichen Bedarfs sowie der hohen Speicherkapazität der Leber ein laborchemisch detektierbarer Vitamin-B_{12}-Mangel in der Regel erst nach etwa 5 Jahren auf. In der Praxis benötigen bis zu 35 % aller Patienten nach Harnableitung eine dauerhafte Vitamin-B_{12}-Substitution. Empfohlen wird eine Substitution unter einem Vitamin-B_{12}-Spiegel von 200 ng/l im Blut. Diese kann entweder oral (1 mg/d) oder intramuskulär (1 mg/Monat) erfolgen.

Malabsorption

Die Verwendung von Darmsegmenten zur operativen Harnableitung ist mit der Gefahr einer Malabsorption vergesellschaftet, welche in ihrer Ausprägung von der Länge der ausgeschalteten Darmsegmente bedingt wird. Eine tragende Rolle kommt hierbei den Gallensäuren zu. Der Gallensäurepool beträgt 2–4 g und durchläuft 5- bis 10-mal täglich die enterohepatische Zirkulation. Im gesamten Ileum wird der größte Anteil der konjugierten Gallensäuren reabsorbiert. Ein kleiner Anteil der dekonjugierten Gallensäuren wird jedoch physiologischerweise in Jejunum und Ileum absorbiert. Gelangen die konjugierten Gallensäuren bei fehlender enteraler Resorptionsfläche in das Kolon, so werden sie dort durch bakterielle Enzyme fermentiert und können eine chologene Diarrhö auslösen. Zudem kann der enterale Verlust an Gallensäuren durch die Neusynthese in der Leber nur zu einem gewissen Grad kompensiert werden.

Bei chronischem Gallensäureverlust werden Fette und fettlösliche Vitamine letztendlich vermindert aufgenommen, es kommt zur Steatorrhö. Ferner kann es nach Resektion der Ileozäkalklappe retrograd auch zu einer bakteriellen Besiedlung des Ileums kommen, was zur bakteriellen Dekonjugation von Gallensäuren führen kann. Freie Gallensäuren können Fett schlechter emulgieren, wodurch die Mizellenbildung reduziert wird und eine Malabsorption von Fetten eine bestehende Steatorrhö verstärken kann. Die chirurgische Rekonstruktion der Ileozäkalklappe konnte in einer retrospektiven Studie diesbezüglich jedoch keine signifikanten Unterschiede zeigen.

In der Praxis gibt bis zu einem Drittel der Patienten nach Conduitanlage und bis zur Hälfte der Patienten nach kontinenter Harnableitung eine erhöhte Stuhlfrequenz an (> 3/d). Neben einer diätetischen Beratung kann die Gabe von Cholestyramin Abhilfe schaffen, da es freie Gallensäuren im Kolon bindet. Die langfristige Einnahme von Cholestyramin kann jedoch zu einer verminderten Aufnahme der fettlöslichen Vitamine A, D, E und K führen, welche dann substituiert werden müssen.

9.5.4 Sekundärtumore

Nach Harnableitungen unter Verwendung von Darmsegmenten kommt es in der Regel nur sehr selten zur Ausbildung von Sekundärtumoren. Meistens handelt es sich dabei um Adenokarzinome, seltener um gutartige Adenome oder Plattenepithelkarzinome. Prädilektionsstellen sind die ureterointestinalen Anastomosen. Hierbei sind Patienten mit kontinenten Harnableitungen gegenüber solchen mit inkontinenten eher gefährdet (0,13 % vs. 0,03 %). Bezogen auf die verwendeten Darmabschnitte bei kontinenten Harnableitungen stellt Dickdarm gegenüber Dünndarmanteilen ebenfalls einen Risikofaktor dar (0,27 % vs. 0,03 %). Eine Sonderrolle nehmen die Harnleiter-Darmimplantationen (Ureterosigmoideostomie, Mainz-II-Pouch) mit einem Risiko zur Sekundärtumorbildung von 2,58 % ein. Pathophysiologisch lässt sich dies durch die bakterienbedingte Produktion von Nitrosaminen aus dem Urin erklären.

9.6 Betreuung nach der Operation

Eine lebenslange Nachsorge ist nach jeder Form der Harnableitung unabhängig von der Dignität der Grunderkrankung unabdingbar. Nach Anlage inkontinenter und kontinenter Harnableitungen sollten anfänglich nach drei und sechs Monaten – und dann in größeren Intervallen – sonografische Kontrolluntersuchungen des oberen Harntraktes sowie eine laborchemische Bestimmung der Nierenretentionsparameter durchgeführt werden, um mögliche Harnabflussstörungen mit konsekutiver Nierenschädigung frühzeitig entdecken und behandeln zu können.

Zudem sollte das Urostoma inspiziert und die parastomale Bauchdecke sowie die Laparotomienarbe zum Ausschluss von Hernien palpiert werden. Die spezielle Nachsorge nach der Anlage kontinenter Harnableitungen beinhaltet zudem noch regelmäßige Kontrollen des Säure-Basen-Haushaltes.

Hierzu wird eine Blutgasanalyse durchgeführt, um eine mögliche Übersäuerung des Blutes (Basenüberschuss < -2,5 mmol/l) medikamentös korrigieren zu können.

Während des ersten postoperativen Jahres sind dreimonatliche Kontrollen der Blutgase sowie Kontrollen nach Medikamentenanpassungen erforderlich. Zudem sind nach der Anlage kontinenter Reservoire endoskopische Untersuchungen zum Ausschluss von Sekundärmalignomen nötig. Hierbei richtet sich das empfohlene Nachsorgeregime nach der Dignität der Grunderkrankung. Bei Patienten mit maligner Grunderkrankung sollte dieses ab dem 5. postoperativen Jahr erfolgen, bei Patienten mit benigner Grunderkrankung ab dem 10. Dabei sind jährlich durchgeführte Untersuchungen in jeder Hinsicht aufwendig und gemessen am Entartungsrisiko am ehesten noch nach Ureterdarmimplantation erforderlich. Auch wird es im Langzeitverlauf ab dem 5. postoperativen Jahr erforderlich, einen möglichen Vitamin-B_{12}-Mangel aufzudecken und ggf. zu behandeln. Die Notwendigkeit zusätzlicher apparativer Untersuchungen in Form von Schichtbildverfahren orientiert sich im Wesentlichen an der Dignität der Grunderkrankung.

9.7 Fragen und Antworten

9.7.1 Fragen des Hausarztes an den Chirurgen

- **Frage**

Muss eine regelmäßige Urinkontrolle erfolgen?

- **Antwort**

Eine Urinanalyse mittels Urin-Stix oder ggf. Urinkultur ist nur bei Symptomen wie trübem Urin oder Zeichen eines Harnwegsinfektes erforderlich. Bei fehlender klinischer Symptomatik (Fieber, Schüttelfrost sowie Schmerzen im Bereich der Nierenlager oder des Reservoirs) können diese Untersuchungen zusammen mit den übrigen Nachsorgeuntersuchungen erfolgen.

- **Frage**

Wie sehen die prophylaktischen Maßnahmen im Hinblick auf einen Harnwegsinfekt aus?

- **Antwort**

Eine Bakteriurie nach Harnableitung unter Verwendung von Dünn- bzw. Dickdarmsegmenten ist häufiger nachweisbar. Bei ausbleibender klinischer Symptomatik bedarf sie allerdings keiner antibiotischen Therapie und dementsprechend auch keiner Prophylaxe.

- **Frage**

Welche Komplikationen drohen nach der Urostomaanlage und auf welche Symptome muss dabei geachtet werden?

- **Antwort**

Die Hauptkomplikationen nach Anlage eines Urostomas betreffen meist Störungen beim Harnabfluss, welche anfänglich asymptomatisch verlaufen, sich im zeitlichen Verlauf aber schädigend auf die Nierenfunktion auswirken. Die regelmäßige sonografische Kontrolluntersuchung des oberen Harntraktes ist hierfür eine suffiziente Nachsorgemethode. Weitere häufige Komplikationen sind Stomastenosen sowie Laparotomie- und Parastomalhernien. Diese sind meistens symptomatisch und bei einer sorgfältigen körperlichen Inspektion offensichtlich.

- **Frage**

Gibt es eine spezifische postoperative Nachsorge und wie sieht diese aus?

- **Antwort**

Nach Anlage inkontinenter und kontinenter Harnableitungen sollten anfänglich nach drei und sechs Monaten, dann in größeren Intervallen sonografische Kontrolluntersuchungen des oberen Harntraktes sowie eine laborchemische Bestimmung der Nierenretentionsparameter durchgeführt werden. Lediglich nach Anlage kontinenter Harnableitungen beinhaltet das Nachsorgeprotokoll zudem noch regelmäßige Kontrollen des Säure-Base-Haushaltes. Zudem sollten eine sorgfältige Urostomainspektion und zum Ausschluss von Hernien die Palpation der parastomalen Bauchdecke sowie der Laparotomienarbe erfolgen.

- **Frage**

Ist ein positiver Urinbefund (wie Erythrozyturie, Leukozyturie und Nitratnachweis) immer als Behandlungsindikation zu werten?

▪▪ Antwort

Eine Bakteriurie nach Harnableitung unter Verwendung von Darmsegmenten ist häufiger nachweisbar. Bei fehlender klinischer Symptomatik bedarf sie allerdings keiner Therapie.

▪ Frage

Weicht die Therapie einer Harnwegsinfektion beim Urostoma von der bei einem nicht operierten Patienten ab?

▪▪ Antwort

Die antibiotische Behandlung einer Harnwegsinfektion beim Urostoma ist nur bei klinischen Symptomen erforderlich. Dann unterscheidet sich die antibiotische Therapie nicht von der bei Patienten mit unversehrtem Harntrakt.

▪ Frage

Muss mit einer veränderten Pharmakokinetik nierenpflichtiger Wirkstoffe gerechnet werden?

▪▪ Antwort

Zu einer veränderten Pharmakokinetik harnpflichtiger Wirkstoffe kommt es lediglich im Rahmen einer eingeschränkten globalen Nierenfunktion. Die Absorptionsrate zuvor renal ausgeschiedener Pharmaka durch die zur Harnableitung verwendeten Darmsegmente ist zu vernachlässigen und hat auch keinen signifikanten Einfluss auf die Pharmakokinetik.

▪ Frage

Besteht für den Patienten postoperativ eine geänderte Belastbarkeit etwa für das Heben oder Tragen schwerer Dinge u.ä.?

▪▪ Antwort

Postoperativ sollten für etwa 12 Wochen keine Gegenstände > 5 kg getragen werden. Bei fettleibigen Patienten sollte zur Vermeidung von Narbenbrüchen und parastomalen Hernien bis zum Abschluss der Wundheilung in jeden Fall eine Bauchbinde getragen werden. Nach Abschluss der Rekonvaleszenz können die gewohnten Aktivitäten in der Regel wieder aufgenommen werden.

9.7.2 Fragen des Patienten an den Hausarzt

▪ Frage

»Wie vermeide und erkenne ich Harnwegsinfekte?«

▪▪ Antwort

»Eine Besiedelung des Urins mit Bakterien (Bakteriurie) ist nach einer Harnableitung über Darmsegmente häufig und lässt sich selbst durch Vorbeugung in Form einer Dauertherapie mit Antibiotika nicht verhindern. Das liegt an der besonderen Beschaffenheit der Darmschleimhaut. Sie ist so beschaffen, dass es Bakterien besonders leicht haben, sich dort anzusiedeln. Meistens läuft dies jedoch ohne Beschwerden ab. Wenn Sie jedoch Fieber, Schüttelfrost und Schmerzen im Nierenlager oder am Reservoir entwickeln, ist eine Harnwegsinfektion sehr wahrscheinlich. Bitte kommen Sie dann umgehend zu uns. Wir werden dann eine Urinkultur anlegen und schnellstmöglich mit einer Antibiotikatherapie beginnen. Wurde ein katheterisierbares Stoma angelegt, kann es am Hautstoma zur Narbenwucherung kommen.«

▪ Frage

»Mit welchen Einschränkungen muss ich nach der Operation rechnen?«

▪▪ Antwort

»Sie haben in Ihrem weiteren Leben weder beruflich noch in der Freizeit wesentliche Einschränkungen zu erwarten. Nach einer gewissen Erholungsphase sollten Sie ihre gewohnten Aktivitäten wieder aufnehmen können. Allerdings sollten Sie zunächst eine übermäßige Belastung der Bauchmuskulatur vermeiden (Heben schwerer Gegenstände, Kraftsport usw.), um einen Narbenbruch und eine Hernie neben dem Stoma zu vermeiden.«

▪ Frage

»Welche Gefahren bestehen bei der Operation?«

▪▪ Antwort

»Zu den möglichen Komplikationen dieses Eingriffs zählen Blutung, Thrombose und Embolie, Gefäß-, Nerven- und Darmverletzungen. In den ersten Tagen nach der Operation muss man besonders die Naht an der Darmanastomose (mit folgender Bauchfellentzündung) sowie an der Harnableitung (mit Entstehung eines Urinoms) im Auge behalten, um zu sehen, ob sie auch hält.«

- **Frage**

»Wie lautet die Indikation zur Operation und gibt es keine Alternative für mich?«

- **Antwort**

»Die Indikation zur operativen Harnableitung besteht, wenn Ihre Blase nicht richtig funktioniert oder wenn sie aufgrund einer Krebserkrankung entfernt werden muss. Geht es nur um das Funktionieren, gibt es vor der Operation eine ganze Reihe anderer Möglichkeiten, und diese Operation ist dann nur die letzte. Wenn aber die Blase wegen eines Krebses heraus muss, ist diese Art der Harnableitung in der Regel der einzige Therapieansatz.«

- **Frage**

»Kann ich damit denn »normal« leben?«

- **Antwort**

»Für Ihr weiteres Leben gibt es nach der Operation bezüglich Beruf und Freizeit keine grundsätzlichen Einschränkungen. Selbst beim Schwimmen in öffentlichen Badeanstalten sowie bei Saunabesuchen besteht vom hygienischen Standpunkt aus keine Einschränkung, auch wenn man Ihren Beutel sehen kann.«

- **Frage**

»Wie lange hält so ein Stoma?«

- **Antwort**

»Wenn keine Langzeitkomplikationen auftreten, wird Ihr Stoma bis an Ihr Lebensende halten. Probleme, die eine neuerliche Operation erfordern, treten bei jedem 10 Operierten auf. Die größten Risikofaktoren für solche Komplikationen sind starke körperliche Belastung, eine deutliche Gewichtszunahme und wiederholte Entzündungen.«

- **Frage**

»Wie kann ich die Haut um das Stoma schützen?«

- **Antwort**

»Zur dauerhaften Schonung der Haut ringsum das Stoma, sollten Sie beim Wechsel der Klebeplatte alle 2–3 Tage eine sorgfältige Hautpflege durchführen. Dazu wird zunächst das alte System langsam entfernt, um die Entstehung von Hautabschürfungen zu verhindern. Anschließend wird die das Stoma umgebende Haut mit Kompressen, warmem Wasser und Seife vorsichtig gereinigt und dann die Seife mit klarem Wasser abgewaschen. Bei starkem Haarwuchs sollte die Haut rasiert werden. Eine Enthaarungscreme sollten Sie nicht verwenden, da Sie darauf allergisch reagieren könnten, was die Haut an dieser Stelle zusätzlich beanspruchen würde.

Beim inkontinenten Urostoma wird nach dem Trocknen der Haut das Versorgungssystem neu angebracht und gut angedrückt, damit eine optimale Haftung gewährleistet ist. Die Öffnung der Basisplatte muss so angepasst werden, dass die Haut rund um die Stomaschleimhaut durch die Klebeplatte komplett abgedeckt wird. Dies ist wichtig, damit es zu keiner sogenannten Hautmazeration kommt.

Nach der Anlage eines kontinenten Stomas kann es gelegentlich zum tröpfchenweisen Urinverlust oder auch zur Absonderung von Schleim kommen. Hier empfiehlt es sich, prophylaktische eine Textilkompresse vor dem Urostoma zu platzieren.

Ich vermittle Ihnen gerne einen Termin mit einem Stomatherapeuten, der Sie in die Handhabung und Pflege kompetent einweisen kann.«

Literatur

Chen Z, Lu G, Li X et al. (2009) Better compliance contributes to better nocturnal continence with orthotopic ileal neobladder than ileocolonic neobladder after radical cystectomy for bladder cancer. Urology 73: 838-43

Cody JD, Nabi G, Dublin N et al. (2012) Urinary diversion and bladder reconstruction / replacement using intestinal segments for intractable incontinence or following cystectomy (Review). The Cochrane Collaboration, Band 2

Gasser T (2015) Basiswissen Urologie. Springer, Heidelberg; DOI 10.1007/978-3-662-45131-1_12

Gerharz EW, Turner WH, Kälble T et al. (2003) Metabolic and functional consequences of urinary reconstruction with bowel. BJU Int; 91: 143-9

Hautmann RE (2003) Urinary diversion: Ileal conduit to neobladder. J Urol 169: 834-42

Kälble T, Hofmann I, Riedmiller H et al. (2011) Tumor growth in urinary diversion: A multicenter analysis. Eur Urol 60: 1081-6

Lee RK, Abol-Enein H, Artibani W et al. (2014) Urinary diversion after radical cystectomy for bladder cancer: options, patient selection, and outcomes. BJU Int 113:11-23

Liehn et al. (2014) OTA-Lehrbuch. Springer, Heidelberg DOI 10.1007/978-3-642-41728-3_12

Neal DE (1985) Complications of ileal conduit diversion in adults with cancer followed up for at least five years. Br Med J 290:1695-7

Rübben H (2014) Uroonkologie, Springer, Heidelberg

Somani BK, Gimlin D, Fayers P et al. (2009) Quality of life and body image for bladder cancer patients undergoing radical cystectomy and urinary diversion – a prospective cohort study with a systematic review of the literature. Urology 74: 1138-43

Stein R, Wiesner C, Beetz R et al. (2005) Urinary diversion in children and adolescents with neurogenic bladder: the Mainz experience. Part III: Colonic conduit. Pediatr Nephrol 20: 932-6

Stein R, Ziesel C, Frees S et al. (2012) Metabolische Langzeitprobleme bei der Harnableitung. Urologe A 51: 507-14

van Mieke H, Thorstenson A, Smith P et al. (2013) Risk of in-hospital complications after radical cystectomy for urinary bladder carcinoma: population-based follow-up study of 7608 patients. BJU Int 112: 1113-20

Vasdev N, Moon A, Thorpe AC (2013) Metabolic complications of urinary intestinal diversion. Indian J Urol 29: 310-15

Wiesner C, Bonfig R, Stein R et al. (2006) Continent cutaneous urinary diversion: long-term follow-up of more than 800 patients with ileocecal reservoirs. World J Urol 24: 315-8

Leistenhernie

M. Korenkov

10.1 Indikationen zur Operation – 116
10.1.1 Objektivierbare Hernienvorwölbung mit Beschwerden – 116
10.1.2 Objektivierbare Hernienvorwölbung ohne Beschwerden – 116
10.1.3 Anzeichen für eine Inkarzeration – 116

10.2 Operationsvorbereitung – 116

10.3 Operationstechniken – 116

10.4 Betreuung nach der Operation – 117
10.4.1 Körperliche Belastung – 117
10.4.2 Antikoagulation – 118
10.4.3 Komplikationen nach Hernioplastik – 118

10.5 Fragen und Antworten – 119
10.5.1 Fragen des Hausarztes an den Chirurgen – 119
10.5.2 Fragen des Patienten an den Hausarzt – 121

10.6 Versorgungsalgorithmus für männliche Patienten mit Leistenhernie – 121

Literatur – 123

M. Korenkov et al. (Hrsg.), *Allgemeinchirurgische Patienten in der Hausarztpraxis*,
DOI 10.1007/978-3-662-47907-0_10, © Springer-Verlag Berlin Heidelberg 2016

10.1 Indikationen zur Operation

Die Europäische Gesellschaft für Hernienchirurgie (EHS) hat eine Leitlinie zur Behandlungsstrategie bei Leistenhernien aufgestellt. Das Diagramm in ◘ Abb. 10.5 fasst diese zusammen (Simons et al. 2009).

Aufgrund der multifaktoriellen Genese von Beschwerden in der Leistenregion empfehlen wir eine Einteilung der Patienten in die folgenden Gruppen.

10.1.1 Objektivierbare Hernienvorwölbung mit Beschwerden

Häufige Beschwerden bei einer symptomatischen Leistenhernie sind ein instabiles Gefühl oder leichte ziehende Schmerzen in der Leistengegend, die sich bei körperlicher Belastung verstärken. Bei einigen Patienten können die Schmerzen sehr stark sein. Manche Patienten leiden aufgrund der Vorwölbung in der Leiste und der Körperasymmetrie unter kosmetischen Problemen. Patienten dieser Gruppe kommen für die in ◘ Abb. 10.5 aufgeführten Operationen infrage.

10.1.2 Objektivierbare Hernienvorwölbung ohne Beschwerden

Es gibt nur wenige Daten zum natürlichen Verlauf von Leistenhernien. Die bisherigen Autoren schätzen das Risiko einer Hernieneinklemmung bzw. Inkarzeration auf 1,8–3 Fälle pro 1000 Patienten pro Jahr (Berger 1896, Neutra et al. 1981, Fitzgibbons et al. 2006). Es ist auch schwer einzuschätzen, welche Hernien in Bezug auf ihre Größe progredient und welche konstant bleiben werden.

Bei Patienten dieser Gruppe sind zwei Vorgehensweisen möglich:
- Zuweisung zur operativen Behandlung als Inkarzerationsprophylaxe oder aufgrund einer weiteren Größenzunahme
- Abwartende Strategie mit Wiedervorstellung bei deutlicher Größenzunahme oder bei Beschwerden. Bei Anzeichen einer Inkarzeration muss eine sofortige Krankenhauseinweisung erfolgen.

10.1.3 Anzeichen für eine Inkarzeration

Bei Verdacht auf eine Inkarzeration muss der Patient sofort in eine chirurgische Notaufnahme gebracht werden.

10.2 Operationsvorbereitung

Es gibt keine spezielle Empfehlungen zur Operationsvorbereitung. Leistenhernienoperationen sind mit einem relativ geringen Komplikationsrisiko verbunden. Da viele Patienten mit Leistenhernien aus anderen Gründen dauerhaft Antikoagulanzien und Thrombozytenaggregationshemmer einnehmen, wird häufig der präoperative Umgang mit diesen Substanzen nach Absprache mit dem operierenden Chirurgen individuell festgelegt (► Kap. 2, Perioperativer Umgang mit Antokoagulanzien und Thrombozytenaggregationshemmern).

10.3 Operationstechniken

Bei den gegebenen OP-Indikationen werden nach den EHS-Leitlinien Verfahren mit der Implantation eines künstlichen Netzes in offener oder endoskopischer Technik empfohlen. Für die offene Technik gilt derzeit die Hernioplastik nach Lichtenstein als Goldstandard (◘ Abb. 10.1). Bei der endoskopischen Technik wird die totale extraperitoneale

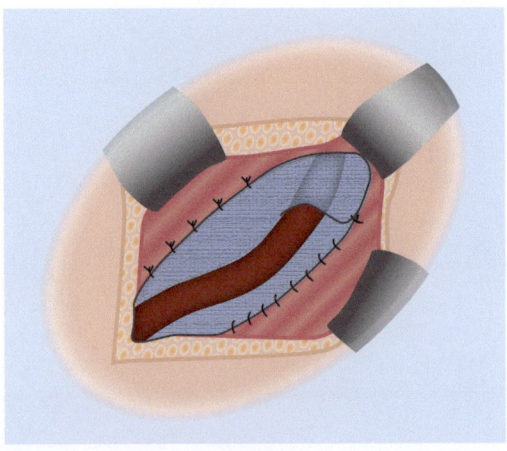

◘ Abb. 10.1 Anteriorer Zugang: Lichtenstein-Technik

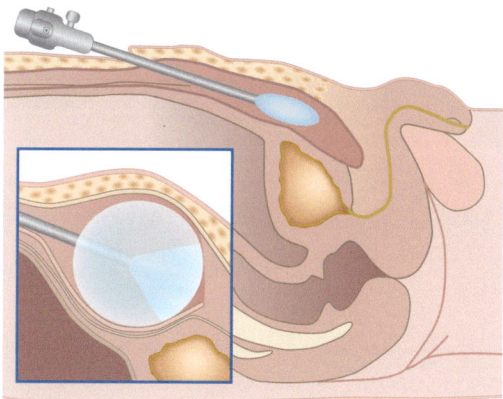

◘ **Abb. 10.2** Endoskopisch extraperitonealer Zugang, Ballondistension

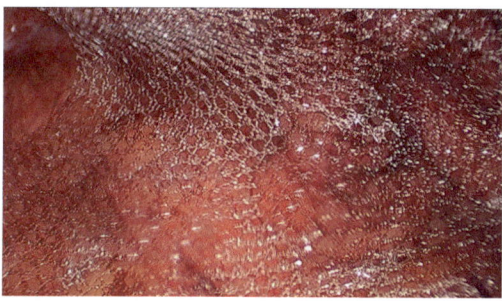

◘ **Abb. 10.3** Transabdominale präperitoneale Hernioplastik (TAPP)

Hernioplastik (TEP; ◘ Abb. 10.2) oder die transabdominale präperitoneale Hernioplastik (TAPP; ◘ Abb. 10.3) favorisiert, wobei die TEP bei vorhandener Expertise gegenüber der TAPP den Vorzug erhält.

Bezüglich der Wahl zwischen den endoskopischen und den offenen Verfahren besteht derzeit kein Konsens. Da die Hernioplastik nach Lichtenstein bei einseitiger Leistenhernie unter Lokalanästhesie durchgeführt werden kann, erhält sie bei multimorbiden Patienten meist den Vorzug (Fitzgibbons u. Forse 2015). Endoskopische Techniken erfordern im Gegensatz dazu eine Vollnarkose.

Die Lernkurve für endoskopische Operationen ist länger als für die offenen Verfahren, sodass nicht jeder Chirurg alle oben genannten Techniken gleich gut beherrschen kann.

In der letzten Zeit wird wieder vermehrt für die Anwendung der Hernioplastik nach Shouldice plädiert. Grund dafür ist eine angeblich geringere Rate an persistierenden Leistenschmerzen im Vergleich zu den Netzplastiken (Fischer 2013). Diese Einschätzung ist nach aktuellem Wissensstand jedoch spekulativ, zumal es durch die kontinuierliche Entwicklung der Netze (z. B. selbstklebende Netze) angeblich weniger netzbedingte negative Effekte gibt.

Eine überzeugende kontrollierte klinische Studie, welche diese Entwicklungen berücksichtigt, liegt bisher nicht vor und wird auch sehr schwierig durchzuführen sein.

10.4 Betreuung nach der Operation

10.4.1 Körperliche Belastung

Die allgemeinen Empfehlungen für eine 6-wöchige Schonung nach einer Leistenhernienoperation gehen wahrscheinlich auf die Ergebnisse der experimentellen Wundheilungsforschung zurück (Bildung des festen Kollagenes etwa in der 6. postoperativen Woche). Beim Einsatz künstlicher Netze scheint diese Rationale ihre Aktualität zu verlieren und es gibt mehr Spielraum für individuelle Entscheidungen, in denen die Narbenqualität und die Schmerzfreiheit eine große Rolle spielen. Jedoch fehlt diesen Empfehlungen die Basis kontrollierter Studien.

In den Leitlinien der EGH wird die Faustregel »Do what you feel you can do« erwähnt. Ein bestimmter Zeitraum, in dem schweres Heben nach einer Hernienoperation untersagt ist, gäbe es demnach nicht und die Patienten könnten alles tun, zu dem sie sich in der Lage fühlten. Zur Sicherheit sei jedoch eine Einschränkung für schweres Heben in den ersten 2–3 Wochen nach der Operation empfohlen. In einer Studie von 1983 wurden zwei Belastungsregime nach Bassini-Hernioplastik miteinander verglichen. Die eine Gruppe begann 3 Wochen nach der Operation mit Schwerarbeit und die andere nach 10 Wochen. Ein Jahr später wurden die Rezidivraten der beiden Gruppen verglichen, die jedoch keinen Unterschied aufwies (Tailor 1983).

10.4.2 Antikoagulation

Nach Empfehlungen der American Acadeny of Family Physicians sollte die orale Antikoagulation 24–48 Stunden nach kleinen Eingriffen und 48–72 Stunden nach großen Eingriffen wieder einsetzen (Wigle et al. 2013). Diese Empfehlung darf jedoch nur als Anhaltspunkt verstanden werden, der immer wieder an die individuelle Patientensituation angepasst werden muss. Unsere empirische Empfehlung für das perioperative Bridging bei Hernienpatienten lautet »8 Tage vor bis 4 Tage nach der Operation«. Die gleiche Empfehlung geben wir auch im Hinblick auf die neuen oralen Antikoagulanzien, da es derzeit keine evidenzbasierten Daten zu dieser Frage gibt.

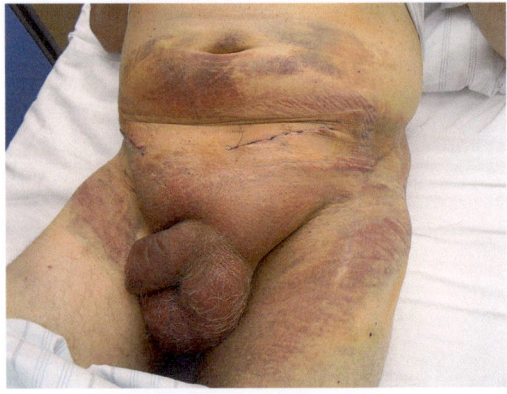

Abb. 10.4 Diffuses subkutanes Hämatom nach beidseitiger Hernioplastik nach Lichtenstein; komplette Rückbildung nach 6 Wochen

10.4.3 Komplikationen nach Hernioplastik

Hämatom

Zu den frühen postoperativen Problemen nach einer Hernioplastik gehört die Hämatombildung. Die Hämatomraten schwanken zwischen 5,6 und 16% nach offener Operation und zwischen 4,2 und 13,1% nach einem endoskopischen Eingriff (McCormack et al. 2003). In den meisten Fällen präsentieren sich die Hämatome als diffuse, subkutan verteilte blaue Flecken (◘ Abb. 10.4). Bei solchen Hämatomen ist keine spezielle Therapie erforderlich. Sie werden sich nach 4–6 Wochen spontan und vollständig zurückbilden.

Wesentlich seltener kommt es zu einer Blutansammlung im Wundgebiet. Sie zeichnet sich durch eine starke Schwellung mit Infiltration der postoperativen Wunde aus. Hier ist die Entlastung des Hämatoms durch die Teilspaltung der postoperativen Wunde im Rahmen des Verbandswechsels oder durch operative Hämatomausräumung unter Narkose erforderlich.

Bei der Entwicklung eines Hämatoms wird die Wiederaufnahme der oralen Antikoagulation verzögert. Der genaue Zeitpunkt sollte nach Absprache mit dem betreuenden Chirurgen festgelegt werden.

Die Entwicklung eines postoperativen Wundinfektes auf dem Boden des Hämatoms ist selten (Smoot et al. 2008). Auch eine operationsbedürftige Hämatomorganisation wird nur selten gesehen.

Wundinfekt

Eine Wundinfektion nach einer Leistenhernienoperation ist selten und wird nach den allgemeinen Behandlungsprinzipien für infizierte Wunden angegangen. Meistens handelt es sich um einen subkutanen Wundinfekt, der sich nach der Entlastung des Eiters rasch zurückbildet. Bei Kontaminierung des Netzes ist die Behandlung deutlich komplexer und zeitaufwendiger. Bei Zeichen eines Wundinfektes sollte der Patient beim Operateur vorgestellt werden.

Postoperative »Hodenprobleme«

Zu den postoperativen »Hodenproblemen« gehören die Skrotalschwellung, die Hydrozele und die Hodenatrophie (nach konventioneller OP 0,3%, nach laparoskopischer OP 0,2 %) sowie der Hodenhochstand.

Die postoperative Skrotalschwellung und die Hydrozele hängen meist mit einer chirurgisch bedingten venösen Abflussstörung zusammen. In der Regel kommt es zur Spontanremission. Bei starken Beschwerden sollten die Hoden für 3–4 Wochen durch eine enge Badehose oder ein Suspensorium ruhiggestellt werden.

Die Hodenatrophie entsteht durch eine operationsbedingte Durchblutungsstörung des Hodens. Diese Komplikation entwickelt sich allmählich und wird nach einigen Monaten klinisch apparent. Eine effektive Behandlung gibt es nicht.

Die Inzidenz des Hodenhochstands nach einer Leistenhernienoperation ist nicht gering und kann nach Angaben einiger Autoren bis zu 2 % betragen (Dudley et al. 2011). Die Spätfolgen dieser Komplikation sind bisher nicht richtig untersucht. In Analogie zum Kryptorchismus könnte man ein erhöhtes Risiko für Infertilität, für ein Seminom, für die Hodentorsion sowie kosmetische Probleme vermuten (Abaci et al. 2013, Leissner et al. 1999). Die Behandlungsstrategie beim iatrogenen Hodenhochstand hängt vor allem vom Alter und vom Ausmaß der Beschwerden ab. Bei jüngeren Patienten sollte frühzeitig die Indikation zur operativen Hodenreposition gestellt werden, bei älteren Patienten ist ein Zuwarten gerechtfertigt (Gulino et al. 2012).

Lang anhaltende Verhärtung im OP-Gebiet

Eine lang anhaltende Verhärtung im Narbenbereich ohne Zeichen eines Infektes oder Hämatoms steht mit individuellen Besonderheiten der Granulations- bzw. Proliferationsphase der Wundheilung in Zusammenhang (Orenstein et al. 2012). Solche Verhärtungen sind selbstlimitierend und bilden sich in den meisten Fällen komplett zurück, was jedoch bei einigen Patienten mehrere Wochen dauern kann. Bei fehlenden Schmerzen ist keine symptomatische Therapie erforderlich. Der Nutzen von physikalischen Maßnahmen ist bisher nicht belegt.

Persistierende Schmerzen

Persistierende Schmerzen nach einer Leistenhernienoperation sind ein bedeutsames und zugleich schwer behandelbares Problem. Die Inzidenz der chronischen postoperativen Leistenschmerzen wird in der Literatur mit 0,5–6 % angegeben (Alfieri et al. 2011). Die Ursache solcher Schmerzen ist multifaktoriell, und einige Aspekte sind wissenschaftlich nicht geklärt. Bisher gibt es noch keine einheitliche Klassifikation der Leistenschmerzen.

Segmentale Schmerzen in Versorgungsgebiet der regionalen Nerven

Falls die Patienten die schmerzhafte Region eindeutig angeben können, führt das mitunter zu dem Schluss, dass die intraoperative Läsion einer oder mehrerer regionaler Nerven für die Beschwerden verantwortlich ist. Bei einer neurologisch objektivierbaren Nervenläsion ist die chirurgische Revision mit Resektion der betroffenen Nerven die Methode der Wahl.

Diffuse Leistenschmerzen

Die meisten Patienten klagen über diffuse und topisch nicht eindeutig zuzuordnende Schmerzen. Bei einem solchen Beschwerdemuster bleibt die Ursache unklar (Alfieri et al. 2011). Dementsprechend gibt es auch keine einheitliche bzw. effektive Behandlung. Der Einfluss der begleitenden depressiven Komponente ist in mehreren Publikationen belegt (Schiltenwolf et al. 2014). In diesem Zusammenhang empfehlen wir bei Patienten mit lang andauernden persistierenden Leistenschmerzen ohne eindeutig objektivierbaren Befund die fachärztliche Abklärung einer psychischen Genese. Die Behandlung der psychischen Grunderkrankung führt oft zu einer dramatischen Besserung des Beschwerdebildes (Kroenke et al. 2009). Nicht selten werden Patienten mit persistierenden Beschwerden nach den Behandlungsgrundsätzen bei chronischen Schmerzen behandelt (▶ Kap. 11, Leistenschmerzen). Nutzen und Risiken solcher Therapiemaßnahmen sollten wegen der zahlreichen Nebenwirkungen und der möglichen Entwicklung einer Medikamentenabhängigkeit sorgfältig gegeneinander abgewogen werden.

10.5 Fragen und Antworten

10.5.1 Fragen des Hausarztes an den Chirurgen

- Frage

Welche Operationstechnik würden Sie empfehlen?

- - Antwort

Es gibt verschiedene Techniken. Sie sollten die Technik akzeptieren, die der Chirurg in der Klinik am besten beherrscht.

- Frage

Muss unbedingt ein Netz implantiert werden?

?? Antwort

Nein, nicht unbedingt.

1) Bei jugendlichen Patienten mit einer Skrotalhernie handelt es sich, wie bei Kindern, um eine angeborene Hernie, sodass die Prinzipien der Kinderchirurgie (Abtragung des Bruchsackes ohne Hernioplastik in offener oder endoskopischer Technik; Brandt 2008) auch bei Jugendlichen mit klinisch eindeutigem angeborenen Leistenbruch angewandt werden.

2) Auf Wunsch der Patienten kann die Hernioplastik auch mit eigenem Gewebe durchgeführt werden. Unter den zahlreichen Techniken ohne Netzimplantation gilt die Hernioplastik nach Shouldice als die beste Methode (Simons et al. 1996). Der Patient muss jedoch über die deutlich höheren Rezidivraten im Vergleich zu Techniken mit Netzimplantation aufgeklärt werden.

? Frage

In welchen Fällen sollte eine Reponierung versucht werden?

?? Antwort

Bei einer eingeklemmten Hernie könnte ein Repositionsversuch unternommen werden. Bei einer inkarzerierten Hernie ist die Reposition kontraindiziert und es muss eine Notoperation erfolgen. Bei einer erfolgreichen Reposition muss der Patient im Krankenhaus überwacht werden, da die Gefahr der Darmschädigung (traumatisch oder durch En-bloc-Reposition) mit sekundärer Darmperforation besteht.

In praktischen Alltag ist es manchmal schwierig, eine eingeklemmte von einer inkarzerierten Hernie zu unterscheiden, sodass wir es für sinnvoll halten, jede eingeklemmte Hernie als chirurgischen Notfall zu betrachten. Bei bestimmten Patientengruppen (Einnahme direkter Antikoagulanzien; Multimorbidität) könnte man einen Repositionsversuch unternehmen.

? Frage

Wann ist ein MRT des Leistenkanals eine sinnhafte Ergänzungsuntersuchung?

?? Antwort

In Situationen, in denen der Patient über chronische Leistenbeschwerden ohne objektivierbare Hernienvorwölbung klagt.

? Frage

Welchen Stellenwert haben die sogenannten »Bruchbänder«? Sollte man Patienten, die diese seit Jahren (erfolgreich) anwenden, dennoch operieren lassen?

?? Antwort

Seit mehreren Jahren gilt die Behandlung der Leistenhernien mit einem Bruchband als obsolet (Gianom et al. 2002). Dennoch werden entgegen der Lehrmeinung auch heute noch manche Patienten damit behandelt.

? Frage

Wie verfährt man bei Patienten mit sogenannter »weicher Leiste«?

?? Antwort

Beim Fehlen einer Hernienvorwölbung ist die operative Behandlung der weichen Leiste nicht indiziert.

? Frage

Wie hoch ist das Rezidivrisiko?

?? Antwort

Die Datenlage zu dieser Frage ist uneindeutig. In den meisten Studien beträgt die Rezidivquote nach Lichtenstein-Operation etwa 2 %. Bei endoskopischen Techniken hängt die Rezidivquote stark von der chirurgischen Erfahrung ab: In ungeübten Händen kann sie bis zu 20 % erreichen, bei erfahrenen Chirurgen ist sie mit der bei der Hernioplastik nach Lichtenstein vergleichbar.

? Frage

Sollte bei einem Rezidiv die OP-Technik gewechselt werden?

?? Antwort

Diese Frage wird am besten mit dem Chirurg des Vertrauens besprochen.

10.5.2 Fragen des Patienten an den Hausarzt

- **Frage**

»Ich bin doch schon so alt. Sollte ich mich überhaupt operieren lassen?«

- **Antwort**

»Die Größe der Hernie oder auch Ihre Grunderkrankungen sind heutzutage kein Hinderungsgrund mehr. Aufgrund der Beschwerden rate ich Ihnen zur Operation, da als Alternative die dauerhafte Einnahme von Schmerzmitteln deutlich mehr Probleme aufwirft. Da Sie ein erhöhtes Narkoserisiko haben, wird die Operation in Rückenmarkanästhesie oder sogar in Lokalanästhesie erfolgen können. Die sogenannte Hernioplastik nach Lichtenstein erläutere ich Ihnen gerne mithilfe dieser Zeichnung.«

- **Frage**

»Warum sollte ich mich operieren lassen? Die kleine Beule stört mich nicht.«

- **Antwort**

»Eine Operation ist nicht dringend notwendig, allerdings beugen Sie so einer Größenzunahme und einer möglichen Einklemmung der Hernie vor, was eine Notoperation zur Folge hätte, die immer mit einem größeren Risiko verbunden ist. Sie sollten auch bedenken, dass die Operation umso schwieriger wird, je größer der Bruch wird. Daher rate ich Ihnen, sich bei einem Chirurgen vorzustellen und mit ihm das operative Vorgehen zu besprechen. Danach können wir noch einmal gemeinsam die Situation erörtern.«

- **Frage**

»Wann darf ich mich körperlich belasten?«

- **Antwort**

Dazu gibt es keine festen Regeln bzw. Empfehlungen, die auf einer validen Datenlage aufgebaut sind. Andererseits fordern betroffene Patienten klare Empfehlungen und werden meistens mit der Antwort »Sie dürfen alles machen, was Ihnen Ihre Schmerzen erlauben« nicht zufrieden sein. In unserer täglichen Praxis haben folgende Empfehlungen eine viel höhere Akzeptanz gefunden:

— Ab der 2. Woche: leichte Sportarten wie z. B. Wandern und Schwimmen
— Ab der 3. Woche: mittelschwere Sportarten wie z. B. Fahrradfahren und Joggen
— Ab der 6. Woche: alle Ballspiele wie Fußball, Handball, Tennis, Golf sowie jeglicher Leistungssport.

- **Frage**

»Wann soll ich mein blutverdünnendes Medikament wieder einnehmen?«

- **Antwort**

»Bitte klären Sie diese Frage mit Ihrem Operateur ab.«

- **Frage**

»Wann darf ich wieder duschen und baden?«

- **Antwort**

»Zu dieser Frage gibt es keine wissenschaftlich gesicherten Daten. Auf empirischer Basis erlauben wir das Duschen 48 Stunden nach einer komplikationslosen Operation. Die Wunde kann offen belassen werden. 48 Stunden nach der Operation ist kein Verband mehr nötig. Schwimmen, baden oder saunieren sollte jedoch erst nach 4 Wochen wieder begonnen werden.«

10.6 Versorgungsalgorithmus für männliche Patienten mit Leistenhernie

Die Versorgung von männlichen Patienten mit Leistenhernie ist in dem folgenden Algorithmus dargestellt (◘ Abb. 10.5).

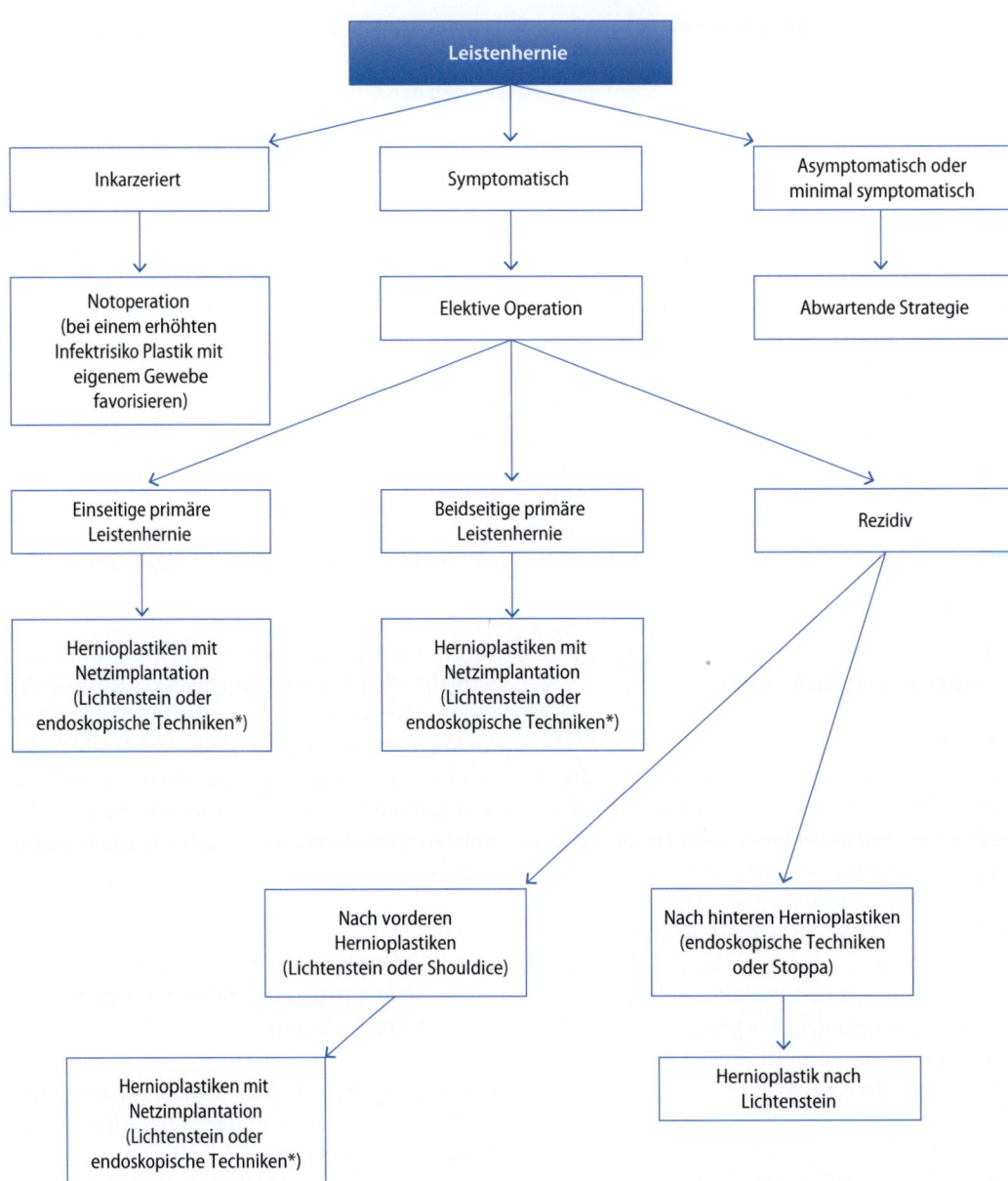

*Bei entsprechender Expertise TEP besser als TAPP

Abb. 10.5 Versorgungsalgorithmus für männliche Patienten mit Leistenhernie

Literatur

Abacı A, Çatlı G, Anık A, Böber E (2013) Epidemiology, classification and management of undescended testes: does medication have value in its treatment? J Clin Res Pediatr Endocrinol 5(2):65-72

Alfieri S, Amid PK, Campanelli G, Izard G, Kehlet H, Wijsmuller AR, Di Miceli D, Doglietto GB (2011) International guidelines for prevention and management of post-operative chronic pain following inguinal hernia surgery Hernia. 15(3):239-49

Berger P (1896) Resultat de l'examen de dix mille observations de hernies. Extrait du Neuvieme Congre´s Francais de Chirurgie. Paris, France

Brandt ML (2008) Pediatric hernias. Surg Clin North Am 88(1):27-43

Dudley AG, Sweeney DD, Docimo SG (2011) Orchiopexy after prior inguinal surgery: a distal approach. J Urol 185(6):2340-3

Fischer JE (2013) Hernia repair: why do we continue to perform mesh repair in the face of the human toll of inguinodynia? Am J Surg 206(4):619-23

Fitzgibbons RJ, Forse RA (2015) Clinical practice. Groin hernias in adults. N Engl J Med 372(8):756-63.doi: 10.1056/NEJMcp1404068.Review

Fitzgibbons RJ, Giobbie-Hurder A, Gibbs JO et al. (2006) Watchful Waiting vs Repair of Inguinal Hernia in Minimally Symptomatic Men. A Randomized Clinical Trial JAMA 295:285-292

Gianom D, Schubiger C, Decurtins M (2002) Stellenwert der Bruchbandtherapie im Zeitalter moderner Hernienchirurgie. Chirurg 73(11):1105-8

Gulino et al. (2012) Urological complications following inguinal hernioplasty. Archivo Italiano di Urologia, Andrologia 84(3):105-10

Kroenke K, Bair MJ, Damush TM, Wu J, Hoke S, Sutherland J, Tu W (2009) Optimized antidepressant therapy and pain self-management in primary care patients with depression and musculoskeletal pain: a randomized controlled trial. JAMA 301(20):2099-110

Leissner J, Filipas D, Wolf HK, Fisch M (1999) The undescended testis: considerations and impact on fertility. BJU Int 83:885-91

McCormack K, Scott NW, Go PM, Ross S, Grant AM; EU Hernia Trialists Collaboration (2003) Laparoscopic techniques versus open techniques for inguinal hernia repair. Cochrane Database Syst Rev CD001785

Neutra R, Velez A, Ferrada R, Galan R (1981) Risk of incarceration of inguinal hernia in Cali, Colombia. J Chronic Dis 34:561-64

Orenstein SB, Saberski ER, Kreutzer DL, Novitsky YW (2012) Comparative analysis of histopathologic effects of synthetic meshes based on material, weight, and pore size in mice. J Surg Res176(2):423-9. doi: 10.1016/j.jss.2011.09.031. Epub 2011 Oct 11

Schiltenwolf M, Akbar M, Hug A, Pfuller U, Gantz S, Neubauer E, Flor H, Wang H (2014) Evidence of Specific Cognitive Deficits in Patients with Chronic Low Back Pain under Long-Term Substitution Treatment of Opioids. Pain Physician Jan-Feb;17(1):9-20

Simons MP, Aufenacker T, Bay-Nielsen M, Bouillot JL, Campanelli G, Conze J, de Lange D, Fortelny R, Heikkinen T, Kingsnorth A, Kukleta J, Morales-Conde S, Nordin P, Schumpelick V, Smedberg S, Smietanski M, Weber G, Miserez M (2009) European Hernia Society guidelines on the treatment of inguinal hernia in adult patients. Hernia 13:343-403

Simons MP, Kleijnen J, van Geldere D, Hoitsma HF, Obertop H (1996) Role of the Shouldice technique in inguinal hernia repair: a systematic review of controlled trials and a meta-analysis. Br J Surg 83:734-38

Smoot RL, Oderich GS, Taner CB, Greenlee SM, Larson DR, Cragun EB, Farley DR (2008) Postoperative hematoma following inguinal herniorrhaphy: patient characteristics leading to increased risk. Hernia 12(3):261-5

Taylor EW, Dewar EP (1983) Early return to work after repair of a unilateral inguinal hernia. Br J Surg 70:599–600

Wigle P, Hein B, Bloomfield HE, Tubb M, Doherty M (2013) Updated guidelines on outpatient anticoagulation. Am Fam Physician 15;87(8):556-66

Leistenschmerzen

A. Korenkov

11.1 Einleitung – 126

11.2 Akute Leistenschmerzen – 126
11.2.1 Akute einseitige Leistenschmerzen
bei jungen sportlichen Menschen – 126
11.2.2 Akute Leistenschmerzen bei älteren Patienten – 128
11.2.3 Leistenschmerzen bei Patienten
mit inguinaler Lymphadenopathie – 128
11.2.4 Dauerhafte Leistenschmerzen – 129

11.3 Schmerztherapie – 130
11.3.1 Pharmakotherapie – 131
11.3.2 Psychologische Schmerztherapie – 136
11.3.3 Injektionstechniken – 136
11.3.4 Nicht invasive Neuromodulation – 137
11.3.5 Invasive Neuromodulation – 137

11.4 Abschließender Kommentar – 139

11.5 Versorgungsalgorithmen bei Leistenschmerzen – 139

Literatur – 141

M. Korenkov et al. (Hrsg.), *Allgemeinchirurgische Patienten in der Hausarztpraxis*,
DOI 10.1007/978-3-662-47907-0_11, © Springer-Verlag Berlin Heidelberg 2016

11.1 Einleitung

Sehr häufig stellen sich Patienten mit Leistenschmerzen zum Ausschluss einer Leistenhernie vor. Bei einer objektivierbaren Vorwölbung besteht die Indikation zur operativen Behandlung einer Leistenhernie. Bei Patienten mit Leistenschmerzen *ohne* objektivierbare Hernienvorwölbung ist die diagnostische und therapeutische Strategie sehr variabel und manchmal schwierig.

Zur besseren Strukturierung des Behandlungsprozesses teilen wir die Patienten mit Leistenschmerzen in folgende Gruppen ein.

11.2 Akute Leistenschmerzen

Bei Patienten dieser Gruppe ist die Gefahr, eine akute bedrohliche Situation zu übersehen, am größten. Die einfachste und sicherste Lösung ist die sofortige Überweisung in die chirurgische Notaufnahme. Falls Sie sich für eine individualisierte Strategie entscheiden, müssen Sie in erster Linie akut gefährliche Situationen für den Patienten ausschließen. Dazu gehören im Wesentlichen:
- Hodentorsion bei Kindern und Jugendlichen
- Nierenkolik
- Harnverhalt
- Akute Appendizitis
- Sigmadivertikulitis
- Extrauteringravidität
- Aneurysma dissecans
- Abszess.

Konnten all diese Zustände ausgeschlossen werden, versuchen Sie im nächsten Schritt die Patienten bestimmten Gruppen zuzuordnen:

11.2.1 Akute einseitige Leistenschmerzen bei jungen sportlichen Menschen

Akute Leistenschmerzen (Dauer < 6 Wochen) bei jungen (15–40 Jahre) sportlich aktiven Menschen entstehen meist durch Überanstrengung oder traumatische Verletzungen der Adduktoren, des Os pubis oder des M. rectus abdominis. Auch Schmerzen in der Leiste am Samenstrang bzw. in Projektion des Lig. teres uteri durch »Nerveneinklemmung« oder Schmerzen durch akute traumatische Verletzungen im Hüftgelenk sind möglich (◘ Abb. 11.1).

Untersuchen Sie die Leiste direkt palpatorisch und transskrotal und prüfen Sie die Beweglichkeit des Hüftgelenks.

Bei der **transskrotalen Palpation** achten Sie auf folgende Aspekte:
- Erweiterung des äußeren Leistenringes
- Vorhandensein eines Bruchsackes beim Husten oder Valsalva-Manöver
- Schmerzhafte Palpation des Os pubis bzw. der Weichteilstrukturen des äußeren Leistenrings.

Bei **Überprüfung der Beweglichkeit im Hüftgelenk** werden die klinischen Zeichen des sogenannten femoroazetabulären Impingement untersucht. Beim Auftreten von Leistenschmerzen in Flexion, Adduktion, Extension, Innen- oder Außenrotation sollte man zunächst an eine Hüftgelenkschädigung denken und eine entsprechende Diagnostik einleiten (Keel et al. 2010).

Bei uneingeschränkter schmerzfreier Beweglichkeit des Hüftgelenkes wird der Schmerz genau lokalisiert. Dabei sind folgende Situationen möglich:
- Schmerzen im Leistenkanal (Samenstrang bzw. Lig. teres uteri)
- Schmerzen im Iliosakralgelenk mit Ausstrahlung in die Leiste
- Schmerzen an der Symphyse und den medial liegenden Anteilen des Os pubis bzw. Schmerzen im kaudalen M. rectus abdominis
- Schmerzen am Adduktorenansatz.

Bei klar objektivierbaren Schmerzen in diesen Bereichen ist Überanstrengung die häufigste Ursache (Hopp et al. 2013). In einer solchen Situation empfehlen wir folgendes Vorgehen:
1. Schritt – konservative Therapie, meistens nach dem »Wait-and-Watch«-Prinzip:
   - Körperliche Schonung (relative Ruhe) für 2–3 Wochen
   - Vermeidung von Beschleunigungssportarten wie Fußball, anderen Ballsportarten oder Kampfsport
   - Milde Wärme auf die betroffenen Muskeln geben

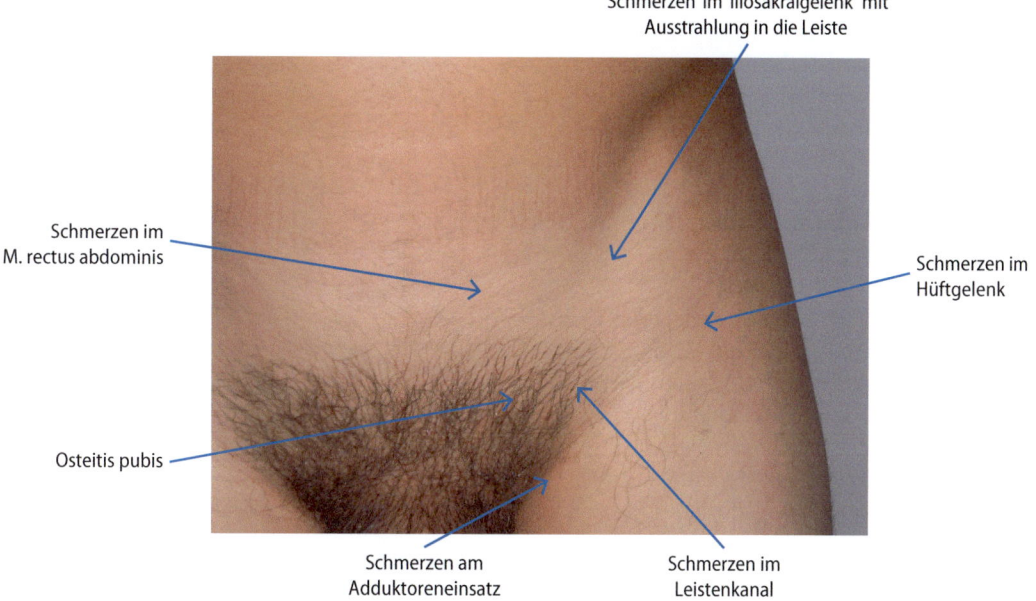

Abb. 11.1 Ursachen für Schmerzen in der puboinguinalen Region

- Täglich »leichter Ausdauersport« wie Spazierengehen, Walken oder Radfahren/Schwimmen ohne große Last
- Ggf. einwöchige Therapie mit nicht steroidalen Analgetika
- Ggf. Dehnübungen.

Nach 2–3 Wochen sollten die körperlichen Aktivitäten wieder in vollem Umfang aufgenommen werden. Falls der Patient keine Befundbesserung feststellt, erfolgt der nächste Schritt.

2. Schritt – bildgebende Diagnostik: Halten die Schmerzen länger als 6 Wochen an, besteht die Indikation zur bildgebenden Diagnostik. Als Methode der Wahl gilt derzeit das Weichteil-MRT (Genovese et al. 2013). Meistens sind folgende Befunde zu erwarten:
   - Muskuloskeletale Veränderungen und puboinguinale Tendopathien (Tendinitis, Periostitis, Symphysitis, Muskelriss, Knochenmarködem (Mullens et al. 2012)
   - Veränderungen in Hüft- und Ileosakralgelenk
   - Seltenere Befunde (z. B. Schenkelhals-Stressfraktur, Hüftgelenkganglion, Vesikulitis, Psoasabszess, Hämatom des M. rectus abdominis (Polacek u. Småbrekke 2010, Scherger et al. 2007, Kelm et al. 2003)
   - Kein pathologischer Befund.
3. Schritt – abhängig vom MRT-Befund:
   - Bei muskuloskeletalen Veränderungen, Tendopathien oder Gelenkveränderungen überweisen Sie den Patienten an einen orthopädischen Kollegen zur Abklärung der Indikationen für die weitere Behandlung (konservativ oder operativ).
   - Bei kasuistischen Befunden sollte die individuell orientierte Therapie eingeleitet werden.
   - Bei Patienten mit persistierenden Schmerzen im Leistenkanal ohne entsprechenden MRT- oder CT-Befund könnte es sich um eine Neuralgie durch Einklemmung des N. iliohypogastricus oder ilioinguinalis oder des Ramus genitalis des N. genitofemoralis handeln. In diesen Fällen besitzt die Infiltration der Leistenregion mit 15–20 ml eines Lokalanästhetikums diagnostischen Wert. Eine deutliche Linderung der Beschwerden oder eine vorübergehende Beschwerdefreiheit bedeutet die Indikation zur chirurgischen Leistenrevision und Hernioplastik

durch ein offenes oder endoskopisches Verfahren. Zusätzlich kann die Indikation zur Resektion des N. iliohypogastricus und/oder des N. ilioinguinalis bestehen (Kingston et al. 2013).

11.2.2 Akute Leistenschmerzen bei älteren Patienten

Da sich bei älteren Patienten eine nicht disloziierte Schenkelhalsfraktur oder eine Azetabulumfraktur nicht selten durch starke Leistenschmerzen bemerkbar macht, gehört die Beckenaufnahme in dieser Patientengruppe zu den obligatorischen diagnostischen Maßnahmen (Guerado et al. 2012).

Konnten Frakturen und die anderen oben erwähnten gefährlichen Situationen ausgeschlossen werden, empfiehlt sich zunächst eine abwartende Strategie oder eine behutsame Therapie mit nicht steroidalen Analgetika oder der Einleitung physikalischer Maßnahmen. Eine wichtige Rolle spielt die ausführliche Aufklärung des Patienten (»Ihre Schmerzen sind nicht gefährlich.«).

11.2.3 Leistenschmerzen bei Patienten mit inguinaler Lymphadenopathie

Unter einer Lymphadenopathie versteht man Lymphknoten > 1 cm oder Lymphknoten mit einer pathologischen Konsistenz/Menge. Zusammen mit den entzündlichen Veränderungen entstehen in der betroffenen Region Schmerzen. Da die inguinale Lymphadenitis verschiedene Ursachen haben kann, ist auch ein differenziertes Vorgehen nötig.

In der Leistenregion unterscheidet man eine horizontale und eine vertikale Gruppe subkutaner Lymphknoten (Abb. 11.2). Die Lymphknoten der horizontalen Gruppe befinden sich etwa 2 cm unterhalb und parallel des Lig. inguinale. Die Lymphknoten der vertikalen Gruppe sind um die proximalen Anteile der V. saphena magna herum angeordnet.

Bei Abklärung der vergrößerten Lymphknoten in der Leiste geht es vor allem um die Frage: Handelt es sich um eine generalisierte oder um eine lokalisierte Lymphadenopathie?

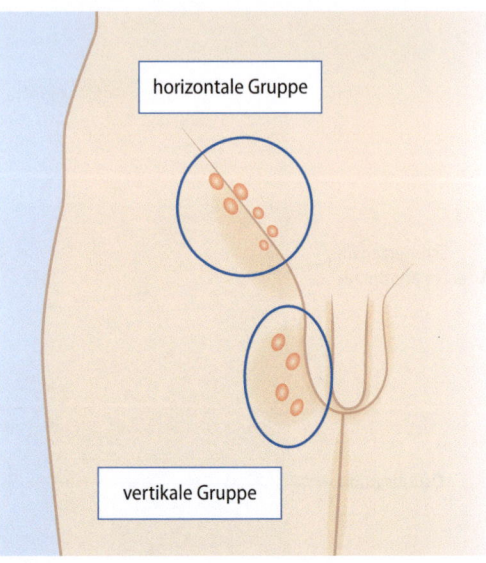

Abb. 11.2 Horizontale und vertikale subkutane inguinale Lymphknotengruppe

1. Die **generalisierte** Lymphadenopathie wird bei etwa 25 % der Patienten mit »regionaler« Lymphadenopathie festgestellt und ist die Folge einer systemischen Erkrankung (Richner u. Laifer 2010). Solche Patienten müssen zur weiteren Diagnostik am besten in eine onkohämatologische Ambulanz überwiesen werden.
2. Eine **lokalisierte** Lymphadenopathie ohne klare Verdachtsdiagnose kann 3–4 Wochen beobachtet werden. Bei spontaner Rückbildung der Symptomatik sind keine weitere diagnostische Abklärung und auch keine weitere Therapie erforderlich. Bei länger als 4 Wochen anhaltender Lymphadenitis besteht die Indikation zur diagnostischen Biopsie. Folgende Diagnosen kommen als mögliche Ursachen infrage (Moor et al. 2008):
   - Unspezifische Lymphadenitis (36 %)
   - Tuberkulose (31 %)
   - Metastasen (14 %)
   - Lymphome (12 %)
   - Sarkoidose, sexuell übertragbare Erkrankungen, seltene Erkrankungen (7 %).

   Die weiteren diagnostischen und therapeutischen Maßnahmen hängen dann von den Ergebnissen der histologischen Untersuchung ab.

Die ◘ Abb. 11.3 fasst die Abklärung der akuten Leistenschmerzen als Algorithmus noch einmal zusammen.

11.2.4 Dauerhafte Leistenschmerzen

Die International Association for the Study of Pain (IASP) definiert chronische Schmerzen als über 3 Monate andauernde Schmerzen nach einer Verletzung (Niv u. Devor 2007). Wegen der komplexen Natur dieser Beschwerden ist die Behandlung oder Betreuung der Betroffenen schwierig. Bisher gibt es keine allgemein akzeptierte Klassifikation für Patienten mit chronischen Leistenschmerzen und auch kein allgemein akzeptiertes und standardisiertes diagnostisches Vorgehen. Wir empfehlen folgenden Ablauf:

Anamnese
Anamnese der Beweglichkeit

Der Patient wird befragt zu:
- Ruheschmerzen oder Bewegungsschmerzen
- Anlaufschmerz mit Verbesserung beim Gehen
- Ruheschmerzen mit Verschlechterung beim Gehen.

Anamnese der Lokalisation

Bei diesem Schritt werden die Patienten zu ein- oder beidseitigen Schmerzen befragt. Anschließend werden sie aufgefordert, die exakte Lokalisation der Schmerzen und die Richtung einer möglichen Schmerzausstrahlung anzugeben. Nach diesen Angaben können die Patienten in eine der folgenden Gruppen eingeordnet werden:
- Schmerzen in der Leiste oberhalb des Leistenbandes in Projektion zwischen inneren und äußeren Leistenring
- Schmerzen am Os pubis
- Schmerzen in den Adduktoren
- Leistenschmerzen mit Ausstrahlung ins Bein
- Keine genaueren Angaben möglich.

Anamnese möglicher gynäkologischer/ urologischer Ursachen

Bei weiblichen Patienten mit vorhandener Menstruation sollte eine Endometriose als Ursache der Schmerzen ausgeschlossen werden (Licheri et al. 2005).

Auch urologische Probleme wie Urolithiasis, Prostataerkrankungen oder operative Eingriffe am unteren Urogenitaltrakt können eine Rolle bei der Entstehung chronischer Leistenschmerzen spielen (Daneshgari et al. 2008, Hetrick et al. 2003). Folgende Punkte bieten als Anamnesefragen ggf. einen diagnostischen Anhaltspunkt:
- Verstärkung der Schmerzen während der Menstruation
- Bekannte Urolithiasis, Nierenkoliken
- Prostataerkrankung (Prostatitis, Hypertrophie, Krebs)
- Operationen am Urogenitaltrakt (Schlingenplastik bei Harninkontinenz, Vasektomie, Varikozele bei Erwachsenen).

Anamnese zur Strahlentherapie der Beckenorgane

Es kann nach einer Strahlentherapie des Beckens zu einer strahlenbedingten Osteonekrose der Beckenknochen kommen, die sich als persistierende Leistenschmerzen klinisch bemerkbar machen (Micha et al. 2006).

Medikamentenanamnese

Manche Patienten nehmen aufgrund ihrer Leistenschmerzen bereits seit langer Zeit Schmerzmedikamente, Morphinderivate und/oder Psychopharmaka ein. Die Behandlung ist in diesen Fällen kompliziert und kann manchmal in die falsche Richtung gehen. Einerseits besteht die Gefahr, alle Beschwerden aus dem psychosomatischem Blickwinkel zu betrachten und einen relevanten organischen Befund zu übersehen, andererseits ist ein Ignorieren der psychosomatischen Komponenten und die endlose Suche nach einem organischem Befund oder sogar das Einleiten einer operativen Therapie bei nur relativer Indikation keine Lege-artis-Behandlung.

Untersuchung

Nach der Anamneseerhebung erfolgt die klinische Untersuchung, die ebenfalls schrittweise durchgeführt wird.

Untersuchung der orthostatischen Körpersymmetrien und Untersuchung der Beweglichkeit im Hüftgelenk

Dabei sind folgende Befunde denkbar:
- Unauffälliger Befund
- Schmerzhafte Beweglichkeit
- Eingeschränkte Beweglichkeit
- Lumbale Hyperlordose
- Schulterasymmetrie
- Beckenasymmetrie.

Direkte Leistenpalpation

Zuerst wird die Leistenregion gezielt direkt palpiert. Nach den Untersuchungsergebnissen kann der Patient einer der folgenden Gruppen zugeteilt werden:
- Keine Druckschmerzen
- Diffuse Druckdolenz in der gesamten Leistenregion
- Schmerzen in Projektion auf den inneren/äußeren Leistenring
- Schmerzen im Bereich des Os pubis
- Schmerzen in Adduktorenbereich
- Schmerzhafte Palpation im unteren Teil des M. rectus abdominis.

Transskrotale Palpation

Bei den männlichen Patienten spielt die transskrotale Untersuchung eine sehr große Rolle. Folgende Befunde kommen vor:
- Nachweis einer kleinen Leistenhernie
- Erweiterter äußerer Leistenring
- Schmerzhafte Palpation der Symphyse
- Schmerzhafte Palpation des inneren Leistenringes
- Schmerzhafte Palpation des Samenstranges.

Einordnung des Patienten

Nach der Anamnese und der klinischen Untersuchung lässt sich der Patient eventuell einer ungefähren Fachrichtung zuordnen:
- **Chirurgischer Patient zur Hernioplastik**: Bei diesen Patienten sind die Schmerzen unmittelbar im Leistenkanal lokalisiert. Die Beweglichkeit im Hüftgelenk ist nicht eingeschränkt. Meist liegt eine Nerveneinklemmung zugrunde (Holzheimer 2007, Kingston et al. 2013). Die Infiltration der Leistenregion mit 15–20 ml eines Lokalanästhetikums hat hier diagnostischen Wert. Eine deutliche Linderung der Beschwerden oder vorübergehende Beschwerdefreiheit bedeutet die Indikation zur chirurgischen Leistenrevision.
- **Orthopädischer Patient** zur konservativen oder operativen Behandlung
- **Urogynäkologischer Patient** zur spezialisierten urologischen bzw. gynäkologischen Behandlung
- **Patient mit psychosomatischen Störungen**.

> Kann keine klare »Fachzugehörigkeit« bestimmt werden, handelt es sich meist um Patienten mit psychischen und psychosomatischen Problemen. Da diese Tatsache sowohl von den Patienten selbst als auch bei den behandelnden Ärzten schlechte Akzeptanz findet, werden solche Patienten oft als »Schmerzpatienten« eingestuft. Das führt dann nicht selten zu einer entsprechenden Dauertherapie mit Morphinderivaten oder mit Präparaten zur Behandlung neuropathischer Schmerzen (z. B. Pregabalin).
> Wir empfehlen, in solchen Fällen nicht den Weg des geringsten Widerstandes zu gehen, sondern die Patienten von einem Psychotherapeuten beurteilen zu lassen, um auch einen positiven psychopathologischen Befund erstellen zu können, der eine entsprechende Behandlung rechtfertigt.

Die ◘ Abb. 11.4 fasst die Abklärung der chronischen Leistenschmerzen als Algorithmus noch einmal zusammen.

11.3 Schmerztherapie

Nach Ausschluss eines krankhaften Prozesses, der Schmerzen in der Leiste hervorrufen kann (z. B. Leistenbruch, Koxarthrose, lumbaler Bandscheibenprolaps, verschiedene gynäkologische und urologische Erkrankungen sowie andere Krankheitsbilder), wird der Hausarzt mit der Behandlung der Schmerzsymptomatik konfrontiert.

Die Behandlungsstrategie hängt von der Form der chronischen Schmerzen ab. Bei der chronischen Schmerzsymptomatik unterscheidet man zwischen neuropathischen, nozizeptorvermittelten und Mixed-Pain-Schmerzen.

Die neuropathischen Schmerzen werden durch die Schädigung des peripheren und/oder zentralen Nervensystems hervorgerufen. Die Schmerzsymptomatik wird dabei häufig als brennend oder reißend empfunden. Bei Nozizeptorschmerzen sind die peripheren und zentralen Strukturen des nozizeptiven Systems intakt. Die Schmerzsymptomatik entsteht aufgrund der Veränderungen der Signale bei den intakten peripheren und zentralen Neuronen. Unter dem Begriff Mixed-Pain-Syndrom versteht man chronische Schmerzen, die sowohl aus neuropathischen als auch aus nozizeptiven Komponenten bestehen.

Es gibt bisher keine validen Daten darüber, zu welcher Form der chronische Leistenschmerz ohne objektivierbaren Befund gehört. Aus unserer Sicht gehören die Leistenschmerzen zu den Mixed Pain. Die Behandlungsstrategien beim Mixed-Pain-Syndrom basieren auf einem breiten therapeutischen Konzept. Dazu gehören medikamentöse Therapien, Injektionstherapien sowie physiotherapeutische und psychotherapeutische Behandlungen. In seltenen Fällen bei Therapieversagen ist das invasive Neuromodulationsverfahren indiziert.

11.3.1 Pharmakotherapie

Die differenzierte Pharmakotherapie sollte als Teil eines multimodalen Konzeptes betrachtet werden, um bei Mixed Pain eine Verbesserung der Schmerzsymptomatik zu bewirken.

Bei der Behandlung von neuropathischen Schmerzanteilen stehen Antiepileptika und Antidepressiva als Co-Analgetika im Vordergrund. Nicht steroidale Antirheumatika können erfolgreich gegen nozizeptive Komponenten bei Mixed Pain eingesetzt werden. Es wurden verschiedene Fragebögen entwickelt, welche die Symptome von neuropathischen Schmerzen qualitativ und quantitativ erfassen und auf diese Weise eine Abschätzung des Ausmaßes der neuropathischen Komponenten an einem chronischen Schmerzsyndrom ermöglichen, sodass eine effiziente Therapie festgelegt werden kann. Beim Nachweis der neuropathischen Schmerzkomponenten kann eine Pharmakotherapie mit Co-Analgetika begonnen werden.

Die positive Wirkung antiepileptischer Medikamente, wie Gabapentin und Pregabalin bei Polyneuropathien, postherpetischen Neuralgien und Neuropathien wurde in der Literatur dargestellt (Athanasakis et al. 2013, Bockbrader et al. 2010). Pregabalin hat durch seinen raschen Wirkungseintritt, seine hohe Bioverfügbarkeit, eine gute Verträglichkeit sowie eine begleitende anxiolytische, vegetativ beruhigende und Schlaf anstoßende Wirkung wesentliche Vorteile.

Die Tagestherapiekosten verschiedener antikonvulsiver Medikamente betragen für Lyrica 300 mg/d (2 x 150 mg) 3,40 €, für Gabapentin 1800 mg/d (3 x 600 mg) 1,61 € und für Carbamazepin 800 mg/d (2 x 400 mg) 0,67 € (Stand 2015).

Die Dosierungen von verschiedenen Co-Analgetika sind in ◘ Tab. 11.1 dargestellt.

Antikonvulsiva

Bei den neuropathischen Schmerzen werden vor allem folgende Antikonvulsiva eingesetzt:

Pregabalin

Der schmerzlindernde Effekt bei der Gabe von Pregabalin tritt bereits in den ersten Behandlungstagen auf. Die Startdosis beträgt 2 x 75 mg/d. Die Einnahme ist unabhängig von den Mahlzeiten und kann bei jüngeren Patienten rasch erfolgen. Nach 1 Woche kann die Dosis auf 2 x 150 mg erhöht werden. Bei Patienten > 70 Jahre beträgt die Initialdosis 2 x 25 mg/d. Eine Steigerung sollte schrittweise im Dreitagesrhythmus erfolgen. Die therapeutische Zieldosis liegt bei 300 mg/d, die meist in zwei Einzeldosen (2 x 150 mg) eingenommen wird (selten in drei Einzeldosen). Die Bioverfügbarkeit liegt bei 90 % und ist dosisunabhängig. Dosis und Plasmakonzentration sind linear proportional. Die folgenden dosisabhängigen Nebenwirkungen sind zu beachten: Schwindel, Schläfrigkeit, Verwirrung, Gangstörungen, Dysarthrie, Gewichtszunahme und Bildung von peripheren Ödemen. Pregabalin wird im Körper nicht nennenswert metabolisiert und unverändert über die Nieren ausgeschieden. Deshalb ist bei eingeschränkter Leberfunktion keine Dosisanpassung notwendig. Ebenso sind keine klinisch relevanten pharmakokinetischen

Tab. 11.1 Dosierungen verschiedener Co-Analgetika

Substanz	Startdosis (mg)	Dosierungsregime	Steigerungsdosis	Wirksame Dosis (mg)	Maximaldosis (mg)	Dosierungsregime bei Zieldosis
Antikonvulsiva						
Carbamazepin (z. B. Tegretal)	100–200	1-0-1	100	600–1200	1400	1-0-1
Gabapentin (z. B. Neurontin)	300	0-0-1 bis 1-1-1	300	1200–2400	3600	1-1-1
Pregabalin (z. B. Lyrica)	75	1-0-1	75	300	600	1-0-1
Trizyklische Antidepressiva						
Amitriptylin (z. B. Saroten)	10-25	0-0-1	10-25	50-75	150	0-0-1
SSNRI						
Duloxetin (z. B. Cymbalta)	30	1-0-0	30	60	120	1-0-0

Interaktionen mit Alkohol oder anderen Antikonvulsiva zu erwarten. Bei Patienten mit eingeschränkter Nierenfunktion muss die Dosis reduziert werden. Die Maximaldosis beträgt 600 mg/d.

Gabapentin

Der schmerzlindernde Effekt bei der Gabe von Gabapentin tritt nach dem Erreichen der therapeutischen Zieldosis auf. Die Startdosis beträgt 300 mg/d und wird mit einer täglichen Steigerung um 300 mg bis zu der Zieldosis gesteigert. Die therapeutische Zieldosis beträgt 1200–2400 mg/d und wird auf 3 Einzeldosen täglich verteilt. Die Bioverfügbarkeit ist nicht linear und sinkt mit steigender Dosis. Bei einer Tagesdosis von 900 mg fällt die Bioverfügbarkeit auf 60 % und bei 3600 mg/d auf 33 %. Die folgenden Nebenwirkungen sollten dabei unbedingt beachtet werden: Müdigkeit, Schwindelattacken, Abgeschlagenheit, Ataxie, Gewichtszunahme und Tremor. Die Kombination von Gabapentin mit retardiertem Morphin führt zu einer Erhöhung der Bioverfügbarkeit von Gabapentin. Andere Interaktionen sind ohne große Bedeutung. Eine akute Pankreatitis stellt eine absolute Kontraindikation bei der Gabapentintherapie dar. Die Maximaldosis beträgt 3600 mg/d.

Carbamazepin

Die schmerzlindernde Wirkung bei der Gabe von Carbamazepin tritt nach dem Erreichen der therapeutischen Zieldosis auf. Die Therapie beginnt mit 100–200 mg/d mit einer Steigerung um 100–200 mg alle 3 Tage bis zur Zieldosis von 600–1200 mg/d. Die Aufdosierung sollte langsam und einschleichend erfolgen, um Nebenwirkungen so gering wie möglich halten. Das Carbamazepin sollte in retardierter Form und verteilt auf zwei Einzeldosen eingenommen werden. Das Medikament wird variabel metabolisiert, wobei die Pharmakokinetik nicht linear ist. Die Einstellung auf Carbamazepin ist trotzdem oft schwierig, weil zu Beginn der Therapie häufig folgende unerwünschte Nebenwirkungen auftreten: Schwindel, Sedierung, Verwirrung und Ataxie, allergische Leukopenie und Thrombopenie. Zudem besteht bei den älteren Patienten ein erhöhtes Risiko für das Auftreten von verstärkten Arrhythmien und Hyponatriämien. Carbamazepin beschleunigt den Abbau anderer Arzneistoffe, wie Marcumar, Kontrazeptiva, Immunsuppressiva und Antidepressiva. Deshalb ist bei der Carbamazepintherapie keine sichere Kontrazeption möglich und bei der Antikoagulationstherapie die enge therapeutische Kontrolle des INR/Quick erforderlich. Die Gabe von Carbamazepin bei Patienten mit AV-Block und kombinierter Therapie mit trizyklischen Antidepressiva ist untersagt.

Die Maximaldosis Carbamazepin beträgt 1400 mg/d und der therapeutische Serumspiegel 8–12 mg/l. für eine erfolgreiche Therapie. Die regelmäßige Blutentnahme ist zur Bestimmung der Plasmakonzentration von Carbamazepin unerlässlich.

Antidepressiva

Zur Behandlung von neuropathischen Schmerzen empfiehlt man trizyklische Antidepressiva (z. B. Amitriptylin; Mishra 2012) unter Beachtung der Risikofaktoren und Nebenwirkungen. Gegen neuropathische Schmerzen bei diabetischer Polyneuropathie sind Serotonin-Noradrenalin-Wiederaufnahmehemmer (SSNRI) geeignet (z. B. Duloxetin; Baron et al. 2013, Dharmshaktu et al. 2012).

Amitriptylin

Die Standarddosis beginnt mit 10 mg/d und kann abhängig vom therapeutischen Effekt und von den Nebenwirkungen alle 4 Tage bis zur Zieldosis von 75 mg/d gesteigert werden. Eine höhere Dosierung von Amitriptylin wie bei der Behandlung von Depressionen ist zur Therapie neuropathischer Schmerzen nicht erforderlich. Zu den Nebenwirkungen gehören Müdigkeit, Vergesslichkeit, Gewichtszunahme, Mundtrockenheit, Schwindel, Erektionsstörungen, Miktionsbeschwerden und kardiale Störungen. Bei älteren Patienten mit kardialem Risiko sollte vor der Behandlung mit Amitriptylin unbedingt ein EKG abgeleitet werden.

Die maximale Tagesdosis beträgt für den ambulanten Bereich 150 mg/d und 300 mg/d für den stationären Bereich.

Duloxetin

Die Standarddosis beginnt mit 30 mg/d. Über 7–14 Tagen kann die Gabe von Duloxetin bis zur therapeutischen Zieldosis von 60 mg/d gesteigert werden. Duloxetin wird als Einmaldosis morgens verabreicht. Zu den Nebenwirkungen gehören Übelkeit, Erbrechen und Blutdruckanstieg. Eine Kombination von Duloxetin mit MAO-Hemmern ist kontraindiziert. Im Vergleich zu Amitriptylin kommt es nicht zur Gewichtszunahme. Die Maximaldosis beträgt 120 mg/d.

Peripher wirksame Analgetika und Opioide

Nicht steroidale Antiphlogistika stellen eine wichtige Grundlage des WHO-Stufenschemas zur Therapie der chronischen Schmerzsymptomatik dar. Die antiphlogistische Wirkung basiert auf der Hemmung der Prostaglandinsynthese durch Acetylsalicylsäure (Zenz u. Jurna 2001). Alle nicht steroidalen Antiphlogistika haben eine analgetische, antiphlogistische und antipyretische Wirkung. Nicht steroidale Antiphlogistika wirken bis zu einer gewissen Schmerzintensität erfolgreich gegen nozizeptive Komponenten der Leistenschmerzen, können aber erhebliche Nebenwirkungen haben. Die möglichen Folgen einer langfristigen Behandlung sind gastrointestinale Ulzerationen, Nierenfunktionsstörungen, Thrombozytenaggregationshemmungen und kardiale Störungen.

Peripher wirksame Analgetika sind zur Therapie der neuropathischen Schmerzen nicht zu empfehlen, jedoch sind sie gegen die nozizeptive Komponente der Mixed Pain erfolgreich. Die Auswahl der verschiedenen Analgetika zur Schmerztherapie beim Mixed-Pain-Syndrom in der Leistenregion ist in Tab. 11.2 dargestellt.

Eine Langzeittherapie mit NSAIDs und Coxiben ist aufgrund von gastrointestinalen Blutungen und kardiovaskulären Nebenwirkungen hoch problematisch. Deshalb kann bei der vorhandenen Schmerzsymptomatik ein Opioidanalgetikum zur Kombinationstherapie eingesetzt werden. Klinisch konnte bislang kein statistisch signifikanter Unterschied zwischen der analgetischen Wirkung der Opioide der WHO-Stufen II (schwache Opioide; z. B. Tramal, Tilidin/Naloxon) und III nachgewiesen werden (stark wirksame Opioide; z. B. Morphin, Oxycodon; Baron et al. 2013). Sie unterscheiden sich jedoch in der Häufigkeit der Nebenwirkungen. Folgende Nebenwirkungen sind bei Opioiden der Gruppe III im Vergleich zur Gruppe II häufiger: Obstipation, Übelkeit, Sedierung, Pruritus, Erbrechen und Müdigkeit. In äquipotenter Dosierung erlangen die verschiedenen Opioide vergleichbare analgetische Wirkungen. Zu empfehlen ist eine Applikation von Medikamenten in oraler retardierter Form oder ein transdermales System. Die Dosierungen der verschiedenen Opioide bei nicht tumorbedingten Schmerzen sind in Tab. 11.3 dargestellt.

Tab. 11.2 Auswahl an Nicht-Opiodanalgetika zur Schmerztherapie bei Mixed Pain in der Leistenregion

Substanz	Applikationsintervall und Einzeldosis (mg)	Maximaldosis (mg/d)	Bemerkungen
Nichtsaure antipyretische Analgetika			
Metamizol (z. B. Novalgin) p.o.	4 x 500–1000	4000	Nebenwirkungen: Agranulozytose, Leukopenie, Hemmung der Thrombozytenaggregation, allergische Reaktionen, Analgetikaasthma
Traditionelle NSAR			
Ibuprofen	3 x 400–8000	2400	- Kontraindikationen: gastrointestinales Ulkus/Blutungsanamnese, Nierenerkrankungen, Gerinnungsstörungen, Volumenmangel - Einschränkungen: Herzinfarkt bzw. Herzinfarktanamnese, schlecht eingestellter Hypertonus - Medikamenteninteraktionen: verstärkt die Wirkung oraler Antidiabetika und von Kumarinderivaten; Reduktion der Wirkung von ACE-Hemmern und Diuretika; gesteigerte Blutungsrisiken durch Kombination mit Kortikoiden
Diclofenac	2 x 50–75	150	
Coxibe			
Celecoxib (z. B. Celebrex)	1 bis 2 x 200	400	Kontraindikationen/Nebenwirkungen wie bei NSAR, mit Ausnahme der gastrointestinalen Anamnese und der Blutungsrisiken, aortokoronare Bypassoperationen
Etoricoxib (z. B. Arcoxia)	1 x 60–90	90	Kontraindikationen: arterielle Hypertonie, sonst wie bei Celecoxib

Nach der S3 Leitlinie »Langzeitanwendung von Opioiden bei nicht tumorbedingten Schmerzen« müssen folgende Kriterien berücksichtigt werden (Häuser et al. 2014):

- Eine Monotherapie mit Opioidanalgetikum soll bei chronischen Schmerzsyndromen nicht durchgeführt werden. Psychotherapeutische und physikalische Verfahren sowie eine Lebensstilmodifikation sollen die medikamentöse Therapie ergänzen.
- Kontraindikationen für eine Therapie mit Opioiden sind funktionelle und psychische Störungen mit dem Leitsymptom Schmerz.
- Die Therapie soll mit niedrigen Dosen beginnen.
- Die Dauer der Anwendung soll zwischen 4 und 12 Wochen betragen.
- Die Dosis von 120 mg/d (Hochdosis) orales Morphinäquivalent soll nicht überschritten werden.
- Es sollen eine prophylaktische antiemetische Behandlung und eine Obstipationsprophylaxe begleitend eingeleitet werden.
- Der Patient muss über die verkehrs- und arbeitsplatzrelevanten Folgen der Medikation aufgeklärt werden, was eindeutig zu dokumentieren ist.

Die Opioidanalgetika in retardierter Form können als Kombinationstherapie eingesetzt werden, wenn andere medikamentöse Verfahren erfolglos waren. Auf jeden Fall sollte vor der Durchführung einer invasiven Neuromodulation ein Therapieversuch unternommen werden.

Für alle Patienten soll ein individueller Therapiealgorithmus erstellt werden. So sind trizyklische Antidepressiva z. B. weniger für Menschen mit kardialen Überleitungsstörungen geeignet. In diesem Fall würde man etwa einem Antikonvulsium wie Pregabalin den Vorzug geben.

Tab. 11.3 Dosierung von Opioiden bei nicht tumorbedingten Schmerzen

Substanz	Startdosis und Dosierungsregime (mg)	Steigerungsdosis (mg)	Wirksame Dosis (mg)	Maximaldosis (mg)	Dosierungsregime	Besonderheit
WHO II Opioide (schwache Opioide)						
Tramadol retard (z. B. Tramal) p.o	50–100 1-0-1	100	Titration	400	1-(1)-1	Keine gleichzeitige Einnahme von Alkohol, Schlafmitteln, Psychopharmaka, MAO-Hemmern, SSRI, SNRI (Cave: Serotoninsyndrom) und bei Epilepsie
Tilidin/Naloxon (z. B. Valoron) p.o	50–100 1-0-1	50	Titration	600	1-(1)-1	Zunahme der Nebenwirkungen bei gleichzeitiger Einnahme von Hypnotika, Sedativa, Neuroleptika, Tranquilizern, Antidepressiva, Parkinson-Medikamente, Alkohol. Kontraindikation: Ileus, Atemdepression, schwere COPD, akutes Abdomen
WHO III Opioide (stark wirksame Opioide)						
Morphin ret. (z. B. MST) p.o	10 1-0-1	10	Titration	120	1-0-1	
Oxycodon (z. B. Oxygesic) p.o	5 1-0-1	5	Titration	80	1-0-1	
Oxycodon/Naloxon (z. B. Targin) p.o	10/5 1-0-1	5	Titration	80/40	1-0-1	

Zum praktischen Vorgehen ist es möglich, mit trizyklischen Antidepressiva (z. B. Amitriptylin) in Kombination mit einem peripheren Analgetikum (z. B. Novalgin) zu starten. Bei intolerablen Nebenwirkungen oder Wirkungslosigkeit (Beurteilung ist nach 4–6 Wochen möglich) kann man das Antidepressivum gegen ein Antikonvulsivum (z. B. Pregabalin) austauchen. Ist die Wirkung immer noch unzureichend, empfehlen wir einen Wechsel innerhalb der Antikonvulsiva. Wenn man mit diesen Medikamenten auch keinen Erfolg erzielt, können unter Berücksichtigung der oben dargestellten Kriterien Opioide eingesetzt werden.

Bei weiterer Unwirksamkeit kann man schließlich mit einer Kombinationstherapie aus Antikonvulsiva mit Opioiden oder Antidepressiva mit Opioiden fortfahren. Auch eine Kombination aus Antidepressiva und Antikonvulsiva ist möglich. Obwohl bis jetzt nur wenige Daten zur Kombinationstherapie vorliegen, ist die Kombination verschiedener Substanzen in der Praxis unumgänglich. Wichtig ist dabei die Berücksichtigung der verschiedenen Interaktionseffekte (z. B. kann eine Kombination von Tramal und Duloxetin das Serotonin-Syndrom hervorrufen; Diener u. Maier 2011).

Jeder Patient benötigt eine individuelle Dosierung, die von den Wirkungen und Nebenwirkungen abhängt. Die Einzeldosen und Applikationsintervalle werden von der Pharmakonetik des Medikamentes bestimmt. Nebenwirkungen und Kontraindikationen müssen dabei berücksichtigt werden. Das wirksame Medikament soll bei jedem Individuum durch Erprobung gefunden werden, was Patient und Arzt entsprechend viel Zeit und Geduld abverlangt. Daher ist es wichtig, diese Problematik vor Beginn der Therapie mit dem Patienten zu besprechen. Die ausreichende Dosierung und ausreichende Dauer der Anwendung muss berücksichtigt werden, um eine effiziente Schmerztherapie aufzubauen.

Im Praxisalltag werden von den unter Zeitdruck stehenden Hausärzten häufig schwer wirksame Analgetika oder Co-Analgetika verordnet, um den stark leidenden Patienten die Schmerzsymptomatik so schnell wie möglich zu nehmen. Diese Umstände können jedoch eine langfristige medikamentöse Abhängigkeit erzeugen und unerwünschte Nebenwirkungen einbringen.

Um das zu vermeiden, sollte vor dem Einsatz von Medikamenten die psychosomatische Situation abgeklärt werden, damit ein somatoformer Ursprung der Schmerzsymptomatik nach Möglichkeit ausgeschlossen werden kann. Häufig erleidet der Patient vor Entwicklung der Leistenschmerzen Ereignisse, wie Scheidung, Verlust von Angehörigen, Kündigung, beruflichen Stress usw. Die Anamnese solcher Ereignisse, die weitere Exploration eines somatoformen Charakters der Schmerzen sowie die verbale Intervention oder andere psychotherapeutische Verfahren führen häufig zur Rückbildung der chronischen Leistenschmerzen und bieten sehr effektive Therapieansätze. Deshalb ist eine Vorstellung und Mitbetreuung durch psychiatrisch tätige Kollegen erforderlich.

11.3.2 Psychologische Schmerztherapie

Bei nachgewiesener somatoformer Komponente der Schmerzen (d. h. psychische Störungen mit dem Leitsymptom Schmerz), was häufig bei Schmerzen in der Leistenregion oder bei Schmerzen nach Hernioplastik der Fall ist, empfehlen wir, mit der Psychotherapie als Therapie der Wahl zu beginnen.

Typisch für diese Patienten ist die fehlende Bereitschaft, über die psychischen Ursachen zu diskutieren und hartnäckige Forderungen nach erneuten medizinischen Untersuchungen zu stellen, obwohl die Ergebnisse wiederholt negativ waren.

Der hohe Leidensdruck der Patienten mit somatoformen Schmerzstörungen erzeugt oft einen hohen Druck auf den Hausarzt und zwingt ihn, weitere invasive diagnostische und operative Verfahren einzuleiten. Durch Mehrfachuntersuchungen, häufige Krankenhausaufenthalte und eventuelle Operationen sind die resultierenden Kosten für das Gesundheitssystem enorm hoch. In diesem Zusammenhang ist es wichtig, bei einem Aufklärungsgespräch die biografische Disposition und die Auslösesituation durch traumatisierende Erlebnisse zu eruieren. Zusätzlich sind die somatoformen Störungen häufig mit Angst und Depressionen verbunden. Sollte dieser Fall eintreten, sollte eine psychotherapeutische Betreuung mit eingebunden werden. Häufig entfalten regelmäßige Gesprächstermine, verschiedene Entspannungstechniken und körperliche Aktivitäten eine höhere Wirksamkeit bei der Behandlung somatoformer Störungen, als Massagen, Injektionen oder operative Verfahren. Während dieser Maßnahmen müssen die Patienten aktiv ihre Schmerzbewältigung ausüben. Die notwendigen Therapieverfahren werden individuell von Psychotherapeuten festgelegt. Dazu gehören:

- Verhaltenstherapie (kognitiv-behaviorale Schmerzbewältigung)
- Entspannungsverfahren (progressive Muskelrelaxation nach Jacobson, autogenes Training)
- Partnertherapie
- EMG-Biofeedback-Training
- Psychoanalyse
- Hypnose
- Kreativtherapie (Musiktherapie, Bewegungstherapie)
- Gesprächstherapie.

Zur Ergänzung der Pharmako- und Psychotherapie können verschiedene Injektionen und die transkutane Nervenstimulation (TENS) eingesetzt werden.

11.3.3 Injektionstechniken

Bei den überwiegend neuropathischen Komponenten der Schmerzen spielen entsprechende Nervenblockaden (Nn. ilioinguinalis, iliohypogastricus und genitofemoralis) für die weitere Verbesserung der Schmerzsymptomatik und Identifikation des beanspruchten Nervs eine wichtige Rolle (Cesmebasi et al. 2015). Es wird meist eine Mischung aus einem Lokalanästhetikum und einem Steroid eingesetzt. Die Blockaden erfolgen CT-gesteuert, unter sonografischer Kontrolle oder mithilfe anatomischer Orientierungspunkte (Baerentzen et al. 2012, Bischoff et al. 2012, Demirci et al. 2014, Thomassen et al. 2013).

Bei einem nachgewiesenen positiven Effekt der Injektionstherapie kann man im Falle von erneut auftretenden oder nicht komplett verschwundenen

Beschwerden und bei weiterhin vorhandener Schmerzsymptomatik über eine Radiofrequenz-Neurotomie oder die Neuroektomie nachdenken. Die positive Wirkung beider Methoden wurde bereits in einigen retrospektiven Studien demonstriert (Chen et al. 2013, Kastler et al. 2013, van Assen et al. 2015).

Bei überwiegend nozizeptiven Schmerzkomponenten und bei anamnestischen Angaben zu Sportverletzung erreicht man mit Physiotherapie, Rehabilitationsmaßnahmen und Proliferationstherapie bessere Ergebnisse (Hiti et al. 2011, Jansen et al. 2008). Unter dem Begriff Proliferationstherapie (Sklerosierungstherapie, Prolotherapie) versteht man ein Injektionsverfahren, das die Rehabilitation von inkompetenten Ligamenten und Sehnen einleiten, befestigen und stabilisieren kann. Meist wird Glucose 40 % zusammen mit einem Lokalanästhetikum je nach Palpationsbefund an den schmerzhaften oder druckdolenten Stellen an die Adduktorenansätze oder die Symphysis pubis injiziert (Topol et al. 2005). Die Injektionen werden 2- bis 6-mal durchgeführt. Zwischen jeweils zwei Injektionen sollte ein zeitlicher Mindestabstand von 72 Stunden bestehen (Weingart 2002).

11.3.4 Nicht invasive Neuromodulation

Eine weitere Methode, die in der hausärztlichen Praxis zur Bekämpfung der Schmerzsymptomatik angewendet wird, ist die transkutane Nervenstimulation (TENS). Die TENS ist eine der einfachsten Stimulationsmethoden und gehört zu den nichtinvasiven Neuromodulationsverfahren, bei denen über der schmerzhaften Region oder gezielt über betroffenen Nerven Elektroden appliziert werden. Man verwendet zwei oder vier Elektroden, die an ein externes Stimulationsgerät angeschlossen werden. Die elektrische Reizung peripherer Nervenrezeptoren kann eine Schmerzhemmung bewirken. Die transkutane Elektrostimulationsbehandlung kann nach der Gebührenordnungsposition 30712 des EBM von hausärztlich tätigen Kollegen auch ohne spezielle Genehmigung zur Schmerztherapie erbracht und abgerechnet werden. Die Bildung des eigenen qualitätsgebundenen Zusatzvolumens ist von der regionalen KV abhängig.

Die therapeutische Behandlung mit dem TENS ist in Deutschland eine anerkannte Kassenleistung, obwohl die Wirksamkeit bis jetzt nicht wissenschaftlich nachgewiesen wurde. Die Mietkosten eines TENS-Gerätes und in Einzelfällen auch die Kosten für die Anschaffung zur weiteren Nutzung zuhause werden von den Krankenkassen übernommen.

Aus unserer Sicht ist eine frühzeitige TENS-Anwendung von in der hausärztlichen Praxis bei Leistenschmerzen ohne morphologisches Korrelat einen Versuch wert, weil die Methode für die Patienten gefahrlos ist. Die Therapie dauert 20–30 min und kann mehrmals täglich auch zuhause vom Patienten selbst nach vorheriger entsprechender Schulung angewendet werden. Außerdem kann TENS als eine Screeningmethode zur Selektion von Patienten für eine invasive elektrische Neuromodulation angewendet werden (Rushton 2002).

Folgende Kontraindikationen müssen jedoch berücksichtigt werden: gleichzeitige Nutzung anderer Stimulationsgeräte (Herzschrittmacher, Blasenstimulator usw.), Allergien gegen Kleberelektroden usw. Bei Implantaten im Stimulationsgebiet (Hüft-TEP, Osteosynthese bei Beckenfrakturen) ist die TENS-Verwendung nicht zu empfehlen.

11.3.5 Invasive Neuromodulation

Bei therapieresistenter chronischer Schmerzsymptomatik (also bei erfolgloser enteraler und transdermaler Pharmakotherapie), bei inakzeptablen Nebenwirkungen oder bei Versagen anderer ambulanter und stationärer konservativer schmerztherapeutischer Maßnahmen kann man die invasive Neuromodulation anwenden (Kugler 2014). Die Neuromodulation ist ein nicht destruktives, reversibles schmerztherapeutisches Verfahren am peripheren oder zentralen Nervensystem. Die invasiven Neuromodulationen sowie die Indikationen für einzelne operative Verfahren sollten in die Hände etablierter schmerztherapeutischer oder neurochirurgischer Zentren gelegt werden.

Invasive elektrische Neuromodulation
Epidurale Rückenmarkstimulation

Die epidurale Rückenmarkstimulation (Spinal Cord Stimulation, SCS-Therapie) wird seit Jahren bei verschiedenen therapieresistenten neuropathischen Schmerzen angewendet und zeigt auch bei Leistenschmerzen positive Wirkungen (Mekhail et al. 2011, Nouri u. Brish 2011). Bei der epiduralen Rückenmarkstimulation werden mehrpolige Elektroden epidural platziert, sodass der Patient segmentale Parästhesien in der schmerzhaften Körperregion verspürt. Danach werden Elektroden mit einem externen Stimulator verbunden. Kommt es zur Rückbildung der Schmerzsymptomatik nach der Teststimulation, erfolgt die Implantation eines Impulsgebers. Der Impulsgeber wird abhängig vom System nach 7–9 Jahren gewechselt.

Zu den Problemen gehört die unterschiedlich wahrgenommene Stimulationsintensität beim Lagerungswechsel des Patienten.

Periphere Nerven- und Nervenfeldstimulation

In den letzten Jahren wurden neue Techniken zur Behandlung der Okzipitalneuralgie, der Clusterkopfschmerzen und der Leistenschmerzen entwickelt: die periphere Nervenstimulation und die Nervenfeldstimulation (Deogaonkar u. Slavin 2014, Falowski et al. 2010, Slavin 2008, Verrills et al. 2011). Bei der peripheren Nervenfeldstimulation (PNFS) werden Elektroden in der Nähe betroffener Nerven subkutan implantiert, bei der peripheren Nervenstimulation (PNS) werden Elektroden direkt subepineural am Nerven angebracht und nach positiver Testphase mit einem Impulsgeber verbunden. Die positive Wirkung der PNFS beim Versagen einer medikamentösen Therapie wurde bei verschiedenen Ätiologien der chronischen abdominalen Schmerzen gezeigt, wie etwa bei Patienten mit inguinaler Neuralgie, bei chronischer Pankreatitis und bei Schmerzen nach Lebertransplantation (Paicius et al. 2006).

Eine prospektive Studie konnte die positiven Wirkungen einer kombinierten Behandlung mit epiduraler Rückenmarkstimulation und peripherer Nervenfeldstimulation bei therapieresistenten Schmerzen nach Hernioplastik aufzeigen (Lepski et al. 2013).

Hinterwurzelstimulation

Bei der Hinterwurzelstimulation (Dorsal Root Ganglion Stimulation, DRG-Stimulation) werden die sensiblen Ganglien epidural stimuliert. Diese Therapie ist noch nicht so etabliert, wie die epidurale Rückenmarkstimulation, obwohl verschiedene Pilotstudien eine deutliche Reduktion der chronischen Postherniotomieschmerzen bei Hinterwurzelstimulation zeigen (Schu et al. 2014). Im Vergleich zur SCS verursacht die Hinterwurzelstimulation eine dermatombezogene Parästhesie und Stimulationsintensität unabhängig vom Lagerungswechsel. Die Implantate sind jedoch deutlich teurer als bei der epiduralen Rückenmarkstimulation.

Ausschlusskriterien (S3-Leitlinie; AWMF 2013) für die epidurale Rückenmarkstimulation zur Therapie chronischer Schmerzen sind:
- Schwere Koagulopathien
- Bereits vorhandene Implantate mit Sensing-Eigenschaften (z. B. automatische Defibrillatoren, ICD- CRTD-Therapie, ein monopolar eingestellter Schrittmacher)
- Patienten, bei denen Risiken durch die psychologische, psychiatrische oder psychosomatische Evaluation bestehen, oder Patienten mit nicht eingestellten psychiatrischen Erkrankungen
- Substanzabusus und -abhängigkeit, Unfähigkeit, das Stimulationssystem zu bedienen
- Eingeschränkte Lebenserwartung, fortgeschrittene maligne Erkrankung
- Infektionen im Implantationsbereich
- Patienten, die sich einer therapeutischen Diathermie unterziehen, dürfen nicht implantiert werden.

Im Jahr 2013 wurde zum ersten Mal ein MRT-kompatibles Rückenmarkstimulationssystem (8-polige Stabelektrode mit Impulsgeber) zugelassen. Da die ersten klinischen Versuche erfolgreich waren, betrachtet man die Durchführung eines MRT nicht mehr als Kontraindikation für diese Untersuchung. Allerdings muss vor jeder MRT die Kompatibilität des implantierten Rückenmarkstimulationssystems überprüft werden.

Pharmakologische Neuromodulation

Neben der elektrischen Neurostimulation gilt auch die durch programmierbares Pumpen intrathekale Medikamentenapplikation als neuromoduläres Verfahren. Unter der pharmakologischen Neuromodulation versteht man die kontinuierliche intrathekale Medikamentengabe durch eine programmierbare Pumpe. Die dafür zugelassenen Medikamente sind Morphin und Ziconoid, obwohl auch andere Substanzen sich in der klinischen Erprobung befinden. Die Pumpenverwendung in der Langzeittherapie bei chronischen therapierefraktären Leistenschmerzen ist jedoch nicht ohne Einschränkungen empfehlenswert und sollte die letzte Option bleiben.

11.4 Abschließender Kommentar

Die individuelle Analyse des Schmerzcharakters und der beseitigten Ursachen ist eine entscheidende Säule der Schmerztherapie.

Bei einem vornehmlich neuropathischen Schmerz ist es wichtig, die auslösenden Faktoren zu beseitigen, wie z. B. die Dekompression eines Nerven bei nachgewiesenem Nervenengpasssyndrom oder die Normalisierung der Blutzuckerwerte bei metabolischer, diabetischer Polyneuropathie.

Bei nachgewiesener somatoformer Schmerzkomponente ist es entscheidend, mit der Psychotherapie als Therapie der ersten Wahl zu beginnen und seelische Ursachen zu behandeln, um unnötige weitere Untersuchungen und eventuell entstehende Operationen zu verhindern.

Die Behandlung der Schmerzsymptomatik sollte unter gemeinsamer Führung verschiedener Fachgruppen durchgeführt werden. Besonders wichtig dabei ist es, einen Psychotherapeuten sowie einen Schmerztherapeuten in das Behandlungskonzept einzubeziehen. Diese Zusammenarbeit erlaubt es allen Therapeuten, nach einem gemeinsamen Konzept zu arbeiten. Das interdisziplinäre Team erreicht so die größten Behandlungserfolge und langfristig entsprechend niedrige Behandlungskosten. Mittlerweile etabliert sich die interdisziplinäre Diagnostik und Therapie chronischer Schmerzen als Goldstandard.

Die Schmerztherapie sollte multimodal sein, sodass dem Patienten körperliche, gedankliche und verhaltensbezogene Übungen zur Schmerzbeseitigung unter stationärer interdisziplinärer ärztlicher Kontrolle zur Verfügung stehen. Diese Therapie wird in den verschiedenen Schmerzkliniken, Schmerztageskliniken und auf chronischen Schmerz spezialisierten Rehakliniken durchgeführt.

Beim Versagen ambulanter und stationärer konservativer schmerztherapeutischer Maßnahmen kann man die invasive Neuromodulation anwenden. Hier sollten die Risiken, Nebenwirkungen sowie die Vor- und Nachteile jeder therapeutischen Option sorgfältig für jeden Patienten individuell abgewogen und geprüft werden.

Die Behandlung einer chronischen Schmerzsymptomatik ist eine komplexe Angelegenheit, welche den breiten Einsatz verschiedener Fachgruppen erfordert. Dabei besitzt der Hausarzt die Schlüsselposition als Koordinator.

11.5 Versorgungsalgorithmen bei Leistenschmerzen

Die Versorgung von Patienten nach adipositaschirurgischen Eingriffen ist in den folgenden Algorithmen dargestellt (Abb. 11.3, Abb. 11.4).

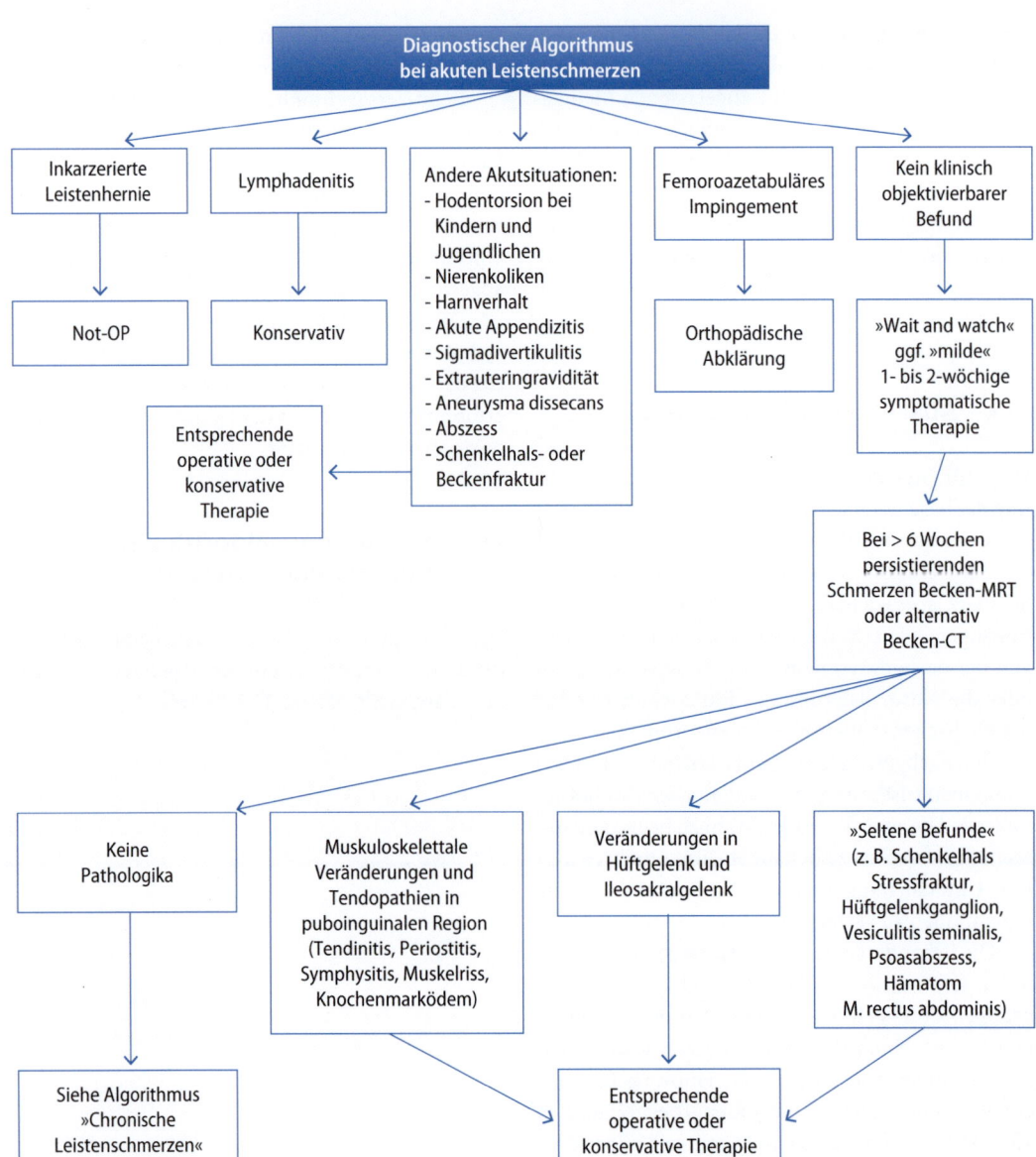

Abb. 11.3 Diagnostischer Algorithmus bei akuten Leistenschmerzen (Dauer < 6 Wochen)

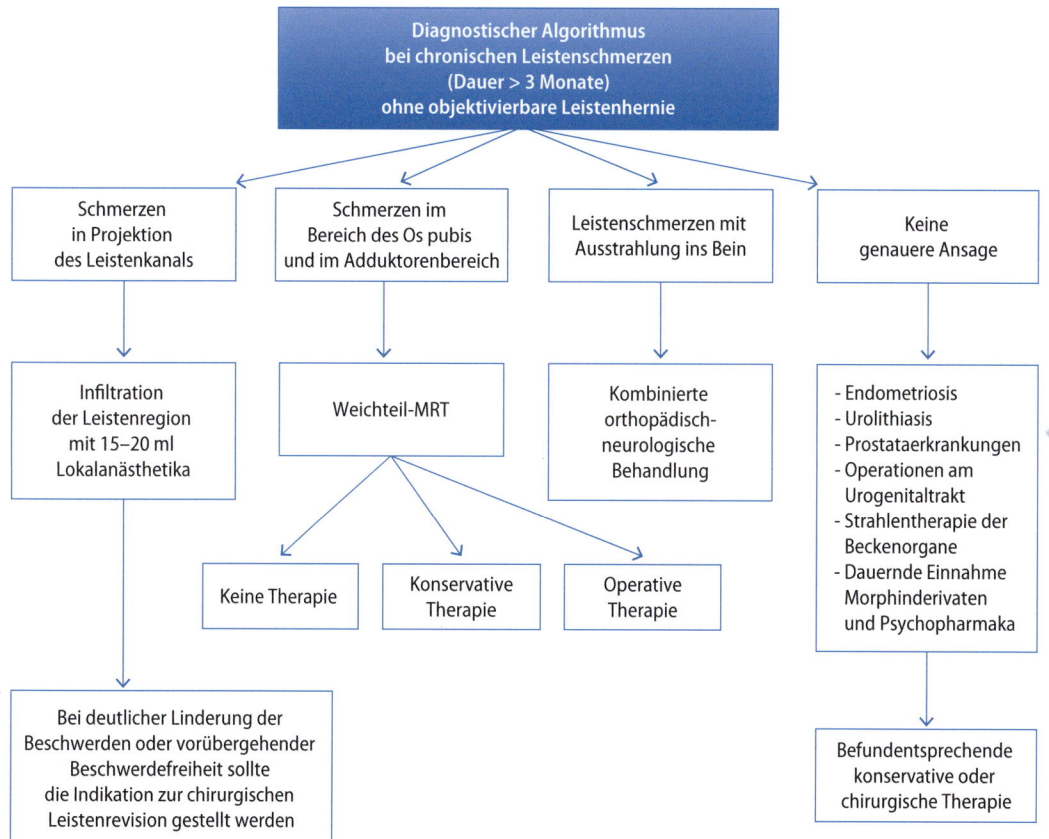

Abb. 11.4 Diagnostischer Algorithmus bei chronischen Leistenschmerzen (Dauer > 3 Monate)

Literatur

Athanasakis K, Petrakis I, Karampli E, Vitsou E, Lyras L, Kyriopoulos J (2013) Pregabalin versus gabapentin in the management of peripheral neuropathic pain associated with post-herpetic neuralgia and diabetic neuropathy: a cost effectiveness analysis for the Greek healthcare setting. BMC Neurol 4;13:56

AWMF online. Das Portal der wissenschaftlichen Medizin (2013) S3-Leitlinie: Epidurale Rückenmarkstimulation zur Therapie chronischer Schmerzen. Aktueller Stand: 07/2013

Bærentzen F, Maschmann C, Jensen K, Belhage B, Hensler M, Børglum J (2012) Ultrasound-guided nerve block for inguinal hernia repair: a randomized, controlled, double-blind study. Reg Anesth Pain Med 37(5):502-7

Baron R, Koppert W, Strumpf M, Willweber-Strumpf A (2013) Praktische Schmerzmedizin. Springer, Heidelberg:140-149 und 239-271

Bischoff JM, Koscielniak-Nielsen ZJ, Kehlet H, Werner MU (2012) Ultrasound-guided ilioinguinal/iliohypogastric nerve blocks for persistent inguinal postherniorrhaphy pain: a randomized, double-blind, placebo-controlled, crossover trial. Anesth Analg 114(6):1323-9

Bockbrader HN, Wesche D, Miller R, Chapel S, Janiczek N, Burger P (2010) A comparison of the pharmacokinetics and pharmacodynamics of pregabalin and gabapentin. Clin Pharmacokinet 49(10):661-9

Cesmebasi A, Yadav A, Gielecki J, Tubbs RS, Loukas M (2015) Genitofemoral neuralgia: a review. Clin Anat 28(1):128-35

Chen DC, Hiatt JR, Amid PK (2013) Operative management of refractory neuropathic inguinodynia by a laparoscopic retroperitoneal approach. JAMA Surg 148(10):962-7

Daneshgari F, Kong W, Swartz M (2008) Complications of mid urethral slings: important outcomes for future clinical trials. J Urol 180(5):1890-7

Demirci A, Efe EM, Türker G, Gurbet A, Kaya FN, Anil A, Cimen I (2014) Iliohypogastric/ilioinguinal nerve block in inguinal hernia repair for postoperative pain management: comparison of the anatomical landmark and ultrasound guided techniques. Braz J Anesthesiol 64(5):350-6

Deogaonkar M, Slavin KV (2014) Peripheral nerve/field stimulation for neuropathic pain. Neurosurg Clin N Am 25(1):1-10

Dharmshaktu P, Tayal V, Kalra BS (2012) Efficacy of antidepressants as analgesics: a review. J Clin Pharmacol 52(1):6-17

Diener HC, Maier Ch (2011) Die Schmerztherapie. Urban & Fischer, München:337-382

Falowski S, Wang D, Sabesan A, Sharan A (2010) Occipital nerve stimulator systems: review of complications and surgical techniques. Neuromodulation 13(2):121-5.

Genovese EA, Tack S, Boi C, Fonio P, Cesarano E, Rossi M, Spiga S, Vinci V (2013) Imaging assessment of groin pain. Musculoskelet Surg 97 Suppl 2:109-16

Guerado E, Cano JR, Cruz E (2012) Occult acetabular fracture in elderly patients. Open Orthop J 2012;6:582-6

Häuser W, Bock F, Engeser P, Tölle T, Willweber-Strumpf A, Petzke F (2014) Langzeitanwendung von Opioiden bei nichttumorbedingten Schmerzen. Dtsch Arztebl 111: 732-40

Hetrick DC, Ciol MA, Rothman I, Turner JA, Frest M, Berger RE (2003) Musculoskeletal dysfunction in men with chronic pelvic pain syndrome type III: a case-control study. J Urol 170(3):828-31

Hiti CJ, Stevens KJ, Jamati MK, Garza D, Matheson GO (2011) Athletic osteitis pubis. Sports Med 41(5):361-76

Holzheimer RG, Gresser U (2007) Inguinal hernia vs. arthritis of the hip in sporting adolescents--case report and review of the literature. Eur J Med Res 26;12(7):314-9

Hopp SJ, Pohlemann T, Pizanis A (2013) Osteitis pubis and adductor tendinopathy in athletes: a novel arthroscopic pubic symphysis curettage and adductor reattachment. Arch Orthop Trauma Surg 133:1003-9

Jansen JA, Mens JM, Backx FJ, Kolfschoten N, Stam HJ (2008) Treatment of longstanding groin pain in athletes: a systematic review. Scand J Med Sci Sports 18(3):263-74

Kastler A, Aubry S, Sailley N, Michalakis D, Siliman G, Gory G, Lajoie JL, Kastler B (2013) CT-guided stellate ganglion blockade vs. radiofrequency neurolysis in the management of refractory type I complex regional pain syndrome of the upper limb. Eur Radiol 23(5):1316-22

Keel M, Büchler L, Bastian J, Siebenrock K (2010) Leistenschmerz beim Sportler: Differenzialdiagnose und Diagnostik. Schweizerische Zeitschrift für Sportmedizin und Sporttraumatologie 58(1):6-9

Kelm J, Duchow J, Anagnostakos K, Schneider G, Kohn D, Ahlhelm F (2003) Die Vesiculitis seminalis als seltene Differenzialdiagnose beim chronischen Leistenschmerz des Fußballers. Sportverletz Sportschaden 17(2):84-7

Kingston JA, Jegatheeswaran S, Macutkiewicz C, Campanelli G, Lloyd DM, Sheen AJ (2013) A European survey on the aetiology, investigation and management of the »Sportsman's Groin«. Hernia Nov 19. (Epub ahead of print)

Kugler M (2014) Neuromodulation in der Schmerztherapie. Thieme, Stuttgart :25-91

Lepski G, Vahedi P, Tatagiba MS, Morgalla M (2013) Combined spinal cord and peripheral nerve field stimulation for persistent post-herniorrhaphy pain. Neuromodulation 16(1):84-8

Licheri S, Pisano G, Erdas E, Ledda S, Casu B, Cherchi MV, Pomata M, Daniele GM (2005) Endometriosis of the round ligament: description of a clinical case and review of the literature. Hernia 9(3):294-7

Mekhail NA, Mathews M, Nageeb F, Guirguis M, Mekhail MN, Cheng J (2011) Retrospective review of 707 cases of spinal cord stimulation: indications and complications. Pain Pract 11(2):148-53

Micha JP, Goldstein BH, Rettenmaier MA, Caillouette JT, Fee MJ, Brown JV 3rd. (2006) Pelvic radiation necrosis and osteomyelitis following chemoradiation for advanced stage vulvar and cervical carcinoma Gynecol Oncol 101(2):349-52

Mishra S, Bhatnagar S, Goyal GN, Rana SP, Upadhya SP (2012) A comparative efficacy of amitriptyline, gabapentin, and pregabalin in neuropathic cancer pain: a prospective randomized double-blind placebo-controlled study. Am J Hosp Palliat Care 29(3):177-82

Moor JW, Murray P, Inwood J, Gouldesbrough D, Bem C (2008) Diagnostic biopsy of lymph nodes of the neck, axilla and groin: rhyme, reason or chance? Ann R Coll Surg Engl 90(3):221-5

Mullens FE, Zoga AC, Morrison WB, Meyers WC (2012) Review of MRI technique and imaging findings in athletic pubalgia and the »sports hernia«. Eur J Radiol 81(12):3780-92

Niv D, Devor M, European Federation of IASP Chapters (2007) Position paper of the European Federation of IASP Chapters (EFIC) on the subject of pain management. Eur J Pain 11(5):487-9

Nouri KH, Brish EL (2011) Spinal cord stimulation for testicular pain. Pain Med 12(9):1435-8

Paicius RM, Bernstein CA, Lempert-Cohen C (2006) Peripheral nerve field stimulation in chronic abdominal pain. Pain Physician 9(3):261-6

Polacek M, Småbrekke A (2010) Displaced stress fracture of the femoral neck in young active adults. BMJ Case Rep 6; 2010. pii: bcr0220102749. doi: 10.1136/bcr.02.2010.2749. Review.

Richner S, Laifer G (2010) Peripheral lymphadenopathy in immunocompetent adults. Swiss Med Wkly 140 (7-8): 98-104

Rushton DN (2002) Electrical stimulation in the treatment of pain. Disabil Rehabil 24(8):407-15

Scherger B, Hinkenjann B, Klein M, Ostermann PA (2007) Ein ausgedehntes Hüftgelenkganglion als seltene Ursache für chronische Leistenschmerzen. Orthopäde 36(9):868-70

Schu S, Gulve A, Eldabe S, Baranidharan G, Wolf K, Demmel W, Rasche D, Sharma M, Klase D, Jahnichen G, Wahlstedt A, Nijhuis H, Liem L (2014) Spinal Cord Stimulation of the Dorsal Root Ganglion for Groin Pain – A Retrospective Review. Pain Pract 15/4(293-9):1530-708

Slavin KV (2008) Peripheral nerve stimulation for neuropathic pain. Neurotherapeutics 5(1):100-6

Thomassen I, van Suijlekom JA, van de Gaag A, Ponten JE, Nienhuijs SW (2013) Ultrasound-guided ilioinguinal/iliohypogastric nerve blocks for chronic pain after inguinal hernia repair. Hernia 17(3):329-32.

Topol GA, Reeves KD, Hassanein KM (2005) Efficacy of dextrose prolotherapy in elite male kicking-sport athletes with chronic groin pain. Arch Phys Med Rehabil 86(4):697-702

van Assen T, Boelens OB, van Eerten PV, Perquin C, Scheltinga MR, Roumen RM (2015) Long-term success rates after an anterior neurectomy in patients with an abdominal cutaneous nerve entrapment syndrome. Surgery 157(1):137-43

Verrills P, Vivian D, Mitchell B, Barnard A (2011) Peripheral nerve field stimulation for chronic pain: 100 cases and review of the literature. Pain Med 12(9):1395-405

Weingart JR (2002) Handbuch der Proliferationstherapie. Karl F. Haug, Stuttgart:1-21

Zenz M, Jurna I (2001) Lehrbuch der Schmerztherapie. Wissenschaftliche Verlagsgesellschaft. Stuttgart: 475-484

Varikose

T. Noppeney, H. Nüllen

12.1 Einleitung – 144

12.2 Indikationen zur Operation – 144

12.3 Operationsvorbereitung – 145

12.4 Operationstechniken – 145
12.4.1 Klassische Varizenoperation – 145
12.4.2 Endovenös thermische Ablationsverfahren – 147
12.4.3 Chemische und mechanochemische Ablationsverfahren – 149

12.5 Betreuung nach der Operation – 150

12.6 Fragen und Antworten – 151
12.6.1 Fragen des Hausarztes an den Chirurgen – 151
12.6.2 Fragen des Patienten an den Hausarzt – 153

12.7 Versorgungsalgorithmus bei Varikose – 153

Literatur – 154

M. Korenkov et al. (Hrsg.), *Allgemeinchirurgische Patienten in der Hausarztpraxis*,
DOI 10.1007/978-3-662-47907-0_12, © Springer-Verlag Berlin Heidelberg 2016

12.1 Einleitung

Varikose als Erkrankung ist in Deutschland weit verbreitet. Nach den epidemiologischen Daten der Bonner Venenstudie (Rabe et al. 2003) wiesen 59,1 % der untersuchten Probanden Besenreiser, 14,3 % sichtbare Varizen, 13,4 % Varizen mit Ödemen, 2,9 % Varizen mit Hautveränderungen, 0,6 % Zeichen eines durchgemachten Ulcus cruris und 0,1 % ein aktives Ulcus cruris auf. Nur 9,6 % der untersuchten Probanden zeigten keinerlei Zeichen einer Varizenerkrankung (◘ Abb. 12.1). Eine Multivarianzanalyse der Bonner Venenstudie zeigte, dass Krampfadern häufiger in höherem Alter und bei Frauen auftraten und mit Schwangerschaften korreliert waren.

Der Schweregrad der Erkrankung wird heute nach der CEAP-Klassifikation eingeteilt (◘ Tab. 12.1).

> Varizen finden sich bei etwa 50 % der Bevölkerung; 28 % der Männer und 34 % der Frauen weisen eine behandlungsbedürftige Varikose auf.

Am Anfang der Untersuchung des Patienten steht die Anamneseerhebung, wobei Patienten mit Varikose häufig über schwere Beine, nächtliche Wadenkrämpfe und eventuell zusätzlich über eine Schwellneigung der Beine berichten. Klinisch finden sich alle Ausprägungen der Varikose und ggf. ihrer Spätfolgen, wie z. B. das Ulcus cruris. Bei vielen Patienten finden sich als Ausdruck einer Insuffizienz der oberflächlichen Leitvenen Unterschenkelödeme oder verstrichene Kulissen des oberen Sprunggelenks ohne größere sichtbare Varizen.

Neben nicht invasiven Messmethoden, wie z. B. der Lichtreflexionsrheografie, wird die Diagnose heute standardmäßig durch die farbcodierte Duplexsonografie gesichert.

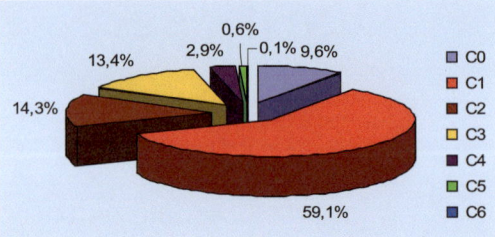

◘ **Abb. 12.1** Häufigkeiten der klinischen Stadien C0 bis C6 in der Bonner Venenstudie (Abb. aus Noppeney u. Nüllen 2010)

◘ **Tab. 12.1** Einteilung der klinischen Ausprägung einer Varikose nach der CEAP-Klassifikation (Abb. aus Jauch et al. 2013)

C 0	Keine sichtbaren Zeichen einer Venenerkrankung
C 1	Besenreiser, Teleangiektasien oder retikuläre Venen
C 2	Varikose ohne klinische Zeichen einer CVI
C 3	Varikose mit Ödem
C 4	Varikose mit trophischen Hautveränderungen
C 4a	Varikose mit Pigmentierung oder Ekzem
C 4b	Varikose mit Dermatoliposklerose bzw. Atrophie blanche
C 5	Varikose mit abgeheiltem Ulkus
C 6	Varikose mit floridem Ulkus
Zusatz	S = symptomatisch, A = asymptomatisch

12.2 Indikationen zur Operation

Grundsätzlich besteht bei allen Formen der Varikose ab Stadium C 2 die Indikation zur Therapie (Noppeney et al. 2010).

Neben einer konservativen Therapie mit Kompressionsstrümpfen, die in der Regel immer durchgeführt werden kann, stehen invasive Ablationsverfahren von der klassischen Varizenoperation über die endovenös thermische Ablation bis hin zur chemischen bzw. mechanochemischen Ablation zur Verfügung.

> Unbehandelt führt die Varikose infolge ihrer pathophysiologischen Mechanismen – Rezirkulation und Volumenüberlastung des tiefen Venensystems, ambulatorische venöse Hypertension – häufig zu Spätkomplikationen.

Die Ziele der Behandlung bestehen in der Normalisierung bzw. Besserung der venösen Hämodynamik:

- Besserung oder Beseitigung von Stauungsbeschwerden und Beseitigung eines Ödems
- Abheilung oder Senkung der Rezidivrate von venösen Ulzera
- Prävention von Komplikationen der Varikose, wie z. B. Varikophlebitis, sekundäre Leitveneninsuffizienz, arthrogenes Stauungssyndrom und Varizenblutung.

Da es im Einzelfall nicht absehbar ist, ob eine Varikose zu Komplikationen führt, wann sich insbesondere eine nicht reversible Insuffizienz des tiefen Venensystems infolge der Rezirkulation einstellt, sollte nach den Empfehlungen der derzeit gültigen Leitlinie möglichst frühzeitig behandelt werden (Noppeney et al. 2010).

In Einzelfällen kann die Sanierung einer Varikose vor anderen operativen Eingriffen, z. B. Gelenkersatz, sinnvoll sein. Damit verbunden ist die Senkung des Risikos einer postoperativen Varikophlebitis und deren möglicher Komplikationen (Noppeney et al. 2010).

Bei sekundärer Varikose, z. B. infolge eines postthrombotischen Syndroms, wird die Indikation zu Varizen ausschaltenden Eingriffen sehr streng gestellt. Hier müssen besondere Anforderungen an die Diagnostik gestellt werden. Diese muss meist um eine invasive Venendruckmessung mit und ohne Kompression der insuffizienten, zu behandelnden epifaszialen Venenabschnitte ergänzt werden.

12.3 Operationsvorbereitung

Für den geplanten Varizen ausschaltenden Eingriff – unabhängig davon, ob er in Lokal-, Regional- oder Allgemeinanästhesie durchgeführt wird – sollten möglichst aktuelle präoperative Laborwerte mit kleinem Blutbild, Elektrolyten, Leber-, Nieren- und Gerinnungswerten vorliegen. Zusätzlich sollte ein EKG durchgeführt werden. Eine Röntgenaufnahme des Thorax ist in der Regel präoperativ nicht erforderlich, ebenso wenig eine Lungenfunktionsprüfung.

Der Patient sollte durch den Hausarzt und den Spezialisten über die Notwendigkeit des Varizen ausschaltenden Eingriffs aufgeklärt und belehrt werden. Der Sinn des Eingriffs liegt in der Vorbeugung von Komplikationen, die infolge der Varikose auftreten können (s.o.). Darüber hinaus sollte der Patient darüber informiert werden, dass das Tragen von Kompressionsstrümpfen vom Zeitpunkt der Diagnosestellung an, bis eine gewisse Zeit über den operativen Eingriff hinaus notwendig ist. Auch Kompressionsstrümpfe können die Beschwerden, die infolge der Varikose auftreten, lindern und Komplikationen der Varikose vorbeugen. Allerdings beseitigen Kompressionsstrümpfe die Varizen nicht. Es ist wichtig, dass durch den Hausarzt die Einsicht beim Patienten gestärkt wird, dass das Tragen von Kompressionsstrümpfen über den genannten Zeitraum notwendig ist. Dies erhöht insgesamt die Compliance der Patienten und verbessert die Ergebnisse. Weitere spezielle Vorbereitungen sind nicht notwendig.

12.4 Operationstechniken

Neben der klassischen Varizenoperation, deren Prinzipien von Babcock (1907) und Moro (1910) Anfang des 20. Jahrhunderts erstmalig beschrieben wurden, stehen dem Operateur heute mehrere Alternativen zur Ausschaltung des epifaszialen Venensystems zur Verfügung.

Das Prinzip des operativen Eingriffs besteht immer in der Unterbrechung des epifaszialen Refluxes und der Unterbrechung des Rezirkulationskreises, um eine Volumenüberlastung des tiefen Venensystems zu vermeiden.

Die Indikation zu einem ambulanten oder stationären Eingriff wird nicht nur durch das Gesetz, sondern auch durch medizinische und sozialmedizinische Gründe bestimmt (Tab. 12.2).

12.4.1 Klassische Varizenoperation

Bei der klassischen Varizenoperation wird über einen Schnitt in der Leiste bzw. der Kniekehle der saphenofemorale bzw. saphenopopliteale Übergang dargestellt. Unter Ligatur aller einmündenden Seitenäste wird die Mündungsregion frei präpariert und (Abb. 12.2) die Stammvene auf Niveau ligiert und abgesetzt.

Tab. 12.2 Gründe für stationäre Durchführung eines operativen Varizeneingriffes

Allgemeinzustand des Patienten	Hohes Lebensalter
	Eingeschränkte Mobilität
	Behandlungsbedürftige Komorbidität (Patienten der Risikogruppe ASA ≥ II)
	Angst des Patienten vor einer ambulanten Operation
	Psychische Erkrankung
	Erhebliche Adipositas
	Erhöhtes Blutungsrisiko
	Periphere arterielle Verschlusskrankheit
	Erhöhte Infektionsgefahr, z. B. bei floridem Ulcus cruris
	Thromboembolische Ereignisse in der Vorgeschichte und/oder Thrombophilie mit hohem thromboembolischen Risiko
Lokalbefund	Erhebliche Ausdehnung des sanierungsbedürftigen Befundes an einem Bein
	Behandlung beider Beine in einer Sitzung
	Behandlung beider Stammvenensysteme an einem Bein
	Lipomatose der Beine
	Vernarbungen und Bestrahlungsfolgen im Operationsgebiet
	Rezidiveingriff, insbesondere im Bereich der Regio inguinalis sowie der Fossa poplitea,
	Ulcus cruris
	Zu erwartender überdurchschnittlicher Blutverlust
Soziale Bedingungen	Fehlende häusliche Versorgung in den ersten 24 Stunden postoperativ
	Zu erwartende mangelhafte Compliance des Patienten
	Unangemessene räumliche Entfernung und/oder unzureichende Verkehrsanbindung zur Gewährleistung einer ständig möglichen ärztlichen Versorgung durch die durchführende Institution. Ersatzweise können Absprachen mit anderen qualifizierten Einrichtungen am Wohnort des Patienten getroffen werden.

Sodann wird eine Strippingsonde in die Vene von unten oder oben eingebracht, eingeknotet und die V. saphena magna oder parva von oben nach unten gestrippt. Die Seitenastentfernung erfolgt als sog. Miniphlebektomie (◘ Abb. 12.3). Hier wird über einen Minischnitt zunächst die Seitenastvarize disseziert, anschließend mit einem Häkchen hervorluxiert und abschließend exstirpiert. Insuffiziente Perforansvenen mit Seitenastvarizen werden nach dem gleichen Prinzip behandelt.

Die klassische Varizenoperation ist insgesamt komplikationsarm. Nennenswerte perioperative Komplikationen mit Verletzungen der großen Gefäße bewegen sich im Promillebereich, auch das Auftreten einer tiefen Venenthrombose mit oder ohne Lungenembolie gehört zu den sehr seltenen Komplikationen (◘ Tab. 12.3).

Die mittel- und langfristigen Ergebnisse nach offener Varizenchirurgie sind generell als gut zu bezeichnen. In einer prospektiven Multicenterstudie zwischen endovenöser Lasertherapie (ELT), Radiofrequenzablation (RFA), Schaumsklerotherapie und offener Operation (CESTR) war ein Reflux am saphenofemoralen Übergang nach Operation ein Jahr postoperativ nach ELT, RFA und CESTR in 4,8 % der Fälle nachzuweisen, während die Rekanalisationsrate

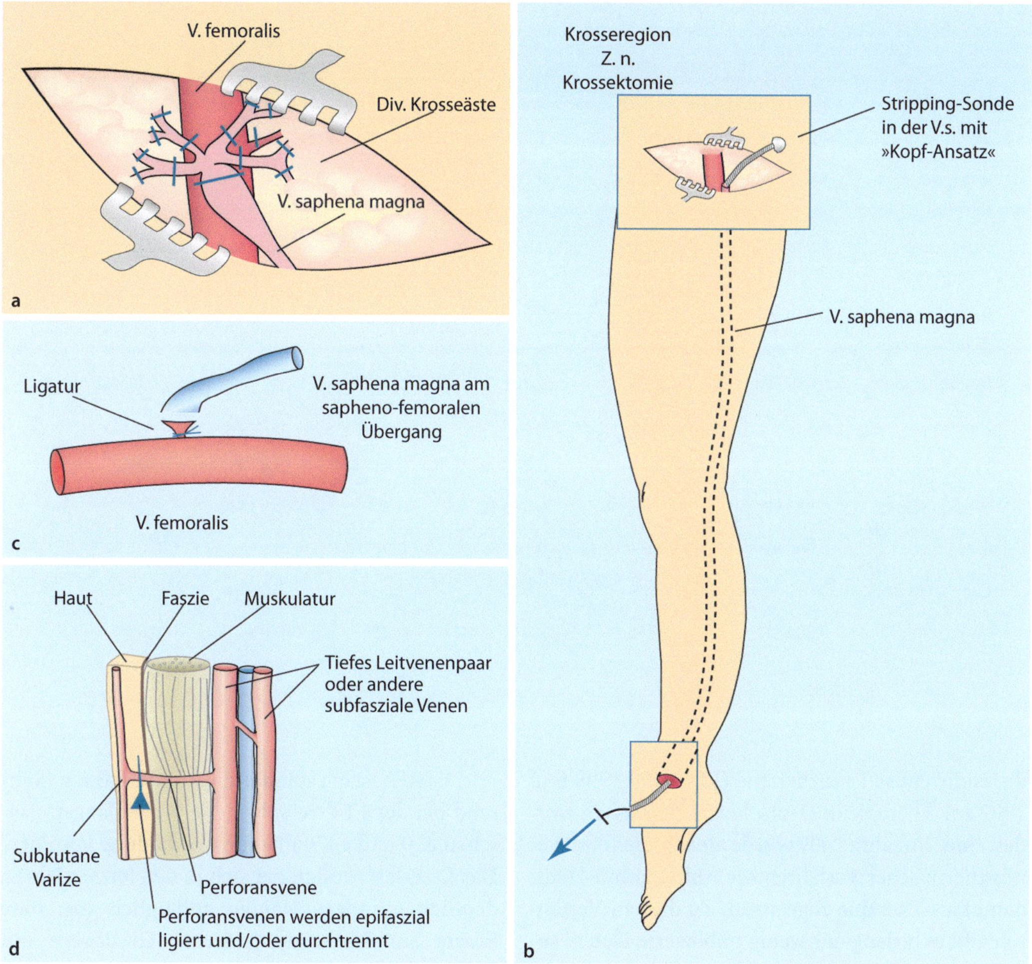

12.4 · Operationstechniken

Abb. 12.2a–d Prinzip der Krossektomie. **a** Absetzen aller Krosseäste und der V. saphena magna knapp an der Einmündung in die V. femoralis nach semizirkulärer Freilegung derselben auf Krossenhöhe. **b** Saphenektomie am rechten Bein. **c** Seitenansicht nach Absetzen der V. saphena magna auf Femoralisniveau bei der Krossektomie. **d** Die Perforansvenen werden epifaszial ligiert und/oder durchtrennt

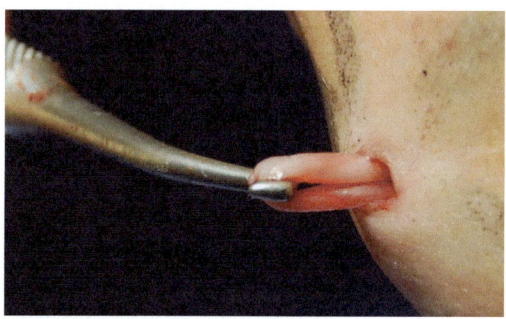

Abb. 12.3 Miniphlebektomie (Abb. aus Noppeney u. Nüllen 2010)

nach Schaumsklerotherapie 16,8 % betrug (Rasmussen et al. 2011). In einer Metaanalyse wurden die Erfolgsraten nach offener Chirurgie mit 79,7 % nach einem Jahr, 77,8 % nach drei Jahren und 75,7 % nach fünf Jahren angegeben (Van den Bos et al. 2009).

12.4.2 Endovenös thermische Ablationsverfahren

Zu den endovenös thermischen Verfahren zählen vornehmlich die Radiofrequenzablation (RFA) und

Tab. 12.3 Intra- und postoperative Komplikationen (aus Jauch et al. 2013)

	Balzer[1] 1983	Helmig[1] 1983	Nüllen[1] 1995	ANG[2] 1999	DGG[3] 2002	DGG[3] 2006–2009
Eingriffe	15.378	20.353	1.981	16.713	13.528	95.214
Intraoperative Blutung	KA	KA	0,100 %	0,120 %	KA	KA
Verletzung der V. femoralis	0,010 %	0,007 %	0,0 %	0,010 %	0,07 %	0,03 %
Verletzung der A. femoralis	0,010 %	0,050 %	0,0 %	0,0 %	0,0 %	0,01 %
Nachblutung	0,040 %	0,120 %	0,100 %	0,070 %	KA	0,09 %
Phlebitis	KA	KA	0,500 %	0,830 %	0,25 %	0,05 %
Lymphfistel	0,010 %	0,550 %	0,050 %	0,350 %	0,42 %	0,07 %
Wundinfektion	0,030 %	0,120 %	0,050 %	0,750 %	0,83 %	0,26 %
TVT	0,040 %	0,080 %	0,100 %	0,072 %	0,1 %	0,01 %
Lungenembolie	0,010 %	0,010 %	0,0 %	0,0 %	0,010 %	0,017 %
Todesfälle	0,006 %	0,007 %	0,0 %	0,0 %	0,0 %	0,0 %

[1]retrospektiv; [2]prospektiv; [3]QS-Erhebung

die endovenöse Lasertherapie (ELT), die 1998 und 1999 zur Therapie in Deutschland zugelassen worden sind. Im Jahre 2009 wurde als weiteres endovenös thermisches Verfahren die Ablation mit Heißdampf als Therapie zugelassen. Zu diesem Verfahren gibt es bislang nur wenig publizierte Daten, sodass auf eine nähere Beschreibung in diesem Rahmen verzichtet wird.

Bei den endovenös thermischen Verfahren wird der Radiofrequenzkatheter bzw. die Laserfaser unter Ultraschallkontrolle am saphenofemoralen oder poplitealen Übergang platziert. Vor Beginn der thermischen Ablation muss das Gefäß mit Tumeszenzlösung umspritzt werden, um eine thermische Schädigung der Haut zu vermeiden und eine gute Kompression der Vene und damit eine gute Energieübertragung auf die Venenwand zu gewährleisten. Danach erfolgt die thermische Ablation: bei dem am weitesten verbreiteten Radiofrequenzsystem mit 120 °C in Schritten zu 7 cm, bei ELT in der Regel mit einem kontinuierlichen Rückzug, wobei eine Energie von 70 J/cm erreicht werden sollte, um einen sicheren Venenverschluss zu gewährleisten (Abb. 12.4).

Die RFA ist ein standardisiertes Verfahren, während bei der ELT verschiedene Wellenlängen zwischen 810 und 1470 nm zur Anwendung kommen. Das Laserfaserdesign hat sich in den letzten Jahren deutlich geändert. Kamen anfänglich sog. Bare Fibers zur Anwendung (reine Glasfasern mit Lichtaustritt am Ende der Faser, die häufig zu Perforationen der Vene führten), werden heute vorwiegend radial abstrahlende Lichtleiter verwendet (Abb. 12.5). Durch die Änderung des Laserfaserdesigns konnte die perioperative Komplikationsrate bei der ELT deutlich gesenkt werden.

Der Vorteil der endovenös thermischen Verfahren gegenüber der offenen Operation liegt im perioperativen Zeitraum. Die Bewertung der Beschwerdesymptomatik, der Aufnahme der täglichen Aktivitäten und auch der Arbeitsunfähigkeitszeit fällt im Vergleich zur offenen Varizenchirurgie in verschiedenen Studien deutlich günstiger aus (Luebke et al. 2008, Pan et al. 2014, Siribumrungwong et al. 2012).

Die Langzeitergebnisse nach endovenös thermischen Ablationsverfahren sind gut. In einer Subgruppenanalyse einer prospektiven randomisierten Studie, die vier verschiedene Therapieverfahren

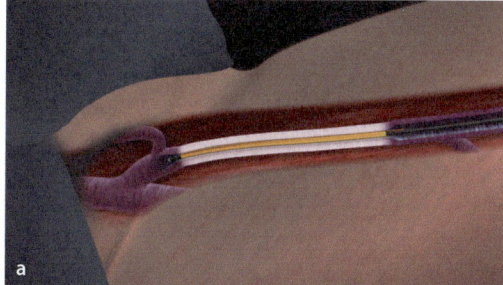

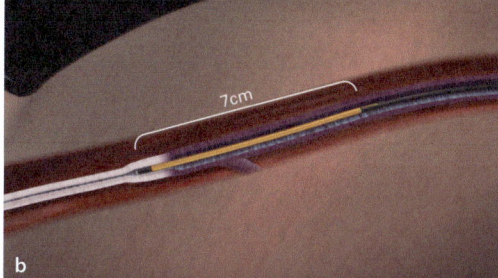

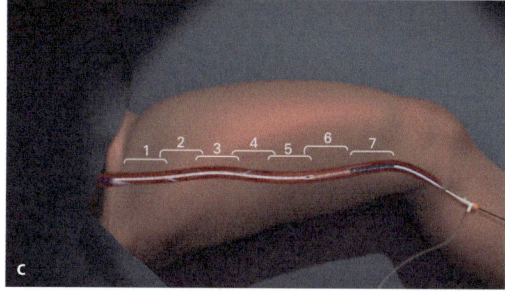

Abb. 12.4a–c Radiofrequenzkatheter zur Obliteration von Perforansvenen (Abb. mit freundlicher Genehmigung der Fa. Covidien, Neustadt)

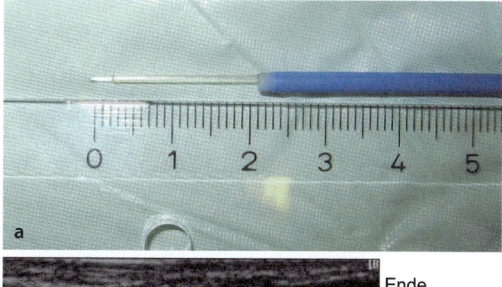

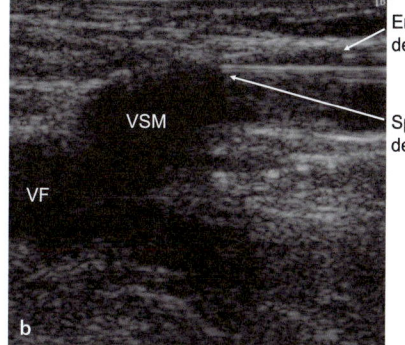

Abb. 12.5a, b a Bare Fiber (600 μm) in Schleuse (5 French); b Sonografischer Längsschnitt im Bereich der saphenofemoralen Mündung mit Darstellung der Bare Fiber und der Schleuse (VF = V. femoralis, VSM = V. saphena magna; beide Abb. aus Noppeney u. Nüllen 2010)

miteinander verglich, wurden 5 Jahre postoperativ die Ergebnisse nach ELT und offener Varizenoperation verglichen. Die klinische Rezidivrate war in beiden Gruppen vergleichbar (46% ELT, 54,6% offene Chirurgie). Die Verbesserung des Venous Clinical Severity Scores (VCSS) und der Lebensqualität war in beiden Gruppen gleich (Rasmussen et al. 2013). Zur RFA liegen jetzt die Ergebnisse einer europäischen Multicenterstudie vor (Pröbstle et al. 2015). Hier zeigte sich in der behandelten V. saphena magna 5 Jahre postoperativ eine Verschlussrate von 91,9%, die Refluxfreiheit betrug 94,9% (Pröbstle et al. 2015).

12.4.3 Chemische und mechanochemische Ablationsverfahren

Sklerotherapie

Die Sklerotherapie größerer Venen (Vv. saphena magna und parva) wird heute in der Regel als Schaumsklerotherapie durchgeführt. Die Schaumsklerotherapie ist etwa 20 % effektiver als die Sklerotherapie mit flüssigen Agenzien (Carradice et al. 2011). Der Schaum wird durch Mischung des flüssigen Sklerotherapiemittels mit Gas (Raumluft, O_2/CO_2-Gemisch) im Verhältnis 1:4 hergestellt. Pro Sitzung sollten nicht mehr als 10 ml Schaum in das Venensystem eingebracht werden (Rabe u. Pannier 2010).

Entsprechend den Empfehlungen der europäischen Leitlinie wird die Schaumsklerotherapie für die Behandlung der Vv. saphena magna und parva sowie der Seitenastvarizen empfohlen. Weitere Indikationen sind die Rezidivvarikose, die pelvine Varikose, die Nährvene bei Ulcus cruris und venöse Malformationen (Rabe et al. 2014).

Die Sklerotherapie mit flüssigen oder aufgeschäumten Agenzien ist insgesamt eine komplikationsarme Methode. Schwere Komplikationen wie allergische Reaktionen, Hautnekrosen, schwere Pigmentierungen oder eine TVT traten in jeweils 0,2 bzw. 0,02 % der Fälle in einer großen Studie auf (Coleridge-Smith 2005).

Die Sklerotherapie ist die bevorzugte Behandlung bei kleinen Venen. Die Erfolgsrate liegt zwischen 70 und 90 % (Baccaglini et al. 1997, Noppeney et al. 2010). Bei den mittel- und langfristigen Ergebnissen nach einer Sklerotherapie größerer Venen werden Rekanalisationsraten von etwa 30 % angegeben. Die Ergebnisse werden jedoch umso besser, je öfter eine Vene therapiert wird.

Mechanochemische Ablation (MOCA)

Bei der mechanochemischen Ablation handelt es sich um ein Kathetersystem, aus dem ein rotierender Draht ausgefahren werden kann, der sich mit 3000 Umdrehungen pro Minute um seine eigene Achse dreht. Zusätzlich zu dem rotierenden Draht, der das Endothel schädigen soll, wird flüssiges Sklerosierungsmittel unter kontinuierlichem Rückzug abgegeben. Diese Behandlungsmethode wurde 2011 als Therapie zugelassen.

Ein Vorteil dieser Methode liegt darin, dass keine zusätzliche Tumeszenzflüssigkeit um die zu behandelnde Vene eingespritzt werden muss.

Bislang liegen in der Literatur nur wenige Ergebnisse vor. In einer Pilotstudie zeigte sich eine Verschlussrate von 96,7 % nach sechs Monaten (Elias u. Raines 2012). Eine prospektive Observationsstudie zur mechanochemischen Ablation versus RFA zeigte weniger Schmerzen nach MOCA, aber in beiden Gruppen eine signifikante Verbesserung der Lebensqualität und der venösen Beschwerdesymptomatik (Van Eekeren et al. 2013).

Ablation der Venen mit Kleber

Jüngstes Therapieverfahren ist der Verschluss der zu behandelnden Vene mit Kleber (Cyanoacrylat), das seit 2012 als Therapie zugelassen ist.

Hier wird ebenfalls über ein Kathetersystem Cyanoacrylat-Kleber zunächst im Bereich des saphenofemoralen oder poplitealen Übergangs unter Kompression mit dem Ultraschallkopf eingebracht. Dann wird die Vene unter Abgabe kleiner Kleberdepots bis zum distalen Insuffizienzpunkt verschlossen. Auch dieses Verfahren zeichnet sich dadurch aus, dass keine zusätzliche Tumeszenzflüssigkeit benötigt wird.

Zu diesem Therapieverfahren liegen bislang nur wenige Publikationen vor, sodass deren Wertigkeit derzeit nicht abschließend beurteilt werden kann.

12.5 Betreuung nach der Operation

Die standardmäßige Versorgung des Patienten nach Varizen ausschaltenden Eingriffen besteht in der Versorgung mit Kompressionsstrümpfen (in der Regel Kompressionsklasse 2) bis zum Oberschenkel. Eine Befragung französischer Chirurgen zeigte, dass Kompression nach Varizenchirurgie in 97,1 % der Fälle angewendet wird (Rastel et al. 2004). In dieser Befragung variierte die Zeit der Kompression zwischen zwei und sechs Wochen postoperativ. Allerdings ist die Evidenzlage für dieses Vorgehen ziemlich gering. Nur ältere Studien zeigen einen Benefit der Kompression nach Varizenchirurgie hinsichtlich Schmerzreduktion, Verbesserung der Wundheilung und Ausdehnung der Hämatome (Melrose et al. 1979, Travers et al. 1993). Eine neuere Studie zeigte dagegen keine Unterschiede hinsichtlich postoperativer Komplikationen und dem Schmerzscore bei Patienten mit und ohne postoperativer Kompression (Houtermans-Auckel et al. 2009).

Die ideale Dauer der postoperativen Kompression ist völlig unklar. In einer Metaanalyse zeigen sich keine Unterschiede beim postoperativen Schmerz, Beinvolumen und Komplikationen bei kurzer Kompressionsdauer (3–10 Tage) gegenüber einer längeren Kompression (3–6 Wochen; Huang et al. 2013).

Die Datenlage für die endovenös thermischen Ablationsverfahren ist sehr spärlich. Hier gibt es nur zwei Publikationen, welche eine »Kompression nach ELT« mit »keine Kompression nach ELT« verglichen haben. In beiden Studien zeigte sich ein deutlicher Vorteil für die Patienten mit Kompression, insbesondere im Schmerzscore, bei der Einnahme von Schmerzmitteln und bei der Patientenzufriedenheit (Lugli et al. 2009, Eldermann et al. 2014).

Etwas besser ist die Evidenzlage für die Kompressionstherapie nach Sklerotherapie. Insbesondere nach Verödung von Besenreisern und retikulären Varizen zeigt sich ein deutlich besseres Abschneiden der Patienten mit Kompression gegenüber den Patienten ohne Kompression. Dies bezieht sich insbesondere auf die Effektivität der Sklerotherapie bei zugleich niedriger Inzidenz von Pigmentierungen und Hämatomen (Nootheti et al. 2009, Weiss et al. 1999, Kern et al. 2007). Bei Schaumsklerotherapie großer Venen, z. B. der V. saphena magna, scheint die Kompression keinen zusätzlichen Vorteil zu haben (Hamel-Desnos et al. 2010).

Die ideale Dauer der Kompression nach Sklerotherapie von Besenreisern und retikulären Varizen scheint bei drei Wochen zu liegen.

Eine Thromboseprophylaxe ist bei Varizen ausschaltenden Eingriffen nach den Empfehlungen der interdisziplinären S3-Leitlinie (Enke et al. 2009) nicht notwendig. Varizen ausschaltende Eingriffe gehören zu den Eingriffen mit niedrigem venösen Thrombemboliesrisiko. Eine Thromboseprophylaxe sollte nur dann durchgeführt werden, wenn bei dem Patienten ein zusätzliches dispositionelles Risiko für eine venöse Thromboembolie besteht. Muss eine Thromboseprophylaxe durchgeführt werden, wird die in der Regel medikamentös mit einem niedermolekularen Heparin durchgeführt. Auch neuere orale Antikoagulanzien, wie z. B. Rivaroxaban, kommen dafür infrage. Über die Dauer der Thromboseprophylaxe besteht keine Einigkeit. Die Bandbreite reicht von der einmaligen Applikation bis zu 7–14 Tage postoperativ. Bei bereits durchgemachter tiefer Venenthrombose oder bei Z. n. Thrombophlebitis wird eine längere Thromboseprophylaxe bis zu vier Wochen postoperativ empfohlen (Tab. 12.4).

12.6 Fragen und Antworten

12.6.1 Fragen des Hausarztes an den Chirurgen

- **Frage**

Besteht die begründete Hoffnung, dass ein operativer Eingriff mit Varizenausschaltung die Beschwerden des Patienten vermindert?

- **Antwort**

Die Lebensqualität der Patienten mit Varikose ist signifikant eingeschränkt und wird nach einem Varizen ausschaltenden Eingriff deutlich und dauerhaft verbessert (Smith et al. 1999). Die Beschwerdesymptomatik der Patienten mit Varikose lässt sich auch anhand des VCSS ermitteln. So konnte in zahlreichen Studien gezeigt werden, dass eine Verbesserung des VCSS nach Varizen ausschaltenden Maßnahmen bis zu fünf Jahre postoperativ erreicht werden konnte (Conrad et al. 1995, Disselhoff et al. 2011, Lurie et al. 2005, Pröbstle et al. 2015).

- **Frage**

Kann durch eine Venenoperation bei den Patienten die Wahrscheinlichkeit für Spätkomplikationen wie Hautatrophie, Ulkus, Phlebitis oder tiefe Beinvenenthrombose reduziert werden?

- **Antwort**

Der Grund für eine Varizen ausschaltende Operation liegt insbesondere darin, das Auftreten von Spätkomplikationen zu verhindern (Noppeney et al. 2010). Dies wird bei einem hohen Prozentsatz der Betroffenen gelingen, jedoch nicht immer. Eine schlechte Prognose hinsichtlich des Auftretens von Spätfolgen wie z. B. eines Ulcus cruris haben Patienten, bei denen durch den Rezirkulationskreis eine Dilatation im tiefen Venensystem mit dauerhafter Insuffizienz infolge eines Klappenschadens aufgetreten ist. Diese Patienten müssen auch nach einem Varizen ausschaltenden Eingriff dauerhaft mit Kompressionsstrümpfen versorgt werden.

Daher gilt die Devise, wie auch in der Leitlinie formuliert (Noppeney et al. 2010), dass Varizen nach Diagnosestellung so früh wie möglich behandelt werden sollen.

- **Frage**

Kann bei einem Patienten trotz Vorliegen eines postthrombotischen Syndroms ein gezielter umschriebener chirurgischer Eingriff (z. B. Perforatur oder Perforansligatur) durchgeführt werden, um eine Ulkusabheilung zu erreichen?

- **Antwort**

Bei einer sekundär aufgetretenen Thrombose, z. B. infolge eines postthrombotischen Syndroms, muss

Tab. 12.4 Inhaltliche Definition der VTE-Risikokategorien (aus Noppeney u. Nüllen 2010)

	Operative Medizin	Nichtoperative Medizin [a]	Prophylaxemaßnahmen
Niedriges VTE-Risiko	– Kleine operative Eingriffe – Verletzung ohne oder mit geringem Weichteilschaden – Kein zusätzliches bzw. nur geringes dispositionelles Risiko, sonst Einstufung in höhere Risikokategorie	– Infektion oder akut-entzündliche Erkrankung ohne Bettlägerigkeit – Zentralvenöse Katheter/Portkatheter – Kein zusätzliches bzw. nur geringes dispositionelles Risiko, sonst Einstufung in höhere Risikokategorie	– Basismaßnahmen
Mittleres VTE-Risiko	– Länger dauernde Operationen – Gelenkübergreifende Immobilisation der unteren Extremität im Hartverband – Arthroskopisch assistierte Gelenkchirurgie an der unteren Extremität – Kein zusätzliches bzw. nur geringes dispositionelles Risiko, sonst Einstufung in höhere Risikokategorie	– Akute Herzinsuffizienz (NYHA III/IV) – Akut dekompensierte, schwere COPD ohne Beatmung – Infektion oder akut-entzündliche Erkrankung mit strikter Bettlägerigkeit – Stationär behandlungsbedürftige, maligne Erkrankung – Kein zusätzliches bzw. nur geringes dispositionelles Risiko, sonst Einstufung in höhere Risikokategorie	– Basismaßnahmen – Medikamentöse Thromboseprophylaxe
Hohes VTE-Risiko	– Größere Eingriffe in der Bauch- und Beckenregion bei malignen Tumoren oder entzündlichen Erkrankungen – Polytrauma, schwerere Verletzungen der Wirbelsäule, des Beckens und/oder der unteren Extremität – Größere Eingriffe an Wirbelsäule, Becken, Hüft- oder Kniegelenk – Größere operative Eingriffe in Körperhöhlen der Brust-, Bauch- und/oder Beckenregion	– Schlaganfall mit Beinparese – Akut dekompensierte, schwere COPD mit Beatmung – Sepsis – Schwer erkrankte Patienten mit intensivmedizinischer Behandlung	– Basismaßnahmen – Medikamentöse Thromboseprophylaxe

[a] Repräsentative Daten liegen nur für Patienten im stationären Versorgungsbereich vor.

die Indikationsstellung für einen Varizen ausschaltendem Eingriff sehr streng gestellt werden. Nach ausführlicher Diagnostik, die neben einem nicht invasiven Messverfahren und der Duplexsonografie die invasive Druckmessung des Venensystems beinhaltet, kann u. U. auch eine Stammvarikose der V. saphena magna oder parva ausgeschaltet werden. Dies geht nur dann, wenn bei der blutigen Venendruckmessung (Phlebodynamometrie) nach Kompression der V. saphena magna oder parva, bei der die Ausschaltung der Vene simuliert wird, keine Verschlechterung der venösen Blutdruckverhältnisse erkennbar ist. Auch umschriebene Eingriffe, wie z. B. eine Perforansligatur, erfordern eine sorgfältige präoperative Diagnostik, wie gerade beschrieben.

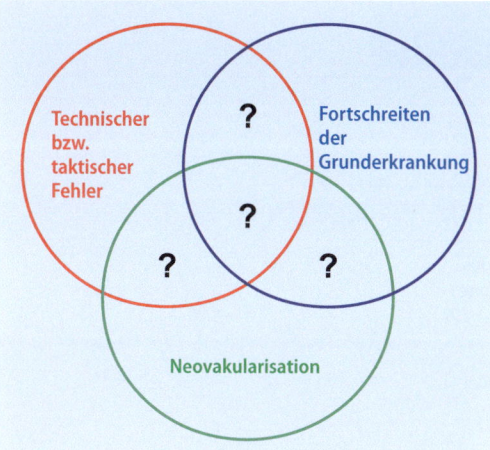

Abb. 12.6 Grundsätzlich muss bei der Rezidivvarikose zwischen drei Feldern unterschieden werden, der Neovaskularisation nach operativen Eingriffen, dem technischen Fehler bei Varizen ausschaltenden Eingriffen und der Progression der ursächlichen Grunderkrankung (Abb. aus Noppeney u. Nüllen 2010)

12.6.2 Fragen des Patienten an den Hausarzt

■ **Frage**

»Wie sind die Erfolgschancen der Operation? Bilden sich wieder neue Krampfadern nach einer solchen Operation?«

■■ **Antwort**

»Die Erfolgsaussichten nach einer Varizenoperation sind gut. Mit dem Wiederauftreten neuer Varizen muss immer gerechnet werden, da es sich bei der Varikose um eine Erkrankung mit erblicher Disposition handelt. Je länger der Eingriff zurückliegt, desto höher ist die Wahrscheinlichkeit, dass sich erneute Varizen, auch am behandelten Strombahngebiet bilden. Diese sogenannte Rezidivvarikose kann natürlich erneut behandelt werden, wobei das Therapiekonzept vom Ausmaß der Rezidivvarikose und der Lokalisation abhängt (Abb. 12.6).«

■ **Frage**

»Wie lange kann ich nach der Operation meinen Beruf nicht ausüben?«

■■ **Antwort**

»Für einen offenen varizenchirurgischen Eingriff werden Sie in der Regel 14 Tage krankgeschrieben. In den allermeisten Fällen können Sie danach Ihre berufliche Tätigkeit wieder aufnehmen. Wenn Sie mit einem endovenös thermischen Verfahren behandelt werden, liegt Ihre Arbeitsunfähigkeit bei durchschnittlich 4 Tagen, bei den chemischen oder mechanochemischen Verfahren kommt es in der Regel zu keinem Arbeitszeitausfall.«

■ **Frage**

»Welchen Weg nimmt das Blut zurück zum Herz, wenn die Venen gezogen werden?

■■ **Antwort**

»Der Hauptabtransport des venösen Blutes aus dem Bein erfolgt über das tiefe Venensystem (80 %), das bei einem Varizen ausschaltenden Eingriff nicht berührt wird. Daher kann das oberflächliche Venensystem ohne weitere Bedenken entfernt werden. Durch die Entfernung des insuffizienten oberflächlichen Venensystems und die Unterbrechung des Rezirkulationskreises wird zudem eine Verbesserung der venösen Hämodynamik am Bein erreicht. Spätschäden, wie z. B. der Insuffizienz des tiefen Venensystems, wird dadurch vorgebeugt.«

12.7 Versorgungsalgorithmus bei Varikose

Die Versorgung von Patienten mit Varikose ist in dem folgenden Algorithmus dargestellt (Abb. 12.7).

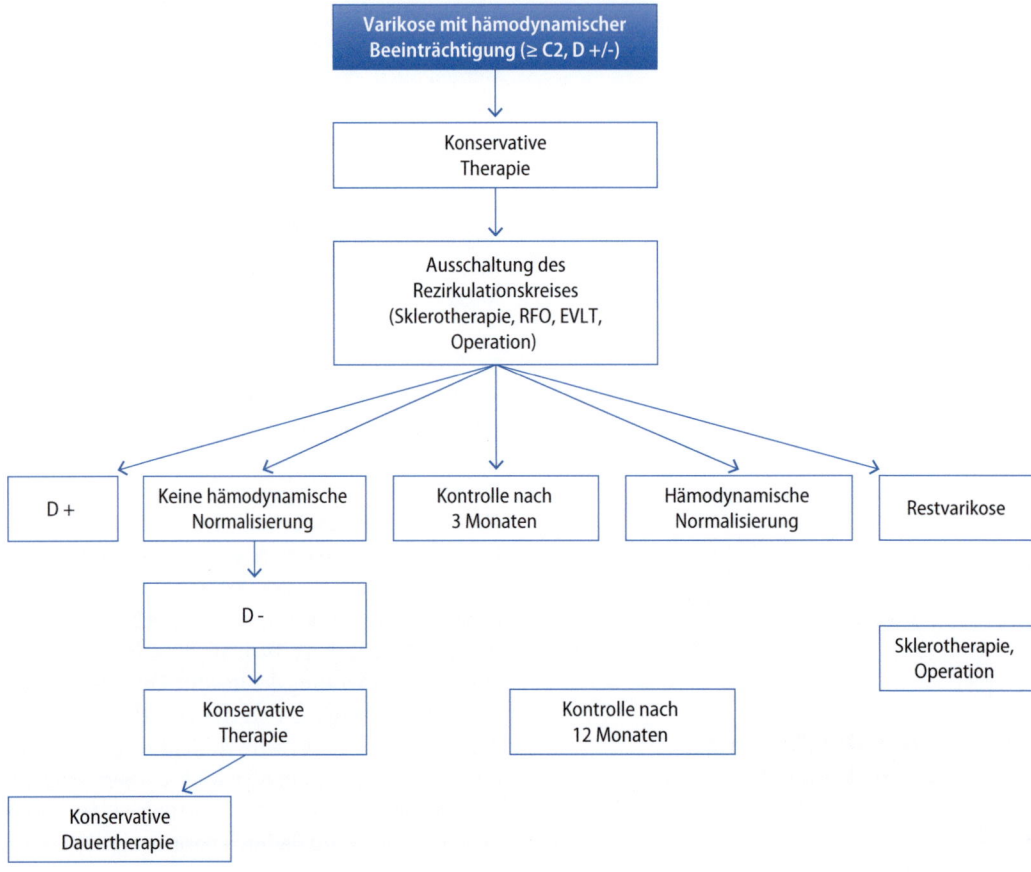

☐ Abb. 12.7 Versorgungsalgorithmus bei Varikose

Literatur

Babcock WW (1907) A new operation of varicose veins of the leg. New York Medical J 86: 153-156

Baccaglini U, Spreafico G, Castoro C, Sorrentino P (1997) Consensus conference on sclerotherapy of varicose veins of the lower limbs. Phlebol 12: 2-16

Carradice D, Mekako AI, Mazari FA, Samuel N, Hatfield J, Chetter IC (2011) Randomized clinical trial of endovenous laser ablation compared with conventional surgery for great saphenous varicose veins. Br J Surg 98(4):501–510

Coleridge-Smith P (2005) Saphenous Ablation: Sclerosant or Sclerofoam? Seminars in Vascular Surgery 18: 19-24

Conrad P, Malouf G, Stacey M (1995) The Australian Polidocanol (Aethoxysklerol) study; results at 2 years. Dermatol Surg 21:334-336

Disselhoff BC, der Kinderen DJ, Kelder JC, Moll FL (2011) Five years results of a randomized clinical trial comparing of endovenous laser ablation of the great saphenous vein without ligation of the saphenofemoral junction. Eur J Vas Endovasc Surg 41: 685-690

Eldermann JH, Krasznai AG, Voogd AC, Hulsewe KW (2014) Role of compression stockings after endovenous laser therapy for primary varicosis. J Vasc Surg Lymphatic and Venous Disorders 2: 289-296

Elias S, Raines JK (2012) Mechanochemical tumescentless endovenous ablation: final results of the initial clinical trial. Phlebology 27:67-72

Enke A et al. (2009) Prophylaxe der venösen Thromboembolie – S3 Leitlinie AWMF Register 003/001

Hamel-Desnos CM, Guias BJ, Desnos PR, Mesgard A (2010) Foam sclerotherapy of the saphenous veins: randomised controlled trial with or without compression. Eur J Vasc Endovasc Surg 39: 500-507

Houtermans-Auckel JP, van Rossum E, Teigink JA, Eussen EF, Nicolai SP, Welton RJ (2009) To wear or not to wear compression stockings after varicose vein stripping: a randomized controlled trial. Eur J Vasc Endovasc Surg 38:387-391

Huang TW, Chen SL, Bai CH, Wu CH, Tam KW (2013) The optimal duration of compression therapy following varicose vein surgery: a meta-analysis of randomized controlled trials. Eur J Vasc Endovasc Surg 45: 397-402

Literatur

Jauch KW, Mutschler W, Hoffmann JN, Kanz KG (2013) Chirurgie Basisweiterbildung. Springer, Heidelberg

Kern P, Ramelt AA, Wintschert R, Hayon D (2007) Compression after sclerotherapy for teleangiectasias and reticular leg veins: a randomized controlled trial. J Vasc Surg 45: 1212-1215

Luebke T, Gawenda M, Heckenkamp J et al. (2008) Metaanalysis of endovenous radiofrequency obliteration of the great saphenous vein in primary varicosis. J Endovasc Ther 15: 213-223

Lugli M, Cogo A, Guerzoni S, Petti A, Maletti O (2009) Effects of eccentric compression by a crossed-tape technique after endovenous laser ablation of the great saphenous vein: a randomized study. Phlebology 2009; 24: 151-156

Lurie F, Creton D, Eklof B, Kabnick LS, Kistner RL, Pichot O, Sessa C, Schuller-Petrovic S (2005) Prospective Randomized Study of Endovenous Radiofrequency Obliteration (Closure) Versus Ligation and Vein Stripping (EVOLVeS): Two year Follow-Up. Eur J Vasc Endovasc Surg 29: 67-73

Melrose DG, Knight MT, Simandl E (1979) The Stripping of varicose veins: a clinical trial of intermittent compression dressings. Br J Surg 66: 53-55

Moro G (1910). Über die Pathogenese und die zweckmäßige Behandlung der Krampfadern der unteren Extremitäten. Chir 1910; 71:420

Nootheti PK, Cadag KM, Magpantay A, Goldman MP (2009) Efficacy of graduated compression stockings for an additional 3 weeks after sclerotherapy treatment of reticular and teleangiectatic leg veins. Dermatol Surg 35:53-57

Noppeney T, Kluess HG, Breu FX, Ehresmann U, Gerlach HE, Hermanns HJ, Nüllen H, Pannier F, Salzmann G, Schimmelpfennig L, Schmedt CG, Steckmeier B, Stenger D (2010) Leitlinie Diagnostik und Therapie der Varikose. Gefäßchirurgie 15: 523-541

Noppeney T, Nüllen H (2010) Varikose. Springer, Heidelberg

Pan Y, Zhao J, Mei J, Shao M, Zhang J (2014) Comparison of endovenous laser ablation and high ligation and stripping for varicose vein treatment: a meta-analysis. Phlebology 29:109-19

Pröbstle TM, Alm BJ, Göckeritz O, Wenzel C, Noppeney T, Lebard C, Sessa C, Creton D, Pichot O (2015) Five-year results from the prospective European multicenter cohort study on radiofrequency segmental thermal ablation for incompetent great saphenous veins. Br J Surg 102/212-8

Rabe E, Breu FX, Cavezzi A, Smith PC, Frullini A, Gillet JL, Guex JJ, Hamel-Desnos C, Kern P, Partsch B, Ramelet AA, Tessari L, Pannier F (2014) Guideline Group. For the Guideline Group, European guidelines for sclerotherapy in chronic venous disorders. Phlebology 29:338-54

Rabe E, Pannier F (2010) Sclerotherapy of varicose veins. Recommended maximal volume of foam applied 10 ml per session. Dermatol Surg 36 Suppl 2:968-75

Rabe E, Pannier-Fischer F, Bromen K, Schuld K, Poncar Ch, Wittenhorst M, Bock E, Weber S, Jöckel KH (2003) Bonner Venenstudie der Deutschen Gesellschaft für Phlebologie – epidemiologische Untersuchung zur Frage der Häufigkeit und Ausprägung von chronischen Venenkrankheiten in der städtischen und ländlichen Wohnbevölkerung. Phlebologie 32:1-14

Rasmussen L, Lawaetz M, Bjoern L, Blemings A, Eklof B (2013) Randomized clinical trial comparing endovenous laser ablation and stripping of the great saphenous vein with clinical and duplex outcome after 5 years. J Vasc Surg 58 (2): 421-426

Rasmussen LH et al. (2011) Randomized clinical trial comparing endovenous laser ablation, radiofrequency ablation, foam, sclerotherapy and surgical stripping for great saphenous veins. Br J Surg 956:1079-1087

Rastel D, Perrin M, Guidecelli M (2004) Copressive theray after varicose vein surgery: results of a French national inquiry. J Mal Vasc 29: 2-34

Siribumrungwong B et al. (2012) A systematic review and meta-analysis of randomised controlled trials comparing endovenous ablation and surgical intervention in patients with varicose veins. Eur J Vasc Endovasc Surg 44: 214-223

Smith J, Garratt AM, Guest M, Greenhalgh RM (1999) Davies AH. Evaluating and Improving Health-Related Quality of Life in Patients with Varicose Veins. J Vasc Surg 30: 710-719

Travers JP, Rhodes JE, Hardy JG, Makin GS (1993) Postoperative limb compression in reduction of hemorrhage after varicose vein surgery. Ann R Col Surg Engl 75: 119-122

Van den Bos R, Arends L, Kockaert M, Neumann M, Nijsten N (2009) Endovenous therapies of lower extremity varicosities: a metaanalysis. J Vasc Surg 49: 230-239

Van Eekeren RR, Boersma D, Konijn V, de Vries JP, Reijnen MM (2013) Postoperative pain and early quality of life after radiofrequency ablation and mechanochemical endovenous ablation of incompetent great saphenous veins. J Vasc Surg 57: 445-450

Weiss RA, Sadick NS, Goldman MP, Weiss MA (1999) Postsclerotherapy compression controlled comparative study of duration of compression and it's effects on clinical outcome. Dermatol Surg 25:105-108

Schilddrüsen- und Nebenschilddrüsenchirurgie

H. Dralle

13.1 Indikationen zur Operation – 158
13.1.1 Indikationen zu Schilddrüsenoperationen – 158
13.1.2 Indikationen zu Nebenschilddrüsenoperationen – 160

13.2 Operationsvorbereitung – 162
13.2.1 Schilddrüsenoperationen – 162
13.2.2 Nebenschilddrüsenoperationen – 164

13.3 Operationstechniken – 164
13.3.1 Schilddrüsenoperationen – 164
13.3.2 Nebenschilddrüsenoperationen – 167

13.4 Betreuung nach der Operation – 168
13.4.1 Betreuung nach Schilddrüsenoperationen – 168
13.4.2 Betreuung nach Nebenschilddrüsenoperationen – 170

13.5 Fragen und Antworten – 170
13.5.1 Fragen des Hausarztes an den Chirurgen – 170
13.5.2 Fragen des Patienten an den Hausarzt – 173

13.6 Versorgungsalgorithmus bei Patienten mit Schilddrüsen- und Nebenschilddrüsenoperationen – 174

Literatur – 176

13.1 Indikationen zur Operation

13.1.1 Indikationen zu Schilddrüsenoperationen

Anders als z. B. Operationen im Bereich des Verdauungstraktes, die einen nicht unbeträchtlichen Anteil an Notfalleingriffen umfassen, können Schilddrüsenoperationen von seltenen Ausnahmen abgesehen (z. B. akute Atemwegsdekompensation bei tracheal komprimierter Struma; Thyreotoxikose), zumeist elektiv durchgeführt werden. Die Indikationsstellung erfolgt daher stets nach sehr eingehender, symptom-, beschwerde- und befundorientierter Diagnostik, nicht selten erst nach langjähriger Beobachtung einer bereits mehrjährig kontrollierten Strumaentwicklung. Der allgemeinärztlichen Initialdiagnostik, Beratung und Weichenstellung kommt daher hinsichtlich einer operativen Therapie ebenso wie der nach einer Operation erforderlichen Weiterbetreuung eine ganz entscheidende Schlüsselstellung zu. Die bei Schilddrüsenerkrankungen nicht selten multidisziplinäre Diagnostik (Nuklearmedizin; Endokrinologie; Radiologie; Zytopathologie; Laborchemie; ggf. Humangenetik) verleiht dem Allgemeinarzt dadurch eine Position, die nicht nur in einer die verschiedenen Untersuchungsziele koordinierenden Funktion besteht, sondern auch dem Patienten gerade bei langjähriger Strumaanamnese Hilfestellungen vermittelt, um die im Einzelfall zu bevorzugende Therapieentscheidung unter Abwägung der Alternativen und Risiken bestmöglich treffen zu können.

Schilddrüsenuntersuchungen werden aufgrund auffälliger Halssymptome bzw. -befunde, funktionstypischer Beschwerden (Über- oder Unterfunktion), oder als Zufallsbefund (»Inzidentalom«) im Rahmen eines allgemeinen »Körperchecks« bzw. bei Halsuntersuchungen aus anderer Ursache (z. B. Karotis-Doppler) durchgeführt (Dralle 2007). **Basisuntersuchung zur bildmorphologischen Abklärung der Schilddrüse ist die Sonografie**, welche neben den Laborparametern als ubiquitär verfügbares, einfach und wiederholt durchführbares Verfahren zugleich dasjenige ist, welches unter Berücksichtigung der Geräte- und Untersucherstandards bei wiederholtem Einsatz auch die zeitbezogene Dynamik von Schilddrüsenpathologien am besten erfassen kann und damit einen unverzichtbaren Stellenwert für die Indikationsstellung zur Operation und Nachsorge einnimmt (Führer et al. 2012, Gharib et al. 2008, Kim et al. 2013, Leenhardt et al. 2013, Russ et al. 2014).

Feinnadelpunktionen klinisch und/oder sonografisch suspekter Schilddrüsenknoten sind immer dann hilfreich, wenn ihr Ergebnis den patientenseitigen Entschluss und die ärztliche Empfehlung zur Operation erhärtet. Alternativ können suspekte Schilddrüsenknoten, wenn der Entschluss zur Operation z. B. aufgrund weiterer Schilddrüsenpathologien bereits gefasst wurde, mit vergleichbarer Sicherheit durch den intraoperativen Schnellschnitt beurteilt werden. Dies gilt insbesondere für suspekte Knoten bei Kindern, bei denen Punktionen meist nur schwierig durchführbar sind (Dralle u. Brauckhoff 2012, Machens et al. 2010). Die Rate falsch positiver bzw. falsch negativer zytologischer Befunde liegt insgesamt bei etwa 10 %, sie ist abhängig von der Erfahrung des Punkteurs (Treffen der suspekten Läsion) und des Zytologen (korrekte Klassifizierung; Baloch et al. 2008, Deandrea et al. 2010, Lew et al. 2011, Wang et al. 2011, Yeh et al. 2014, Yip et al. 2014).

Während die diagnostische Sicherheit des zytologischen Ergebnisses beim Nachweis eines Malignoms sehr hoch ist, ist sie beim Ausschluss eines Malignoms deutlich eingeschränkt, sodass bei zytologisch malignitätsunverdächtigem Befund die Operationsindikation weniger vom zytologischen Befund des punktierten Knoten als von der übrigen Knoten- bzw. Schilddrüsenpathologie bestimmt wird. Neue molekularzytologische Verfahren, insbesondere der positive Nachweis einer BRAF-Mutation, sind geeignet, die Malignitätswahrscheinlichkeit unklarer Zytologiebefunde bei follikulärer Neoplasie erheblich zu erhöhen, da bei Vorliegen einer BRAF-Mutation in nahezu 100 % ein papilläres Schilddrüsenkarzinom vorliegt (Canadas-Garree et al 2012, Jung et al. 2014, Miccoli u. Basolo 2014, Yip et al. 2014).

Unter Berücksichtigung des Schweregrades ggf. vorhandener Begleiterkrankungen (Tab. 13.1) ergeben sich nach Abschluss der speziellen Schilddrüsendiagnostik (Sonografie; Szintigrafie; Laborchemie; Feinnadelpunktion bei Malignitätsverdacht; ggf. MRT bei retrosternaler Struma oder

Tab. 13.1 Präoperative Risikobeurteilung vor Schilddrüsenoperationen aus medizinischer und chirurgischer Sicht

Risiko	Medizinischer Schweregrad (perioperatives Risiko)	Operativer Schweregrad (operativ-technisches Risiko)
Niedriges Risiko	Keine wesentlichen Begleiterkrankungen: OP als Therapie der Wahl oder besserer Alternative	Erstoperation euthyreote Struma ohne wesentliche Vergrößerung, retrosternale Lage, oder vorbestehende Rekurrensparese
Mittleres Risiko	Korrigierbare Begleiterkrankungen: OP als Therapie der Wahl oder besserer Alternative, jedoch erst nach Risikominderung durch geeignete Vordiagnostik und -behandlung	Große Struma, M. Basedow, bilaterale Rezidivstruma, Primäroperation oder Komplettierungsoperation eines nicht fortgeschrittenen Karzinoms
Hohes Risiko	Nicht korrigierbare Begleiterkrankungen: OP als Therapie der Wahl, jedoch nur, wenn Nicht-OP gravierenderes Risiko, als OP	Lokal metastasiertes/lokal fortgeschrittenes Karzinom, Kompartmentresektion beim Karzinom, transsternale Struma- oder Karzinomoperation, Notfallthyreoidektomie bei obstruierender Struma, Resektion der Gegenseite bei vorbestehender Stimmlippenparese

lokal fortgeschrittenem Malignom) folgende **Indikationen zur operativen Behandlung**:
- Symptomatische Struma mit lokalen Verdrängungserscheinungen, insbesondere Trachealeinengung und/oder -verlagerung
- Malignitätsverdacht (klinisch, bildgebend) oder nachgewiesenes Malignom (Ausnahme: malignes Lymphom oder chirurgisch als irresektabel beurteiltes Karzinom) (Zytologie; Biopsie)
- Retroviszerale, retrosternale, mediastinale oder ektope Struma
- Autonome und hyperthyreote Knotenstruma, insbesondere bei Kombination heißer und kalter Knoten
- Symptomatische Thyreoiditis trotz konservativer Therapie
- M. Basedow nach erfolgloser thyreostatischer Therapie oder Nebenwirkungen derselben, oder bei Rezidiv nach Radiojodtherapie.

Während bei klinischem oder bildgebendem Malignitätsverdacht oder zytologisch bzw. bioptisch nachgewiesener Malignität die Operationsindikation in aller Regel gegeben ist, ergibt sich bei den meisten primär als benigne beurteilten Thyreopathien und dies vor allem bei relevanten Begleiterkrankungen (◘ Tab. 13.1) und im höheren Alter der Patienten stets die Notwendigkeit, unter Berücksichtigung der Behandlungsalternativen zwischen dem Erkrankungsrisiko und dem potenziellen Operationsrisiko abzuwägen. Im Einzelfall kann diesbezüglich die ergänzende Fachempfehlung eines Spezialarztes hilfreich sein.

Die **Radiojodtherapie** ist unter Berücksichtigung der Kontraindikationen (Gravidität, Karenzzeit von 4 Monaten; ausgeprägte Trachealeinengung) beim M. Basedow insbesondere bei fehlender endokriner Orbitopathie (EO) und bei kleiner bis mittelgroßer Struma eine effektive und wegen des fehlenden operativen Risikos attraktive Alternative zur Operation (Bahn et al. 2011).

Bei Knotenstrumen kann eine Radiojodtherapie mit aussichtsreichem Erfolg für eine Verkleinerung des Strumavolumens um 30–50% durchgeführt werden (Fast et al. 2014), wenn der Patient dieses Verfahren gegenüber einer Operation präferiert, allgemeine Begleiterkrankungen eine Operation als zu risikoreich erscheinen lassen, eine vorbestehende Stimmlippenlähmung mit kontralateralem Knotenbefund vorliegt, und wenn aufgrund der Vorbefunde Malignität unwahrscheinlich ist. Inwieweit die Radiojodtherapie im Einzelfall eine dauerhaft befriedigende Behandlung einer symptomatischen Knotenstruma ermöglicht, ist allerdings kaum vorhersehbar, da systematische Langzeitstudien über einen Zeitraum von mehr als 5 Jahren hierzu fehlen. Im Gegensatz zum M. Basedow mit

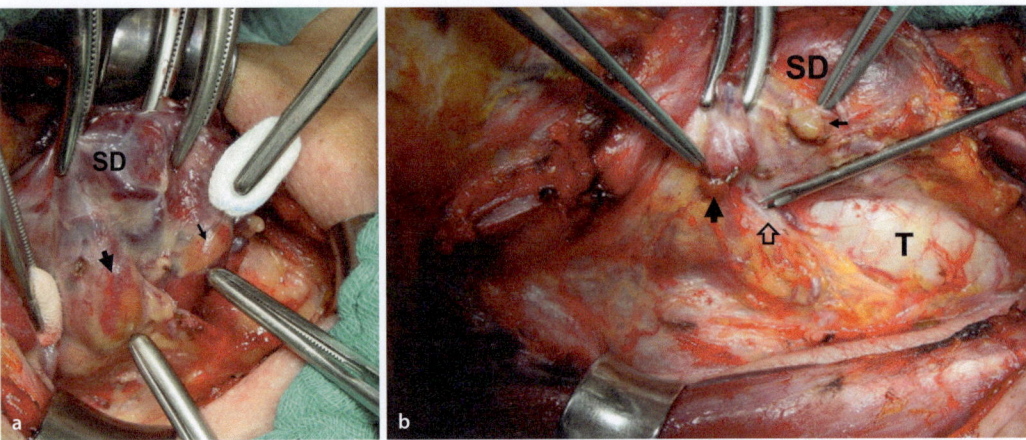

Abb. 13.1 Normale Positionen der oberen und unteren Nebenschilddrüsen (NSD) und des N. recurrens (NR; Aufsicht auf den rechten Schilddrüsenlappen); breiter Pfeil: obere NSD; schmaler Pfeil: untere NSD; offener Pfeil: NR (T, Trachea; SD, Schilddrüse)

fehlender EO und kleiner bis mittelgroßer diffuser Struma, bei der die Radiojodtherapie als gleichwertige Alternative zur Operation angesehen werden kann, stellt die Radiojodtherapie daher bei symptomatischer Knotenstruma eine zwar mögliche, aber nicht gleichwertige Alternative zur operativen Behandlung dar.

Die **Dringlichkeit** der Operationsplanung wird abgesehen von der patientenseitigen Bedarfssituation insbesondere durch die lokalen Symptome und einen etwaig bestehenden Malignitätsverdacht bestimmt. Tracheale Symptome (Luftknappheit bei Anstrengung oder schon in Ruhe; Stridor) oder konkreter Malignitätsverdacht (schnelles Knotenwachstum, sonografisch Infiltration der Schilddrüse oder perithyreoidal, Verdacht auf Lymphknotenmetastasen oder Fernmetastasen, primäre Rekurrensparese, zytologischer oder bioptischer Malignitätsverdacht bzw. -nachweis) erhöhen die Dringlichkeit.

13.1.2 Indikationen zu Nebenschilddrüsenoperationen

Nebenschilddrüsenüberfunktionen entstehen entweder als Folge einer primären, hyper- oder neoplastischen Nebenschilddrüsenstörung (**primärer Hyperparathyreoidismus**, pHPT) , oder als Folge einer extraglandulär, meistens renal ausgelösten Erkrankung (**sekundärer Hyperparathyreoidismus**, sHPT), die im Fall einer chronischen, dialysepflichtigen Niereninsuffizienz kausal nur durch eine Nierentransplantation behandelt werden kann (Dralle 2012b, c u. d, Marcocci u. Cetani 2011, Thakker et al. 2012). Dem pHPT liegt in etwa 80–90 % ein Nebenschilddrüsen(NSD)-Adenom (sog. Eindrüsenerkrankung), in 10–20 % eine 2 oder mehrere NSD betreffende, meist sporadische, selten auch im Rahmen einer multiplen endokrinen Neoplasie Typ 1 oder Typ 2 vorkommende Hyperplasie (sog. Mehrdrüsenerkrankung) zugrunde; NSD-Doppeladenome sind selten (ca. 2–4 %), noch seltener Nebenschilddrüsenkarzinome (1–2 %). Beim extraglandulär bedingten sHPT handelt es sich immer um eine NSD-Hyperplasie, sodass in diesem Fall bei gegebener Operationsindikation unabhängig von der ggf. im Einzelfall durchgeführten Bildgebung alle NSD operativ exploriert werden müssen.

Die **chirurgische Anatomie** der NSD ist im Gegensatz zu den endokrinen Ein-Organ-Systemen durch eine erhebliche, auf die Entwicklungsgeschichte zurückzuführende topische, z. T. auch zahlenmäßige Variabilität gekennzeichnet. Unterzählige NSD (≤ 3) sind eine Rarität (< 3%), überzählige (≥ 5) NSD dagegen nicht selten (5–20%). Während ca. 80 % der oberen NSD an normaler Position dorsokranial der Kreuzungsstelle von A. thyreoidea inferior und N. recurrens liegen (Abb. 13.1), finden sich die unteren NSD nur in ca. 50–60 % in der

13.1 · Indikationen zur Operation

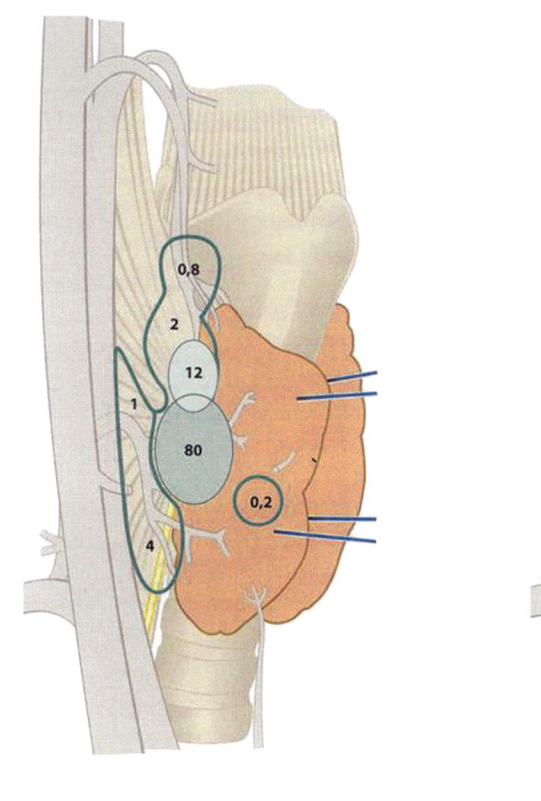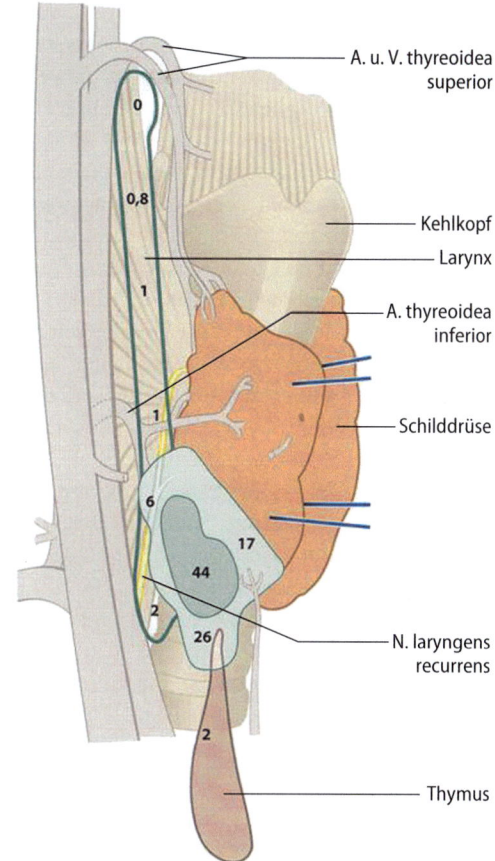

◘ **Abb. 13.2** Lagevarianten der oberen (links) und unteren Nebenschilddrüsen (rechts)

zu erwartenden Position kaudoventral der genannten Kreuzungsstelle in der Nähe des unteren Schilddrüsenpoles; sie können auch im Ligamentum thyreothymicum (oberes Mediastinum retrosternal), im Bereich der Karotisscheide oder sogar im mittleren Mediastinum (aortopulmonales Fenster) zu finden sein. Selten sind NSD in der Schilddrüse lokalisiert (◘ Abb. 13.2).

Operationsindikationen beim pHPT sind:
- Symptomatischer pHPT (Nephrolithiasis; neuromuskuläre Schwäche; Verlust an Knochendichte mit Knochensymptomen; Müdigkeit; selten neuropsychiatrische/kognitive oder gastrointestinale Symptome bzw. Pankreatitis)
- Asymptomatischer pHPT mit niedrig erhöhtem oder im oberen Normbereich befindlichen Serumkalzium und erhöhtem Parathormon (kardiovaskuläres Langzeitrisiko)
- Notfallindikation bei hyperkalzämischer Krise (Serumkalzium > 3,5 mmol/l).

Die Diagnose des pHPT sollte differenzialdiagnostisch bei entsprechendem Verdacht andere Hyperkalzämieursachen (z. B. Tumorhyperkalzämie; familiär hypokalziurische Hyperkalzämie (FHH); PTH-related Peptide produzierender Tumor; medikamentös bedingte Hyperkalzämie) ausschließen, da hierbei keine Indikation zur NSD-Operation besteht. Nach einer initial erfolglosen NSD-Exploration, d. h. persistierendem pHPT, gelten im Prinzip die gleichen Operationsindikationen wie beim Ersteingriff, wobei jedoch individuelle Besonderheiten zu berücksichtigen sind (Zeitpunkt der Reoperation, Symptomatik, Lokalisationsnachweis).

Patienten, die einer Operation trotz eingehender Information über die geringe Operationsbelastung bei gleichzeitig hoher Erfolgsrate (> 97 %) der Parathyreoidektomie ablehnend gegenüberstehen, oder gravierende Begleiterkrankungen aufweisen, die selbst einer wenig belastenden Operation entgegenstehen, oder Patienten nach bereits erfolgtem, jedoch erfolglosen Ersteingriff, bei denen die Bildgebung keinen sicheren Lokalisationsnachweis ergab, kann als Alternative zur Parathyreoidektomie eine medikamentöse Therapie mit Kalzimimetika wie Cinacalcet angeboten werden. Allerdings ist dabei zu berücksichtigen, dass die Parathyreoidektomie zu einer besseren Normalisierung der Serumkalzium- und -parathormonspiegel und suffizienteren Knochendichteverbesserung führt, als die medikamentöse Behandlung (Keutgen et al. 2012), sodass die medikamentöse Behandlung mit Cinacalcet aufgrund vorliegender Studien derzeit nur bei gravierenden Kontraindikationen zur Operation alternativ empfohlen werden kann.

Beim sekundären, extraglandulär, meist renal bedingten Hyperparathyreoidismus liegt eine sowohl endokrine als auch exokrine Funktionsstörung der Nieren vor, die zur reaktiven NSD-Hyperplasie führt und eine renale Osteopathie und Gefäßverkalkungen zur Folge hat. Beim sog. tertiären HPT (tHPT) liegt eine Autonomisierung der glandulären Parathormon(PTH)-Sekretion trotz Wiederherstellung der Nierenfunktion nach Nierentransplantation vor, die bei ausbleibender Korrektur des Kalziumstoffwechsels eine Schädigung des Nierentransplantates zur Folge hat.

Operationsindikationen beim sHPT und tHPT sind:
— Hyperkalzämie, nicht medikamentös bedingt und nach erfolgter Nierentransplantation
— Schwere renale Osteopathie, radiologisch oder bioptisch gesichert
— Medikamentös nicht beeinflussbare Hyperphosphatämie
— Therapierefraktärer Pruritus
— Kalziphylaxie
— PTH > 800 pg/ml (bei PTH > 100 - < 800 pg/ml Ausschluss einer adynamen Knochenerkrankung, bei PTH < 100 pg/ml keine OP-Indikation).

Die Operationsindikation zur operativen Behandlung des sHPT/tHPT ist stets Bestandteil eines interdisziplinär nephrologisch- chirurgischen Konzepts im Rahmen der symptomatischen Therapie der sHPT/tHPT-Folgeerkrankungen (Osteopathie, extraskelettal, kardiovaskulär; Dralle 2012d). Sie wird beim sHPT in Abhängigkeit von den Chancen zur Nierentransplantation bzw. beim tHPT nach erfolgter Nierentransplantation zur Vermeidung einer Schädigung des Transplantates gestellt. Der Einsatz von Kalzium- und aluminiumfreien Phospatbindern, Biphosphonaten, Kalzimimetika (Cinacalcet) und aktiven Vitamin-D_3-Analoga hat zu einem deutlichen Rückgang der Parathyreoidektomieraten beim renalen HPT geführt. Die krankheitsbedingt kardiovaskuläre Mortalität konnte durch Einsatz von Cinacalcet gegenüber der konventionell medikamentösen Therapie allerdings nicht gesenkt werden (EVOLVE Trial Investigators 2012), sodass das individuelle Risikoprofil und die Aussichten auf ein funktionierendes Nierentransplantat die wesentlichen Stellgrößen der Indikationsstellung zur Parathyreoidektomie des renalen HPT bleiben.

13.2 Operationsvorbereitung

13.2.1 Schilddrüsenoperationen

Die Vorbereitung zur Schilddrüsenoperation dient dem Ziel, die für jede Operation geltenden Hauptfragen aus patientenseitiger und ärztlicher Sicht bezogen auf die geplante Schilddrüsenoperation zu klären. Dazu gehören Umfang und Risiken der Operation, medikamentöse Vorbehandlung bei Hyperthyreose, Operationstechnik, Operationsfolgen und Art der Nachbehandlung und Kontrolle (Dralle 2011, Dralle 2012a). Der Patient muss über diese Fragen angemessen informiert werden, damit er nicht nur die Operationsempfehlung nachvollziehen kann und in sie einwilligt, sondern ihm auch die Möglichkeit gegeben wird, anhand der Risikoaufklärung am Entscheidungsprozess über die Operation als solche und das Ausmaß der Operation teilzuhaben. Der Chirurg muss sich präoperativ über die Ziele, die der Patient mit der Operation verbindet, hinreichend Kenntnis verschafft haben, um diese ggf. in die Resektionsplanung miteinbeziehen zu können. Bei allen elektiven Eingriffen, insbesondere solchen, die wie bei Schilddrüsenoperationen wegen benigner Struma oft auch die Möglichkeit nichtoperativer Behandlungsalternativen bieten, ist dazu eine ausreichende, mindestens 24-stündige Bedenkzeit seitens des Patienten außerhalb stationärer Bedingungen erforderlich.

Umfang und Risiken der Operation: Abhängig von der präoperativ festgestellten Befundsituation und ggf. intraoperativ ergänzter Diagnostik (z. B. Schnellschnitt) wird bei benigner Struma bei Einseitigkeit eine Hemithyreoidektomie, im Ausnahmefall auch unilaterale Teilresektion, bei Beidseitigkeit eine beidseitige Total- oder Teilresektion durchgeführt. Teilresektionen haben ein etwas geringes Risiko bzgl. Rekurrensparese und Hypokalzämie als Totalresektionen, jedoch andererseits ein höheres Rezidivrisiko (Dralle et al. 2011, Dralle 2012a, Dralle et al. 2014, Musholt et al. 2011).

Das Resektionsausmaß ist präoperativ anhand der diagnostizierten Schilddrüsenbefunde und der patientenseitigen Umstände und Ziele weitgehend planbar, allerdings ist zu berücksichtigen, dass im Einzelfall aufgrund intraoperativer Befunde eine Änderung des Resektionsausmaßes notwendig werden kann, z. B. bei dorsalen Knoten und geplant subtotaler Resektion, bei Signalverlust des Neuromonitorings auf der erstoperierten Seite bei geplant bilateraler Resektion, oder bei intraoperativem Karzinombefund. Bei maligner Struma ist in der Regel zusätzlich zur Totalentfernung der Schilddrüse in Abhängigkeit vom Karzinomtyp und der Ausbreitung des Maligoms eine regionale Lymphknotendissektion, ggf. auch erweiterte Resektion erforderlich (Dralle et al. 2013a).

Von Notfallsituationen z. B. wegen thyreotoxischer Krise oder jodinduzierter Hyperthyreose abgesehen, sollten elektive Schilddrüsenoperationen zur Minimierung des perioperativen Risikos in klinisch euthyreoter Stoffwechsellage durchgeführt werden. Bei initial bestehender Hyperthyreose ist daher, von den genannten Ausnahmen abgesehen, für die besonderen Vorbereitungsmaßnahmen gelten, präoperativ durch thyreostatische Therapie eine euthyreote Stoffwechsellage herzustellen. Die Beurteilung, ob eine noch hyperthyreote oder ausreichend euthyreote Stoffwechsellage vorliegt, erfolgt klinisch, nicht allein aufgrund der Laborwerte.

Hinsichtlich der beiden **Hauptrisiken der Schilddrüsenoperationen, Rekurrensparese und Hypoparathyreoidismus,** muss präoperativ zur Beurteilung der Stimmlippenfunktion eine Laryngoskopie durchgeführt werden, da hiervon das operative Vorgehen und Resektionsausmaß entscheidend bestimmt wird. Stimmlippenparesen bei unauffälliger Stimme sind selten, jedoch möglich, sodass die präoperative Laryngoskopie obligater Bestandteil der Vorbereitung vor jeder Schilddrüsenoperation ist (Musholt et al. 2011).

Symptomatische Hypokalzämien treten nach beidseits totaler Thyreoidektomie in ca. 10–30% der Fälle auf, in der Mehrzahl handelt es sich dabei um vorübergehende Hypokalzämien, die nach ca. 14 Tagen regredient sind. Es gibt Hinweise dafür, dass vorübergehende Hypokalzämien häufiger bei Patienten mit einem Vitamin-D-Mangel vorkommen, als bei Patienten mit normalem Vitamin-D-Spiegel (Kirkby-Bott et al. 2011), sodass bei Patienten mit vorbestehendem Vitamin-D-Mangel eine entsprechende Vitamin-D-Substitution günstig ist (Rolighed et al. 2014). In jedem Fall sollte nicht nur vor Wiederholungseingriffen, sondern auch vor Ersteingriffen an der Schilddrüse das **Serumkalzium** bestimmt werden, um nicht nur eine ggf. vorbestehende Hypokalzämie zu erkennen, sondern auch die Assoziation mit einem bislang nicht erkannten, dann synchron operativ zu berücksichtigenden primären Hyperparathyreoidismus nicht zu übersehen (Musholt et al. 2011).

Des Weiteren wird empfohlen, vor Schilddrüsenoperationen den **Serumkalzitoninwert** hinsichtlich des möglichen Vorliegens eines okkulten medullären Schilddrüsenkarzinoms zu bestimmen. Bei erhöhtem Kalzitoninwert ergibt sich ggf. die Notwendigkeit weiterer diagnostischer Maßnahmen (Kalzitoninstimulationstest; Genuntersuchung des RET-Protoonkogens zum Nachweis bzw. Ausschluss einer familiären Disposition zum medullären Schilddrüsenkarzinom; Phäochromozytomdiagnostik bei Nachweis einer RET-Mutation; Dralle et al. 2013a, Dralle et al. 2014, Elisei et al. 2012, Kratzsch et al. 2011, Machens u. Dralle 2012, Machens et al. 2013).

13.2.2 Nebenschilddrüsenoperationen

Grundlage der Indikationsstellung und Operationsvorbereitung beim Hyperparathyreoidismus ist die Bestimmung des Serum- und Urinkalziums, des Serumparathormons und der Nierenfunktionsparameter (Kreatininclearance). Bei Vorliegen einer hyperkalzämischen Krise mit Kalziumwerten über 3,5 mmol/l ist unter stationären Bedingungen eine kalziumsenkende Intensivtherapie erforderlich (Dralle 2006).

Ein bestehender Vitamin-D-Mangel ist bei pHPT-Patienten häufig (Marcocci u. Cetani 2011), er kann die PTH-Sekretion hyper- bzw. neoplastischer Nebenschilddrüsen beim HPT verstärken, sodass präoperativ eine substitutive Anhebung des Vitamin D in den Normbereich günstig ist (Rolighed et al. 2014).

Vor dem wegen eines pHPT geplanten **Ersteingriff** ist die Durchführung einer präoperativen Lokalisationsdiagnostik (Sonografie, NSD-Szintigrafie) eine hilfreiche Information für den Chirurgen insbesondere dann, wenn ein fokussiertes bzw. minimal-invasives Vorgehen angestrebt wird und das seltene Vorkommen einer mediastinal gelegenen hyperaktiven NSD ausgeschlossen werden soll (Dralle 2012b). Ein fehlender positiver Lokalisationsnachweis sollte jedoch keineswegs dazu führen, dass bei fehlenden Kontraindikationen die Operation hinausgeschoben oder gar zurückgestellt wird. Eine negativ ausgefallene Lokalisationsdiagnostik schränkt die biochemische Erkrankungsdiagnose und die daraus resultierende Operationsindikation nicht ein (Wachtel et al. 2014), sie bedeutet lediglich, dass der Operateur mit einer erhöhten Häufigkeit kleiner NSD-Adenome oder mehrdrüsiger NSD-Hyperplasien rechnen muss (McCoy et al. 2014, Wachtel et al. 2014) und daher über entsprechende Erfahrungen in der chirurgischen Anatomie der NSD und dem operativen Vorgehen bei Mehrdrüsenerkrankungen verfügen sollte.

Beim sHPT und tHPT ist jede Lokalisationsdiagnostik entbehrlich und möglicherweise sogar fehlleitend, da eine Vierdrüsenexploration aufgrund der Pathophysiologie in jedem Fall erforderlich ist und die in aller Regel bildgebend nur unzureichend dargestellten 4 hyperplastischen NSD dem weniger erfahrenen Operateur möglicherweise suggerieren könnten, nicht alle 4 NSD zu explorieren.

Im Gegensatz zum Ersteingriff ist vor jedem **Wiederholungseingriff** wegen pHPT oder sHPT bzw. tHPT eine Lokalisationsdiagnostik obligat, um bei voroperiertem Situs die Erfolgschancen der Operation zu erhöhen und das ggf. erforderliche Ausmaß der Exploration und das damit verbundene potenzielle Risiko zu verringern (Dralle 2012c). Zur bildgebenden Lokalisation werden neben der Sonografie und Nebenschilddrüsenszintigrafie die MRT oder CT, gegebenenfalls auch invasive Verfahren (venöser Stufenkatheter) eingesetzt. Optimalerweise sollte vor einem Wiederholungseingriff ein konkordanter Lokalisationsbefund in zwei unterschiedlichen Bildgebungsverfahren vorliegen (◘ Abb. 13.3). Bei negativer oder dyskordanter Lokalisation ist in Abhängigkeit von der Höhe der Kalziumspiegel bzw. der Krankheitsschwere alternativ eine zunächst medikamentöse Therapie mit Cinacalcet möglich. Zur Operationsvorbereitung von Nebenschilddrüsenoperationen ist des Weiteren wie bei Schilddrüsenoperationen immer eine Kehlkopfspiegelung mit Befundung der Stimmlippenfunktion erforderlich.

13.3 Operationstechniken

13.3.1 Schilddrüsenoperationen

Schilddrüsenoperationen werden zumeist über einen **Kocher-Kragenschnitt** vorgenommen, der sich in seiner Länge nach der Größe und Ausdehnung der Struma richtet und bei Karzinomen auch die Durchführung einer Kompartment-orientierten Lymphknotendissektion erlaubt. Bei kleinen benignen Strumen kann auch ein minimal-invasives Vorgehen über einen kleinen, ca. 1.5–2.0 cm breiten suprajugulären Zugang oder über einen transaxillären Zugang, der den Vorteil einer fehlenden Narbe im Halsbereich bietet (Dralle 2013, Dralle et al. 2014), gewählt werden.

Je nach zugrunde liegender Schilddrüsenpathologie stehen bei benigner Struma folgende Operationsverfahren zur Verfügung: Hemithyreoidektomie bei unilateraler Knotenstruma, subtotale Thyreoidektomie mit unilateralem oder bilateralem

13.3 · Operationstechniken

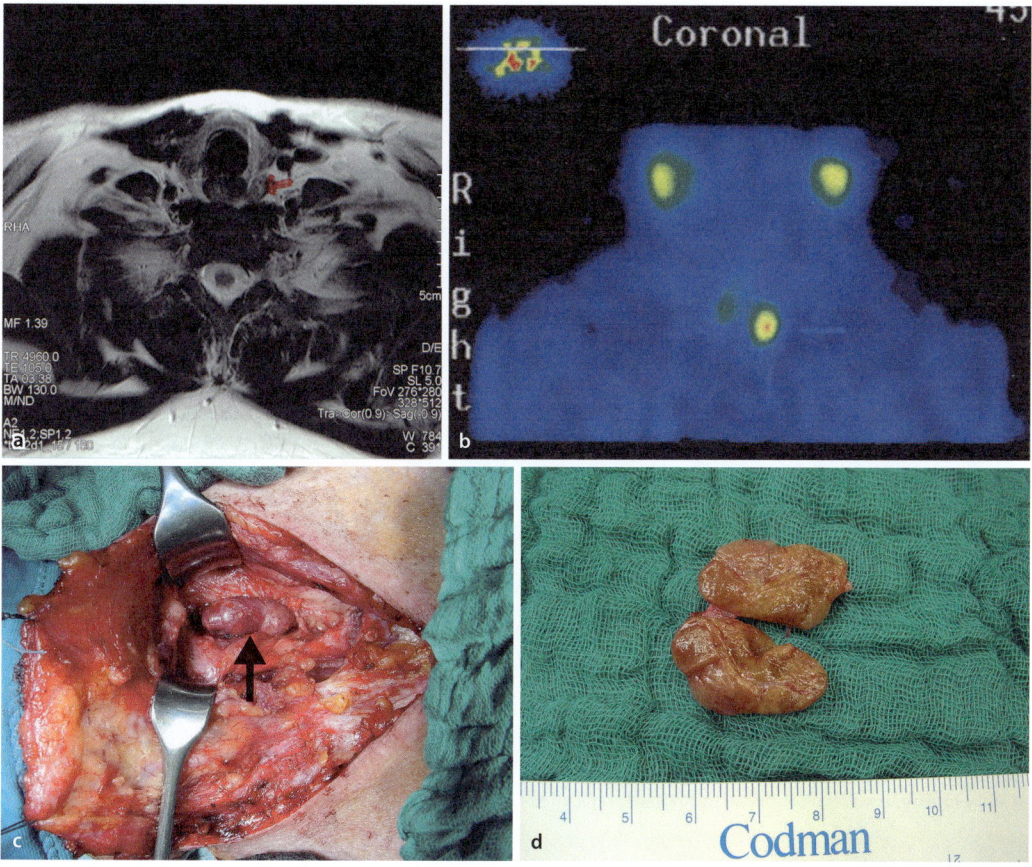

Abb. 13.3a–d Reoperation bei pHPT mit Nebenschilddrüsenadenom links, nach paraösophageal kaudal disloziert: **a** MRT, **b** Szintigrafie, **c** Operationssitus, **d** Präparat (Pfeil: Nebenschilddrüsenadenom)

Schilddrüsenrest oder totale Thyreoidektomie bei bilateraler Struma (Knotenstruma, M. Basedow, Thyreoiditis; Dralle u. Sekulla 2004, Dralle et al. 2012a, Feroci et al. 2014, Musholt et al. 2011). Das Ausmaß der bilateralen Resektion hängt im Wesentlichen von der individuell vorliegenden Schilddrüsenpathologie ab, aber auch von der Sicherheit des Erhaltes des bzw. der Stimmbandnerven (Dralle et al. 2011). Bei ausgedehnter zervikomediastinaler Struma (Abb. 13.4) ist ggf. ein transsternales Vorgehen erforderlich. Bei geplant beidseitigem Vorgehen wird die Resektion auf der befunddominanten Seiten begonnen und die zweite Seite nur dann operiert, wenn der stets darzustellende N. recurrens auf der zuerst angegangenen Seite anatomisch und funktionell sicher geschont werden konnte (Dralle u. Lorenz 2010, Dralle et al. 2012a, Dralle et al. 2012b, Dralle et al. 2013a, Dralle 2014, Lorenz u. Dralle 2014, Schneider et al. 2014).

Bei anatomisch intaktem N. recurrens gibt das intermittierende und das kontinuierliche **intraoperative Monitoring** des N. vagus Auskunft darüber, ob der Stimmbandnerv und damit die gleichseitige Stimmlippe nicht nur anatomisch, sondern auch funktionell intakt ist (Dionigi et al. 2013, Dralle u. Lorenz 2010, Dralle et al. 2012a, Dralle et al. 2013b, Randolph u. Dralle 2011, Schneider et al. 2013). Der Signalverlust beim Neuromonitoring ist ein sicherer Hinweis für eine Nerven- und Stimmlippenlähmung. Bei Auftreten eine Signalverlustes auf der erstresezierten Seiten wird bei geplant bilateralem Vorgehen nur im seltenem Ausnahmefall (z. B. Karzinomnachweis mit Notwendigkeit einer ohne Zeitverzug durchzuführenden Radiojodtherapie) die

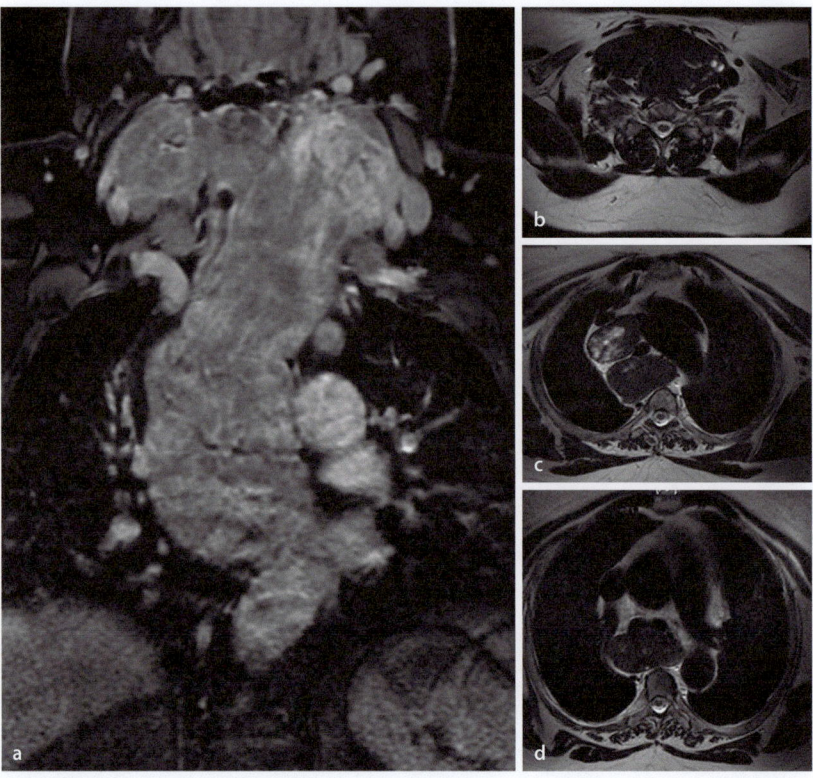

Abb. 13.4 Retroviszeral-retrosternale Knotenstruma im MRT

gleichzeitige Resektion der Gegenseite durchgeführt. Nach einem Strategiewechsel (keine Resektion der Gegenseite wegen Signalverlust auf der erstresezierten Seite) wird die Entfernung der Gegenseite in einer zweiten Operation nur bzw. erst dann vorgenommen, wenn die Indikation dazu weiterhin gegeben ist und wenn sich die Stimmlippenbeweglichkeit wieder normalisiert hat. Bei anatomisch erhaltenem Stimmbandnerven tritt in der Regel eine Erholung der Stimmlippenlähmung nach 2–4 Monaten ein. Sollte sich die Stimmlippenfunktion nicht erholen, ist individuell zu entscheiden, ob eine zweizeitige Resektion der Gegenseite erforderlich ist oder nicht.

Die früher bei bilateral benigner Struma vorzugsweise durchgeführte **subtotale Thyreoidektomie** wurde in den letzten Jahren in den meisten Ländern und auch in Deutschland weitgehend zugunsten der **totalen Thyreoidektomie** verlassen (◘ Abb. 13.5). Hauptargumente sind die ubiquitäre Verfügbarkeit künstlichen Thyroxins und das mit der Größe des Schilddrüsenrestes korrelierende, durch eine Rezidivprophylaxe bzw. Hormonsubstitution nicht sicher vermeidbare Rezidivrisiko nach subtotaler Resektion. Da das Komplikationsrisiko bzgl. Rekurrensparese und insbesondere Hypoparathyreoidismus jedoch auch bei entsprechender chirurgischer Erfahrung nach totaler Thyreoidektomie anhaltend höher ist, als nach subtotaler Resektion (Dralle et al. 2014), muss bei der Wahl des Operationsverfahrens stets im Einzelfall das thyreoidale Krankheitsrisiko mit dem Komplikationsrisiko abgewogen werden (Dralle et al. 2011, Musholt et al. 2011).

Bei lymphogen metastasierten Schilddrüsenkarzinomen wird in Abhängigkeit vom Ausmaß des Lymphknotenbefalls eine zentrale, ggf. auch unilateral oder bilateral zervikolaterale, **kompartmentorientierte Lymphknotendissektion** durchgeführt (Dralle et al. 2013a). Bei dieser Technik wird der gesamte Lymphknoten enthaltende Fettgewebskör-

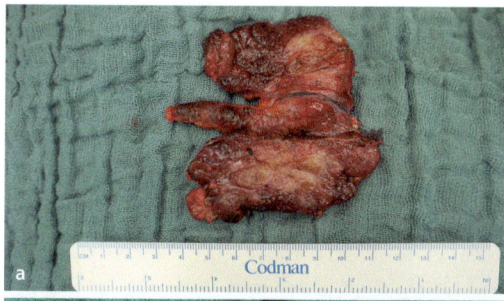
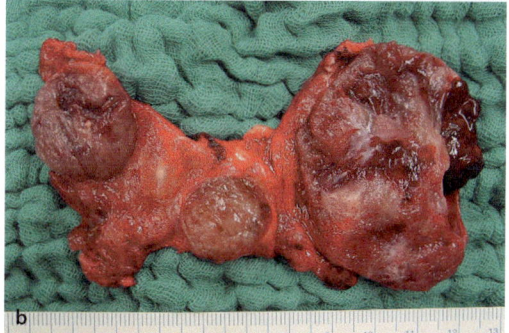

Abb. 13.5a, b Totales Thyreoidektomiepräparat bei bilateraler Knotenstruma

per des jeweiligen Kompartments (zentral bzw. lateral der Gefäßscheide) entfernt, um zu vermeiden, dass makroskopisch unauffällige, jedoch mikroskopisch befallene, später zu Rezidiven führende Lymphknotenmetastasen belassen werden. Die großen Halsgefäße und Nerven werden bei dieser Technik (»Mikrodissektion« unter Zuhilfenahme der Lupenbrille) geschont.

13.3.2 Nebenschilddrüsenoperationen

Nebenschilddrüsenoperationen können beim **pHPT** fokussiert bzw. minimal-invasiv durchgeführt werden, wenn die präoperative Sonografie und Nebenschilddrüsenszintigrafie eine übereinstimmende Lokalisation des gesuchten NSD-Adenoms ergeben hat, keine Mehrdrüsenerkrankung vermutet wird, keine gleichzeitig zu operierende Schilddrüsenpathologie vorliegt, kein Verdacht auf das Vorliegen eines Nebenschilddrüsenkarzinoms besteht, und es sich nicht um einen zervikalen Reeingriff handelt (Bergenfelz et al. 2009, Dralle 2012c, Lorenz u. Dralle 2010).

Unabhängig von der Zugangswahl wird intraoperativ ergänzend zum Schnellschnitt eine intraoperative PTH-Schnellbestimmung vorgenommen (Dralle 2012c, Lorenz u. Dralle 2010, Wachtel et al. 2014). Hiermit ist zuverlässig erkennbar, ob das hyperaktive NSD-Gewebe vollständig entfernt wurde. Auf die früher vielfach zum Ausschluss einer Mehrdrüsenerkrankung geübte Entnahme und Schnellschnittuntersuchung einer gesunden, nicht vergrößerten NSD kann und sollte verzichtet werden (Dralle 2006). Bei Nichtauffinden des gesuchten Adenoms im Halsbereich wird die Operation beendet und erst bei anschließend bildgebend eindeutiger Lokalisation ein erneuter Eingriff vorgenommen. Die Durchführung einer Sternotomie bei lediglich vermuteten, jedoch bildgebend nicht eindeutig im Mediastinum nachgewiesenem NSD-Adenom ist obsolet (Clerici u. Lorenz 2013), zumal mediastinale NSD-Adenome heute zumeist thorakoskopisch entfernt werden können (Abb. 13.6).

Nebenschilddrüsenkarzinome sind oft nicht nur intraoperativ schnellschnitthistologisch, sondern nicht selten auch histologisch schwer zu diagnostizieren. Wegen der erheblichen Rezidiv- und Metastasenrate sollte daher im Zweifelsfall, d. h. bei Verdacht auf das Vorliegen eines Nebenschilddrüsenkarzinoms (präoperativ: sehr hohe Kalzium- und Parathormonwerte; intraoperativ: Invasion in Schilddrüsenkapsel) eine En-bloc-Resektion von ipsilateralem Schilddrüsenlappen und Nebenschilddrüsentumor erfolgen (Abb. 13.7).

Beim **sHPT/tHPT** ist das Standardverfahren eine subtotale (sog. 3 ½-Resektion; Abb. 13.8) oder totale Parathyreoidektomie ohne oder mit Autotransplantation von NSD-Gewebe in den shuntfreien Unterarm (Dralle 2012d, Lorenz et al. 2006, Lorenz et al. 2013). Die Verfahrenswahl (subtotale oder totale Parathyreoidektomie) richtet sich im Wesentlichen nach dem Ausmaß der NSD-Pathologie und dem Vorhandensein bzw. der Aussicht auf ein funktionierendes Nierentransplantat.

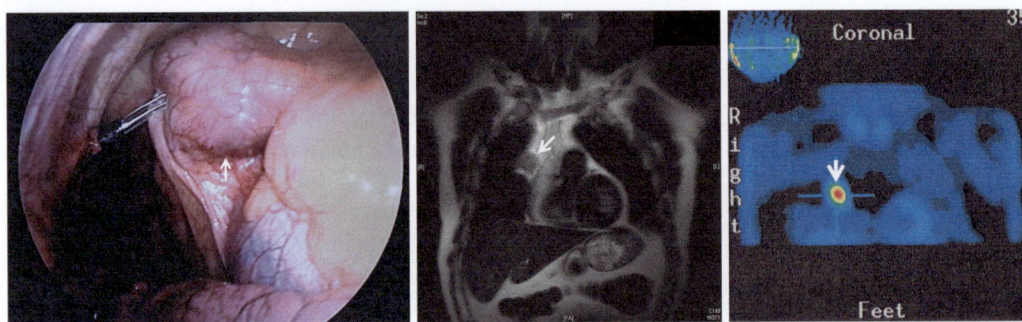

Abb. 13.6 Primärer Hyperparathyreoidismus bei Nebenschilddrüsenadenom rechts im Mediastinum, thorakoskopisch entfernt (Pfeil: mediastinales Nebenschilddrüsenadenom)

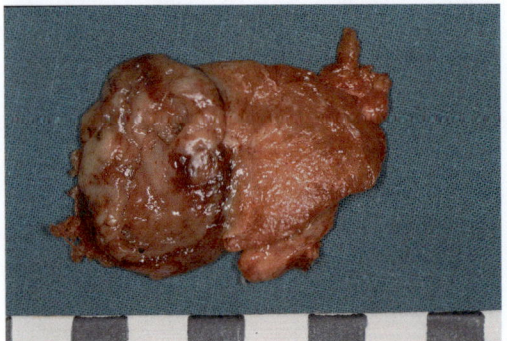

Abb. 13.7 Primärer Hyperparathyreoidismus bei Nebenschilddrüsenkarzinom, Präparat mit En-bloc-Hemithyreoidektomie

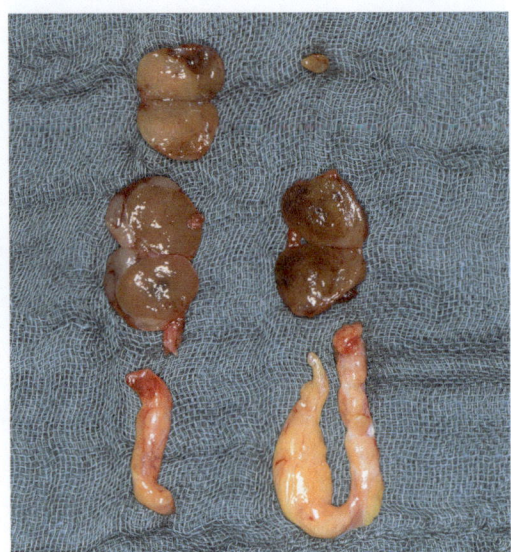

Abb. 13.8 Noduläre Vierdrüsenhyperplasie bei sekundärem Hyperparathyreoidismus, Präparat einer subtotalen 3½-Parathyreoidektomie

13.4 Betreuung nach der Operation

13.4.1 Betreuung nach Schilddrüsenoperationen

Die Regime der Nachbetreuung nach Schilddrüsenoperationen hängen vor allem von 3 Faktoren ab: der Art und Größe des Schilddrüsenrestes, der histologischen Diagnose (benigne vs. maligne), und etwaigen postoperativen Komplikationen. **Nach (fast)-totaler Thyreoidektomie** wegen benigner Struma wird ab 1. postoperativen Tag mit einer körpergewichts- und altersadaptierten Levothyroxinsubstitution (Kinder 2–10 Jahre 4–6 µg/kg KG; Jugendliche 2–3 µg/kg KG; Erwachsene 1,5 µg/kg KG; ältere Patienten 1–1,2/kg KG; Schwangere 1,8–2,0 µg/kg KG) begonnen und bei Neueinstellung oder Dosisänderung in 4–6 wöchentlichen Intervallen TSH-kontrolliert adjustiert (Ziel: TSH im Normbereich bei 1–2 mU/L). Eine TSH-suppressive Thyroxinsubstitution nach Operation wegen benigner Struma ist wegen der damit verbundenen Risiken (Vorhofflimmern, ungünstiger Einfluss auf Knochenstoffwechsel) unbedingt zu vermeiden. Bei Patienten mit differenzierten Schilddrüsenkarzinomen wird im Gegensatz zur benignen Struma eine TSH-suppressive, jedoch hinsichtlich der Thyroxindosis risikoadjustierte Schilddrüsenhormonsubstitution durchgeführt. Die Thyroxineinnahme erfolgt nüchtern mindestens 30 min vor dem Essen, am besten morgens vor dem Frühstück. Bei einmaligem

Vergessen sollte die Tabletteneinnahme ohne Ersatzeinnahme am Folgetag fortgeführt werden (Führer 2012, Schäffler 2010).

Nach Hemithyreoidektomie oder subtotaler Resektion gelten vergleichbare Empfehlungen wie nach totaler Thyreoidektomie (Su 2009). Bei großen Knoten- und Immunthyreopathie-freien Schilddrüsenresten kann auf eine unmittelbar postoperativ eingeleitete Substitution verzichtet und diese dann von der Schilddrüsenrestfunktion abhängig gemacht werden. Bei Vorhandensein eines Schilddrüsenrestes kann bei Vorliegen eines Jodmangels die Thyroxinsubstitution auch in Kombination mit Jodid erfolgen (Führer 2012).

Bei Vorliegen eines **Schilddrüsenmalignoms** sollte der Patient einer fachspezifischen Nachkontrolle und ggf. Therapie zugeführt werden. Patienten mit differenzierten Schilddrüsenkarzinomen erhalten mit Ausnahme papillärer, nicht metastasierter Mikrokarzinome und nicht-angioinvasiver minimal-invasiver follikulärer Schilddrüsenkarzinome, bei denen eine Radiojodtherapie nicht erforderlich ist, eine Radiojodtherapie unter endogener oder exogener TSH-Stimulation. Bei Patienten mit medullärem Karzinom wird wegen des Fehlens radiojodsensitiver Tumorzellen keine Radiojodtherapie durchgeführt. Für die Nachkontrolle beim medullären Karzinom ist eine halbjährliche Kontrolle des Kalzitonin (wenn möglich immer im gleichem Labor mit gleichem Assay unter standardisierten Bedingungen) und CEA von Bedeutung. Zum Ausschluss bzw. Nachweis einer familiär vererbbaren Variante des medullären Karzinoms sollte mit entsprechender humangenetischer Beratung eine molekulargenetische Analyse des RET-Protoonkogens erfolgen. Bei Patienten mit undifferenzierten Karzinomen wird im Gegensatz zu differenzierten und medullären Karzinomen unmittelbar im Anschluss an die Operation nach abgeschlossener Wundheilung eine externe Bestrahlung eingeleitet (Dralle et al. 2013a).

Postoperative Hypokalzämien sind nach totaler Thyreoidektomie relativ häufig (ca. 10–30 %), unter Überbrückung mit einer entsprechenden Kalzium- und Vitamin-D-Substitution jedoch meist nach etwa 2 Wochen regredient, sodass nur etwa 1–3 % der Patienten eine langfristige, ggf. lebenslange Kalzium- und Vitamin-D-Substitution mit dann regelmäßiger Kontrolle benötigen. Hypoparathyreote Patienten werden am Besten unter entsprechender Laborkontrolle mit einer Kombination von Kalzium (3×500–1000 mg/d; keine höhere Dosierung wegen dann bestehender Durchfälle) und Calcitriol (2–$3 \times 0{,}25$–1 µg/d) substituiert. Ziel der Substitutionstherapie ist die Symptomfreiheit bzgl. einer Hypokalzämie und die Vermeidung einer Hyperkalziurie durch Einstellen des Serumkalziums in den unteren Referenzbereich (ca. 2,02–2,12 mmol/l; Führer 2012, Schäffler 2010).

Postoperativ einseitige Stimmlippenlähmungen treten nach etwa 5 % der Schilddrüsenoperationen auf. Häufigste Ursache sind intraoperativ aufgetretene funktionelle Störungen des N. recurrens, ohne dass es zu einer anatomisch verifizierbaren Nervenverletzung gekommen ist. Die meisten Stimmlippenparesen bilden sich daher spontan zurück, die Häufigkeit permanenter Paresen liegt bei 1–2 %. Sekundäre Stimmlippenparesen nach postoperativ primär gesichert intakter Stimmlippenfunktion sind überaus selten (Bures et al. 2014).

Das Beschwerdebild der unilateralen Stimmlippenlähmung umfasst in sehr unterschiedlichem Ausmaß nicht nur die Stimmfunktion, sondern auch die Atemkapazität insbesondere bei Anstrengungen, und die Schluckfunktion (»Verschlucken« insbesondere bei Aufnahmen von Flüssigkeiten; Chandrasekhar et al. 2013). Bei deutlich beeinträchtigter Stimmfunktion (Heiserkeit) ist zur Stimmrehabilitation die Durchführung einer logopädischen Therapie hilfreich, sie verbessert die Koordination der an der Stimmbildung beteiligten Muskelgruppen, sie beschleunigt jedoch nicht die allein nervenbezogene Restitution der Stimmlippenfunktion.

Bei fehlender anatomischer Nervenverletzung ist in den meisten Fällen nach 2–4 Monaten mit einer Wiederherstellung der Stimmlippenbeweglichkeit zu rechnen. Bei länger als 6 Monate bestehender Stimmlippenparese muss, von seltenen Ausnahmen abgesehen, von einer dauerhaften Störung ausgegangen werden. Patienten mit einer postoperativen Stimmlippenlähmung sollten so lange HNO-ärztlich kontrolliert werden, bis sich die Lähmung zurückgebildet hat oder von einer dauerhaften Lähmung ausgegangen werden muss. Bei persistierend gravierender Stimmbeeinträchtigung stehen verschiedene endolaryngeale Verfahren zur

Stimmverbesserung zu Verfügung, die jedoch mit einer Verschlechterung der Atemkapazität verbunden sein können. Stimmveränderungen nach Schilddrüsenoperationen werden nicht selten auch bei unbeeinträchtigter Stimmlippenfunktion beobachtet. Die Differenzialdiagnose neuraler gegenüber nicht-neuralen Ursachen erfordert jedoch eine subtile phoniatrische, bei Vorliegen eines Refluxes auch gastroenterologische Diagnostik (Chandrasekhar et al. 2013, Fiorentino et al. 2011, Grover et al. 2013, Pereira et al. 2003, Vicente et al. 2014).

Beidseitige Stimmlippenlähmungen sind bei adäquatem Einsatz des Neuromonitorings in der Regel vermeidbar und daher nur noch sehr selten (ca. 0,02 %; Dralle et al. 2014). Bei bilateraler Parese ist nicht nur die Stimme erheblich beeinträchtigt (»Flüsterstimme«), sondern es besteht bereits in Ruhe Luftknappheit, die sich durch Schwellungszustände z. B. bei Atemwegsinfektionen zusätzlich verstärken kann, sodass in der Regel eine Tracheotomie oder endolaryngeale glottiserweiternde Maßnahmen erfolgen müssen, um – zulasten der Stimmqualität – eine Verbesserung der beeinträchtigten Atemfunktion zu erreichen (Chandrasekhar et al. 2013). Auch die Schluckfunktion ist bei diesem Patienten meist deutlich gestört.

Nachblutungen treten nach Schilddrüsenoperationen in etwa 0,5–2 % der Fälle auf, zumeist innerhalb des frühpostoperativ-stationären Verlaufes. Wegen des potenziell lebensbedrohlichen Risikos zervikaler Nachblutungen (akute Atemwegsobstruktion, Vagusreizung mit Herzstillstand) werden ambulante Schilddrüsenoperationen daher von den meisten Fachgesellschaften nicht oder nur unter bestimmten Bedingungen befürwortet (Doran et al. 2012, Terris et al. 2013). Nachblutungen können den poststationären Heilungsverlauf beeinträchtigen, sie erfordern daher im ambulanten Bereich eine gezielte Wundkontrolle.

Wundheilungsstörungen und -infekte werden angesichts der kurzen Verweildauern nach Schilddrüsenoperationen in der Regel erst im poststationären Verlauf manifest (Bures et al. 2014). Im Zweifelsfall sollten die Patienten der vorbehandelnden chirurgischen Klinik vorgestellt werden, um zu entscheiden, ob eine Wundrevision erforderlich, oder eine alleinige antibiotische Therapie ausreichend ist.

Nach lateralen Halsdissektionen beim Karzinom können **Lymphfisteln**, insbesondere links im Mündungsbereich des Ductus thoracicus auftreten. Die meisten Lymphfisteln sind konservativ durch Nahrungskarenz oder Punktion, bisweilen Drainage behandelbar, in seltenen Fällen ist eine operative Revision mit Fistelverschluss erforderlich (Lorenz et al. 2010). Ebenfalls nach lateralen Halsdissektionen werden nicht selten nerval bedingte muskuläre Störungen im ipsilateralen Schulter-Armbereich beobachtet, die eine entsprechende physiotherapeutische, nur ausnahmsweise neurochirurgisch rekonstruktive Behandlung notwendig machen.

13.4.2 Betreuung nach Nebenschilddrüsenoperationen

Symptomatische Hypokalzämien nach Parathyreoidektomie werden kontrolliert und behandelt wie nach Schilddrüsenoperationen, wobei zu berücksichtigen ist, dass ein Vitamin-D-Mangel bei Patienten mit HPT häufiger ist, als in der Allgemeinbevölkerung. Bei Vorliegen eines Vitamin-D-Mangels ist daher nicht nur zu seinem Ausgleich, sondern auch zur schnelleren Rekompensation des pHPT-bezogen gestörten Knochenstoffwechsels eine entsprechende Vitamin-D-Substitution günstig. Zur Vermeidung einer Vitamin-D-Überdosierung sollten das Serum- und Urinkalzium sowie Serum-Parathormon kontrolliert werden. Die übrigen nach Parathyreoidektomien wie nach Schilddrüsenoperationen möglichen Komplikationen werden wie Letztere behandelt.

13.5 Fragen und Antworten

13.5.1 Fragen des Hausarztes an den Chirurgen

Indikation zur Schilddrüsenoperation in Abgrenzung zur Radiojodtherapie

Kleine autonome Schilddrüsenadenome ohne weitere, ggf. malignitätsverdächtige Knoten im übrigen Schilddrüsengewebe und kleine Basedowstrumen im Erwachsenenalter können alternativ mit Radiojod behandelt werden. Auch bei multinodulären Strumen ohne Malignitätsverdacht und ohne Trachealbeeinträchtigung ist bei Kontraindikationen zur Operation oder Patientenpräferenz eine Radiojodtherapie zur Strumaverkleinerung möglich, diesbezügliche Studien zum Langzeitverlauf nach Radiojodtherapie fehlen jedoch.

Wertigkeit der präoperativen Feinnadelpunktion

Feinnadelpunktionen werden, soweit technisch durchführbar, im Erwachsenenalter bei klinisch oder bildgebend suspekten Schilddrüsenknoten unabhängig von ihrer Größe empfohlen. Im Kindesalter sind Punktionen meist schwierig durchführbar und die Rate maligner Knoten erhöht, sodass eine operativ-histologische Klärung zu bevorzugen ist. Mit Einsatz der BRAF-Immunzytologie können papilläre Karzinome sicher nachgewiesen werden. Bei Karzinomverdacht ist der punktionszytologische Nachweis des Karzinomtyps für die operative Strategie von Bedeutung (z. B. Kompartmentresektion, Lymphknotendissektion). Bei zytologischer Diagnose einer »follikulären Neoplasie« sollte mit Ausnahme szintigrafisch autonomer Knoten eine histologische, d. h. operative Klärung angestrebt werden. Zytologisch unauffällige, klinisch asymptomatische Knoten können, wenn keine anderen Befunde für eine operative Klärung sprechen, kontrolliert werden.

Ziel-TSH vor der Operation z. B. beim M. Basedow

Patienten mit einer Immunhyperthyreose werden vor einem operativen Elektiveingriff durch Thyreostatika-Monotherapie in eine klinisch euthyreote Stoffwechsellage überführt. Nicht der TSH-Wert ist für die Operation und das perioperative Management ausschlaggebend, sondern die klinische Stoffwechsellage. Abweichend hiervon kann es insbesondere bei Patienten mit jodinduzierter Hyperthyreose (z. B. unter Antiarrhythmika-Medikation) wegen der Therapierefraktärität der antithyreoidalen Therapie notwendig sein, die Schilddrüsenoperation unter fortbestehend hyperthyreoter Stoffwechsellage durchzuführen. Die Risikoabwägung, präoperative Vorbereitung und Operation dieser Patienten sollte in entsprechend spezialisierten Zentren erfolgen.

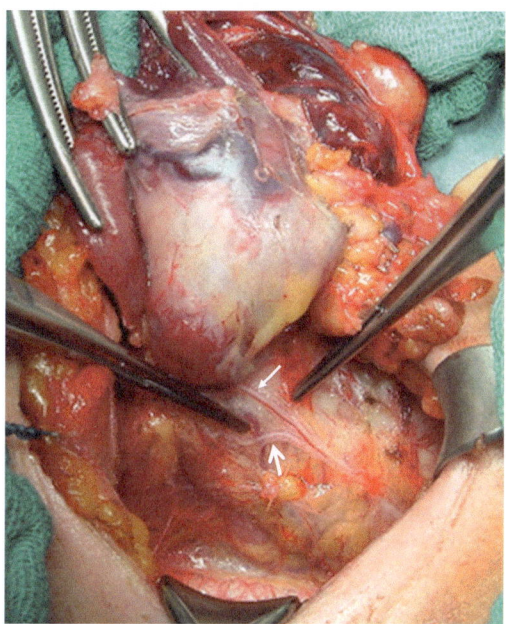

◘ **Abb. 13.9** Bifaszikulärer Verlauf des N. recurrens (Aufsicht auf den rechten Schilddrüsenlappen; schmaler Pfeil: anteriorer Ast des N. recurrens; breiter Pfeil: posteriorer Ast des ◘ N. recurrens)

Intraoperative Darstellung des N. recurrens

Nach jahrzehntelang kontroverser Diskussion besteht hinreichend gesicherte Evidenz, dass bei allen Schilddrüsenresektionen, bei denen die Resektionsebene in der Nähe des typischerweise verlaufenden N. recurrens liegt, der N. recurrens aufgesucht, d. h. visuell dargestellt werden muss, um seine Schonung bestmöglich sicherzustellen (Chandrasekhar et al. 2013, Dralle H 2009). Dabei reicht eine punktförmig einmalige Nervenidentifikation nicht aus, da es zahlreiche und häufige Variationen des Nervenverlaufes gibt (◘ Abb. 13.9, ◘ Abb. 13.10, ◘ Abb. 13.11), die vor jeder ggf. den Nerven beeinträchtigenden Maßnahme (z. B. Blutstillung, Gefäßligatur und -durchtrennung, Gewebedurchtrennung) eine gezielte Nervendarstellung erfordern.

Das intraoperative Neuromonitoring unterstützt bei korrekter Anwendung die Nervenidentifikation und erkennt, wenn es bei der Präparation trotz anatomisch intaktem Nerven zu einem Funktionsverlust mit konsekutiver Stimmlippenparese gekommen ist. Sollte dies bei geplant beidseitigem Vorgehen auf der

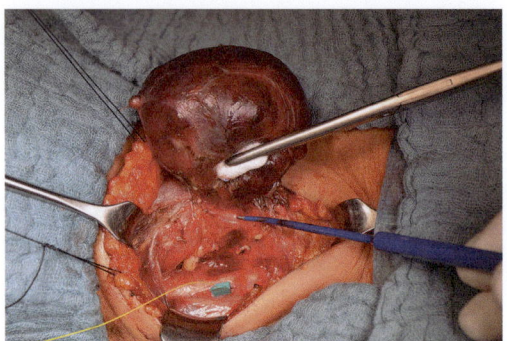

◘ **Abb. 13.10** Antevaskuläre Position des N. recurrens rechts, Schilddrüsenoperation mit kontinuierlichem Neuromonitoring und Dauerstimulationselektrode am N. vagus rechts; direkte Neurostimulation des über der A. thyreoidea verlaufenden N. recurrens (Aufsicht auf rechten Schilddrüsenlappen)

erstoperierten Seite eingetreten sein, kann durch Beendigung der Operation eine beidseitige Stimmlippenlähmung sicher vermieden werden. Zumindest bei geplant beidseitigem Vorgehen ist daher der Einsatz des Neuromonitorings zu empfehlen.

Therapie der Stimmlippenparese

Eine kausale Therapie der Stimmlippenlähmung (SLP) steht bislang nicht zur Verfügung. Bei symptomatischer SLP kann konservativ durch gezielte Stimmbildungsmaßnahmen (Logopädie) eine Verbesserung der Stimmfunktion erreicht werden. Bei unbefriedigendem Erfolg und persistierender Parese können endolaryngeal interventionelle Maßnahmen zum Einsatz kommen (z. B. Stimmlippenaugmentation; Medialisierungs-Laryngoplastik; partielle oder totale Laserarythenoidektomie). Bei Patienten, die z. B. aus beruflichen Gründen eine möglichst frühzeitige (< 6 Monaten) Stimmrehabilitation wünschen, d. h. bevor erkennbar ist, ob die Parese nur passager oder permanent ist, können zur Stimmlippenaugmentation resorbierbare Substanzen auch wiederholt injiziert werden. Verfahren, die zur Verbesserung der Stimmqualität mit einer Approximation der Stimmlippen verbunden sind, beeinträchtigen meist gleichzeitig die Atemfunktion, worüber der Patient informiert werden muss. Nervenrekonstruktive Maßnahmen können im Einzelfall die Stimmqualität verbessern, eine Wiedererlangung der Stimmlippenbeweglichkeit ist dadurch jedoch nicht möglich.

Postoperative Kontrolle von Kalzium und TSH

Das **Serumkalzium** und bei Hypokalzämie auch Parathormon und ggf. Vitamin D wird routinemäßig am 1. und 2. postoperativen Tag kontrolliert. Die routinemäßige Kontrolle des Kalziumstoffwech-

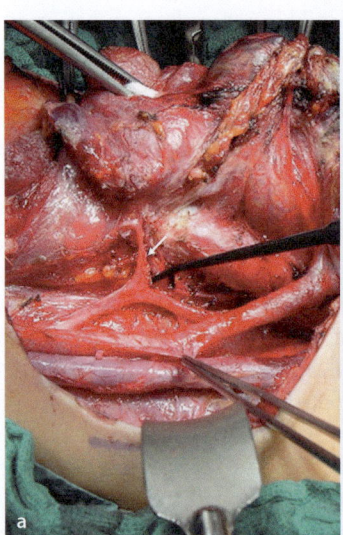
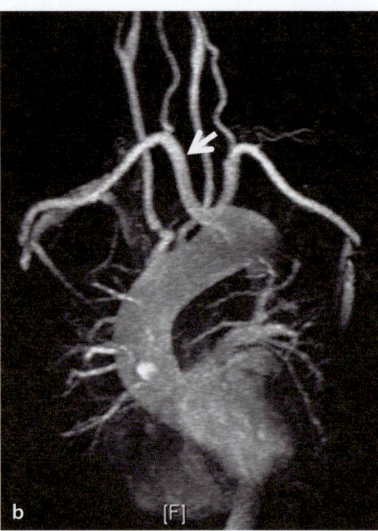

◘ **Abb. 13.11a, b** Non-rekurrenter N. laryngeus inferior rechts mit A. lusoria (Abgang aus Aortenbogen links, retroösophagealer Verlauf nach rechts; schmaler Pfeil: non-rekurrenter N. laryngeus inferior rechts; breiter Pfeil: A. lusoria)

sels im Rahmen der poststationären Nachkontrolle ist wichtig, da substitutionspflichtige Hypokalzämien auch larviert auftreten können, gleichwohl jedoch einer entsprechenden Substitution bedürfen. Bei symptomatischer Hypokalzämie ist eine Substitution mit Kalzium (3×500–1000 mg/d) und Vitamin D, am besten Calcitriol (2–3×0,25–1 µg/d), erforderlich. Die Überdosierung von oral eingenommenem Kalzium führt zu Durchfällen, die Überdosierung von Vitamin-D-Präparaten zu einer Hyperkalziurie mit der Gefahr einer Nephrokalzinose.

Bei Patienten mit postoperativer Hypokalzämie und bereits im Rahmen der stationären Behandlung eingeleiteter Substitutionstherapie sollte poststationär die Art und Dosis der Substitution sowie Serumkalzium, Parathormon und Vitamin-D-Spiegel überprüft und ca. 14 Tage postoperativ unter Laborkontrolle die Substitution schrittweise reduziert werden. Patienten mit postoperativ permanentem Hypoparathyreoidismus müssen lebenslang bzgl. des Kalziummetabolismus hinsichtlich folgender Parameter überwacht werden: Serumkalzium und Phosphat, Kreatinin, Urinkalzium, sonografische Kontrolle der Nieren bzgl. Nephrokalzinose, augenärztliche Untersuchungen bzgl. Katarakt.

Die erste **TSH-Kontrolle** nach postoperativ eingeleiteter Thyroxinsubstitution erfolgt ca. 4 Wochen postoperativ. Ziel-TSH bei operierter benigner Struma ist ein TSH-Wert im euthyreoten Bereich. Eine TSH-suppressive Thyroxinsubstitution sollte bei benigner Struma wegen potenzieller Nebenwirkungen (Knochenstoffwechsel; Vorhofflimmern) unbedingt vermieden werden. Unter Hormonsubstitution sind lebenslange Verlaufskontrollen (jährlich bei stabiler Dosis) erforderlich. Die primär postoperativ verordnete Thyroxindosis erfolgt unter Berücksichtigung der Art und Größe eines etwaig vorhandenen Schilddrüsenrestes und entsprechend Alter und Körpergewicht des Patienten. Nach totaler Thyreoidektomie gilt als Faustregel für Erwachsene im mittleren Alter eine Thyroxindosis von 1,5 µg/kg Körpergewicht; die körpergewichts- und altersbezogene Dosis ist bei Kindern höher, bei älteren Erwachsenen niedriger. Bei Patienten mit differenzierten Schilddrüsenkarzinomen wird im Gegensatz zur benignen Struma eine TSH-suppressive, bezogen auf das Tumorstadium dosisadjustierte Thyroxinsubstitution durchgeführt.

Postoperative Beschwerden im Bereich der Halswirbelsäule, Schluck- und Atemstörungen trotz intakter Stimmlippenfunktion

Relativ häufig treten nach Schilddrüsenoperationen trotz intakter Funktion der Kehlkopfnerven in unterschiedlichem Ausmaß subjektive Störungen bzw. Veränderungen der Schluck- und Stimmfunktion sowie der Halswirbelsäulenbeweglichkeit auf (Lombardi et al. 2009 u. 2012). Bei den meisten Patienten kommt es sehr bald zur spontanen Normalisierung der Beschwerden, in seltenen Fällen dauern die Beschwerden jedoch mehrere Wochen bis Monate an. Symptomatische Stimmstörungen sollten stimmtherapeutisch abgeklärt und logopädisch behandelt werden. Schmerzen und einer gestörten Halswirbelsäulenbeweglichkeit kann, wenn bildgebend objektivierbare Veränderungen der HWS fehlen, bereits frühpostoperativ dadurch entgegengewirkt werden, dass die Patienten in geeigneter Weise unterwiesen und angehalten werden, vorsichtige Bewegungsübungen in allen Bewegungsrichtungen der HWS selbsttätig vorzunehmen. Ein positiver Effekt dieser Maßnahme konnte durch Studien belegt werden. Gegebenenfalls sollten zusätzlich physiotherapeutische Maßnahmen eingeleitet werden (Takamura et al. 2005).

13.5.2 Fragen des Patienten an den Hausarzt

Wie lange ist der voraussichtliche Krankenhausaufenthalt?

Ambulante Schilddrüsenoperationen werden wegen des Nachblutungs- und Hypokalzämierisikos von den Fachgesellschaften nicht bzw. nur unter bestimmten Voraussetzungen befürwortet. Der Krankenhausaufenthalt beträgt bei unkomplizierten Schilddrüsen- und Nebenschilddrüsenoperationen üblicherweise 3–5 Tage. Das Auftreten von Wundinfektionen, selten auch Späthypokalzämien oder sekundären Stimmlippenparesen, wird durch diesen Zeitraum meist nicht erfasst, sodass auch bei bislang ungestörtem Verlauf in der poststationären Nachbetreuung hierauf besonders zu achten ist.

Was kann man gegen störende Narben am Hals unternehmen?

Narben werden aus Sicht der Patienten und Ärzte sehr unterschiedlich wahrgenommen (Economopoulos et al. 2012, Linos et al. 2013). Hinzu kommt, dass pathologische Narbenbildungen hinsichtlich ihrer Ursachen noch immer nicht vollständig geklärt sind, sodass kausale Therapieansätze nicht zur Verfügung stehen. Die Art der Narbenbildung hängt von der Narbenlokalisation und von verschiedenen patientenseitigen Wundheilungsfaktoren ab. Die Unterschiede der gebräuchlichen Hautverschlussverfahren im Halsbereich nach Schilddrüsen- und Nebenschilddrüsenoperationen (z. B. fortlaufende Intrakutannaht mit resorbierbarem oder nicht-resorbierendem Nahtmaterial; Klebeverfahren; Clipverschluss) sind bzgl. der Narbenbildung bei standardgerechter Anwendung gering (Selvadurai et al. 1997). Vollständig vermieden werden können Halsnarben nur bei extrazervikalen Zugängen wie z. B. bei der transaxillären Schilddrüsenresektion, zu deren Indikationsstellung jedoch besondere Vorbedingungen erfüllt sein müssen.

Unterschieden werden müssen bei pathologischen Narbenbildungen **hypertrophe Narben** (auf ursprüngliche Hautläsion beschränkt, Auftreten nach 4–6 Wochen, Peak nach 6 Monaten, danach Remodellierung) von **Narbenkeloiden** (über die ursprüngliche Hautläsion hinausgehend, tumorös wachsend, Auftreten 3–4 Monate nach dem Eingriff, Dicke von ≥ 4 mm, kein Abflachen auch nach Jahren; Branski et al. 2012). Beide Narbentypen werden mit ähnlichen Methoden therapiert. Hypertrophe Narben sind meist konservativ behandelbar (Narbenmassage, Narbensalben, Silikonprodukte, Kryotherapie), Narbenkeloide erfordern dagegen meist zusätzliche Verfahren (intraläsionale Infektionen z. B. mit Steroiden, 5-Fluorouracil u. a.; Lasertherapie; Radiotherapie). Plastisch-chirurgische Verfahren sind besonderen Individualindikationen vorbehalten, wobei stets zwischen dem potenziellen Gewinn und den Erfolgsaussichten abzuwägen ist. Bei bekannter Disposition zu pathologischen Narbenbildungen sollte bereits frühpostoperativ mit einer entsprechenden Prophylaxe versucht werden, einer pathologischen Narbenentwicklung vorzubeugen.

13.6 Versorgungsalgorithmus bei Patienten mit Schilddrüsen- und Nebenschilddrüsenoperationen

Die Versorgung von Patienten mit Schilddrüsenoperationen und Nebenschilddrüsenoperationen ist in den nachfolgenden Algorithmen dargestellt (Abb. 13.12, Abb. 13.13).

13.6 · Versorgungsalgorithmus bei Patienten mit Schilddrüsenoperationen

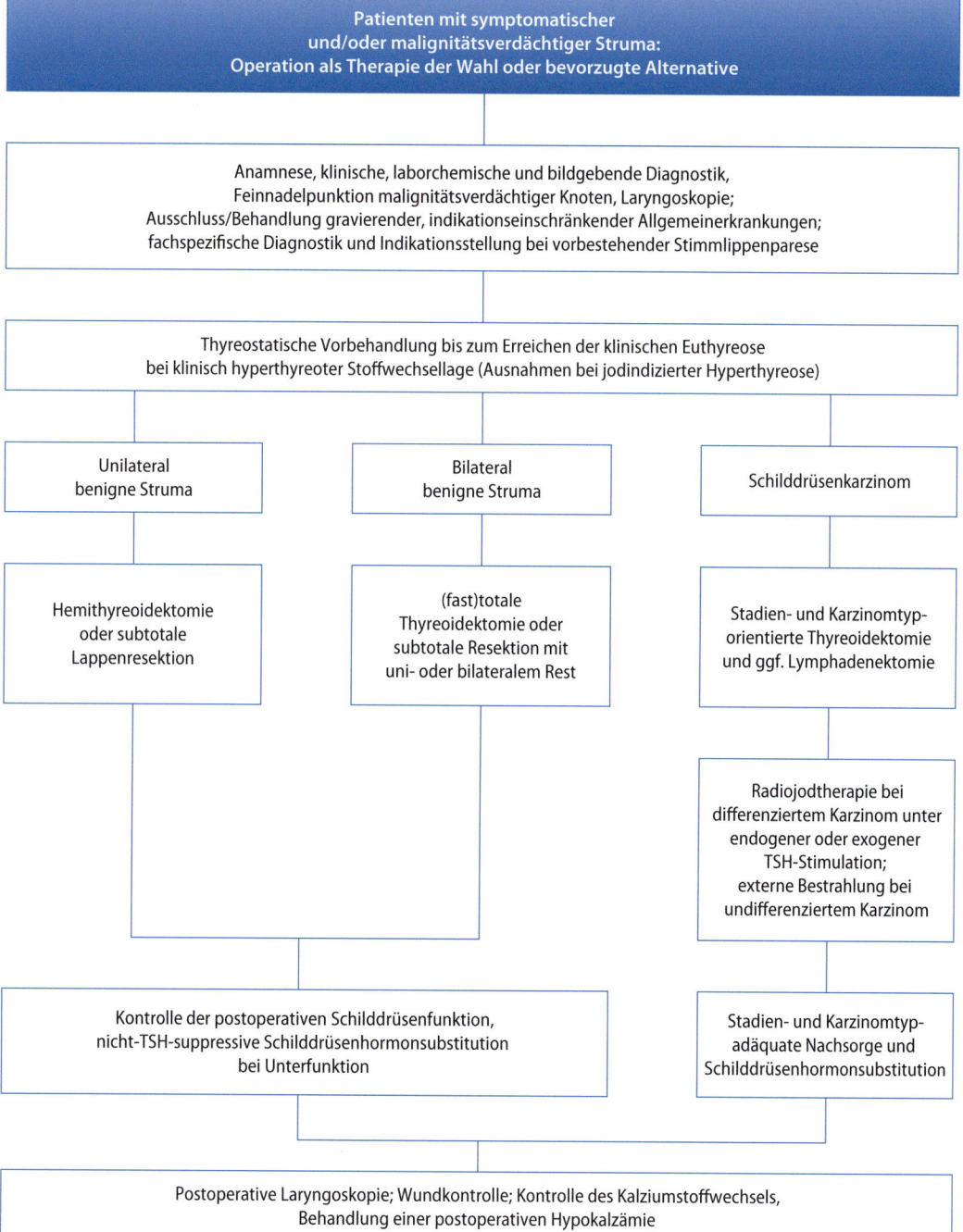

◘ Abb. 13.12 Versorgungsalgorithmus bei Patienten mit Schilddrüsenoperationen

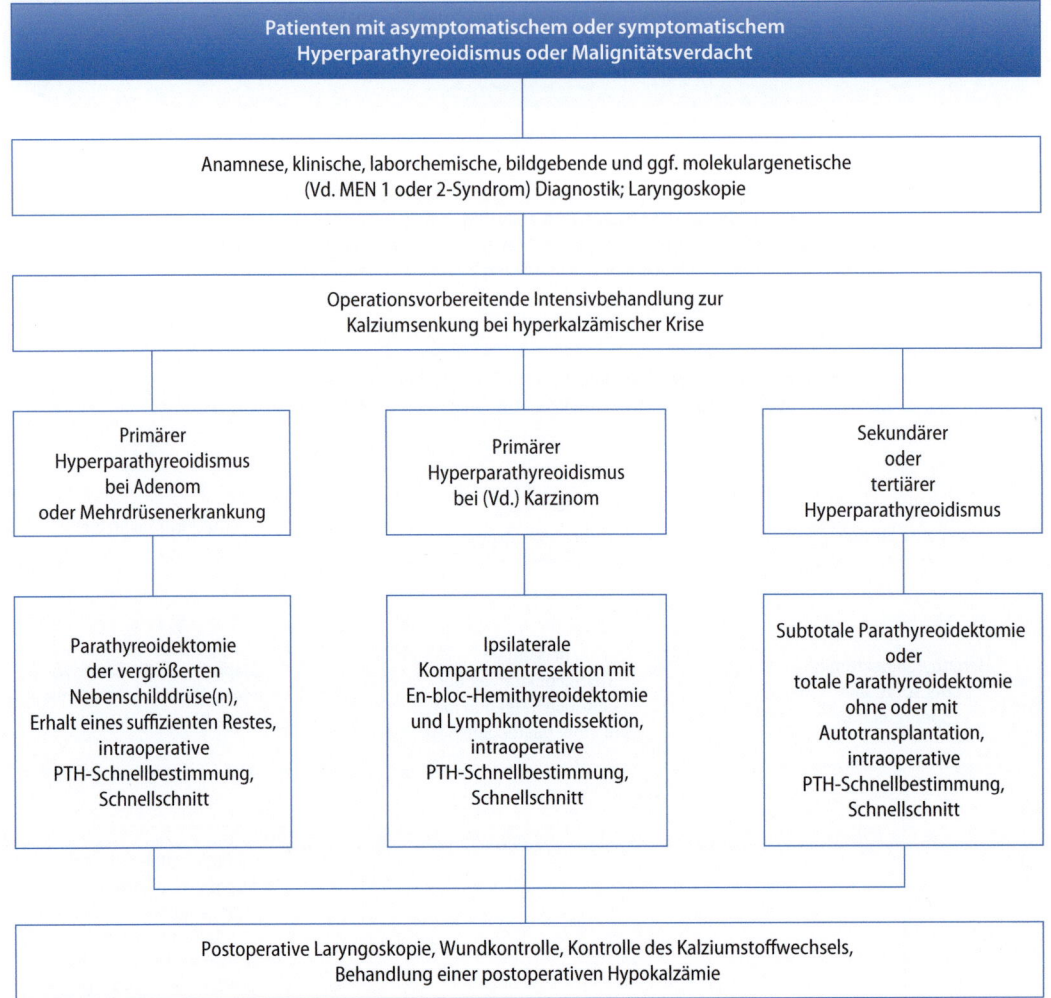

☐ **Abb. 13.13** Versorgungsalgorithmus bei Patienten mit Nebenschilddrüsenoperationen

Literatur

Bahn RS, Burch HB, Cooper DS, Garber JR, Greenlee MC, Klein I, Laurberg P, McDougall IR, Montori VM, Rivkees SA, Ross DS, Sosa JA, Stan MN (2011) Hyperthyroidism and other causes of thyrotoxicosis: Management Guideline of the American Thyroid Association and American Association of Clinical Endocrinologists. Thyroid 21: 593-646

Baloch ZW, LiVolsi VA, Asa SL, Rosai J, Merino MJ, Randolph G, Vielh P, DeMay RM, Sidawy MK, Frable WJ (2008) Diagnostic terminology and morphologic criteria for cytologic diagnosis of thyroid lesions: a synopsis of the National Cancer Institute thyroid fine-needle aspiration state of the science conference. Diagn Cytopathol 36: 425-437

Bergenfelz AO, Hellman P, Harrison B, Sitges-Serra A, Dralle H (2009) Positional statement of the European Society of Endocrine Surgeons (ESES) on modern techniques in pHPT surgery. Langenbeck's Arch Surg 394: 761-764

Branski LK, Rennekampff HO, Vogt PM (2012) Therapie von hypertrophen Narben und Keloiden. Chirurg 83: 831-846

Bures C, Klatte T, Gilhofer M, Behnke M, Breier AC, Neuhold N, Hermann M (2014) A prospective study on surgical-site infections in thyroid operation. Surgery 155: 675-681

Bures C, Bobak-Wiesner R, Koppitsch C, Klatte T, Zielinski V, Freissmuth M, Friedrich G, Repasi R, Hermann M (2014) Late-onset palsy of the recurrent laryngeal nerve after thyroid surgery. Br J Surg; 101: 1556-1559

Literatur

Canadas-Garree M, Becerra-Massare P, de la Torre-Casares ML, Villar-del Moral J, Cespedes-Mas S, Vilchesz-Joya R, Muros-de Fuentes T, Carcia-Calvente C, Piedrola-Maroto G, Lopez-Nevot MA, Montes-Ramirez R, Llamas-Elvira J (2012) Reduction of false-negative papillary thyroid carcinoma by the routine analysis of BRAF T1799A mutation on fine-needle aspiration biopsy specimens. Ann Surg 255: 986-992

Chandrasekhar SS, Randolph GW, Seidman MD, Rosenfeld RM, Angelos P, Barkmeier-Kraemer J, Benninger MS, Blumin JH, Dennis G, Hanks J, Haymart MR, Kloos RT, Seals B, Schreibstein JM, Thomas MA, Waddington C, Warren B, Robertson PJ (2013) Clinical practice guideline: Improving voice outcome after thyroid surgery. Otolaryngology-Head and Neck Surgery 148, S1-S37

Clerici Th, Lorenz K (2013) Operative Therapie-konventionelle und minimal-invasive Verfahren In: Siewert JR, Rothmund M, Schumpelick V (Hrsg.) Endokrine Chirurgie, 3. Aufl. Springer, Heidelberg, S 276-292

Deandrea M, Ragazzoni F, Motta M, Torchio B, Mormile A, Garino F, Magliona G, Gamarra E, Ramunni MJ, Garberoglio R, Limone PP (2010) Diagnostic value of a cytomorphological subclassification of follicular patterned thyroid lesions: A study of 927 consecutive cases with histological correlation. Thyroid 20: 1077-1083

Dionigi G, Chiang FY, Dralle H, Boni L, Rausei S, Rovera F, Piantanida E, Mangano A, Barczynski M, Randolph GW, Dionigi R, Ulmer C (2013) Safety of neural monitoring in thyroid surgery. Int J Surg 11, S120-S126

Doran HE, England J, Palazzo F (2012) Questionable safety of thyroid surgery with same day discharge. Ann R Coll Surg Engl 94: 543-547

Dralle H, Sekulla C (2004) Morbidität nach subtotaler und totaler Thyreoidektomie beim Morbus Basedow: Entscheidungsgrundlage für Operationsindikation und Resektionsausmaß. Z ärztl Fortbild Qual Gesundhwes 98: Suppl V 45-53

Dralle H (2006) Kapitel 2: Nebenschilddrüsen. In: Nagel E, Löhlein D (Hrsg) Pichlmayr's Chirurgische Therapie. Springer, Heidelberg, S 47-70

Dralle H (2007) Inzidentalome der Schilddrüse. Chirurg 2007;78:677-686.

Dralle H (2009) Die Recurrens- und Nebenschilddrüsenpräparation in der Schilddrüsenchirurgie. Chirurg 80: 352-363

Dralle H, Lorenz K (2010) Intraoperatives Neuromonitoring bei Schilddrüsenoperationen. Chirurgische Standards und gutachterliche Aspekte. Chirurg 81: 612-619

Dralle H, Lorenz K, Machens A (2011) State of the art: surgery for endemic goiter-a plea for individualizing the extent of resection instead of heading for routine total thyroidectomy. Langenbecks Arch Surg 396: 1137-1143

Dralle H (2011) Schilddrüsen- und Nebenschilddrüsenchirurgie. In: Bauch J, Bruch HP, Heberer J, Jähne J (Hrsg) Behandlungsfehler und Haftpflicht in der Viszeralchirurgie. Springer, Heidelberg, S 196-207

Dralle H, Brauckhoff M (2012) Maligne Schilddrüsentumoren. In: Fuchs J (Hrsg) Solide Tumoren im Kindesalter. Grundlagen-Diagnostik-Therapie. Schattauer, Stuttgart, S. 264-273

Dralle H (2012a) Schilddrüse. In: Siewert JR, Stein JH (Hrsg.) Chirurgie, 9. Aufl. Springer, Heidelberg, S 552-567

Dralle H (2012b) Nebenschilddrüse. In: Siewert JR, Stein JH (Hrsg.) Chirurgie, 9. Aufl. Springer, Heidelberg, S 567-577

Dralle H, Randolph GW, Lorenz K, Machens A (2012a) Thyroid surgery guided by intraoperative neuromonitoring. In: Oertli D, Udelsman R (Hrsg.) Surgery of the thyroid and parathyroid glands, 2. Aufl. Springer, Heidelberg, S 187-196

Dralle H, Sekulla C, Lorenz K, Nguyen Thanh P, Schneider R, Machens A (2012b) Loss of the nerve monitoring signal during bilateral thyroid surgery. Br J Surg 99: 1089-1095

Dralle H (2012c) Primärer Hyperparathyreoidismus-chirurgische Therapie. In: Domschke W (Hrsg.), Berger M, Hohenberger W, Meinertz T, Possinger K Therapie-Handbuch. 5. Aufl. Urban & Schwarzenberg, München, K17.2-1-K17.2-3

Dralle H (2012d) Sekundärer und tertiärer Hyperparathyreoidismus-chirurgische Therapie. In: Domschke W (Hrsg.), Berger M, Hohenberger W, Meinertz T, Possinger K Therapie-Handbuch. 5. Aufl. Urban & Schwarzenberg, München, M18.2-1-M18.2-2

Dralle H (2013) Robot-assisted transaxillary thyroid surgery: As safe as conventional-access thyroid surgery? Eur Thyroid J 2: 71-75

Dralle H, Musholt TJ, Schabram J, Steinmüller T, Frilling A, Simon D, Goretzki PE, Niederle B, Scheuba C, Clerici T, Hermann M, Kußmann J, Lorenz K, Nies C, Schabram P, Trupka A, Zielke A, Karges W, Luster M, Schmid KW, Vordermark D, Schmoll HJ, Mühlenberg R, Schober O, Rimmele H, Machens A (2013a) German Association of Endocrine Surgeons practice guidelines for the surgical management of malignant thyroid tumors. Langenbecks Arch Surg 398: 347-375

Dralle H, Lorenz K, Schabram P, Musholt TJ, Dotzenrath C, Goretzki PE, Kußmann J, Niederle B, Nies C, Schabram J, Scheuba C, Simon D, Steinmüller T, Trupke A (2013b) Intraoperatives Neuromonitoring in der Schilddrüsenchirurgie. Chirurg 84: 1049-1056

Dralle H (2014) Chirurgische Begutachtung von Komplikationen nach Schilddrüsenoperationen Chirurg; DOI 10.1007/s00104-014-2819-6

Dralle H, Machens A, Lorenz K (2014) Chirurgie der Schilddrüse: Vorgehen bei Genträgern eines hereditären medullären Schilddrüsenkarzinoms. In: H. Dralle (Hrsg.), Endokrine Chirurgie: Evidenz und Erfahrung. Individualisierte Medizin in der klinischen Praxis. Schattauer, Stuttgart, S 182-205

Dralle H, Machens A, Nguyen Thanh P (2014) Minimally invasive compared with conventional thyroidectomy fo nodular goitre. Best Pract Res Clin Endocrinol Metab 28: 589-599

Dralle H, Stang A, Sekulla C, Rusner C, Lorenz K, Machens A (2014) Strumachirurgie in Deutschland. Chirurg 85: 236-245

Economopoulos KP, Petralias A, Linos E, Linos D (2012) Psychometric evaluation of patient scar assessment questionnaire following thyroid and parathyroid surgery. Thyroid 22: 145-150

Elisei R, Alevizaki M, Conte-Devolx B, Frank-Raue K, Leite V, Williams GR (2012) European Thyroid Association Guidelines for genetic testing and its clinical consequences in medullary thyroid cancer.Eur Thyroid J 1: 216-231

EVOLVE Trial Investigators (2012) Effect of Cinacalcet on cardiovascular disease in patients undergoing dialysis. N Engl J Med 367: 2482-2494

Fast S, Hegedüs L, Pacini F, Pinchera A, Leung AM, Vaisman M, Reiners C, Wemeau JL, Huysmans DA, Harper W, Rachinsky I, Noemberg de Souza H, Castagna MG, Antonangeli L, Braverman LE, Corbo R, Düren C, Proust-Lemoine E, Marriott C, Driedger A, Gruppe P, Watt T, Magner J, Purvis A, Graf H (2014) Long-Term efficacy of modified-release recombinant human thyrotropin augmented radioiodine therapy for benign multinodular goiter: results from a multicenter, international, randomized, placebo-controlled, dose-selection study. Thyroid 24: 727-735

Feroci F, Rettori M, Borrelli A, Coppola A, Castagnoli A, Perigli G, Cianchi F, Scatizzi M (2014) A systematic review and meta-analysis of total thyroidectomy versus bilateral subtotal thyroidectomy for Graves' disease. Surgery 155: 529-540

Fiorentino E, Cipolla C, Graceffa G, Cusimano A, Cupido F, Re GL, Matranga D, Latteri MA (2011) Local neck symptoms before and after thyroidectomy: a possible correlation with reflux laryngopharyngitis. Eur Arch Otorhinolaryngol 268: 715-720

Führer D, Bockisch A, Schmid KW (2012) Euthyreote Struma mit und ohne Knoten-Diagnostik und Therapie. Deutsches Ärzteblatt 109: 506-516

Gharib H, Papini E, Paschke R (2008) Thyroid nodules: a review of current guidelines, practices, and prospects. Eur J Endocrinol 159: 493-505

Grover G, Sadler GP, Mihai R (2013) Morbidity after thyroid surgery: patient perspective. Larnygoscope 123: 2319-2323

Jung CK, Little MP, Lubin JH, Brenner AV, Wells SA Jr, Sigurdson AJ, Nikiforov YE (2014) The increase in thyroid cancer incidence during the last four decades is accompanied by a high frequency of BRAF mutations and a sharp increase in RAS mutations. J Clin Endocrinol Metab 99: E276-E285

Keutgen XM, Buitrago D, Filicori F, Kundel A, Elemento O, Fahey TJ, Zarnegar R (2012) Calcimimetics versus parathyreoidectomy for treatment of primary hyperparathyroidism. Ann Surg 255: 981-985

Kim HG, Moon HJ, Kwak JY, Kim EK (2013) Diagnostic accuracy of the ultrasonographic features for subcentimeter thyroid nodules suggested by the revised American Thyroid Association Guidelines. Thyroid 23: 1583-1589

Kirkby-Bott J, Markogiannakis H, Skandarajah A, Cowan M, Fleming B, Palazzo F (2011) Preoperative vitamin D deficiency predicts postoperative hypocalcemia after total thyreoidectomy. World J Surg 35:324-330

Kratzsch J, Petzold A, Raue F, Reinhardt W, Bröcker-Preuß M, Görges R, Mann K, Karges W, Luster M, Reiners C, Thiery J, Dralle H, Führer D (2011) Basal and stimulated calcitonin and procalcitonin by various assays in patients with and without medullary thyroid cancer. Clin Chem 57: 467-474

Leenhardt L, Erdogan MF, Hegedus L, Mandel SJ, Paschke R, Rago T, Russ G (2013) European Thyroid Association Guidelines for cervical ultrasound scan and ultrasound-guided techniques in the postoperative management of patients with thyroid cancer. Eur Thyroid 2: 147-159

Lew IJ, Snyder RA, Sanchez YM, Solorzano CC (2011) Fine needle aspiration of the thyroid: correlation with final histopathology in a surgical series of 797 patients. J Am Coll Surg 213: 188-195

Linos D. Economopoulos KP, Kiriakopoulos A, Linos E, Petralias A (2013) Scar perceptions after thyroid and parathyroid surgery: comparison of minimal and conventional approaches. Surgery 153: 400-407

Lombardi CP, Raffaelli M, De Crea C, D'Alatri L, Maccora D, Marchese MR, Paludetti G, Bellantone R (2009) Long-term outcome of functional post-thyroidectomy voice and swallowing symptoms. Surgery 146: 1174-1181

Lombardi CP, D'Alatri L, Marchese MR, Maccora D, Monaco ML, De Crea C, Raffaellii (2012) Prospective electromyographic evaluation of functional postthyroidectomy voice and swallowing symptoms. World J Surg 36: 1354-1360

Lorenz K, Ukkat J, Sekulla C, Gimm O, Brauckhoff M, Dralle H (2006) Total parathyroidectomy without autotransplantation for renal hyperparathyroidism: Experience with a qPTH-controlled protocol. World J Surg 30: 743-751

Lorenz K, Dralle H (2010) Intraoperative Parathormonbestimmung beim primären Hyperparathyreoidismus. Chirurg 81: 636-642

Lorenz K, Abuazab M, Sekulla C, Nguyen Thanh P, Brauckhoff M, Dralle H (2010) Management of lymph fistulas in thyroid surgery. Langenbecks Arch Surg 395: 911-917

Lorenz K, Sekulla C, Dralle H (2013) Chirurgisches Management des renalen Hyperparathyreoidismus. Zentralbl Chir 138: e47-e54

Lorenz K, Dralle H (2014) Chirurgie der Schilddrüse: Intraoperatives Neuromonitoring in der Schilddrüsenchirurgie. In: Dralle H (Hrsg.) Endokrine Chirurgie: Evidenz und Erfahrung. Individualisierte Medizin in der klinischen Praxis. Schattauer Verlag, Stuttgart, S 88-116.

Machens A, Lorenz K, Nguyen Thanh P, Brauckhoff M, Dralle H (2010) Papillary thyroid cancer in children and adolescents does not differ in growth pattern and metastatic behavior. J Pediatr 157: 648-652

Machens A, Dralle H (2012) Biological relevance of medullary thyroid microcarcinoma. J Clin Endocrinol Metab 98: 14547-1553

Machens A, Lorenz K, Dralle H (2013) Peak incidence of pheochromocytoma and primary hyperparathyroidism in multiple endocrine neoplasia 2: need for age-adjusted biochemical screening. J Clin Endocrinol Metab 98: E336-E345

Marcocci C, Cetani F (2011) Primary Hyperparathyroidism. N Engl J Med 365: 2389-2397

McCoy KL, Chen NH, Armstrong MJ, Howell GM, Stang MT, Yip L, Carty SE (2014) The small abnormal parathyroid gland is increasingly commong and heralds operative complexity. World J Surg; 38 1274-1281

Miccoli P, Basolo F (2014) BRAF mutation status in papillary thyroid carcinoma: significance for surgical strategy. Langenbecks Arch Surg 399: 225-228

Musholt TJ, Clerici T, Dralle H, Frilling A, Goretzki PE, Hermann MM, Kußman J, Lorenz K, Nies C, Schabram J, Schabram P, Scheuba C, Simon D, Steinmüller T, Trupke AW, Wahl RA, Zielke A, Bockisch A, Karges W, Luster M, Schmid KW (2011) German Association of Endocrine Surgeons practice guideline for the surgical treatment of benign thyroid disease. Langenbecks Arch Surg 396: 639-649

Pereira JA, Girvent M, Sancho JJ, Parada C, Sitges-Serra A (2003) Prevalence of long-term upper aerodigestive symptoms after uncomplicated bilateral thyroidectomy. Surgery 133: 318-322

Randolph GW, Dralle H (2011) International Intraoperative Monitoring Study Group. Electrophysiologic recurrent laryngeal nerve monitoring during thyroid and parathyroid surgery: international standards guideline statement. Laryngoscope 121: S1-S16

Rolighed L, Rejnmark L, Sikjaer T, Heickendorff L, Vestergaard P, Mosekilde L, Christiansen P (2014) Vitamin D treatment in primary hyperparathyroidism: a randomized placebo controlled trial. J Clin Endocrinol Metab; 99: 1072-1080

Russ G, Leboulleux S, Leenhardt L, Hegedüs L (2014) Thyroid incidentalomas: epidemiology, risk stratification with ultrasound and workup. Eur Thyroid J 3: 154-163

Schäffler A (2010) Substitutionstherapie nach Operationen an Schilddrüse und Nebenschilddrüsen. Deutsches Ärzteblatt 107: 827-834

Schneider R, Lorenz K, Sekulla C, Machens A, Nguyen-Thanh P, Dralle H (2014) Operative Strategie bei geplanter totaler Thyreoidektomie und Verlust des Neuromonitoring-Signal auf der erstoperierten Seite. Chirurg. DOI 10.1007/s00104-014-2751-9

Schneider R, Randolph GW, Sekulla C, Phelan E, Nguyen Thanh P, Bucher M, Machens A, Dralle H, Lorenz K (2013) Continous intraoperative vagus nerve stimulation for identification of imminent recurrent laryngeal nerve injury. Head Neck 35: 1591-1598

Selvadurai D, Wildin C, Treharne G, Choksy SA, Heywood MM, Nicholson ML (1997) Randomised trial of subcuticular suture versus metal clips for wound closure after thyroid and parathyroid surgery. Ann R Coll Surg Engl 79: 303-306

Su SY, Grodski S, Serpell JW (2009) Hypothyroidism following hemithyroidectomy. Ann Surg 250: 991-994

Takamura Y, Miyauchi A, Tomoda C, Uruno T, Ito Y, Miya A, Kobayashi K, Matsuzuka F, Amino N, Kuma K (2005) Stretching exercises to reduce symptoms of postoperative neck discomfort after thyroid surgery: prospective randomized study.World J Surg 29: 775-779

Terris DJ, Snyder S, Carneiro-Pla D, Inabnet III WB, Kandil E, Orloff L, Shindo M, Tufano RP, Tuttle RM, Urken M, Yeh MW (2013) American thyroid association statement on outpatient thyroidectomy. Thyroid 23: 1193-1202

Thakker RV, Newey PJ, Walls GV, Bilezikian J, Dralle H, Ebeling PR, Melmed S, Sakurai A, Tonelli F, Brandi ML (2012) Clinical practice guideline for multiple endocrine neoplasia type 1 (MEN 1). J Clin Endocrinol Metab 97: 2990-3011

Vicente DA, Solomon NP, Avital I, Henry LR, Howard RS, Helou LB, Coppit GL, Shriver CD, Buckenmaier CC, Libutti SK, Shaha AR, Stojadinovic A (2014) Voice outcomes after total thyroidectomy, partial thyroidectomy, or non-neck surgery using a prospective multifactorial assessment. J Am Coll Surg 219: 152-163

Wachtel H, Bartlett EK, Kelz RR, Cerullo I, Karakousis GC, Fraker D (2014) Primary hyperparathyroidism with negative imaging. Ann Surg 260: 474-482

Wang CCC, Friedman L, Kennedy GC, Wang H, Kebebew E, Steward DL, Zeiger MA, Westra WH, Wang Y, Khanafshar E, Fellegara G, Rosai J, LiVolsi V, Lanman RB (2011) A large multicenter correlation study of thyroid nodule cytopathology and histopathology. Thyroid 21: 243-251

Yeh MW, Demircan O, Ituarte P, Clark OH (2004) False-negative fine-needle aspiration cytology results delay treatment and adversely affect outcome in patients with thyroid carcinoma. Thyroid 14: 207-215

Yip L, Wharry IL, Armstrong MJ, Silbermann A, McCoy KL, Stang MT, Ohori NP, LeBeau SO, Coyne C, Nikiforova MN, Bauman JE, Johnson JT, Tublin ME, Hodak SP, Nikiforov YE, Carty SE (2014) A clinical algorithm for fine-needle aspiration molecular testing effectively guides the appropriate extent of initial thyroidectomy. Ann Surg 260: 163-168

Antirefluxchirurgie

M. Korenkov

14.1	Indikationen zur Operation	– 182
14.1.1	»Klassische« GERD – 182	
14.1.2	Therapierefraktäre GERD-Beschwerden	– 182
14.1.3	Sekundäre Refluxbeschwerden – 182	
14.1.4	Extraösophageale GERD-Beschwerden	– 183
14.1.5	Schlussfolgerung – 183	
14.2	Operationstechnik – 183	
14.2.1	Beseitigung der Hiatushernie durch eine Hiatoplastik	– 183
14.2.2	Bildung einer Fundoplikationsmanschette – 184	
14.3	Neue Behandlungsmethoden – 185	
14.4	Betreuung nach der Operation – 185	
14.4.1	Zufriedene Patienten ohne oder mit nur minimalen Beschwerden – 186	
14.4.2	Patienten mit gleichen Beschwerden wie vor der Operation	– 186
14.4.3	Patienten mit neuen Beschwerden – 187	
14.5	Fragen und Antworten – 188	
14.5.1	Fragen des Hausarztes an den Chirurgen – 188	
14.5.2	Fragen des Patienten an den Hausarzt – 189	
14.6	Versorgungsalgorithmus nach Antirefluxchirurgie und bei GERD – 189	
	Literatur – 191	

M. Korenkov et al. (Hrsg.), *Allgemeinchirurgische Patienten in der Hausarztpraxis*,
DOI 10.1007/978-3-662-47907-0_14, © Springer-Verlag Berlin Heidelberg 2016

14.1 Indikationen zur Operation

Folgende Kriterien sollten bei der Indikationsstellung zur Antirefluxchirurgie herangezogen werden (Fuchs et al. 2014, Koop et al. 2005):
- Langfristige Refluxsymptomatik
- Nachlassende Wirkung der aktuellen Medikation
- Medikamentenunverträglichkeit
- Intolerable Beschwerden (z. B. extreme Regurgitation oder Aspirationserscheinungen).

Auch eine nachgewiesene extraösophageale Manifestation einer GERD (Gastroesophageal Reflux Disease) mit chronischem Husten, Asthma bronchiale, Laryngitis und Zahnerosionen spielt eine Rolle bei der Indikationsstellung. Als Nachweis einer extraintestinalen GERD-Manifestation gilt die Besserung der Beschwerden unter der symptomatischen GERD-Therapie (Naik u. Vaezi 2013).

Wegen der vielfältigen GERD-Symptomatik erscheint es uns sinnvoll, die Patienten folgenden Gruppen zuzuordnen: »klassische« GERD, therapierefraktäre GERD-Beschwerden, sekundäre Refluxbeschwerden und extraösophageale GERD-Beschwerden (◘ Abb. 14.7).

14.1.1 »Klassische« GERD

Zu dieser Gruppe gehören die Patienten mit der »klassischen« GERD-Symptomatik (Sodbrennen, Regurgitation, Aufstoßen usw.) und einer guten Ansprache auf die Behandlung mit Protonenpumpeninhibitoren (PPI).

14.1.2 Therapierefraktäre GERD-Beschwerden

Die Zahl der Patienten mit therapierefraktären Refluxbeschwerden ist hoch und wird in der Literatur mit 10–40 % angegeben (Fass u. Gasiorowska 2008). Bisher gibt es jedoch keine allgemein akzeptierte Definition der PPI-Refraktärität (Lundell 2014). Die Ursachen für die fehlende Ansprache auf eine PPI-Therapie sind bisher nicht geklärt. Die zahlreichen Publikationen zu diesem Thema sind widersprüchlich. Es wird vermutet, dass folgende Faktoren für die therapierefraktäre GERD-Symptomatik ursächlich sind (Fass u. Gasiorowska 2008, Lundell 2014):
- Duodenogastroösophagealer (biliärer) Reflux
- Nächtlicher Reflux
- Schneller PPI-Metabolismus
- Mangelhafte Compliance.

Das **duodenogastroösophageale Refluat** besteht aus Magensäure, Galle und pankreatischen Enzymen, wodurch es deutlich aggressiver wirkt als das gastroösophageale Refluat (Fein et al. 1997). Bei Patienten dieser Gruppe ist die Standardtherapie mit PPI ineffektiv, da sie nur eine Komponente des Refluates beeinflussen kann. In diesen Fällen ist die Antirefluxchirurgie die Methode der Wahl (Fuchs et al. 2014).

Bei Patienten mit nachgewiesenem **nächtlichem Reflux** (pH < 4 für mindestens 1 Stunde; Fass u. Gasiorowska 2008) und ineffektiver PPI-Therapie besteht die Indikation zur Antirefluxchirurgie.

Die PPI werden in der Leber utilisiert. In Untersuchungen zu ihrer Pharmakokinetik konnte eine genetische Disposition für einen langsameren und einen schnelleren **PPI-Metabolismus** festgestellt werden, wobei der schnelle Metabolismus viel häufiger bei asiatischen Patienten (12–20 %) als bei Patienten der kaukasischen Rasse (3–6 %) nachgewiesen wurde (Furuta et al. 2002). Deshalb sollte bei Verdacht auf einen schnellen PPI-Metabolismus die Indikation zur Antirefluxchirurgie eher früher gestellt werden.

Patienten mit geringer **Compliance** sind nicht in der Lage, die langfristige Medikation mit PPI konsequent durchzuführen (Fass u. Gasiorowska 2008). Bei solchen Patienten kann dadurch die Indikation zur Antirefluxchirurgie gegeben sein.

14.1.3 Sekundäre Refluxbeschwerden

Ein anderer relevanter Aspekt bei der Indikationsstellung zur operativen Therapie ist die sogenannte sekundäre Refluxkrankheit. Darunter werden die Refluxbeschwerden bzw. spezifischen pathophysiologischen Störungen zusammengefasst, die durch andere Krankheitsbilder wie z. B. Magenausgangsstenose und funktionelle Gastroparese, Zollinger-Ellison-Syndrom, geistige Behinderung, Fehlfunktion nach Adipositaschirurgie (vor allem nach Magenbandoperation) sowie Sklerodermie und auch neuromuskuläre Erkrankungen verursacht werden (Koop et al. 2005). Solche Patienten können naturgemäß von der Antirefluxchirurgie nicht profitieren. Die Behandlung hängt vielmehr von der Beseitigung der jeweiligen Ursache ab.

Vor allem sollten Patienten aus dieser Gruppe nicht unnötig lange mit PPI behandelt werden. Bei ausbleibender Wirkung einer konservativen Therapie sollte rechtzeitig die Möglichkeit einer anderen Krankheitsursache in Betracht gezogen und eine entsprechende weitere Diagnostik eingeleitet werden.

14.1.4 Extraösophageale GERD-Beschwerden

Die Behandlung solcher Patienten ist meistens schwierig und sollte interdisziplinär erfolgen. Es gibt dazu keine Behandlungsstandards, jeder Fall sollte individuell beurteilt werden (de Bortoli 2012). Wegen des nicht selten ausbleibenden Erfolgs der konservativen Therapie werden die Patienten dieser Gruppe von einer chirurgischen Therapie profitieren. Randomisierte kontrollierte Studien zeigten gute Behandlungsergebnisse nach der Antirefluxchirurgie, doch erstreckte sich die Nachuntersuchungszeit lediglich über ein Jahr (Koch et al. 2012).

14.1.5 Schlussfolgerung

Eine absolute Indikation zur Antirefluxchirurgie gibt es nicht. Bei jedem Patienten mit nachgewiesener GERD muss zuerst eine konsequente konservative Therapie durchgeführt werden (Fuchs et al. 2014).

Bei der Indikationsstellung zur operativen Behandlung lautet die entscheidende Frage:

> Besteht die begründete Hoffnung, dass eine Antirefluxoperation die durch eine GERD-Symptomatik eingeschränkte Lebensqualität des Patienten verbessern kann?

Diese Frage sollte der Hausarzt mit einem Gastroenterologen und einem Chirurgen diskutieren.

Fällt die Antwort mit einem klaren Ja aus und fehlen allgemeine Kontraindikationen für eine Operation, sollte diese Option mit dem Patienten besprochen werden. Es muss berücksichtigt werden, dass die in den verschiedenen Publikationen und Empfehlungen oft betonte »Unverträglichkeit der Medikamente« heute eher zurückhaltend bewertet werden muss, da die Möglichkeit eines Präparatewechsels angesichts der großen Auswahl an Säureblockern fast immer gegeben ist (Ates et al. 2014). Viel mehr sind die anderen Kriterien wie ein medikamentös schlecht beeinflussbarer großvolumineuser Reflux, ein duodenogastroösophagealer Reflux, eine beginnende peptische Ösophagusstenose oder eine große axiale bzw. paraösophageale Hernie von Bedeutung.

14.2 Operationstechnik

Die Chirurgie der gastroösophagealen Refluxkrankheit ist »rein« rekonstruktiv und besteht aus zwei Schritten: Beseitigung der Hiatushernie durch eine Hiatoplastik und Bildung einer Fundoplikationsmanschette.

14.2.1 Beseitigung der Hiatushernie durch eine Hiatoplastik

Dabei wird der pathologisch erweiterte Hiatus oesophageus durch das Zusammennähen des rechten und linken Zwerchfellschenkels wieder verengt. Wenn die Nähte hinter der Speiseröhre angelegt werden, bezeichnet man das Verfahren als hintere oder posteriore Hiatoplastik (◘ Abb. 14.1), wenn die Verengung vor dem Ösophagus erfolgt als vordere oder anteriore Hiatoplastik (◘ Abb. 14.2). Meist bevorzugen die Chirurgen die hintere Hiatoplastik, wenngleich es keine Untersuchungen gibt, die eine Überlegenheit des einen oder anderen Verfahrens nahelegen (Chew et al. 2011).

1. Hintere Hiatoplastik

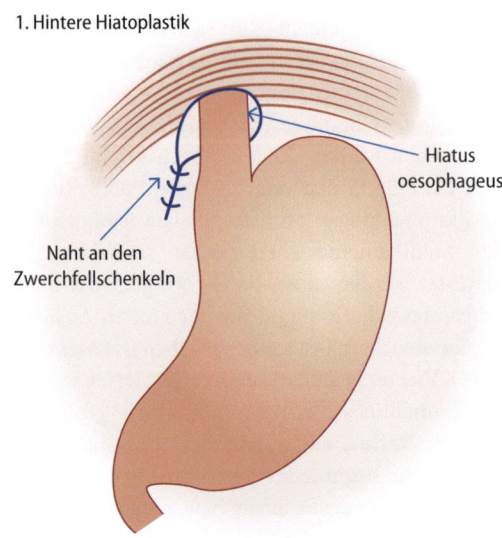

Naht an den Zwerchfellschenkeln

Hiatus oesophageus

2. Vordere Hiatoplastik

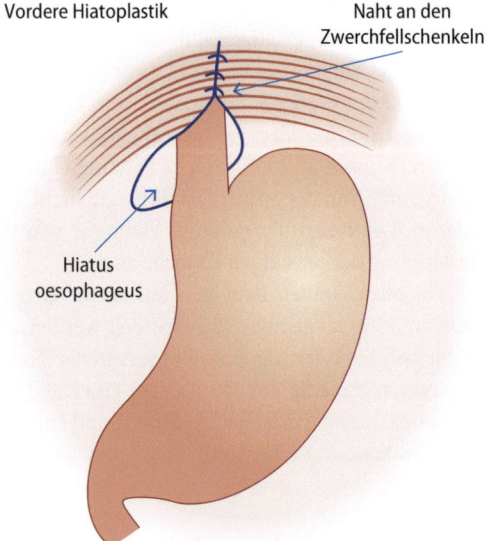

Naht an den Zwerchfellschenkeln

Hiatus oesophageus

◨ **Abb. 14.1** Hintere oder posteriore Hiatoplastik

◨ **Abb. 14.2** Vordere oder anteriore Hiatoplastik

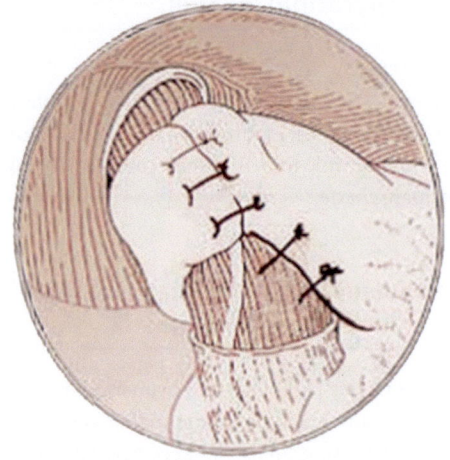

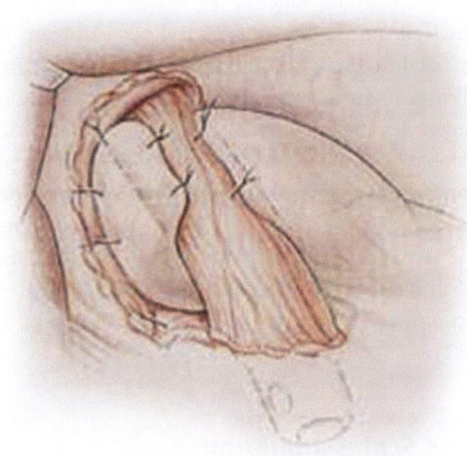

◨ **Abb. 14.3** Komplette 360° Fundoplikation nach Nissen (Abb. aus Fuchs u. Feussner 2003)

◨ **Abb. 14.4** Partielle 270°-Fundoplikation nach Toupet (Abb. aus Fuchs u. Feussner 2003)

14.2.2 Bildung einer Fundoplikationsmanschette

Eine aus dem Magenfundus geschaffene Fundoplikationsmanschette verstärkt den unteren Ösophagussphinkter und dient als Antirefluxbarriere. Je nachdem, wie weit der Ösophagus in die Manschette eingewickelt wird, unterscheidet man eine komplette Fundoplikation (360°) von einer partiellen (270°, 180°). Derzeit werden drei verschiedene Arten der Fundoplikationsmanschette angewandt:
- 360°: Fundoplikation nach Nissen und Rosetti (◨ Abb. 14.3)
- 270°: posteriore Fundoplikation (Toupet-Fundoplikation, ◨ Abb. 14.4)
- 180°: anteriore Fundoplikation (Dor-Fundoplikation, ◨ Abb. 14.5).

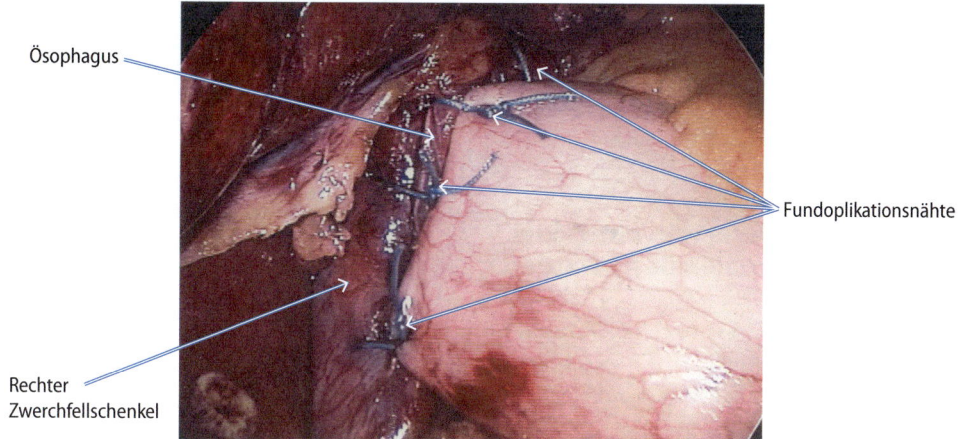

Abb. 14.5 180° anteriore Fundoplikation (Dor-Fundoplikation)

Bis jetzt besteht kein Konsens darüber, welche Form denn als »Goldstandard« gelten kann. Die Wahl der Fundoplikationstechnik (komplette oder partiell) soll nach Empfehlungen der EAES-Konsensuskonferenz auf der individuellen chirurgischen Erfahrung basieren (Fuchs et al. 2014). Die laparoskopische OP-Technik gilt derzeit als Standardverfahren bei der primären Antirefluxoperation (Fuchs et al. 2014).

14.3 Neue Behandlungsmethoden

Als Alternative zur chirurgischen Behandlung wurden in den letzten Jahren unterschiedliche Techniken einer endoskopischen Therapie entwickelt. Dazu gehören die Applikation thermischer Energie in der Kardia wie beim Stretta-Verfahren (Mederi Therapeutics Inc., Norwalk, CT), die endoskopische Nahtanlage am gastroösophagealen Übergang (EndocinchTM, C.R. Bard, Inc., Murray Hill, NJ; EsophyxTM, EndoGastric Solutions, San Mateo, CA) oder die intramurale Injektion eines Acryl-Polymers.

Diese Techniken zeigten jedoch bisher keine überzeugenden Ergebnisse, sodass sie derzeit nicht zu den etablierten Behandlungsmethoden gehören (Fuchs 2014).

14.4 Betreuung nach der Operation

Nach einer komplikationslosen Antirefluxchirurgie klagen fast alle Patienten über ein Völlegefühl im Oberbauch, schnelle Sättigung und Blähungen. Das Völlegefühl und die schnelle Sättigung entstehen durch die operationsbedingte Reduktion des Magenvolumens, da der wesentliche Teil des Magenfundus für die Bildung der Fundoplikationsmanschette verwendet wird.

Die vermehrten Blähungen kommen durch den Verlust der Möglichkeit aufzustoßen aufgrund der Verstärkung des unteren Ösophagussphinkters zustande.

Die genaue Dauer dieser Beschwerden ist bisher nicht systematisch untersucht worden (Connor 2005). Aus der persönlichen Erfahrung lässt sich die »physiologische« Dauer dieser Beschwerden auf etwa 3 Monate postoperativ schätzen. In manchen Fällen ist keine spezielle Therapie bei solchen Beschwerden erforderlich. Eine Aufklärung über die vorübergehende Natur dieser Beschwerden sowie die Empfehlung, langsam zu essen, reicht in manchen Fällen bereits aus.

Dauern die Beschwerden länger an, empfehlen wir, weitere diagnostische bzw. therapeutische Schritte zu unternehmen (s.u.).

Grundsätzlich lassen sich die Patienten nach einer Antirefluxchirurgie auf folgende Gruppe verteilen (◘ Abb. 14.6):

- Zufriedene Patienten ohne oder mit nur minimalen Beschwerden
- Patienten mit gleichen Beschwerden wie vor der Operation
- Patienten mit neuen Beschwerden.

14.4.1 Zufriedene Patienten ohne oder mit nur minimalen Beschwerden

Patienten dieser Gruppe lassen sich in zwei weitere Untergruppen aufteilen:
- Zufriedene Patienten, die keine Säureblocker einnehmen
- Zufriedene Patienten, die Säureblocker einnehmen

Manche Studien mit über 10 Jahren Nachuntersuchungszeit zeigten, dass 90 % der Patienten nach 10 Jahren mit den Ergebnissen der Operation zufrieden waren (Kelly et al. 2007, Neuvonen et al. 2014). Die Arbeitsgruppe um Neuvonen berichtet, dass 89,1 % der Patienten nach 10 Jahren mit den Ergebnissen der Operation zufrieden waren. 9,4 % der Patienten nahmen 10 Jahre nach der Operation dauerhaft PPI ein, 26,6 % bei Bedarf. **Die Autoren stellten jedoch fest, dass nur 35 % der Patienten, die postoperativ PPI einnehmen, einen nachgewiesenen pathologischen Säurereflux und/oder eine insuffiziente Fundoplikationsmanschette aufweisen.**

Nach Hu et al (2013) sind 82% der Patienten mit den Ergebnissen in den ersten 5 Jahren nach der Operation zufrieden. 83% der Patienten nahmen keine Antirefluxmedikation. Nach 10 Jahren waren noch 59% der Patienten mit den OP-Ergebnissen zufrieden und 38% der Patienten nahmen keine Antirefluxmedikation. Allerdings wurde nur bei 38,5% der 62% der Patienten, die 10 Jahre nach der Antirefluxoperation eine Antirefluxmedikation bekommen hatten, ein Reflux festgestellt (Hu et al. 2013).

Das bedeutet auch, dass 2/3 der Patienten, die nach der Antirefluxchirurgie wieder Säureblocker einnehmen, tatsächlich keinen Säurereflux haben. Die PPI-Medikation erfolgt dann offenbar wegen unspezifischer oder vagaler Beschwerden! Diese Daten werden auch durch andere Studien bestätigt (Draaisma et al. 2006, Lord et al. 2002, Salminen et al. 2012). Die Therapieansätze sollten an dieser Stelle also überdacht werden.

> 2/3 der Patienten, die nach der Antirefluxchirurgie wieder Säureblocker einnehmen, haben tatsächlich gar keinen Säurereflux. Die postoperative Einordnung von PPI-Patienten sollte nur bei nachgewiesenem Säurereflux erfolgen! Patienten ohne Reflux erhalten eine andere symptomatische Therapie.

Die Gruppe der Patienten, die nach Antirefluxchirurgie erneut PPI einnimmt, ist recht inhomogen. Viele dieser Patienten nehmen die PPI nicht regelmäßig ein, sondern nur bei Bedarf. Diese Aussage wird durch die Kostenanalyse mit einer über 5-jährigen Nachuntersuchungszeit bestätigt, die zeigte, dass die Antirefluxchirurgie eine kosteneffektive Alternative zur konservativen Therapie ist (Faria et al. 2013).

Wir empfehlen bei zufriedenen Patienten, die erneut über eine »Refluxsymptomatik« klagen, vor dem PPI-Einsatz zunächst den pathologischen Säurereflux durch 24-h-pH-Metrie nachzuweisen. Bei nachgewiesenem Säurereflux sollte eine PPI-Therapie eingeleitet werden. Bei fehlendem Säurereflux sollten weitere diagnostische Maßnahmen eingeläutet werden (Gastroskopie, Ösophagusbreischluck, ggf. weitere gastrointestinale Funktionsprüfungen).

14.4.2 Patienten mit gleichen Beschwerden wie vor der Operation

Fünf Jahre nach einer Antirefluxchirurgie klagen etwa 10–15 % der Patienten über persistierende Beschwerden (Fein et al. 2008, Hogan u. Shaker 2000). Die Ursachen dafür sind:
- Insuffiziente Fundoplikation oder nicht beseitigte Hiatushernie
- Präoperativ fehldiagnostizierte Beschwerden.

Bei Patienten dieser Gruppe sollten postoperativ diese beiden Ursachen abgeklärt werden. Dafür stehen folgende Untersuchungen zur Verfügung:

- Gastroskopie mit der Fragestellung: Refluxösophagitis, Insuffizienz der Fundoplikationsmanschette?
- 24h-pH-Metrie mit der Fragestellung: Säurereflux?
- Ösophagusbreischluck bzw. Oberbauch-CT mit der Fragestellung: gastroösophagealer Reflux, Hiatushernie, Magenentleerungsstörungen?

Bestätigt sich der Verdacht auf eine insuffiziente Fundoplikation oder eine nicht beseitigte Hiatushernie, sollten die Indikationen zur erneuten Antirefluxchirurgie überlegt werden. Alternativ kann eine PPI-Therapie eingeleitet werden.

Falls die endoskopischen und radiologischen Untersuchungen planmäßige Operationsergebnisse belegen, bedeutet dies, dass die Indikation zur Antirefluxchirurgie nicht korrekt gestellt worden war (Hogan u. Shaker 2000). In diesem Zusammenhang müssen die anderen Ursachen der Beschwerden ausgeschlossen werden. Die häufigsten Ursachen in diesem Zusammenhang sind Magenentleerungsstörungen und Ösophagusmotilitätsstörungen (Ates et al. 2014). Zur Abklärung dieser Ursachen sollten folgende Untersuchungen zur gastrointestinalen Funktionsdiagnostik eingeleitet werden:
- Ösophagusmanometrie
- Magenfunktionsszintigrafie
- Ggf. Spezialuntersuchungen (z. B. Elektrogastrografie, Ösophaguskinematografie, Diagnostik des Zollinger-Ellison-Syndroms, Sekretionsmessung).

14.4.3 Patienten mit neuen Beschwerden

Die Patienten dieser Gruppe klagen über Dysphagie und Gas-bloat-Symptome (unangenehmes Völlegefühl im Oberbauch mit erschwertem Aufstoßen, Oberbauchschmerzen, Meteorismus) meist in Kombination mit Refluxbeschwerden. Die Ursachen dieser Beschwerden sind sehr variabel und können folgende Ursachen haben:
- Zu stark eingeengter Hiatus
- Fehlkonstruktion der Fundoplikationsmanschette (zu enge bzw. zu lange Manschette)
- Dislokation der Fundoplikationsmanschette mit Entstehung des sogenannten Teleskop-Phänomens (zu tief in Fundus angelegte Manschette bzw. intrathorakale Dislozierung der Manschette bei unzureichend eingeengtem Hiatus)
- Intraoperative Vagusverletzung (verzögerte Magenentleerung, Völlegefühl, Blähungen).

Eine postoperative Dysphagie kann sich auf drei verschiedene Weisen entwickeln (Bessel et al. 2000):
- Transitorische milde Dysphagie, die innerhalb der ersten 6 Wochen nach der Operation ohne Therapie verschwindet
- Akute komplette Dysphagie
- Chronische Dysphagie, die länger als 6 Wochen postoperativ anhält.

Die **transitorische milde Dysphagie** ist die physiologische Folge der Antirefluxchirurgie und tritt bei etwa 52 % der Patienten auf (Makris et al. 2012). Über diese passagere Erscheinung sollte jeder Patient bereits präoperativ aufgeklärt werden.

Eine **akute komplette Dysphagie** entsteht bei 1–3 % der Patienten unmittelbar postoperativ (Wills u. Hunt 2001, Makris et al. 2012) und wird noch während des Krankenhausaufenthaltes durch eine Reoperation oder durch die endoskopische Ballondilatation beseitigt. Bei der Entlassung aus dem Krankenhaus ist die Dysphagie dann vollständig beseitigt.

Eine behandlungsbedürftige **chronische Dysphagie** entsteht bei 5,2 % der Patienten (Makris et al. 2012), wobei bei 4,5 % der Patienten eine endoskopische Ballondilatation und bei 0,7 % eine erneute chirurgische Intervention durchgeführt wurde. Bei einer länger als 6 Wochen anhaltenden Dysphagie sollte die Ursache der Beschwerden abgeklärt werden. Zu den Standarduntersuchungen gehören in diesem Fall der Ösophagusbreischluck und die Ösophagogastroduodenoskopie, wobei in vielen radiologischen Institutionen der Ösophagusbreischluck durch das Oberbauch-CT ersetzt wurde. Nach der Durchführung dieser Untersuchungen sollten die Patienten dem Operateur zur Festlegung der weiteren therapeutischen oder diagnostischen Maßnahmen vorgestellt werden.

Ein **Gas-bloat-Syndrom** entsteht erst 3 Monate postoperativ bei 11,8 % der Patienten und bleibt bei 7,5 % der Patienten über 5 Jahre bestehen (Pessaux et al. 2005). Als Ursachen des Gas-bloat-Syndroms gelten die fehlende Möglichkeit aufzustoßen, die Art der Fundoplikation (totale oder partielle), eine intraoperative Vagusverletzung sowie die verzögerte Magenentleerung (Granderath et al. 2007, Humphries et al. 2013). Bei der milden Gas-bloat-Symptomatik ist keine spezielle Behandlung erforderlich. Bei schwerer Symptomatik in Kombination mit Diarrhö besteht der Verdacht auf eine intraoperative Verletzung des N. vagus. Die weitere Strategie bei solchen Patienten sollte gemeinsam mit dem Operateur und dem Gastroenterologen diskutiert werden. Zur symptomatischen Therapie gehören die Vermeidung kohlensäurehaltiger Getränke sowie die Gabe von Simeticon-Präparaten (z. B. Lefax, Sab simplex, Imogas usw.; Connor 2005). Da viele Patienten mit Gas-bloat-Syndrom unter Aerophagie leiden (sogenannte »Schnellesser« und/oder »Luftschlucker«), müssen sie über die Notwendigkeit des langsamen Essens aufgeklärt werden oder eine entsprechende »antiaerophagische Schulung« mit dem Ziel erhalten, langsamer zu essen. Für diese Aufgabe sind am ehesten Logopäden geeignet.

14.5 Fragen und Antworten

14.5.1 Fragen des Hausarztes an den Chirurgen

- **Frage**

Soll ich ältere Patienten mit GERD-Symptomatik zu einem Chirurgen überweisen?

- ■ **Antwort**

Ja. Die GERD stellt sich bei älteren Patienten etwas anders dar als bei jüngeren. Senioren haben viel häufiger Regurgitation, die im Vergleich zu jüngeren GERD-Patienten auch stärker ausgeprägt sind. Die älteren Patienten haben auch viel häufiger extraösophageale Symptome wie aspirationsbedingten Husten (Tedesco et al. 2006). Bei Patienten mit ausgeprägter Regurgitation ist die PPI-Behandlung unwirksam. Andererseits berichten viele Autoren über gute Erfolge der Antirefluxchirurgie bei älteren Patienten (Tedesco et al. 2006, Grotenhuis et al. 2007). In diesem Zusammenhang sollten in einer hausärztlichen Praxis bei älteren Patienten mit GERD-Symptomatik sowohl das Ausmaß von Regurgitation und Husten als auch das Ausmaß der Risikofaktoren abgeklärt werden. Sind die Regurgitation und der Husten stark ausgeprägt und die Risikofaktoren akzeptabel, sollte die Indikation zur Antirefluxchirurgie gestellt werden.

- **Frage**

Soll ich Patienten mit krankhaftem Übergewicht und GERD-Symptomatik zur Antirefluxchirurgie oder zur Adipositaschirurgie überweisen?

- ■ **Antwort**

Zur Adipositaschirurgie. Übergewicht ist ein Risikofaktor für die GERD. Nur die konsequente Gewichtsabnahme verbessert die Refluxsymptomatik (Chang u. Friedenberg 2014). Bei krankhaftem Übergewicht und GERD-Symptomatik sollten mit dem Patienten daher auch die Indikationen zur Adipositaschirurgie statt zur Antirefluxchirurgie diskutiert werden. Die Methode der Wahl ist in diesen Fällen der laparoskopische proximale (klassische) Magenbypass, da die anderen bariatrischen Operationen wie Magenband oder Schlauchmagen die GERD-Symptomatik verstärken können (Chaundry et al. 2014, Lundell 2014, Tutuian 2014).

- **Frage**

Können Patienten mit einem Barrett-Ösophagus von einer Antirefluxoperation profitieren?

- ■ **Antwort**

Diese Frage ist derzeit nicht geklärt. Bisher gibt es keine verwertbaren wissenschaftlichen Daten zu den Langzeitergebnissen über mehr als 5 Jahre (van Meer et al. 2013, Mehta et al. 2006).

- **Frage**

Mit welchen Nebenwirkungen einer PPI-Langzeittherapie muss man rechnen?

- ■ **Antwort**

Bei bestimmten Patientengruppen kann eine PPI-Therapie zu schwerwiegenden Komplikationen führen. Bei Patienten mit Leberzirrhose steigt das Risiko für die Entwicklung einer spontanen bakteriellen Peritonitis mit entsprechendem Anstieg der Letalität signifikant an (Dultz et al. 2015)

Es empfiehlt sich auch keine Kombination von PPI mit Clopidogrel bei kardial vorbeschädigten Patienten (Shih et al. 2014).

14.5.2 Fragen des Patienten an den Hausarzt

- Frage

»Wie sind die Erfolgschancen der Operation?«

- - Antwort

»In 90 % der Fälle werden Sie mit dem OP-Ergebnis auch in 10 Jahren noch zufrieden sein.«

- Frage

»Brauche ich eine Diät nach der Operation?«

- - Antwort

»Sie sollten erst 6 Wochen nach der Operation pürierte Kost zu sich nehmen. Meiden Sie kohlensäurehaltige Getränke. Dadurch werden Sie weniger Blähungen und weniger Völlegefühl im Oberbauch haben. Nach 6 Wochen können Sie dann wieder normal essen, doch ist es für Sie unbedingt erforderlich, langsam zu essen, da es sonst Blähungen und Völlegefühl weiter bestehen bleiben können.«

- Frage

»Ich habe jetzt trotz Operation wieder Sodbrennen. Muss ich wieder Medikamente nehmen?«

- - Antwort

»Zuerst muss eine pH-Metrie durchgeführt werden, d. h. wir müssen messen, wie viel Säure Ihr Magen produziert und sehen überdies, ob säurehaltiger Mageninhalt in Ihre Speiseröhre zurückfließt. Wenn Sie wieder einen Säurereflux haben, sollten Sie auch die Säureblocker wieder einnehmen. Falls Sie keinen Säurereflux haben, muss man von Fall zu Fall entscheiden. Höchstwahrscheinlich sind dann andere Untersuchungen erforderlich.«

- Frage

»Was kann ich selbst tun, um meine Refluxbeschwerden zu lindern?«

- - Antwort

»Sie sollten in erster Linie versuchen, deutlich langsamer zu essen. Allein dies kann Ihre Refluxbeschwerden schon deutlich reduzieren.«

- Frage

»Wodurch wird sich mein Reflux verschlimmern?«

- - Antwort

»Schnelles Essen und Übergewicht sind die allgemeinen Risikofaktoren. Ansonsten gibt es keine pauschalisierte Empfehlungen. Bezüglich der Lebensmittel sollten Sie selbst ausprobieren welche von denen Ihr Reflux verschlechtert.

- Frage

»Muss ich nach der Operation meine Ess- und Trinkgewohnheiten ändern? Und wenn ja, für wie lange?«

- - Antwort

»Für die ersten 4 Wochen nach der Operation empfehlen wir pürierte Kost und relativ kleine Portionen, da durch die Fundoplikation das Magenvolumen verkleinert wurde. Nach 4 Wochen können Sie wieder alles essen und trinken. Sie sollten jedoch auf Ihr Essentempo achten.«

14.6 Versorgungsalgorithmus nach Antirefluxchirurgie und bei GERD

Die Versorgung von Patienten bei Problemen nach Antirefluxchirurgie und bei GERD ist in den folgenden Algorithmen dargestellt (◘ Abb. 14.6, ◘ Abb. 14.7).

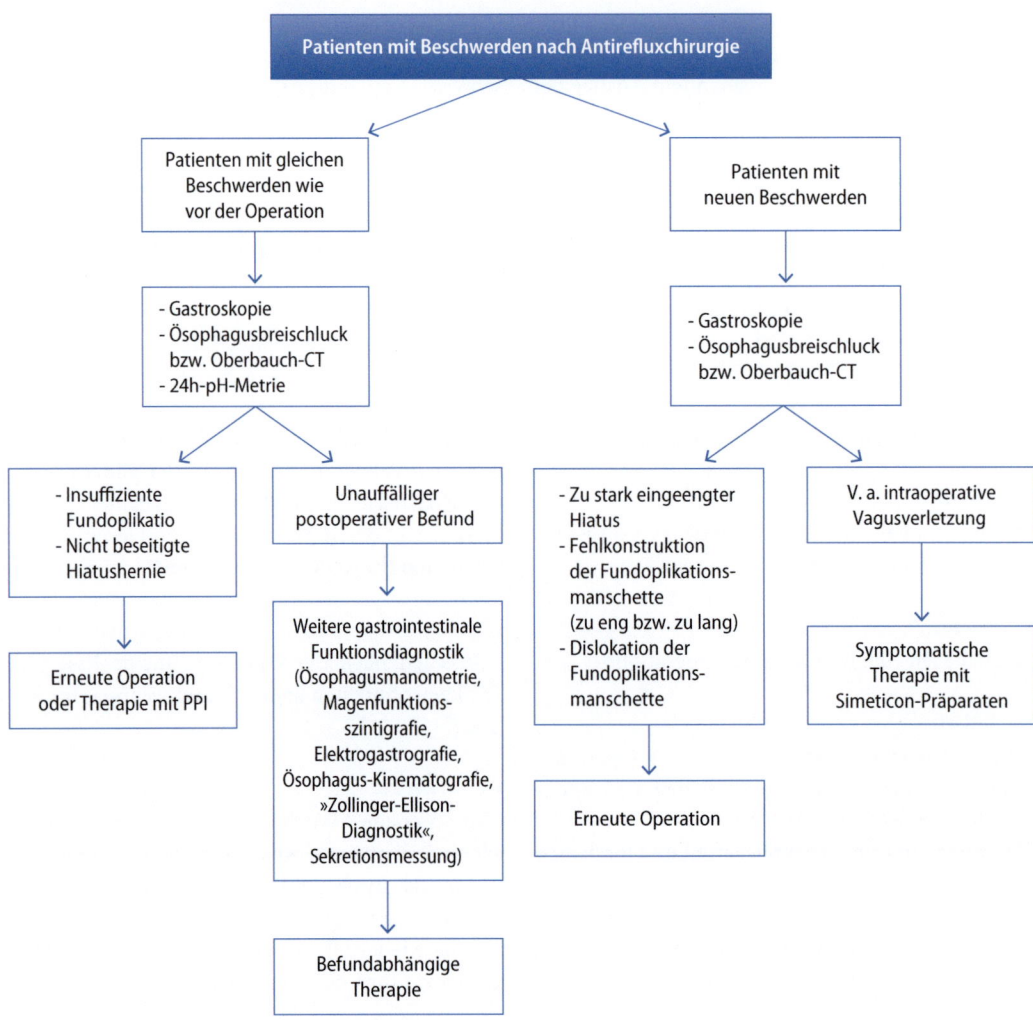

Abb. 14.6 Versorgungsalgorithmus nach Antirefluxchirurgie

Literatur

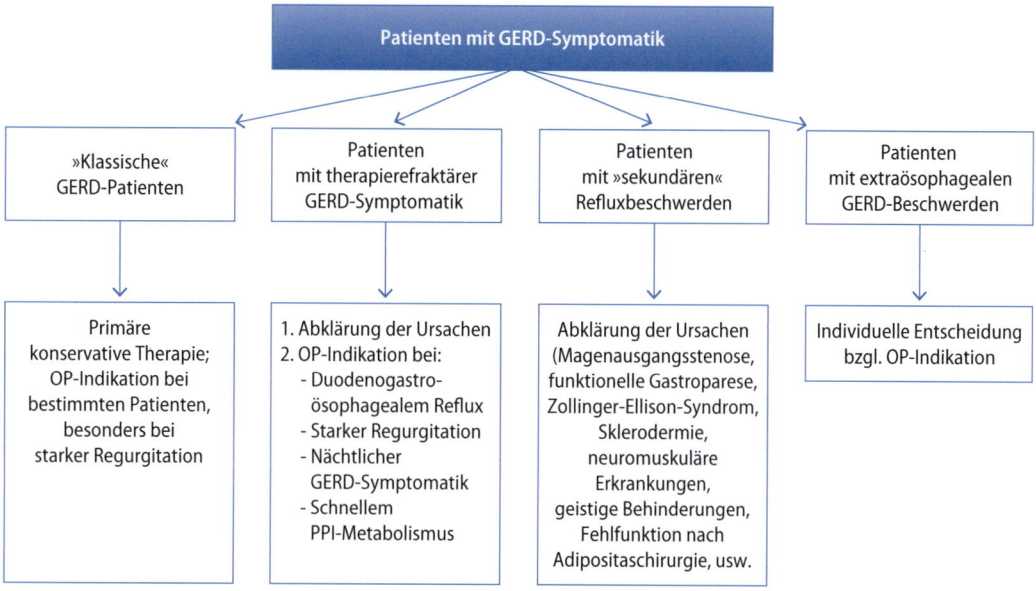

Abb. 14.7 Versorgungsalgorithmus bei GERD-Patienten in Abhängigkeit von der Symptomatik

Literatur

Ates F, Francis DO, Vaezi MF (2014) Refractory gastroesophageal reflux disease: advances and treatment. Expert Rev Gastroenterol Hepatol [Epub ahead of print]

Bessell JR, Finch R, Gotley DC, Smithers BM, Nathanson L, Menzies B (2000) Chronic dysphagia following laparoscopic fundoplication. Br J Surg 10:1341-5

de Bortoli N, Nacci A, Savarino E, Martinucci I, Bellini M, Fattori B, Ceccarelli L, Costa F, Mumolo MG, Ricchiuti A, Savarino V, Berrettini S, Marchi S (2012) How many cases of laryngopharyngeal reflux suspected by laryngoscopy are gastroesophageal reflux disease-related? World J Gastroenterol 18(32):4363-4370.

Chang P, Friedenberg F (2014) Obesity and GERD. Gastroenterol Clin North Am 43(1):161-73. doi: 10.1016/j.gtc.2013.11.009. Epub 2013 Dec 27

Chaudhry UI, Marr BM, Osayi SN, Mikami DJ, Needleman BJ, Melvin WS, Perry KA (2014) Laparoscopic Roux-en-Y gastric bypass for treatment of symptomatic paraesophageal hernia in the morbidly obese: medium-term results. Surg Obes Relat Dis pii: S1550-7289(14)00048-3. doi: 10.1016/j.soard.2014.02.004. [Epub ahead of print]

Chew CR, Jamieson GG, Devitt PG, Watson DI (2011) Prospective randomized trial of laparoscopic Nissen fundoplication with anterior versus posterior hiatal repair: late outcomes. World J Surg 35(9):2038-44. doi: 10.1007/s00268-011-1172-x

Connor F (2005) Gastrointestinal complications of fundoplication. Curr Gastroenterol Rep 7(3):219-26; Review

Draaisma WA, Rijnhart-de Jong HG, Broeders IA et al. (2006) Five-year subjective and objective results of laparoscopic and conventional Nissen fundoplication: a randomized trial. Ann Surg 244:34-41

Dultz G, Piiper A, Zeuzem S, Kronenberger B, Waidmann O (2015) Proton pump inhibitor treatment is associated with the severity of liver disease and increased mortality in patients with cirrhosis. Aliment Pharmacol Ther 41(5):459-66. doi: 10.1111/apt.13061. Epub 2014 Dec 19

Faria R, Bojke L, Epstein D, Corbacho B, Sculpher M on behalf of the REFLUX trial group (2013) Cost effectiveness of laparoscopic fundoplication versus continued medical management for the treatment of GERD based on long-term follow-up of the REFLUX trial. Br J Surg 100:1205–1213

Fass R, Gasiorowska A (2008) Refractory GERD: what is it? Curr Gastroenterol Rep 10(3):252-7; Review

Fein M, Ireland AP, Ritter MP, Peters JH, Hagen JA, Bremner CG, DeMeester TR (1997) Duodenogastric reflux potentiates the injurious effects of gastroesophageal reflux. J Gastrointest Surg 1:27-33

Fein M, Bueter M, Thalheimer A, Pachmayer V, Heimbucher J, Freys SM, Fuchs KH (2008) Ten year outcome of laparoscopic antireflux procedures. J Gastrointest Surg 12:1893–1899

Fuchs KH, Babic B, Breithaupt W, Dallemagne B, Fingerhut A, Furnee E, Granderath F, Horvath P, Kardos P, Pointner R, Savarino E, Van Herwaarden-Lindeboom M, Zaninotto G (2014) EAES recommendations for the management of gastroesophageal reflux disease. Surg Endosc 28(6):1753-73. doi: 10.1007/s00464-014-3431-z. Epub 2014 May 2

Fuchs KH, Feussner H (2003) Laparoskopische Fundoplikatio. Internist 44:36–42 DOI 10.1007/s00108-002-0824-1 Online publiziert: 19 Dezember 2002

Furuta T, Shirai N, Watanabe F, Honda S, Takeushi K, Iida T, Sato Y, Kajimura M, Futami H, Takayanagi S, Yamada M, Ohashi K, Ishizaki T, Hanai H (2002) Effect of the cytochrome P4502C19 genotypic differences on cure rates for gastroesophageal reflux disease by lansoprazole. Clin Pharmacol Ther 72:453-60

Granderath FA, Kamolz T, Granderath UM, Pointner R (2007) Gas-related symptoms after laparoscopic 360 degrees Nissen or 270 degrees Toupet fundoplication in gastro-oesophageal reflux disease patients with aerophagia as comorbidity. Dig Liver Dis 39(4):312-8. Epub 2007 Feb 15

Grotenhuis BA, Wijnhoven BP, Bessell JR, Watson DI (2008) Laparoscopic antireflux surgery in the elderly. Surg Endosc 22(8):1807-12. Epub 2007 Dec 20

Hogan WJ, Shaker R (2000) Life after antireflux surgery. Am J Med 108 Suppl 4a:181S-191S; Review

Hu Y, Ezekian B, Wells KM, Burks SG, Jones DR, Lau CL, Schirmer BD, Kozower BD (2013) Long-term satisfaction and medication dependence after antireflux surgery. Ann Thorac Surg 96(4):1246-51. doi: 10.1016/j.athoracsur.2013.05.017. Epub 2013 Jul 25

Humphries LA, Hernandez JM, Clark W, Luberice K, Ross SB, Rosemurgy AS (2013) Causes of dissatisfaction after laparoscopic fundoplication: the impact of new symptoms, recurrent symptoms, and the patient experience. Surg Endosc 27(5):1537-45. doi: 10.1007/s00464-012-2611-y

Kelly JJ, Watson DI, Chin KF, Devitt PG, Game PA, Jamieson GG (2007) Laparoscopic Nissen fundoplication: clinical outcomes at 10 years. J Am Coll Surg 205(4):570-575

Koch OO, Antoniou SA, Kaindlstorfer A, Asche KU, Granderath FA, Pointner R (2012) Effectiveness of laparoscopic total and partial fundoplication on extraesophageal manifestations of gastroesophageal reflux disease: a randomized study. Surg Laparosc Endosc Percutan Tech 22(5):387-91. doi: 10.1097/SLE.0b013e31825efb5b

Koop H, Schepp W, Müller-Lissner S, Madisch A, Micklefield G, Messmann H, Fuchs KH, Hotz J (2005) Gastroösophageale Refluxkrankheit – Ergebnisse einer evidenzbasierten Konsensuskonferenz der Deutschen Gesellschaft für Verdauungs- und Stoffwechselkrankheiten. Z Gastroenterol 43(2):163-4; Review

Lord RV, Kaminski A, Oberg S et al. (2002) Absence of gastroesophageal reflux disease in a majority of patients taking acid suppression medications after Nissen fundoplication. J Gastrointest Surg 6:3-0

Lundell L (2014) Borderline indications and selection of gastroesophageal reflux disease patients: ›is surgery better than medical therapy‹? Dig Dis 32(1-2):152-5. doi: 10.1159/000357182. Epub 2014 Feb 28

Makris KI, Cassera MA, Kastenmeier AS, Dunst CM, Swanström LL (2012) Postoperative dysphagia is not predictive of long-term failure after laparoscopic antireflux surgery. Surg Endosc 26(2):451-7. doi: 10.1007/s00464-011-1898-4

Mehta S, Bennett J, Mahon D, Rhodes M (2006) Prospective trial of laparoscopic nissen fundoplication versus proton pump inhibitor therapy for gastroesophageal reflux disease: Seven-year follow-up. J Gastrointest Surg 10(9):1312-6; discussion 1316-7

Naik RD, Vaezi MF (2013) Extra-esophageal manifestations of GERD: who responds to GERD therapy? Curr Gastroenterol Rep 15(4):318. doi: 10.1007/s11894-013-0318-4. Review

Neuvonen P, Iivonen M, Rantanen T (2014) Endoscopic evaluation of laparoscopic nissen fundoplication: 89 % success rate 10 years after surgery. World J Surg 38(4):882-9. doi: 10.1007/s00268-013-2349-2

Pessaux P, Arnaud JP, Delattre JF, Meyer C, Baulieux J, Mosnier H (2005) Laparoscopic antireflux surgery: five-year results and beyond in 1340 patients. Arch Surg 140(10):946-51

Salminen P, Hurme S, Ovaska J (2012) Fifteen-year outcome of laparoscopic and open Nissen fundoplication: a randomized clinical trial. Ann Thorac Surg 93(1):228-33. doi: 10.1016/j.athoracsur.2011.08.066. Epub 2011 Nov 17

Shih CJ, Chen YT, Ou SM, Li SY, Chen TJ, Wang SJ (2014) Proton pump inhibitor use represents an independent risk factor for myocardial infarction. Int J Cardiol 177(1):292-7. doi: 10.1016/j.ijcard.2014.09.036. Epub 2014 Sep 28

Tedesco P, Lobo E, Fisichella PM, Way LW, Patti MG (2006) Laparoscopic fundoplication in elderly patients with gastroesophageal reflux disease. Arch Surg 141(3): 289-92; discussion 292

Tutuian R (2014) Effects of bariatric surgery on gastroesophageal reflux. Curr Opin Gastroenterol 30(4):434-8

Van Meer S, Bogte A, Siersema PD (2031) Long-term follow up in patients with gastroesophageal reflux disease with specific emphasis on reflux symptoms, use of anti-reflux medication and anti-reflux surgery outcome: a retrospective study. Scand J Gastroenterol 48(11):1242-8. doi: 10.3109/00365521.2013.834378. Epub 2013 Sep 17

Wills VL, Hunt DR (2001) Dysphagia after antireflux surgery. Br J Surg 88(4):486-499

Thoraxmagen

M. Korenkov

15.1 Indikationen zur Operation – 194
15.1.1 Patienten ohne Symptomatik – 194
15.1.2 Patienten mit milder Symptomatik – 194
15.1.3 Patienten mit ausgeprägter Symptomatik – 194
15.1.4 Notfallpatienten – 195

15.2 Operationstechnik – 195

15.3 Betreuung nach der Operation – 195

15.4 Fragen und Antworten – 196
15.4.1 Fragen des Hausarztes an den Chirurgen – 196
15.4.2 Fragen des Patienten an den Hausarzt – 196

15.5 Versorgungsalgorithmen zum Thoraxmagen – 197

Literatur – 198

M. Korenkov et al. (Hrsg.), *Allgemeinchirurgische Patienten in der Hausarztpraxis*,
DOI 10.1007/978-3-662-47907-0_15, © Springer-Verlag Berlin Heidelberg 2016

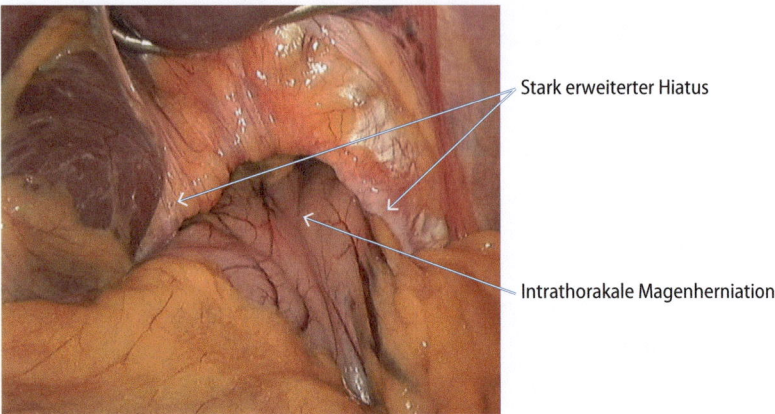

Abb. 15.1 Intraoperatives Bild eines Thoraxmagens mit intrathorakaler Herniation von etwa einem Drittel des Magens

15.1 Indikationen zur Operation

Der Thoraxmagen ist eine fortgeschrittene Form der paraösophagealen Hiatushernie mit kompletter oder inkompletter intrathorakaler Magenverlagerung (Abb. 15.1). Im Gegensatz zur GERD ist ein Thoraxmagen deutlich seltener. Bisher gibt es keine überzeugenden epidemiologischen Daten zur Inzidenz dieser Erkrankung.

Patienten mit Thoraxmagen lassen sich in folgende Gruppen einteilen:
- Patienten ohne Symptomatik
- Patienten mit milder Symptomatik
- Patienten mit ausgeprägter Symptomatik
- Notfallpatienten.

15.1.1 Patienten ohne Symptomatik

Über die OP-Indikationen dieser Patientengruppe herrscht bisher keine Einigkeit. Einige Chirurgen sind der Meinung, dass auch asymptomatische Patienten operiert werden müssten, um das Risiko der möglichen Komplikationen zu vermeiden (Obeidat et al. 2011). Andere Chirurgen favorisieren die abwartende Strategie mit der Begründung, dass das Risiko der Komplikationen sowie das Risiko der erhöhten Mortalität und Morbidität bei einer Notoperation deutlich überschätzt würde (Stylopoulos et al. 2002). Wegen der geringen Fallzahl der Patienten ist diese Frage aus Sicht der evidenzbasierten Medizin nicht geklärt.

Wir vertreten die Meinung, dass asymptomatische Patienten nicht operiert werden müssen. Bei der kombinierten Herniation (z. B. Magen und Querkolon, Magen und Milz) wird auch bei asymptomatischen Patienten eine Operation empfohlen (Landreneau et al. 2005).

15.1.2 Patienten mit milder Symptomatik

Patienten dieser Gruppe haben unspezifische Beschwerden im Sinne einer milden gastroösophagealen Refluxsymptomatik oder unspezifische dyspeptische Symptome. Die Empfehlungen entsprechen denen für die Patienten ohne Symptomatik.

15.1.3 Patienten mit ausgeprägter Symptomatik

Führende Beschwerden bei Patienten dieser Gruppe sind:
- Dysphagie
- Anämie
- Kardiale oder pulmonale Kompressionssymptomatik (Dyspnoe, Arrhythmie, postprandiale Tachykardie).

Bei solchen Symptomen erfolgt eine entsprechende diagnostische Abklärung. Beim Ausschluss aller anderen Ursachen besteht bei Patienten dieser Gruppe die Indikation zur Operation.

15.1.4 Notfallpatienten

Befürchtete Komplikationen des Thoraxmagens sind der Magenvolvulus um die horizontale oder vertikale oder um beide Achsen sowie die Mageneinklemmung mit Strangulation. Es handelt sich hierbei um lebensbedrohliche Komplikationen, die relativ schnell zur Magenischämie, Wandnekrose und Perforation führen. Die richtige präklinische Diagnose bei Patienten mit Magenvolvulus ist schwierig. Meistens werden die Patienten unter einer anderen akuten Verdachtsdiagnose ins Krankenhaus eingeliefert.

Bei bestätigter Magenperforation oder Magenischämie wird eine Notoperation durchgeführt. Bei einer Mageneinklemmung ohne Ischämie wird eine frühelektive Operation empfohlen (Schiergens et al. 2013).

15.2 Operationstechnik

Die Operation bei Thoraxmagen besteht aus folgenden Schritten:
- Reposition des Magens aus dem Mediastinum
- Entfernung des Bruchsackes
- Hiatoplastik mit oder ohne Netzverstärkung
- Gastropexie und/oder Fundoplikation (komplett oder partiell).

Die Operationen beim Thoraxmagen werden meistens laparoskopisch durchgeführt. Das Ausmaß der Operation hat große Ähnlichkeiten mit den Antirefluxoperationen, wobei die Thoraxmagenoperationen technisch deutlich anspruchsvoller sind (Korenkov et al. 2013). Nicht selten wird die Hiatoplastik mit einem Netz verstärkt.

15.3 Betreuung nach der Operation

Die Betreuung der Patienten nach einer Thoraxmagenoperation unterscheidet sich nicht wesentlich von der Betreuung nach Antirefluxchirurgie. Dennoch gibt es einige Besonderheiten, die auf höhere Rezidivraten nach dieser Operation zurückzuführen sind. Nach Morrow und Oelschlager (2013) wird bei 50 % der Patienten nach 5 Jahren postoperativ radiologisch ein Thoraxmagenrezidiv festgestellt. Collet et al. (2013) gaben die Zahl der radiologisch nachgewiesenen Rezidive von paraösophagealen Hernien mit über 60 % an. Jedoch sind die Rezidivhernien meistens deutlich kleiner als der ursprüngliche Befund und verlaufen häufig asymptomatisch (Morrow u. Oelschlager 2013). Es gibt bisher keine einheitliche Definition des Thoraxmagenrezidivs (Lidor et al. 2013).

Wegen der erhöhten Rezidivraten wird in vielen Krankenhäusern postoperativ ein Ösophagusbreischluck oder ein Oberbauch-CT durchgeführt. Damit wird ein Referenzbefund geschaffen, der die Beurteilung des späteren Verlaufs erleichtert.

Aus unserer Sicht ist es sinnvoll, Patienten mit Thoraxmagenrezidiv in folgende Gruppen einzuteilen:
- Große Herniation (> 1/3 des Magens; in gleichem Ausmaß wie vor der Operation) mit Beschwerden
- Große Herniation ohne Beschwerden
- Kleine Herniation (Herniation kleiner als vor der Operation) mit Beschwerden
- Kleine Herniation (Herniation kleiner als vor der Operation) ohne Beschwerden.

Bei asymptomatischen Patienten empfehlen wir eine abwartende Strategie. Bei Patienten mit symptomatischer großer Herniation muss die Indikation zu einem erneuten operativen Eingriff gegen die allgemeinen Risikofaktoren abgewogen werden.

Bei Patienten mit einer symptomatischen kleinen Herniation sollte die Ursache der Beschwerden genau abgeklärt werden. Besteht ein direkter Zusammenhang zwischen der paraösophagealen Hernie und den aktuellen Beschwerden, kann die OP-Indikation unter Berücksichtigung der allgemeinen Risikofaktoren gestellt werden. Bei fehlendem Zusammenhang sollte die weitere diagnostische Abklärung erfolgen (Abb. 15.5).

15.4 Fragen und Antworten

15.4.1 Fragen des Hausarztes an den Chirurgen

- **Frage**

Kann man den Thoraxmagen ohne aufwendige Operation reponieren und im Abdomen fixieren?

- **Antwort**

Ja. Bei Hochrisikopatienten ist eine endoskopische Magenreposition mit Magenfixierung über eine endoskopische PEG-Anlage möglich (Lukovich et al. 2013). Eine Alternative bietet die laparoskopische Reposition. Dabei wird der Bruchsack nicht abgetragen und keine Hiatoplastik durchgeführt. Der im Abdomen reponierte Magen wird an einem Zwerchfellschenkel oder an der vorderen Bauchwand angenäht (◘ Abb. 15.2). Dadurch wird die Operationszeit deutlich verkürzt. Aufgrund der sehr geringen Fallzahl für beide Verfahren gibt es bisher keine validen Daten im Hinblick auf die Langzeitergebnisse.

- **Frage**

Besteht beim Thoraxmagen auch die Indikation zu einer medikamentösen Therapie mit Protonenpumpenhemmern?

- **Antwort**

Im Gegensatz zur axialen Hiatushernie ist der untere Ösophagussphinkter beim Thoraxmagen meist nicht beeinträchtigt, und viele Thoraxmagenpatienten sind asymptomatisch (Stylopoulos et al. 2002). In diesem Zusammenhang ist eine Therapie mit PPI also selten indiziert.

- **Frage**

Welche diagnostischen Maßnahmen kommen beim Thoraxmagen infrage?

- **Antwort**

Die Diagnose Thoraxmagen wird mithilfe des Thoraxröntgens oder des Thorax-CT gestellt (◘ Abb. 15.3).

- **Frage**

Wie häufig muss von laparoskopischer Operation auf eine »offene« Operation mit Bauchschnitt umgestellt werden?

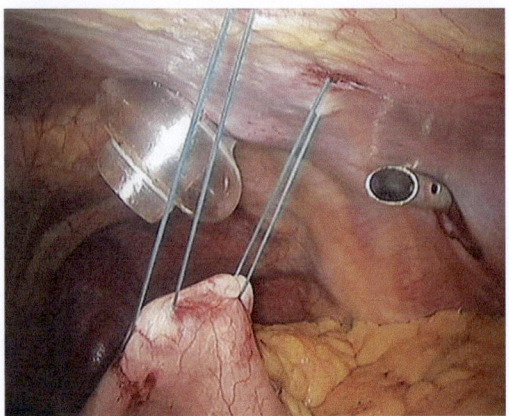

◘ Abb. 15.2 Gastropexie im Bereich des Magenkorpus

- **Antwort**

Die Umstiegsrate auf eine offene Operation hängt vor allem von der individuellen chirurgischen Erfahrung des Operateurs ab. Bei erfahrenen Chirurgen liegt die Wahrscheinlichkeit < 1 %.

- **Frage**

Wie kommt es eigentlich zum Thoraxmagen?

- **Antwort**

Die Ursachen des Thoraxmagens sind nicht eindeutig geklärt. Bei etwa 80 % der Patienten besteht eine angeborene Fehlbildung in Form eines Hiatus communis, d.h. ein gemeinsamer Durchtritt von Ösophagus und Aorta durch das Zwerchfell (Siewert et al. 2002). Es handelt sich um eine Bruchbildung neben dem Ösophagus bei erhaltender intraabdomineller Fixation des distalen Ösophagus und der Kardia. Entsprechend der intraperitonealen Lage von Magenkorpus und -antrum bildet das Peritoneum im Gegenteil zum Gleitbruch einen nach allen Seiten geschlossenen Bruchsack.

15.4.2 Fragen des Patienten an den Hausarzt

- **Frage**

»Trotz meiner Beschwerden möchte ich mich (noch) nicht operieren lassen. Wie lange kann der Magen denn da bleiben?«

15.5 · Versorgungsalgorithmen zum Thoraxmagen

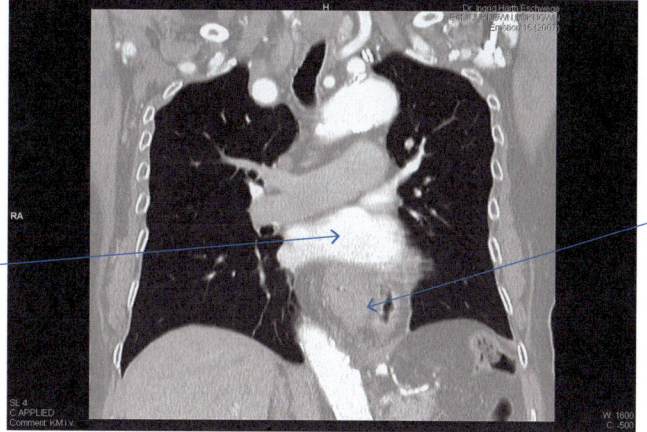

Abb. 15.3 CT-Bild eines Thoraxmagens mit Kompression des linken Vorhofes (mit freundlicher Genehmigung Dr. Ingrid Harth, Radiologisches Institut, Eschwege)

▪▪ Antwort

»Ihre Beschwerden werden eher nicht besser, sie können aber konstant bleiben. Bei Einklemmung des Magens oder des Bauchinhalts müssen Sie notfallmäßig operiert werden. Wenn Sie bereit sind, mit diesem Risiko zu leben, könnten Sie erst einmal abwarten.«

15.5 Versorgungsalgorithmen zum Thoraxmagen

Die Versorgung von Patienten mit Thoraxmagen vor und nach einer operativen Versorgung ist in ■ Abb. 15.4 bzw. ■ Abb. 15.5 dargestellt.

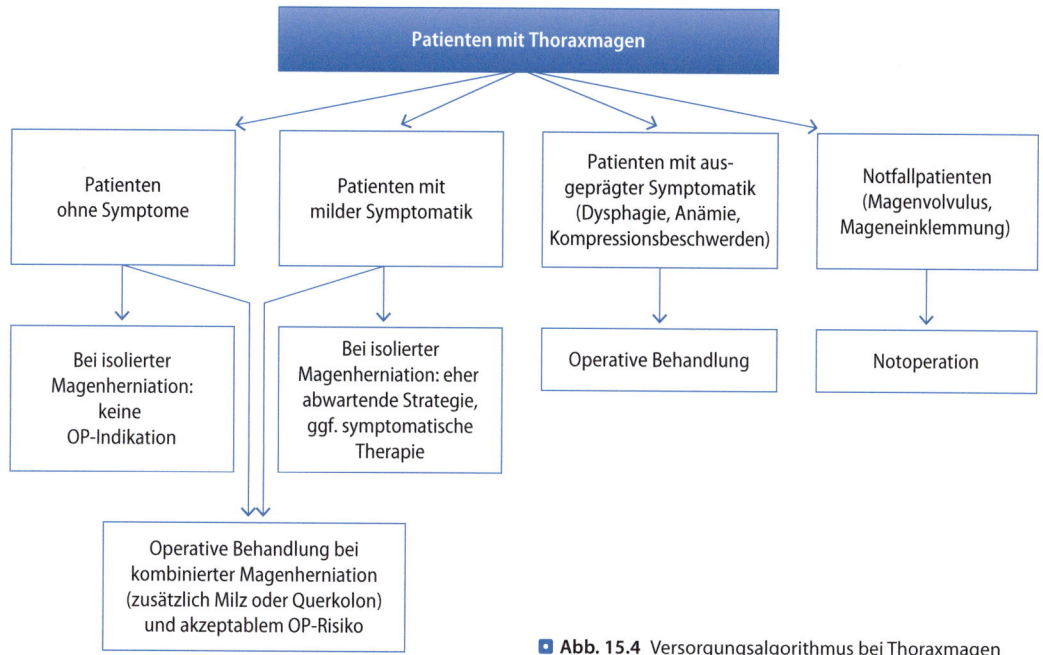

Abb. 15.4 Versorgungsalgorithmus bei Thoraxmagen

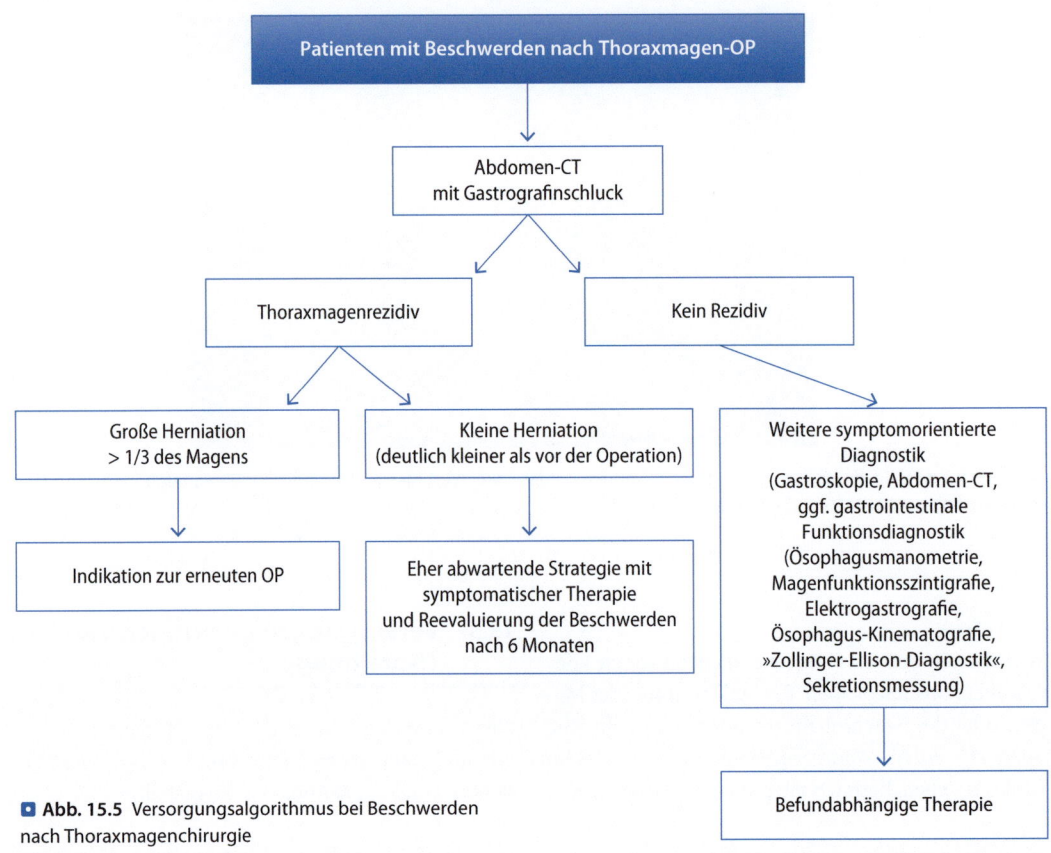

Abb. 15.5 Versorgungsalgorithmus bei Beschwerden nach Thoraxmagenchirurgie

Literatur

Bawahab M, Mitchell P, Church N, Debru E: Management of acute paraesophageal hernia. Surg Endosc 2009, 23: 255–259.

Collet D, Luc G, Chiche L (2013) Management of large paraesophageal hiatal hernias. J Visc Surg 150(6):395-402. doi: 10.1016/j.jviscsurg.2013.07.002. Epub 2013 Sep 21

Korenkov M, Germer Ch, Lang H (2013) Gastrointestinale Operationen und technische Varianten: Operationstechniken der Experten. Springer, Heidelberg:42-43

Landreneau RJ, Del PM, Santos R (2005) Management of paraesophageal hernias. Surg Clin North Am 85:411–432

Latzko M, Borao F, Squillaro A, Mansson J, Barker W, Baker T. Laparoscopic repair of paraesophageal hernias. JSLS. 2014 Jul;18(3).

Lidor AO, Kawaji Q, Stem M, Fleming RM, Schweitzer MA, Steele KE, Marohn MR (2013) Defining recurrence after paraesophageal hernia repair: correlating symptoms and radiographic findings. Surgery 154(2):171-8. doi: 10.1016/j.surg.2013.03.015. Epub 2013 Jun 15.

Lukovich P, Dudás I, Tari K, Jónás A, Herczeg G (2013) PEG fixation of an upside-down stomach using a flexible endoscope: case report and review of the literature. Surg Laparosc Endosc Percutan Tech 23(2):e65-9. doi: 10.1097/SLE.0b013e3182686646. Review

Morrow EH, Oelschlager BK (2013) Laparoscopic paraesophageal hernia repair. Surg Laparosc Endosc Percutan Tech 23(5):446-8. doi: 10.1097/SLE.0b013e3182a12739. Review

Obeidat FW, Lang RA, Knauf A, Thomas MN, Hüttl TK, Zügel NP, Jauch KW, Hüttl TP (2011) Laparoscopic anterior hemifundoplication and hiatoplasty for the treatment of upside-down stomach: mid- and long-term results after 40 patients. Surg Endosc 25(7):2230-5. doi: 10.1007/s00464-010-1537-5. Epub 2011 Feb 27

Schiergens TS, Thomas MN, Hüttl TP, Thasler WE (2013) Management of acute upside-down stomach. BMC Surg 13:55. doi: 10.1186/1471-2482-13-55

Siewert JR, Harder F, Rotmund M (2002) Praxis der Viszeralchirurgie. Gastroenterologische Chirurgie. Springer, Heidelberg; S. 310

Stylopoulos N, Gazelle GS, Rattner DW (2002) Paraesophageal hernias: operation or observation? Ann Surg 236: 492–501

Magenresektion und Gastrektomie

M. Mehdorn, I. Gockel

16.1 Indikationen zur Operation – 200
16.1.1 Ulzera – 200
16.1.2 Ulkuschirurgie – 201
16.1.3 Magenkarzinom – 201

16.2 Operationsvorbereitung – 204

16.3 Operationstechnik – 204
16.3.1 Laparotomie versus Laparoskopie – 204
16.3.2 Rekonstruktionsformen – 204

16.4 Nachsorge bei Komplikationen – 206
16.4.1 Akute Komplikationen – 206
16.4.2 Chronische Komplikationen – 207

16.5 Betreuung nach der Operation – 208
16.5.1 Onkologische Nachsorge – 208
16.5.2 Alimentäre Nachsorge – 208

16.6 Fragen und Antworten – 208
16.6.1 Fragen des Hausarztes an den Chirurgen – 208
16.6.2 Fragen des Patienten an den Hausarzt – 209

16.7 Versorgungsalgorithmen nach Magenresektion und Gastrektomie – 210

Literatur – 211

M. Korenkov et al. (Hrsg.), *Allgemeinchirurgische Patienten in der Hausarztpraxis*,
DOI 10.1007/978-3-662-47907-0_16, © Springer-Verlag Berlin Heidelberg 2016

16.1 Indikationen zur Operation

Die Indikationen zur Magenresektion und Gastrektomie sind unterschiedlicher Natur. Einerseits stellen konservativ nicht beherrschbare Ulzera etwa mit Penetration oder narbiger Stenosierung eine Indikation zur Magenresektion dar, wobei dieser Anteil der operativen Eingriffe dank der Protonenpumpeninhibitoren (PPI) stark zurückgegangen ist. Auf der anderen Seite erfordert das Magenkarzinom die onkologische subtotale Magenresektion (4/5) bzw. totale oder transhiatal erweiterte totale Gastrektomie mit systematischer D2-Lymphadenektomie (Abb. 16.1).

Zunächst soll im Folgenden kurz die Magenresektion bei Ulcus ventriculi dargestellt werden. Den weitaus größeren Teil dieses Kapitels bildet die Therapie des Magenkarzinoms, da sie für die Magenchirurgie den bedeutenderen Aspekt darstellt.

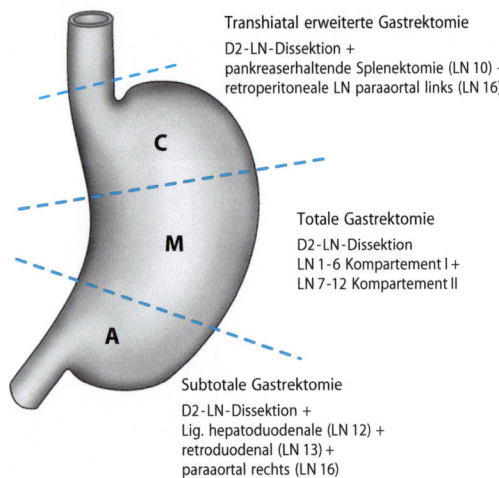

 Abb. 16.1 Einteilung des Magens in Drittel und chirurgische Strategie

16.1.1 Ulzera

Patienten mit Ulkuskrankheit beschreiben ein epigastrisches Druckgefühl bis hin zu brennenden Schmerzen und Reflux. Zur Diagnosesicherung dient die Gastroskopie, bei der sich das Magengeschwür als zentral eingesunkene Struktur mit Randwall darstellt. Hierbei sollte immer eine Biopsie entnommen werden und eine mögliche Helicobacter-pylori-Infektion überprüft werden, da es einen signifikanten Zusammenhang zwischen Infektion und Ulkusleiden gibt. Bei nachgewiesener Infektion und gleichzeitig bestehendem Ulkusleiden ist die Eradikation des Erregers indiziert. Zudem gibt es auslösende proulzerogene Pharmaka wie NSAID oder Kortikosteroide, deren Absetzung ebenfalls die Heilung eines Ulkus fördert (DGVS 2010).

Akute Ulkuskomplikationen

Bei akut blutenden Ulzera kann die Ansammlung des frischen Blutes im Magen zur Hämatemesis führen. Der Patient muss dann notfallmäßig in eine Klinik zur umgehenden Gastroskopie eingewiesen werden. Hierbei kann die Blutungsquelle identifiziert und oft auch durch Clipping des Gefäßstumpfes oder durch Unterspritzung der Mukosa gestillt werden. Zur Unterspritzung verwendet man Suprarenin, womit man zwei Wirkungen erzielt: einerseits die pharmakologische Vasokonstriktion und andererseits durch Zunahme des Gewebedrucks eine Kompression des zuführenden Gefäßes. Bewährt hat sich dabei eine Kombination aus beiden (Biecker 2008). Operativ ist als Ultima Ratio bei endoskopisch nicht stillbarer Blutung die Umstechung des Ulkus die Therapie der Wahl bei akuter Blutung.

Chronische Magenulzera können nicht selten perforieren. Klinisch zeigt der Patient einen plötzlich einsetzenden Oberbauchschmerz. Die notfallmäßige Einweisung in die Klinik ist hier ebenfalls geboten. Die Abdomenübersichtsaufnahme zeigt in diesem Fall freie Luft unter dem Zwerchfell. Hier besteht die Indikation zur sofortigen explorativen Laparoskopie bzw. -tomie. Bei der anschließenden Exzision und Übernähung des Ulkus muss zwingend eine histologische Sicherung erfolgen, da jedes Ulkus die Gefahr einer malignen Transformation zum Magenkarzinom birgt.

Chronische Ulkuskomplikationen

Neben der akuten, Hb-relevanten Blutung aus Ulzera können diese auch chronisch oder subklinisch bluten. Dies führt über längere Dauer zur Entstehung einer Eisenmangelanämie, welche sich mit Abgeschlagenheit, Blässe und Leistungsminderung präsentiert. Zudem kann auf dem Boden eines chronischen Ulkus ein Magenkarzinom entstehen (DGVS 2010).

16.1.2 Ulkuschirurgie

Die Inzidenz der chirurgisch zu therapierenden Ulzera ist in den vergangenen Jahren dank der verbesserten konservativen Therapie stark zurückgegangen (Zittel et al. 2000). Zunächst müssen alle konservativen Therapien wie die Gabe von PPI (z. B. Omeprazol, Pantoprazol), die Helicobacter-pylori-Eradikation und das Absetzen aller magenschädlichen Medikamente ausgeschöpft sein. Oft ist die Erfolglosigkeit der konservativen Therapien jedoch auf eine mangelnde Compliance des Patienten zurückzuführen. Es werden jedoch weniger Ulzera elektiv als notfallmäßig wegen Perforation oder nicht stillbarer Blutungen operiert (Zittel et al. 2000).

Magenresektion bei Ulzera

Die Indikation zur Magenresektion bei Ulzera besteht bei therapierefraktären oder akut nicht endoskopisch therapierbaren blutenden Ulzera. Zudem ist bei Malignitätsverdacht die Magenresektion mit intraoperativem Schnellschnitt indiziert. Die Magenresektion wird in der Regel als Billroth-I- oder -II-Resektion durchgeführt, da kein Sicherheitsabstand zum Ulkus erforderlich ist. Da Gastrin einer der Stimuli der Säureproduktion ist und diese Zellen ebenfalls in der Antrumregion liegen, werden bei der distalen Magenresektion neben dem Ulkus auch die Gastrin produzierenden Zellen mitentfernt, wodurch eine Senkung der Säurestimulation erreicht wird.

16.1.3 Magenkarzinom

Das Magenkarzinom zeigt in Deutschland eine rückläufige Inzidenz, jedoch steigt die Anzahl an Karzinomen des ösophagogastralen Übergangs. Risikofaktoren sind die oben genannte H.-pylori-Infektion, Tabakrauchen, Alkoholgenuss, die familiäre Häufung, ein niedriger sozioökonomischer Status, ein anamnestisch chronisches Ulkusleiden sowie eine frühere distale Magenoperation (sog. Magenstumpfkarzinom). Bei Patienten mit genetischer Vorbelastung im Rahmen des hereditären nicht polypösen Kolonkarzinoms (HNPCC) ist zum Ausschluss eines Magenkarzinoms eine Gastroskopie angezeigt, da dieses Syndrom ebenfalls mit einem erhöhten Magenkarzinomrisiko einhergeht (Möhler et al. 2011)

Histologisch sind das klassische Magenkarzinom und auch das Karzinom des ösophagogastralen Übergangs (adenocarcinoma of the esophagogastric junction, AEG) Adenokarzinome. Die Magenkarzinome werden dabei nach der Laurén-Klassifikation in diffuse und intestinale Subtypen eingeteilt. Diese Wuchsform spielt eine Rolle im Bezug auf die Invasivität und das Langzeitüberleben von Patienten, wobei die intestinale Form die bessere Prognose aufweist (Qiu et al. 2013).

Die Karzinome des ösophagogastralen Übergangs werden je nach anatomischer Lage nach Siewert in drei Kategorien eingeteilt (Mönig u. Hölscher 2010): AEG I ist ein Karzinom aus metaplastischem Plattenepithel proximal der Z-Linie gelegen, welche die physiologische Grenze zwischen Platten- und Drüsenepithel markiert. Hierbei wandelt sich das Plattenepithel durch den Säureeinfluss zunächst in Drüsenepithel um. Später entstehen aus diesem die malignen Adenokarzinomzellen. AEG Typ II bezeichnet ein Karzinom im Bereich der Z-Linie und das AEG Typ III eines 2–5 cm distal der Z-Linie. Das AEG I entspricht einem Barrett-Karzinom aus metaplastischem Plattenepithel, wohingegen AEG Typ II und III Magenkarzinome im engeren Sinne sind. Analog kann man diese Tumore auch als distales Ösophaguskarzinom (AEG I), Kardiakarzinom (AEG II) und subkardiales Magenkarzinom (AEG III) bezeichnen.

Klinik und Diagnostik des Magenkarzinoms

Patienten mit einem Karzinom des ösophagogastralen Übergangs (AEG-Tumore) oder mit einem Magenkarzinom können sich mit rezidivierendem Erbrechen, Hämatemesis, Inappetenz oder Gewichtsverlust vorstellen. Aufgrund der Größe des Magens sind die Karzinome des Magenkorpus hinsichtlich der Nahrungspassage oft lange klinisch inapparent, da sie erst im fortgeschrittenen Stadium ein

Passagehindernis bilden. Das Mageneingangskarzinom der Kardia führt allerdings rasch zu einer Dysphagie, das -ausgangskarzinom im Bereich des Pylorus zu postprandialem Völlegefühl und Erbrechen (Möhler et al. 2011). Die diagnostische Methode der Wahl ist die Ösophagogastroduodenoskopie (ÖGD; Möhler et al. 2011). Bei endoskopisch nachgewiesenem Karzinom werden Biopsien entnommen und die weitere Stagingdiagnostik eingeleitet (s.u.).

Interdisziplinäre Tumorboards an spezialisierten Zentren

Bei endoskopisch gesichertem Magenkarzinom muss die Überweisung des Patienten in ein darauf spezialisiertes Zentrum mit Tumorboard-Vorstellung erfolgen. Hier werden die genaue Diagnostik und Therapieplanung zwischen Onkologen, Gastroenterologen, Chirurgen und Radiologen oder Radioonkologen besprochen (Möhler et al. 2011).

Staging

Bei klinischem Verdacht auf ein Magenkarzinom ist die Durchführung einer Endoskopie zwingend erforderlich. Hierbei werden Biopsien entnommen, welche die histologische Sicherung des Verdachtes ermöglichen. Gelingt diese Sicherung wiederholt nicht und besteht makroskopisch dennoch ein starker Malignitätsverdacht, kann zur weiteren Diagnosesicherung entweder endoskopisch Schleimhaut abgetragen (sogenannte diagnostische Mukosaresektion bei oberflächlichem Karzinom) oder eine Endosonografie durchgeführt werden. Zur Untersuchung der Tumorabsiedelung gehört weiterhin die B-Bild-Sonografie der Leber und ggf. des Halses. Zudem sind ein Thorax- und ein Abdomen-CT mit intravenöser und oraler Kontrastmittelgabe angezeigt.

Für die Bestimmung der Eindringtiefe des Tumors (T-Stadium) ist die Endosonografie von großer Bedeutung. Etwas geringer wird ihre Wertigkeit zur Beurteilung des Lymphknotenbefalls eingeschätzt (N-Stadium). Die Knochenszintigrafie und das PET-CT sind keine Standardverfahren beim Staging des Magenkarzinoms. Diese Untersuchungen werden in speziellen Situationen durch das interdisziplinäre Tumorboard indiziert. Bei lokal ausgedehntem Tumorbefall kann man sich laparoskopisch ein genaueres Bild von den lokalen und peritonealen Tumorstadien machen. Tumormarker wie CEA, CA 19-9 oder CA 72-4 spielen keine Rolle in der Diagnostik eines Magenkarzinoms, können aber zur Verlaufskontrolle von Bedeutung sein.

Stadienabhängige Therapien

Bei sehr oberflächlich wachsenden Karzinomen (T1a = Mukosakarzinom) kann unter Berücksichtigung der Histologie und Ausdehnung auch eine endoskopische Mukosaresektion durchgeführt werden (Möhler et al. 2011). Bei infiltrierenden, ausgedehnten und diffus wachsenden Karzinomen besteht die Indikation zur Magenresektion. Greift das Karzinom aber schon auf benachbarte Organe über (T4b) ist eine kurative Operation nur selten indiziert (Möhler et al. 2011).

Bei lokal begrenzten Tumoren ist gemäß der deutschen S3-Leitlinie Magenkarzinom die präoperative Chemotherapie angezeigt (Möhler et al. 2011). Eine lokal erfolgreiche komplette Resektion des Tumors mit sorgfältig durchgeführter D2-Lymphadenektomie (R0) macht keine weitere Radiochemotherapie nach der OP notwendig. Bei der R1- oder gar R2-Resektion ist zunächst eine Re-OP zu überdenken, bevor eine Radiochemotherapie begonnen wird. Auch dieser Punkt wird wiederum in einem Tumorboard evaluiert (Möhler et al. 2011). Im Rahmen der individualisierten Therapie gibt es auch für das Magenkarzinom neue Entwicklungen für neue Therapieschemata. Basischemotherapie ist ein Platinderivat zusammen mit einem Antimetaboliten wie 5-Fluorouracil. Je nach molekularer Charakterisierung des Tumors sind Therapieergänzungen mit Biologicals gegen Wachstumsfaktorrezeptoren oder Zweitlinien-Chemotherapeutika wie Taxane in ihrer Wirksamkeit in Studien nachgewiesen worden (Lordick et al. 2015; ◘ Tab. 16.1).

Stadienabhängige Resektion

Je nach Lokalisation des Tumors ergeben sich unterschiedliche Resektionsmöglichkeiten unter besonderer Berücksichtigung histologischer Kriterien (Differenzierungsgrad, Eindringtiefe). Oberflächliche Magenkarzinome (Mukosa- und Submukosakarzinome = pT1a/pT1b) können der endoskopischen Resektion unter folgenden Voraussetzungen zugeführt werden:
- Polypöser Tumor < 2 cm
- Flacher Tumor < 1 cm

Tab. 16.1 Therapiealgorithmus beim Magenkarzinom (Möhler et al. 2011)

Stadium des Karzinoms	Mukosa-/Submukosa-karzinom (T1)	Lokal fortgeschrittenes Karzinom (T2)	Lokal invasiv wachsendes Karzinom (T3/4, N+)	
Chemotherapie-indikation	Keine Chemotherapie nötig	Keine Chemotherapie nötig	Wahrscheinlich Resektabel: adjuvante Chemotherapie	Ohne Resektabilität: neoadjuvante Radiochemotherapie
Resektionsform	Endoskopische Resektion	Gastrektomie	Gastrektomie	Ggf. onkologische Gastrektomie

Tab. 16.2 »Extended criteria« für die endoskopische Mukosaresektion (ER = endoskopische Resektion; EC = extended criteria; Soetikno et al. 2005)

Tiefe	Mukosa				Submukosa	
	Nicht ulzeriert		Ulzeriert			
Größe	< 20 mm	> 20 mm	< 30 mm	> 30 mm	< 30 mm	Jede Größe
Intestinal	Gemäß Leitlinie ER	EC	EC	Gastrektomie mit D2-Lymphadenektomie	EC	Gastrektomie mit D2-Lymphadenektomie
Diffus	Gastrektomie mit D2-Lymphadenektomie					

- Gute Differenzierung (G1 und G2)
- Kein Tumorresiduum nach der endoskopischen Resektion.

Für die Resektion von nicht ulzerierten Tumoren des intestinalen Typs im frühen Stadium bietet sich die endoskopische Mukosaresektion (ER) an. Hierbei sind aber auch nur die Tumore < 2 cm vorrangig endoskopisch zu behandeln, da von keiner Lymphknotenmetastasierung auszugehen ist. Bei größeren, nicht ulzerierten oder ulzerierten Tumoren ist unter Beachtung der sogenannten »extended criteria« die endoskopische Resektion dennoch möglich. Diese Tumore haben nur eine Metastasierungsquote im unteren einstelligen Prozentbereich (Chung et al. 2011). Für die »extended criteria« beachtet man folgendes Schema, bei allen anderen Stadien ist die onkologische Gastrektomie mit D2-Lymphadenektomie indiziert (◘ Tab. 16.2).

Chirurgische Resektion des Magenkarzinoms

Generell sollte in Abhängigkeit von der histologischen Differenzierung lokal begrenzter Tumoren ein oraler Sicherheitsabstand beim intestinalen Typ von 5 cm und beim diffusen Typ von 8 cm eingehalten werden (Möhler et al. 2011). Dementsprechend muss die Resektionsform gewählt werden. Die oben bereits erwähnte Einteilung nach Siewert findet Bedeutung in der Wahl des Resektionsausmaßes, die das Lymphknotenmetastasierungsschema der jeweiligen Lokalisation berücksichtigt (Chen et al. 2014).

Das AEG I wird als distales Ösophaguskarzinom obligat mit einer abdominothorakalen Ösophagusresektion mit Lymphadenektomie abdominal und mediastinal reseziert. Hierbei wird in einem ersten Schritt der Magen über eine Laparotomie an der kleinen Kurvatur unter Mitnahme der dortigen Lymphknoten schlauchförmig abgesetzt, um anschließend in der Thorakotomie den Ösophagus aus dem Mediastinum zu präparieren. Abschließend wird der Schlauchmagen aus dem Abdomen nach intrathorakal transponiert und an den proximalen Ösophagus anastomosiert. Dabei ist die Anastomosierung sowohl hoch intrathorakal als auch zervikal möglich.

AEG II und III werden durch eine transhiatal erweiterte Gastrektomie entfernt. Hierbei wird versucht, den distalen Ösophagus möglichst weit von abdominal aus mitzuresezieren (Rahden et al. 2006). Die Rekonstruktion der Nahrungspassage erfolgt nach Roux-Y (s.u.). Zur Vervollständigung der Resektion gehört die systematische D2-Lymphadenektomie, welche die Lymphknoten entlang der kleinen und großen Magenkurvatur (Kompartiment I) sowie die Lymphknoten entlang der Arterien des Truncus coeliacus einschließt (A. hepatica communis, A. gastrica sinistra und A. lienalis; Kompartiment II). Es müssen mindestens 16 Lymphknoten reseziert werden, um später für die TNM-Tumorklassifikation eine valide Aussage über den Lymphknotenstatus treffen zu können. Ideal ist aus onkologischer Sicht jedoch die Dissektion von 25 Lymphknoten (Möhler et al. 2011). Liegt allerdings ein Karzinom im Bereich des Korpus oder des Antrums vor, ist eine onkologische 4/5-Resektion des Magens mit D2-Lymphadenektomie möglich.

16.2 Operationsvorbereitung

Unabhängig von der Entität, aufgrund derer die Indikation zur Gastrektomie gestellt wird, ist es insbesondere bei kachektischen Patienten empfehlenswert, 10–14 Tage vor der Operation eine gezielte Ernährungstherapie anzusetzen, da ein schlechter Ernährungszustand mit einem erhöhten perioperativen Risiko verbunden ist. Je nach Zustand des Patienten sollte diese Ernährung auch parenteral erfolgen (Weimann et al. 2014).

16.3 Operationstechnik

16.3.1 Laparotomie versus Laparoskopie

Neben der offenen Magenresektion ist auch die laparoskopische Variante möglich. Es konnte in Studien gezeigt werden, dass das onkologische Ergebnis der laparoskopischen Intervention dem der offenen Chirurgie entspricht (Son et al. 2014). Dies gilt insbesondere für die lokal begrenzten Tumoren niedriger Stadien. Allerdings ist bei lokal fortgeschrittenen Tumoren die chirurgische Herausforderung wesentlich größer und fordert vom Operateur mehr Fertigkeit und Erfahrung, um ein ähnlich radikales, onkologisch hochwertiges Ergebnis zu erhalten (Son et al. 2014).

16.3.2 Rekonstruktionsformen

Die Rekonstruktion der Nahrungspassage ist je nach Erfahrung des Operateurs durchzuführen. Weltweit am häufigsten wird jedoch nach Roux-Y rekonstruiert. Bis heute gibt es keine Daten, die für oder gegen eine der Rekonstruktionsformen sprechen. Bei der Rekonstruktion müssen zudem die verfahrensspezifischen Komplikationen bedacht werden, die in den einzelnen Unterpunkten mitbenannt werden.

Billroth I

Wird im Rahmen von benignen Läsionen wie chronischen Ulzera nur der distale Magen reseziert, so bietet sich die Möglichkeit der Rekonstruktion nach Billroth I, bei welcher der duodenale Stumpf an den distalen Magen anastomosiert wird. Nachteil dieser Methode ist der Wegfall des Pylorus und der daraus erleichterte duodenale Reflux, der wiederum die Entstehung von Gastritis bzw. Refluxösophagitis und im Langzeitverlauf nach etwa 15 Jahren das Magenstumpfkarzinom begünstigt (◘ Abb. 16.2).

Billroth II

Die Resektion nach Billroth II wird angewendet, wenn eine subtotale Gastrektomie durchgeführt wurde. Hierbei wird nicht der duodenale Stumpf zur Anastomose genutzt, sondern eine etwas weiter distal (etwa 50 cm) liegende Jejunalschlinge, die mit dem Magen end-zu-seit verbunden wird. Zur Vermeidung eines Refluxes von Duodenalsekret kann über eine sogenannte Braun-Fußpunktanastomose in Seit-zu-Seit-Technik das Pankreas-, Duodenal- und Gallensekret an der Magenanastomose vorbeigeleitet werden (◘ Abb. 16.3).

Roux-Y-Rekonstruktion

Hierbei wird das Duodenum abgesetzt und wiederum weiter 50 cm distal das Jejunum durchtrennt. Es wird das distale Jejunumsegment am Magen anastomosiert und die vom Duodenum kommende Schlinge im Verlauf in das Jejunum eingeleitet. Dabei resultiert eine abführende Jejunumschlinge von etwa 65 cm bis zur Fußpunktanastomose (◘ Abb. 16.4, ◘ Abb. 16.5). Bei dieser Rekonstruktionsform kann im Falle einer totalen Gastrektomie ein proximales Reservoir (Pouch) geschaffen werden. Dabei wird das Jejunum gedoppelt und am

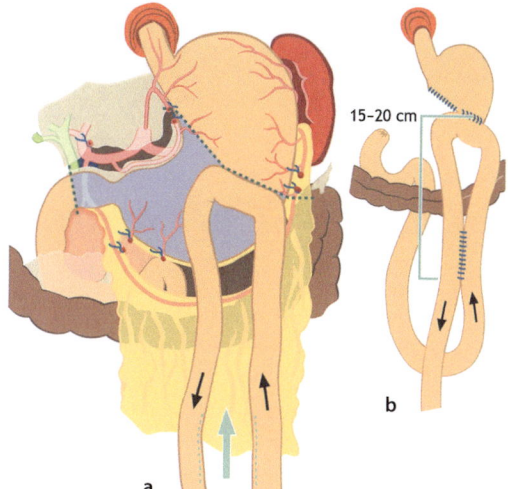

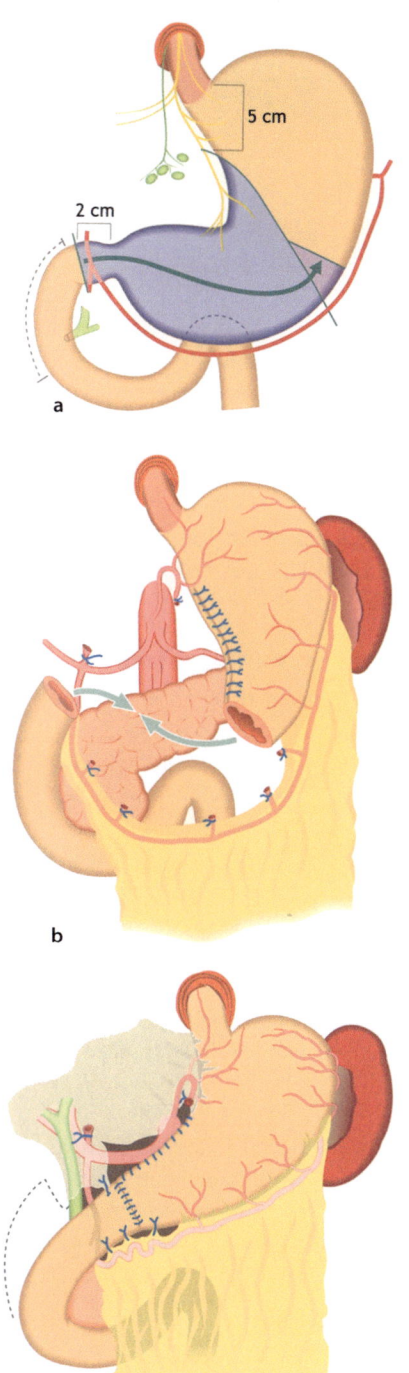

Abb. 16.3 Magenresektion nach Billroth II. **a** Schematische Darstellung des Resektionsausmaßes und der Schlingenführung, **b** abschließende Situation nach antekolischer Gastrojejunostomie mit Braun-Fußpunktanastomose

Scheitelpunkt der Schlinge mit der distalen Speiseröhre verbunden. Die Anlage eines Pouches wird mit einer schnelleren postoperativen Gewichtszunahme in Verbindung gebracht (Gertler et al. 2009), wobei die Anlage eines Pouches nicht zur standardmäßig durchgeführten Rekonstruktion nach Roux-Y gehört. Bei der Rekonstruktion nach Roux-Y ist der Reflux im Vergleich zu beiden Billroth-Rekonstruktionen erheblich geringer. Allerdings kann das späte Einleiten des Duodenalsekrets in das Jejunum zum sogenannten Roux-Stase-Syndrom führen. Damit ist eine verlangsamte Darmperistaltik gemeint, die auf die darmaktivierende Funktion des Duodenalsekrets zurückzuführen ist.

Gastroenterostomie

Der Vollständigkeit halber soll an dieser Stelle kurz die in palliativer Intention durchgeführte Gastroenterostomie beschrieben werden. Sie wird bei lokaler Inoperabilität mit funktionellen Beschwerden des Patienten angelegt. Hierbei wird eine proximale Jejunalschlinge mit dem Magenkorpus an dessen tiefster Stelle verbunden, sodass der Speisebrei am Pylorus und Duodenum vorbei in den Dünndarm gelangt. Die Rekonstruktion kann ähnlich der Bilroth-II-Operation mit zusätzlicher Fußpunktanastomose erfolgen.

Abb. 16.2 Magenresektion nach Billroth I. **a** Schematische Darstellung des Resektionsausmaßes, **b** nach Resektion und Verkleinerung des Magenquerschnittes, **c** abschließende Situation nach Gastroduodenostomie

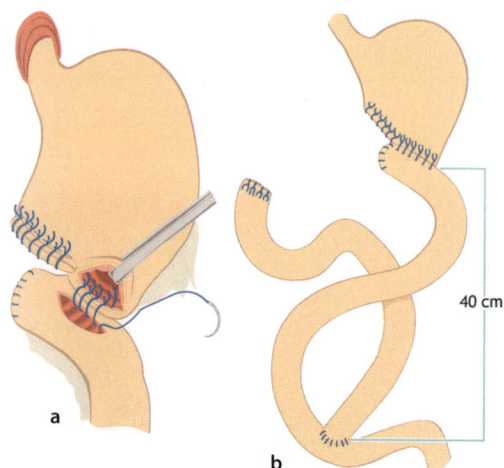
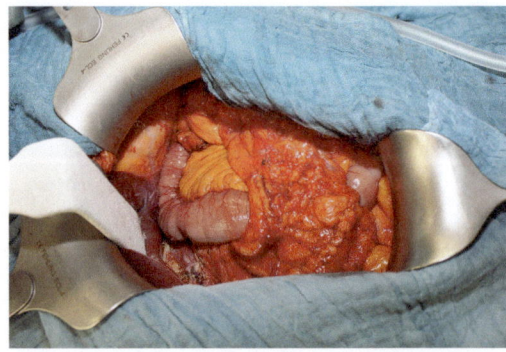

Abb. 16.4a, b **a** Distale Magenresektion mit Roux-Y-Anastomose. Nach dem Aufsuchen der 1. Jejunalschlinge wird diese durchtrennt und das nach oral führende Ende der Schlinge blind verschlossen. Es wird zunächst eine End-zu-Seit-Anastomose (Gastrojejunostomie) zum Magen ausgeführt (abführende Schlinge). **b** Distale Magenresektion und Rekonstruktion mit Gastrojejunostomie end-zu-seit in Roux-Y-Konfiguration. Die zuführende Schlinge vom Duodenalstumpf ist etwa 40 cm distal der Gastrojejunostomie end-zu-seit eingepflanzt

Abb. 16.5 Roux-Y-Rekonstruktion nach totaler Gastrektomie. Im Vordergrund ist die anastomosenbildende Jejunalschlinge der Ösophagojejunostomie zu sehen

16.4 Nachsorge bei Komplikationen

16.4.1 Akute Komplikationen

Anastomoseninsuffizienz

Trotz fehlerfreier Durchführung einer Anastomosenanlage (Spannungsfreiheit und gute primäre Durchblutung der Anastomosenenden) kann es postoperativ zu einer Insuffizienz der ösophagojejunalen Anastomose kommen, was auf unterschiedlichste Faktoren, wie z. B. das perioperative Flüssigkeitsmanagement zurückzuführen ist. In der Regel tritt eine Anastomoseninsuffizienz zwischen dem 5. und 7. postoperativen Tag auf. Allerdings ist diese sehr selten und wird in spezialisierten Zentren mit etwa 1% angegeben. Hierbei entwickelt der Patient unspezifische Entzündungswerte (Leukozyten- und CRP-Anstieg) und Bauchschmerzen sowie bei ausgeprägtem Befund einen Peritonismus. Es kann ggf. konservativ unter antibiotischer Therapie abgewartet werden. Eine weitere Option ist die endoskopische Versorgung mittels Stent oder Clipping. Bei massiven Beschwerden oder bei Versagen der interventionellen Therapie besteht die Indikation zur Revision.

Duodenalstumpfinsuffizienz

Bei einer Billroth-II- oder einer Roux-Y-Rekonstruktion wird das proximale Duodenum blind verschlossen – heutzutage meist mit einem Stapler. Auch hier besteht die Gefahr, dass dieser Verschluss insuffizient wird, was allerdings eine sehr seltene Komplikation darstellt. Die Folge davon ist ein Austritt von Galle und Duodenal-/Pankreassekret in die Bauchhöhle. Intraoperativ kann eine Zieldrainage platziert werden, mittels derer eine Insuffizienz des Duodenalstumpfs angezeigt würde. Die Situation ist in aller Regel konservativ gut beherrschbar, und Revisionsoperationen sind nur selten indiziert.

Intraabdomineller Abszess

Ein intraabdomineller Abszess kann verschiedene Ursachen haben. Er kann zum Beispiel von einer nicht drainierten postoperativ entstandenen Flüssigkeitsverhaltung ausgehen oder von subklinischen Leckagen der Anastomosen. Auch hier zeigt der Patient eine eher unspezifische Klinik. Diagnostisch kann eine Abdomensonografie wegweisend sein (bei schwierigen Schallverhältnissen eine CT-Untersuchung). Heutzutage können intraabdominelle Verhalte sehr gut interventionsradiologisch punktiert und mit Drainagen entlastet werden. Die Drainagen werden dann für gewöhnlich einige Tage entweder dauerhaft oder mehrmals täglich angespült, um sicherzustellen, dass das Abszesssekret auch vollständig aus der Höhle entlastet wird. Bei ansonsten unauffälliger Klinik des Patienten ist auch die Entlassung mit liegender Drainage und weiter durchgeführter Spülung möglich, wobei die Drainage dann vom Chirurgen in regelmäßigen Abständen erneut beurteilt und ggf. gezogen werden sollte.

16.4.2 Chronische Komplikationen

Dumpingeffekte

Aufgrund der nun röhrenförmigen Form des Ersatzmagens ohne Speicherreservoir (oder nur kleinem Reservoir bei Pouchanlage) im proximalen Gastrointestinaltrakt besteht die Gefahr des Dumpings. Man unterscheidet einen frühen und einen späten Dumpingeffekt.

Der frühe Dumpingeffekt rührt bei Aufnahme größerer Nahrungsmengen von der schnellen Nahrungspassage nach distal her und tritt in der ersten halben Stunde nach der Nahrungsaufnahme auf. Dabei können die osmotisch wirksamen Nahrungsbestandteile nicht so schnell verdaut und resorbiert werden. Es kommt durch die höhere Osmolarität der Nahrung zum Wassereinstrom in den Darm. Deswegen fehlt dieses Wasser systemisch, und es resultiert eine Hypovolämie mit Kreislaufschwäche.

Der späte Dumpingeffekt beruht auf einer abrupten, massiven Zuckerresorption aus dem Darm, was eine überschießende Insulinausschüttung nach sich zieht. Dieser Effekt tritt etwa zwei Stunden nach der Nahrungsaufnahme auf. Die Folge ist eine Hypoglykämie mit typischer Hypoglykämiesymptomatik wie Zittern, Kaltschweißigkeit und Nervosität. Eine einfache Prävention von Dumpingeffekten ist die diätätische Schulung des Patienten. Dieser muss nach Gastrektomie die Nahrungsaufnahme unbedingt auf viele kleine Mahlzeiten verteilen (6–10 Zwischenmahlzeiten in der initialen Phase nach Gastrektomie).

Nutritive Probleme

Durch die nicht mehr gegebene Reservoirfunktion des Magens und den geringfügig kürzeren Darm können sich längerfristig Fehlernährungszustände entwickeln. Dies hat mit der Maldigestion bei fehlender Reservoirfunktion des Magens zu tun, da der Speisebrei nicht mehr durch die Enzyme des Magens angedaut wird und die Kontaktzeit des Speisebreis mit der Darmmukosa verringert ist. So können sich Mangelernährungszustände im Laufe der Zeit entwickeln, welche bei entsprechender Klinik laborchemisch nachzuweisen sind. Außerdem kann dem durch eine gezielte Ernährungsberatung entgegengesteuert werden. Darin muss dem Patienten erklärt werden, wie er in Zukunft seine Mahlzeiten gestaltet und welche Nahrungsmittel er bevorzugt einnehmen soll.

Gallereflux

Insbesondere Patienten mit einer Billroth-I-Situation haben ein erhöhtes Risiko für Gallereflux mit folgender Gastritis bzw. galliger Refluxösophagitis. Dies liegt daran, dass die Pylorusfunktion entfällt und somit die Gallensäuren über das proximale Duodenum direkt in den Magen übertreten können. Das Risiko für ein Magenstumpfkarzinom ist deutlich erhöht. Demzufolge müssen Patienten mit distaler Magenteilresektion in der Vorgeschichte auch bei benigner Grunderkrankung lange Zeit (> 15 Jahre) mittels Gastroskopie verlaufskontrolliert werden. Operativ kann die Umwandlung in eine Billroth-II-Situation notwendig werden, da hier der Galleabfluss über die Fußpunktanastomose besser gewährleistet ist. Bei Patienten nach totaler Gastrektomie sollte der Ersatzmagen, d. h. die nach Roux-Y rekonstruierte Dünndarmschlinge, mindestens 65 cm lang sein, um einen Gallereflux in den distalen Ösophagus zu vermeiden.

Bei persistierendem galligem Reflux mit biliärer Gastritis ist initial ein medikamentöser Therapieversuch mit Gallensäurebindern wie Ursodeoxycholsäure möglich, jedoch in den meisten Fällen nicht erfolgreich. Der nächste Schritt wäre eine chirurgische Therapie mit dem Ziel das Galle-Pankreassekret am Übertritt in den Magen zu hindern. Sollte der Gallereflux persistieren, strebt man bei Billroth I eine Umwandlung in eine Billroth-II-Situation mit Braun-Fußpunktanastomose an. Sollte diese bei bestehender Billroth-II-Situation noch nicht bestehen, kann auch die Anlage einer Braun-Fußpunktanastomose zur Besserung der Beschwerden beitragen. Bei Roux-Y-Gallereflux muss die End-zu-Seit-Jejunojejunostomie distalisiert werden.

Anastomosendysfunktion

Die Anastomose heilt mittels Kollagennarbe zusammen. Aus dieser Grundvoraussetzung leitet sich auch die Möglichkeit einer Anastomosenstriktur ab, da Narben zum Teil eine Schrumpfungstendenz aufweisen. Klinisch fallen die Patienten durch postprandiales Erbrechen auf. Man kann die Anastomose endoskopisch bougieren, wobei unmittelbar postoperativ äußerst vorsichtig vorgegangen werden sollte, da dann die Anastomose noch fragil und rupturgefährdet ist.

16.5 Betreuung nach der Operation

16.5.1 Onkologische Nachsorge

In der heutigen Praxis ist eine strukturierte Nachsorge nicht etabliert, da es hierfür keine Evidenz gibt (Möhler et al. 2011). Die Nachsorge orientiert sich alleine an klinischen Parametern wie Allgemeinzustand oder funktionellen Beschwerden bei der Nahrungsaufnahme sowie an laborchemischen Kontrollen des Ernährungszustandes. Tumormarker können nicht generell zur Verlaufskontrolle empfohlen werden. Bei Verdacht auf das Vorliegen eines Rezidivs kann die Sonografie oder eine CT-Untersuchung bzw. ein PET-CT genauere Informationen geben.

16.5.2 Alimentäre Nachsorge

Diät

Vonseiten des Chirurgen ist die Anlage eines jejunalen Pouches förderlich für die Gewichtszunahme des Patienten, insbesondere in der postoperativen Frühphase. Dieser ist dennoch, auch bei Vorhandensein eines solchen Reservoirs, dazu angehalten, viele kleine Mahlzeiten pro Tag zu sich zu nehmen, damit nicht die beschriebene Dumpingproblematik und auch keine rapide Gewichtsreduktion postoperativ aufgrund des schnell eintretenden postprandialen Sättigungsgefühls auftreten. Eine Mangelernährung ist oft auf eine fehlende Compliance des Patienten in Bezug auf die richtige Aufteilung der Nahrungsaufnahme zurückzuführen. Somit kann bereits die wiederholte diätätische Schulung einer Stabilisierung des Gewichts zuträglich sein (Radigan 2004). Einfache Maßnahmen sind hier zum Beispiel, Flüssigkeiten eine halbe Stunde vor dem Essen zu sich zu nehmen oder ballaststoffreiche Nahrung zu bevorzugen, da diese die Nahrungspassage verlangsamt. Sollte mit normaler Nahrung das Gewicht weiterhin zurückgehen, ist die zusätzliche Einnahme von hochkalorischer Ergänzungsnahrung empfehlenswert (Radigan 2004).

Vitamin-B_{12}-Substitution

Da die Belegzellen des Magens nach einer Magen(teil-)resektion nicht mehr oder nur noch zum Teil vorhanden sind, fehlt dem Körper in der Folge der Intrinsic Factor, der zur Resorption von Vitamin B_{12} im terminalen Ileum benötigt wird. Zum Ausgleich des fehlenden Vitamins B_{12} ist die intramuskuläre Injektion eines Vitamin-B_{12}-Präparates alle drei Monate erforderlich (Möhler et al. 2011).

Verdauungsenzymsubstitution

Bei Patienten mit Roux-Y-Rekonstruktion erfolgt die Vermischung des Speisebreis mit den verdauenden Pankreasenzymen erst im Bereich der Fußpunktanastomose. Zudem fehlen die Verdauungsenzyme des Magens. Die Folge sind malresorptive Störungen insbesondere der Nahrungsfette und eine Gewichtsabnahme. In solchen Fällen ist die Einnahme von Pankreasenzymen hilfreich. Bei der Anwendung muss der Patient die Kapsel öffnen und über das Essen verteilen. Eine initiale Dosierung wäre etwa 3 × 25.000 IE.

16.6 Fragen und Antworten

16.6.1 Fragen des Hausarztes an den Chirurgen

- **Frage**

Kann der Patient weiterhin wie bisher alles essen?

- **Antwort**

Ja, aber es muss auf kleine Mahlzeiten geachtet werden, sonst tritt genau das ein, was unter »Dumping« zu verstehen, nämlich eine Hypovolämie beim Frühdumping oder eine Hypoglykämie beim Spätdumping.

- **Frage**

Gibt es auch homöopathische Ansätze?

- **Antwort**

Es liegt gemäß der aktuellen Datenlage keinerlei Nachweis für die Wirksamkeit von homöopathischen Therapieregimen beim Magenkarzinom vor.

- **Frage**

Der Patient klagt nach dem Essen über Übelkeit und Erbrechen. Was ist dafür die Ursache?

- **Antwort**

Es gibt dafür zwei mögliche Gründe: 1. Eine Anastomosenstriktur mit mechanischem Passagehindernis oder 2. eine funktionelle Passagestörung bei Gastroparese. Zur Klärung der Ursache hilft eine Magenspiegelung: Findet man ein Hindernis, versucht man, es aufzudehnen. Findet man keines, kann man mit Prokinetika die Nahrungspassage stimulieren.

- **Frage**

Was ist beim Magenkarzinom die standardmäßige Nachsorge?

- **Antwort**

Die Nachsorge orientiert sich vor allem am klinischen Erscheinungsbild des Patienten, d. h. es gibt kein festes Schema. Sollte der Patient klinisch auffällig werden, z. B. mit einem Aszites (bei Peritonealkarzinose), sind Untersuchungen wie Tumormarkerbestimmung oder eine Sonografie indiziert, um einen Tumorprogress zu diagnostizieren.

- **Frage**

Gibt es empfohlene laborchemische Kontrollen nach einer Magenresektion, um eine Malnutrition frühzeitig zu entdecken?

- **Antwort**

Da die Probleme vornehmlich bei der Hämatopoese und im Knochenstoffwechsel auftreten können, sind laborchemische Messungen hier mitunter hilfreich. Als Parameter können Kalzium, Vitamin D und die Knochendichte sowie Erythrozytenindizes, Eisenspeicher, Vitamin B_{12} und Folsäure bestimmt werden.

- **Frage**

Welche Empfehlungen gibt es neben den häufigen kleinen Mahlzeiten konkret zum Kostaufbau nach der Operation? Sollten bestimmte Nahrungsmittel gemieden werden?

- **Antwort**

Der direkt postoperative Kostaufbau wird bereits in der Klinik durchgeführt. Der Patient erhält dort zudem Hinweise für die ersten Monate mit auf den Weg. Frühpostoperativ sollte eine Breikost eingenommen werden, aber bereits im zweiten Monat nach der Operation ist normale Vollkost möglich. Sollte die Dumpingsymptomatik ausgeprägt sein, wird ballaststoffreiche Kost bevorzugt und kohlenhydratreiche Kost vermieden.

16.6.2 Fragen des Patienten an den Hausarzt

- **Frage**

»Muss ich meine Gewohnheiten zum Alkohol ändern? Wird sich die Resorption beschleunigen, sodass ich den Konsum einschränken muss?«

- **Antwort**

»Es ist nach der Operation empfehlenswert, auf Alkohol zu verzichten bzw. nur noch geringe Mengen zu sich zu nehmen, da Alkohol die Darmschleimhaut schädigt und somit ihre Aufnahmefähigkeit vermindert. Da die Nahrungspassage nach der Operation sowieso beschleunigt ist, erhöht sich dadurch das Risiko einer Fehlernährung.«

- **Frage**

»Kann ich meine Medikamente weiterhin einnehmen wie bisher?«

- **Antwort**

»Wir werden Ihre Medikamente daraufhin genau überprüfen. Wenn die Aufnahme des Wirkstoffs von der Magensäure abhängt, kann es passieren, dass die Tabletten unverändert wieder ausgeschieden werden und wir uns einen anderen Weg überlegen müssen.«

- **Frage**

»Muss ich mich mit schwerem Heben und Tragen nach der Operation zurückhalten? Und wenn ja, für wie lange?«

- **Antwort**

»In den ersten drei Monaten sollten Sie noch etwas zurückhaltend damit sein, da hier die Bauchdecke noch heilen muss. Darüber hinaus besteht das Risiko eines Narbenbruches nach einem Bauchschnitt ganz unabhängig davon, wie lange die Operation jetzt zurückliegt. Man kann dem ein wenig entgegenwirken, indem man eine Bauchbinde trägt, welche die Bauchdecke zusätzlich stabilisiert. Das bedeutet aber trotzdem nicht, dass man gar nicht mehr schwer heben darf.«

16.7 Versorgungsalgorithmen nach Magenresektion und Gastrektomie

Die Versorgung von Patienten nach Magenresektion/Gastrektomie ist in den folgenden Algorithmen dargestellt (◘ Abb. 16.6).

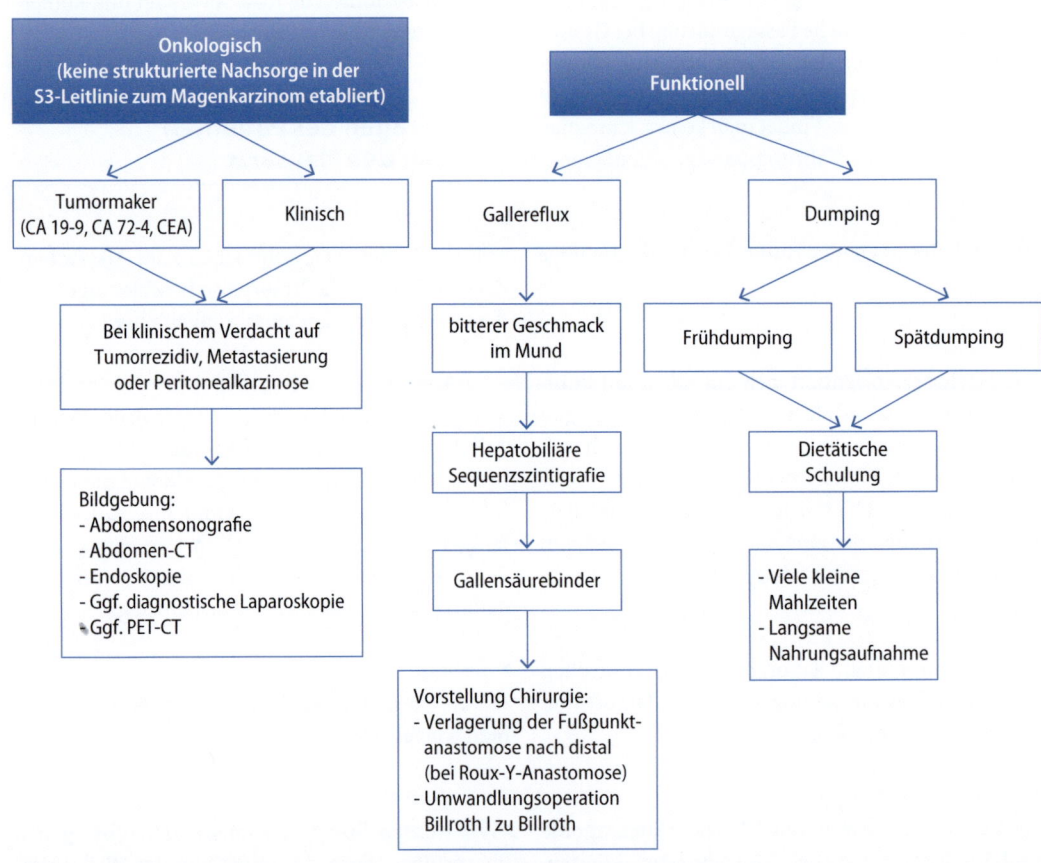

◘ Abb. 16.6 Versorgungsalgorithmus bei Problemen nach Magenresektion/Gastrektomie

Literatur

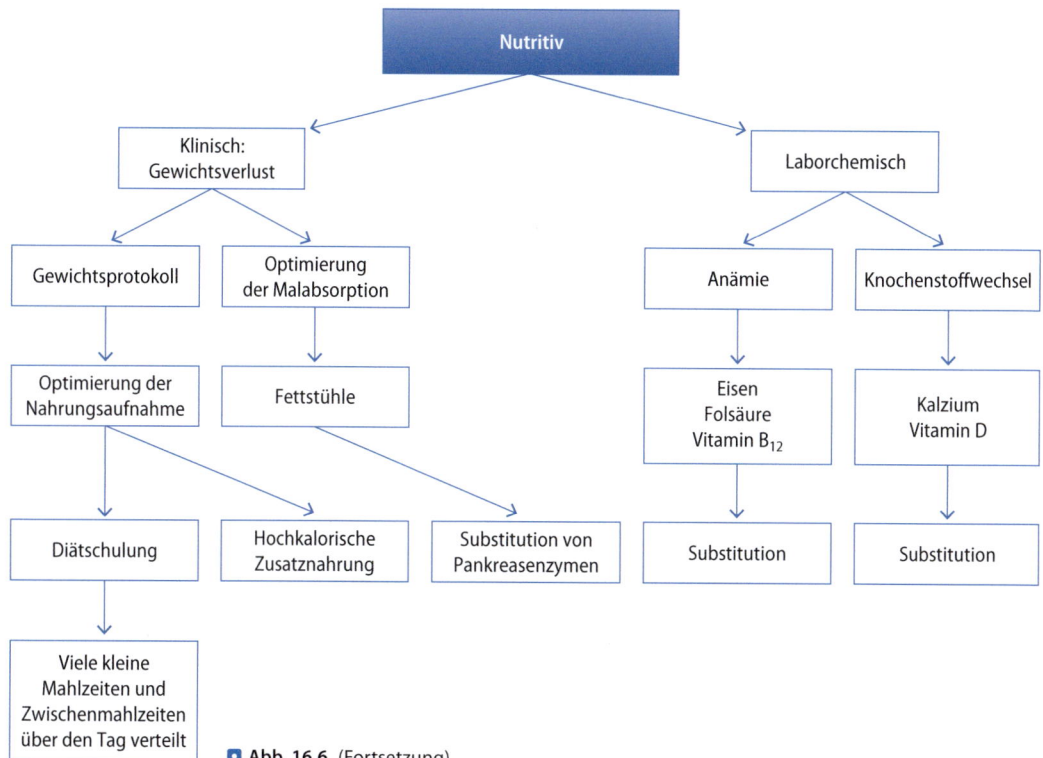

Abb. 16.6 (Fortsetzung)

Literatur

Biecker E et al. (2008) Effizente Diagnostik und Therapie oberer gastrointestinaler Blutungen. Dtsch Aerztebl 105(5):85-93

Chen XZ, Zhang WH, Hu JK (2014) Lymph node metastasis and lymphadenectomy of resectable adenocarcinoma of the esophagogastric junction. Chinese journal of cancer research = Chung-kuo yen cheng yen chiu 26(3):237-42

Chung JW et al. (2011) Extended indication of endoscopic resection for mucosal early gastric cancer: analysis of a single center experience. J Gastroenterol Hepatol 26(5):884-7

DGVS, S3-Leitlinie (2010) Helicobacter pylori und gastroduodenale Ulkuskrankheit

Gertler R et al. (2009) Pouch vs. no pouch following total gastrectomy: meta-analysis and systematic review. Am J Gastroenterol 104(11): 2838-51

Lordick F, Gockel I, Wittekind C (2015) Standards und Behandlungsalternativen beim Magenkarzinom. Deutsches Ärzteblatt (noch nicht publiziert)

Möhler M et al. (2011) S3-Leitlinie Magenkarzinom – Diagnostik und Therapie der Adenokarzinome des Magens und ösophagogastralen Übergangs. Z Gastroenterol 49: 461-531

Mönig SP, Hölscher A (2010) Clinical Classification Systems of Adenocarcinoma of the Esophagogastric Junction. Adenocarcinoma of the Esophagogastric Junction. Springer, Heidelberg

Qiu MZ et al. (2013) Clinicopathological characteristics and prognostic analysis of Lauren classification in gastric adenocarcinoma in China. J Transl Med 11:58

Radigan A (2004) Post-Gastrectomy: managing the nutrition fall-out. Practical Gastroenterology Juni:63-74

Rahden BH von, Stein HJ, Siewert JR (2006) Surgical management of esophagogastric junction tumors. World J Gastroenterol 12(41):6608-13

Soetikno R et al. (2005) Endoscopic mucosal resection for early cancers of the upper gastrointestinal tract. J Clin Oncol 23(20):4490-8

Son T, Kwon IG, Hyung WJ (2014) Minimally invasive surgery for gastric cancer treatment: current status and future perspectives. Gut Liver 8(3):229-36

Weimann A et al. (2014) Klinische Ernährung in der Chirurgie, S3-Leitline der Deutschen Gesellschaft für Ernährungsmedizin e.V. Der Chirurg 85:320–326

Zittel TT, Jehle EC, Becker HD (2000) Surgical management of peptic ulcer disease today – indication, technique and outcome. Langenbecks Arch Surg 385(2): 84-96

Adipositaschirurgie

M. Korenkov

17.1 Indikationen zur Operation – 214

17.2 Operationsvorbereitung – 214

17.3 Operationstechniken – 215
17.3.1 Implantation eines einstellbaren Magenbandes – 215
17.3.2 Schlauchmagenresektion – 216
17.3.3 Magenbypass – 217
17.3.4 Schlauchmagenresektion mit Duodenalswitch – 217
17.3.5 Revisions- und Umwandlungsoperationen – 218

17.4 Nachsorge bei Komplikationen – 218
17.4.1 Probleme nach Magenbandoperation – 218
17.4.2 Probleme nach Schlauchmagenoperation – 220
17.4.3 Probleme nach Magenbypass und Duodenalswitchoperation – 221

17.5 Betreuung nach der Operation – 223
17.5.1 Nachsorgefrequenz – 223
17.5.2 Gewichts- und Ernährungsmonitoring – 223
17.5.3 Prophylaxe und Therapie der postoperativen malnutritiven Erscheinungen – 224
17.5.4 Laborkontrolle und Knochendichtemessung – 226
17.5.5 Psychotherapeutische Betreuung und/oder Weiterbehandlung – 228

17.6 Fragen und Antworten – 228
17.6.1 Fragen des Hausarztes an den Chirurgen – 228
17.6.2 Fragen des Patienten an den Hausarzt – 230

17.7 Versorgungsalgorithmen nach Adipositaschirurgie – 231

Literatur – 233

M. Korenkov et al. (Hrsg.), *Allgemeinchirurgische Patienten in der Hausarztpraxis*,
DOI 10.1007/978-3-662-47907-0_17, © Springer-Verlag Berlin Heidelberg 2016

17.1 Indikationen zur Operation

Nach den AWMF-Leitlinien (Arbeitsgemeinschaft der wissenschaftlichen medizinischen Fachgesellschaften) besteht bei folgenden Patientengruppen die Indikation zur Adipositaschirurgie:
- Patienten mit einem BMI ≥ 40 kg/m² bei Erschöpfung der konservativen Therapie und akzeptablem Operationsrisiko
- Patienten mit einem BMI zwischen 35 und 40 kg/m² und einer oder mehreren adipositasassoziierten Folge- oder Begleiterkrankungen. Zu den wesentlichen Adipositasfolgererkrankungen gehören Diabetes mellitus Typ 2, koronare Herzkrankheit, Hypertonus, Schlafapnoe-Syndrom, Kox- und Gonarthrose, Gicht, Z.n Apoplex, Z.n. Lungenembolie, Hyperlipidämie, Unfruchtbarkeit
- Patienten mit einem therapieresistenten Diabetes mellitus Typ 2. Bei Patienten dieser Gruppe kann auch schon bei einem BMI zwischen 30 und 35 kg/m² die Indikation zur Adipositaschirurgie bestehen.

Bisher gibt es keine kausale Therapie der Adipositas. Alle derzeit angewandten konservativen oder operativen Verfahren haben nur symptomatischen Charakter. Dementsprechend fehlt eine allgemein akzeptierte Definition von »Erschöpfung« der konservativen Therapie. Laut der interdisziplinären Leitlinie zur Prävention und Therapie der Adipositas (interdisziplinäre Leitlinie der Qualität S3 von DAG, DDG, DGE und DGEM) wird das Ziel der multimodalen konservativen Therapie der Adipositas von kumulativ sechs Monaten in den letzten zwei Jahren nicht erfüllt, wenn keine 10%ige Reduktion des Ausgangsgewichts erreicht wurde. Als Grundlage jeder konservativen Therapie gilt eine Kombination aus Ernährung-, Bewegungs- und Verhaltenstherapie. Die aktuell am stärksten verbreiteten Gewichtsreduktionsprogramme in Deutschland sind: »Ich nehme ab« (DGE e.V.), »Abnehmen mit Genuss« (AOK), Weight Watchers, »M.O.B.I.L.I.S.«, »Bodymed« und »Optifast-52«.

Da die adipositaschirurgischen Eingriffe von den deutschen Krankenkassen nicht als Regelleistung anerkannt werden, muss bei jedem einzelnen Patienten die Frage der Kostenübernahme abgeklärt werden. Wegen der restriktiven Haltung der Krankenkassen gegenüber den bariatrischen Operationen ist der Weg zur Kostenübernahme in der Adipositaschirurgie sehr verzwickt, zäh, mühsam und nicht immer logisch.

Dennoch gibt es bestimmte »Spielregeln«. Jeder Adipositaspatient sollte sich darüber im Klaren sein, dass die Kostenübernahme manchmal monate- oder jahrelang dauern kann und sehr viel Zeit, Geduld und Kraft kostet. In einem ersten Schritt sollte der Patient bei seiner Krankenkasse einen formlosen Antrag zur Kostenübernahme stellen. Zu diesem Antrag sollten Atteste bzw. Stellungnahmen jeweils von Adipositaschirurg, Ernährungsmediziner und Psychiater beigelegt werden. Das krankhafte Übergewicht gilt als behandlungsbedürftige Krankheit, sodass eine Therapie von der Krankenkasse grundsätzlich nicht verweigert werden kann. Jedoch werden viele Anträge zur Adipositaschirurgie mit der Standardbegründung abgelehnt, dass nicht alle konservativen Maßnahmen erschöpft seien. Bei einer so begründeten Absage muss der betroffene Patient die von seiner Krankenkasse empfohlene konservative Behandlung konsequent durchziehen (meistens 6 Monate lang). Anschließend sollte sich der Patient erneut einem Adipositasspezialisten vorstellen. Bei einem nachgewiesenen Versagen der konservativen Therapie (weniger als 10 % Reduktion des Ausgangsgewichts in den letzten zwei Jahren) kann ein erneuter Antrag gestellt werden.

In diesem Fall ist die Ablehnung des Antrages von der Krankenkasse deutlich problematischer, aber dennoch möglich. Der Patient benötigt dann den Beistand eines Rechtsanwaltes. Mit juristischer Unterstützung sind die Chancen auf Erfolg sehr groß. Diese Schritte sollten im Voraus mit dem Patienten besprochen werden, und nur bei ausreichender Bereitschaft und Compliance der Betroffenen ist es sinnvoll, diesen Weg zu gehen.

17.2 Operationsvorbereitung

Bei bestehender Indikation zur Adipositaschirurgie wird die Operationsvorbereitung in Abhängigkeit von den Komorbiditäten des adipösen Patienten durchgeführt. Als Basisuntersuchungen gelten die

17.3 · Operationstechniken

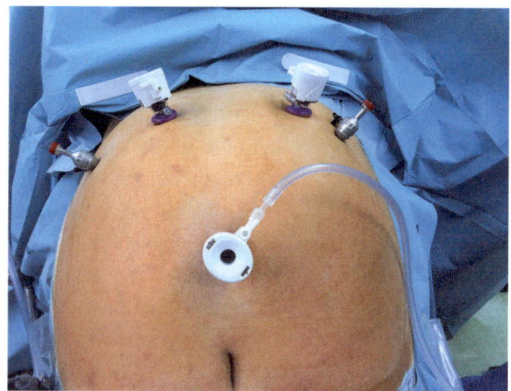

Abb. 17.1 Häufige Position der Arbeitstrokare in der laparoskopischen Adipositaschirurgie

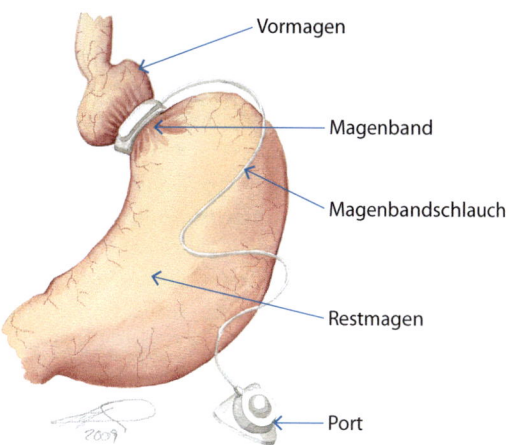

Abb. 17.2 Einstellbares Magenband (Abb. aus M. Korenkov: Adipositaschirurgie. Huber, Bern, 2010; mit freundlicher Genehmigung)

Ösophagogastroduodenoskopie (zum Ausschluss von Hiatushernie, Ulzerationen, Ösophagus- oder Magenausgangsstenose sowie Neubildungen) und die Abdomensonografie zum Ausschluss der Cholezystolithiasis. Die anderen Maßnahmen, wie die kardiologische, pneumologische, endokrinologische, psychologische Abklärung oder Vorbereitung, sollten bei Bedarf gemäß der interdisziplinären Empfehlungen der behandelnden Adipositasspezialisten eingeleitet werden.

17.3 Operationstechniken

Die operativen Verfahren zur Behandlung des krankhaften Übergewichtes basieren auf den unterschiedlichen pathophysiologischen Prinzipien und existieren in verschiedenen Techniken und Varianten (Korenkov 2010). Die aktuellen Operationsverfahren unterscheiden sich wie folgt:
- Restriktive Verfahren: einstellbares Magenband, Schlauchmagenoperation
- Malabsorptive Verfahren: biliopankreatische Diversion nach Scopinaro
- Kombinierte Verfahren: proximaler Roux-Y-Magenbypass, Duodenalswitch
- Revision- und Umwandlungsoperationen: Bei Versagen oder bei Langzeitkomplikationen einer Adipositasoperation wird entweder ein Korrektureingriff (z. B. Neupositionierung eines verrutschten Magenbandes) oder ein Umwandlungseingriff vorgenommen (z. B. Magenbanding in Schlauchmagenresektion, Schlauchmagen in Magen-Bypass usw.).
- Experimentelle Verfahren: Magenschrittmacher, Ein-Anastomosen-Magenbypass.

Die genannten Operationen werden meist in laparoskopischer Technik durchgeführt. Die ◘ Abb. 17.1 zeigt die häufigste Position der Arbeitstrokare in der laparoskopischen Adipositaschirurgie.

Die Implantation eines Magenballons oder eines duodenojejunalen Schlauchs (Endo Sleeve) gehört zu den endoskopischen Techniken. Wegen des geringen Stellenwerts dieser beiden Verfahren werden sie in diesem Kapitel nicht besprochen.

17.3.1 Implantation eines einstellbaren Magenbandes

Das Ziel der Magenbandoperation ist die Restriktion des Magenvolumens durch einen kleinen Pouch (Vormagen), der sich bei der Engstellung des Magenbandes bildet (◘ Abb. 17.2). Ein klassisches Magenband besteht aus einem Silikonring mit einer aufblasbaren Manschette, einem Verbindungsschlauch und einer Portkammer. Die Einstellung erfolgt durch Punktion der subkutan implantierten Portkammer und Applikation der entsprechenden Flüssigkeitsmenge. Die Portkammer wird subkutan entweder prästernal oder im Bereich des linken M. rectus abdominis implantiert. Die Operation wird laparoskopisch durchgeführt. Manche Chirurgen favorisieren eine 5-Trokartechnik mit Einführung von drei 12er- und zwei 5er-Trokaren (Abb. 17.1).

Die laparoskopische Magenbandoperation ist derzeit technisch die einfachste Adipositasoperation mit einer sehr geringen Wahrscheinlichkeit für schwerwiegende intra- oder frühpostoperative Komplikationen. Aus diesem Grund erfreut sich dieses Verfahren weltweit hoher Popularität. Trotzdem ist diese Operation mit zahlreichen anderen Problemen verbunden, die nachfolgend dargestellt werden.

Problematische Bandeinstellung
Durch die Portpunktion und die Injektion oder das Abziehen von Kochsalzlösung wird das am Mageneingang platzierte Silikonband entweder gestrafft oder gelockt. Je straffer die Einstellung erfolgt, desto langsamer wird die Nahrung durch die Engstelle in den Restmagen transportiert. Die optimale Einstellung des Magenbandes mit einem leichten oder moderaten »Engegefühl« beim Schlucken, jedoch ohne echte Dysphagie, ist manchmal schwierig (Schouten et al. 2013). Manche bitten den behandelnden Arzt, das Band so eng wie möglich einzustellen, um möglichst schnell abzunehmen. Dies kann zu einer sogenannten Pseudoachalasie mit partieller oder kompletter Dysphagie führen. In diesem Fall muss die Flüssigkeit aus der Magenbandmanschette so schnell wie möglich abgezogen werden, um das Magenband zu lockern. In diesem Zusammenhang sollte der Wunsch der Patienten zur engeren Bandeinstellung sehr gut überdacht werden. Beim unkritischen Folgen dieses Wunsches besteht die Gefahr, dass ein Teufelskreis entsteht: Dem Wunsch nach einer stärkeren Gewichtsreduktion folgt die zu enge Bandeinstellung mit anschließender Dysphagie und der weiteren Öffnung des Magenbandes. Es kommt wieder zur Gewichtszunahme mit der erneuten Bandeinstellung und dem Wunsch, weiter abzunehmen, doch mit einer zu engen Bandeinstellung usw.

Therapieversagen nach Magenbandoperation
Als Therapieversagen nach Magenbandoperation gilt ein nicht ausreichender langfristiger Gewichts- verlust (der sogenannte Rebound-Effekt) oder die Unverträglichkeit des Magenbandes (Suter et al. 2006). Der erfolgreiche Gewichtsverlust nach Adipositaschirurgie wird mithilfe der Reinhold-Kriterien bestimmt (Reinhold et al. 1994). Diese Kriterien bauen auf dem Prinzip der Abnahme des Überschussgewichtes auf. Unter dem Überschussgewicht versteht man Kilos oberhalb der BMI-Grenze von 25 kg/m^2 (in der internationalen Literatur als Excess Weight Loss, EWL, bezeichnet). Als Erfolg gilt eine Abnahme von etwa 50 % des Überschussgewichts. Als Versagen gilt ein Gewichtsverlust von unter 25 % des EWL.

Unter einer »Unverträglichkeit« des Magenbandes versteht man eine persistierende Dysphagie, Sodbrennen, problematische Bandeinstellung und Ösophagusdilatation (Suter et al. 2006, Himpens et al. 2011).

Spätkomplikationen nach Magenbandoperation
Relevante Komplikationen der Magenbandoperation sind das Slippage (Verrutschen) des Magenbandes, die Magenbandmigration, die Ösophagusdilatation sowie die portbedingten Probleme.

Die Daten der Arbeitsgruppe von Himpens et al. (2011) zeigten, dass nach 12 Jahren bei 60 % der Patienten das Magenband aufgrund unterschiedlicher Probleme entfernt wurde.

Aufgrund des hohen Prozentsatzes an Spätkomplikationen und Therapieversagen ist die Zahl der durchgeführten Magenbandoperationen stark zurückgegangen und liegt hierzulande derzeit bei 4,4 % (Stroh et al. 2014b).

17.3.2 Schlauchmagenresektion

Das Ziel der Operation ist die Magenrestriktion durch vertikale Magenresektion entlang der kleinen Kurvatur (Abb. 17.3). Diese Operation kann als eigenständiger Eingriff oder aber als Erste-Schritt-Operation im Rahmen des Duodenalswitches bei superobesen Patienten erfolgen. Wegen der guten technischen Durchführbarkeit und einer entsprechend geringen Zahl postoperativer Komplikationen gewinnt dieser Eingriff weltweit zunehmend an Bedeutung. Im Jahr 2012 betrug in Deutschland der

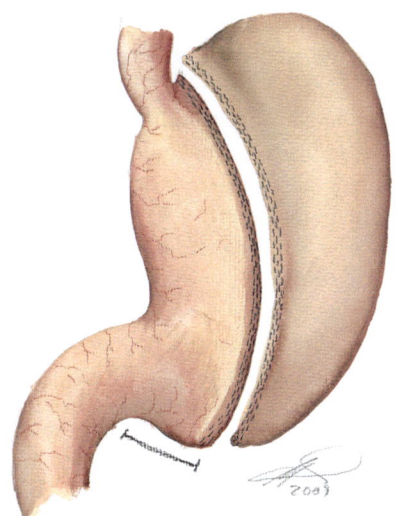

Abb. 17.3 Schlauchmagenresektion (Abb. aus M. Korenkov: Adipositaschirurgie. Huber, Bern, 2010; mit freundlicher Genehmigung)

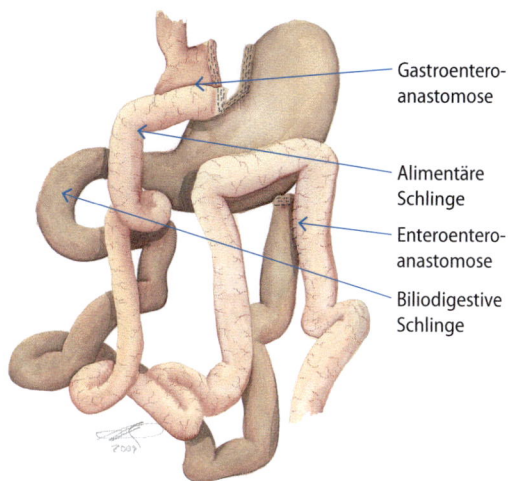

Abb. 17.4 Klassischer proximaler Magenbypass (Abb. aus M. Korenkov: Adipositaschirurgie. Huber, Bern, 2010; mit freundlicher Genehmigung)

Anteil der Schlauchmagenoperationen 43,7 % (Stroh et al. 2014b). Es fehlen jedoch im Gegensatz zur Magenband- und Magenbypassoperation die Langzeitergebnisse (Puzziferri et al. 2014). Schwerwiegende postoperative Komplikationen des Schlauchmagens sind die Leckage der Klammernahtreihe und die langstreckige Stenose am Übergang Korpus-Antrum (Stroh et al. 2014b).

17.3.3 Magenbypass

Bei einem klassischen (proximalen) Roux-Y-Magenbypass wird sowohl eine Magenrestriktion durch Abtrennung des Magens im proximalen Bereich als auch eine Malabsorption durch Aufteilung des Dünndarmes in einen alimentären und einen biliopankreatischen Schenkel erreicht (◘ Abb. 17.4). Die anderen technischen Modifikationen des klassischen Magenbypasses wie der Ein-Anastomosen-Magenbypass (»Mini-Bypass«) oder der distale Magenbypass haben keine breite klinische Anwendung gefunden und werden in diesem Kapitel nicht besprochen.

Diese Operation gehört zu den Standardverfahren in der Adipositaschirurgie und kann mit guten Langzeitergebnissen bezüglich des Gewichtsverlustes und der Spätkomplikationen aufwarten. Daher ist sie derzeit auch die weltweit am häufigsten durchgeführte Adipositasoperation (Colquitt et al. 2014). Das Hauptproblem dieses Eingriffes ist das Risiko für schwerwiegende postoperative Komplikationen wie Anastomoseninsuffizienz und Ileus. Die späteren malnutritiven Erscheinungen und ein unkontrollierter Gewichtsverlust sind selten und lassen sich meist durch die konservative Therapie gut behandeln (Tack u. Deloose 2014).

Bei etwa 7 % der Magenbypass-Patienten entsteht in späteren Verlauf ein Ulkus im Bereich der Gastroenteroanastomose (Coblijn et al. 2014).

17.3.4 Schlauchmagenresektion mit Duodenalswitch

Das Ziel der Operation ist die Magenrestriktion durch eine Schlauchmagenresektion und eine Malabsorption durch Aufteilung des Dünndarmes in einen alimentären und einen biliopankreatischen Schenkel (◘ Abb. 17.5). Die beiden Schenkel verlaufen parallel, sodass die Verdauungssäfte (Galle, Pankreassekret) sich erst dort mit der Nahrung vermischen können, wo die beiden Schenkel miteinander anastomosiert werden und den sog. gemeinsa-

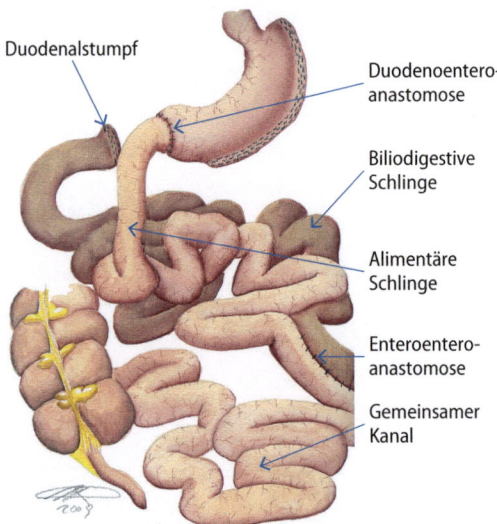

Abb. 17.5 Duodenalswitch mit Schlauchmagenresektion (Abb. aus M. Korenkov: Adipositaschirurgie. Huber, Bern, 2010; mit freundlicher Genehmigung)

men Kanal bilden, in dem die eigentliche Resorption der aufgenommenen Nahrung stattfindet. Die Anastomose zwischen den beiden Schenkeln befindet sich etwa 100 cm proximal der Bauhin-Klappe. Diese Operation in laparoskopischer Ausführung gilt aktuell als schwierigster adipositaschirurgischer Eingriff, weil das Ausmaß der chirurgischen Intervention recht hoch ist und weil das Verfahren überwiegend bei superadipösen Patienten vorgenommen wird. Häufig wird diese Operation zweizeitig durchgeführt: Zuerst wird die laparoskopische Schlauchmagenresektion vorgenommen. 4–6 Monate nach der initialen Gewichtsabnahme und dem Erreichen der Stagnation erfolgt dann in einer zweiten Operation der Duodenalswitch. In laparoskopischer Technik ist dieser zweite Schritt äußerst schwierig und wird weltweit nur von wenigen Chirurgen beherrscht. Aus diesem Grund ist dieser Ansatz auch nicht weit verbreitet und wird nur bei etwa 2 % der Patienten durchgeführt (Stroh et al. 2014b).

Die möglichen Komplikationen dieser Operation ähneln denen der Magenbypassoperation. Die Gewichtsabnahme ist besser als nach dem Magenbypass, aber dafür sind malnutritive Auswirkungen häufiger (Colquitt et al. 2014).

17.3.5 Revisions- und Umwandlungsoperationen

Die Hauptindikation für eine Reoperation ist die unzureichende Gewichtsreduktion. Ging eine Magenband- oder Schlauchmagenoperation voraus, erfolgt die Umwandlung in einen Magenbypass oder Duodenalswitch. Bei unzureichender Gewichtsreduktion nach einer Magenbypassoperation wird zur Korrektur meist der alimentäre Schenkel durch Neuanlage einer Enteroenteroanastomose verlängert.

Bei Spätkomplikationen der Adipositasoperationen können unterschiedliche Korrektureingriffe erforderlich werden (siehe unten).

17.4 Nachsorge bei Komplikationen

17.4.1 Probleme nach Magenbandoperation

Dysphagie

Eine Dysphagie nach einer Magenbandoperation kann verschiedene Ursachen haben. Durch die künstlich erzeugte Einengung des kardioösophagealen Übergangs kommt es bei Magenbandpatienten zu einer sogenannten **Pseudoachalasie**-Situation. Bei einem gastroösophagealen Reflux ist der Ösophagus durch den verlangsamten Transport über den Mageneingang und die verminderte Ösophagusperistaltik länger der Magensäure ausgesetzt (Robert et al. 2012, Shiroky et al. 2013). Häufige Gründe für die Entstehung der Pseudoachalasie sind ein zu eng eingestelltes Magenband und unkontrolliertes Essverhalten (»Essen bis zum Erbrechen«). Bei einer Dysphagiesymptomatik sollte sich der Patient schnellstmöglich bei seinem betreuenden Chirurgen vorstellen, um das Magenband zu öffnen. Bei einem unkontrollierten Essverhalten sollte auch eine psychotherapeutische Betreuung eingeleitet werden.

Die Dysphagie ist auch das führende klinische Symptom beim Verrutschen (Slippage) des Magenbandes. Es handelt sich dabei um eine Notfallsituation, die zu einer Nekrose des eingeklemmten Magenanteils führen kann (Eid et al. 2011). Aus diesem Grunde muss eine dringende operative Korrektur der Magenbandposition durchgeführt oder das

Magenband entfernt werden. Wegen der schwerwiegenden Folgen einer nicht behandelten Dysphagie sollten Magenbandpatienten in dieser Hinsicht sehr gut aufgeklärt werden. Der sofortige Kontakt mit dem operierenden Chirurgen ist die beste Prophylaxe für die gefährlichen Komplikationen.

Anhaltendes Sodbrennen

Etwa 15–20 % der Magenbandpatienten leiden unter Refluxbeschwerden (Jong et al. 2010, Nieuwenhove et al. 2011). Durch das mechanische Hindernis im proximalen Magen entsteht eine Regurgitation von Nahrungsmitteln aus dem »Vormagen« in den Ösophagus. Diese Konstellationen werden durch die gestörte Ösophagusfunktion (s.o., Pseudoachalasie) begünstigt. Bei persistierendem Sodbrennen ist es empfehlenswert, das Magenband breiter einzustellen. In vielen Fällen führt dieses Prozedere zur Linderung der Beschwerden, aber gleichzeitig auch zur erneuten Gewichtszunahme, was eine geringere Akzeptanz bei den Patienten findet. Alternativ wird eine Therapie mit Säureblockern begonnen. Wenn Patienten gut auf die Therapie mit Säureblockern ansprechen, wird diese auch fortgesetzt. In Falle der therapeutischen Resistenz und weiterhin persistierenden gastroösophagealen Refluxsymptomatik sollte die Situation mit dem operierenden Chirurgen abgesprochen werden. Bei therapieresistenten Patienten mit starkem Leidensdruck bzw. mit pulmonalen Komplikationen des gastroösophagealen Refluxes wird die Indikation zur Bandentfernung bzw. zur Umwandlungsoperation in einen Schlauchmagen oder Magenbypass gestellt.

Verlust des Engegefühls (Patient kann wieder viel essen und nimmt kontinuierlich zu)

Es gibt verschiedene Gründe für den Verlust des Engegefühls bei Magenbandpatienten (Eid et al. 2011). Diese Ursachen werden wie folgt eingeteilt:
- Kalkulierter Verlust der Füllflüssigkeit
- Leckage in Magenbandschlauch oder Manschette
- Dilatation des Vormagens
- Arrosion der Magenwand.

Im Laufe der Zeit kann eine geringe Menge Füllflüssigkeit (Kochsalzlösung oder Kontrastmittel) durch die Magenbandmanschette diffundieren. Hierdurch kommt es bei Magenbandpatienten zu dem Nachfüllbedarf. Es gibt keine festen Regeln darüber, nach welchem Zeitraum eine solche Einstellung erforderlich wird. Es gibt auch Magenbandpatienten, die jahrelang keine Neueinstellung des Bandes benötigen.

Eine Leckage entsteht im Magenbandschlauch viel häufiger als in der Magenbandmanschette. Durch den Verlust der Füllflüssigkeit aus der Magenbandmanschette verschwindet das mechanische Hindernis für die Nahrungspassage. Dadurch stellt sich fast immer ein unkontrolliertes Essverhalten ein. Bei Verdacht auf eine Leckage sollte die Röntgendarstellung des Magenbandsystems durch Applikation des Kontrastmittels über den Port erfolgen. Meistens liegt die Leckagestelle im Bereich der Verbindung des Magenbandschlauchs mit der Portkammer (Korenkov 2003). Eine solche Leckage wird durch den Wechsel der Portkammer beseitigt. Bei der Leckage in oder nahe der Magenbandmanschette sollte es zu einem Magenbandwechsel oder zur Umwandlungsoperation des in einen Schlauchmagen oder einen Magenbypass kommen.

Die Dilatation des Vormagens entsteht durch kontinuierlichen Überdruck im Vormagen bei zu eng eingestelltem Magenband oder falschem Essverhalten (zu viel und zu schnell), wodurch sich die Nahrungsüberreste vor dem Magenband stauen und den Vormagen dehnen (O'Brien et al. 2013). Für die Diagnostik der Vormagendilatation ist die Röntgenuntersuchung durch den Gastrografinschluck die Methode der Wahl. Bei Bestätigung der Diagnose muss das Magenband komplett geöffnet werden und mindestens für 6 Wochen breitgestellt bleiben. Um die rasche Gewichtszunahme während dieser Zeit zu vermeiden, sollten die Patienten sich auf dickflüssige bzw. pürierte Kost beschränken. Das Magenband sollte frühestens nach 6 Wochen wieder eng gestellt werden. Bei erneuter Dilatation des Vormagens ist die Indikation zur Bandentfernung bzw. zur Umwandlungsoperation gegeben.

In den ersten Jahren der Magenbandingoperationen war die Arrosion der Magenwand mit Migration des Magenbandes ins Magenlumen verbreitet (Eid et al. 2011, O'Brien et al. 2013). Nach Änderung der Implantationstechnik und durch die von der Industrie vorgenommenen Verbesserungen der Magenbandqualität hat diese Komplikation mehr oder weniger historischen Charakter. Klinisch kann sich die Arrosion der Magenwand durch einen Verlust des Engegefühls, epigastrische Schmerzen, Entzündungen im Bereich der Portkammer, intraabdominelle Abszesse sowie durch eine obere gastrointestinale Blutung bemerkbar machen. Die Diagnose wird über den Ösophagusgastrografinschluck und/oder die Gastroskopie gestellt. Bei Bestätigung der Diagnose muss das Magenband dringend entfernt werden.

Schmerzen oder Infektion im Portbereich

Schmerzen oder Infektionen im Portbereich sind die häufigsten portbedingten Komplikationen der Magenbandoperation. Schmerzen entstehen häufiger bei der prästernalen Portimplantation, besonders bei weiblichen Patientinnen durch Druck des BH-Unterrandes. Bei der Portimplantation im Bereich des M. rectus abdominis haben die Patienten viel weniger Schmerzen, aber deutlich größere Schwierigkeiten bei der Portpunktion (Korenkov 2003). Bei den Schmerzen im Bereich der Portkammer liegt das therapeutische Spektrum zwischen symptomatischer Therapie und Neuimplantation der Portkammer.

Der Portinfekt entsteht entweder als Folge einer nicht sachgerecht durchgeführten Portpunktion oder einer intraluminalen Magenbandmigration. Bei einem Portinfekt sollte zunächst die Arrosion der Magenwand ausgeschlossen werden (s.o.). Liegt keine Arrosion vor, sollte eine konservative Behandlung mit systemischer Antibiose und lokalen physikalischen Maßnahmen begonnen werden (Kühlung). Bei Misserfolg der konservativen Therapie sollte der Portkammerwechsel erfolgen. Bei erneutem Portkammerinfekt ist die Indikation zur Magenbandentfernung und Umwandlungsoperation gegeben.

Portkammerpunktion zur Bandeinstellung nicht möglich

Zur Umdrehung oder Abkippung der Portkammer kommt es am häufigsten bei Fixierung der Portkammer am M. rectus abdominis. In diesen Fällen muss die Portkammer neu fixiert werden.

17.4.2 Probleme nach Schlauchmagenoperation

Anhaltendes Sodbrennen und Regurgitation

Bereits 1 Jahr nach der Schlauchmagenoperation klagen 23–45 % der Patienten über persistierende gastroösophageale Refluxbeschwerden (Tack et al. 2014, Tutuian 2013). Im weiteren Verlauf steigt die Zahl der betroffenen Patienten. Die Ursachen für diese Beschwerden sind bisher nicht ausreichend geklärt. Spekuliert wird über die Rolle des Pylorospasmus bei einem zu nah am Magenausgang durchtrennten Magen (Lazoura et al. 2011). Zum Ausschluss einer Magenstenose (s.u.) sollte bei obengenannten Beschwerden die Röntgenuntersuchung des Magens durch Gastrografinschluck erfolgen. Beim Ausschluss eines mechanischen Hindernisses sollte zuerst eine konservative Therapie eingeleitet werden, die aus der Aufklärung des Patienten über die Notwendigkeit des Langsamessens mit kleinen Mahlzeiten und einer langfristigen konservativen Therapie mit Säureblockern besteht. Bei fehlendem Erfolg der konservativen Therapie und starkem Leidensdruck wird die Indikation zur Umwandlung in einen Magenbypass gestellt.

Postprandiale Bauchkrämpfe, Übelkeit, Diarrhö, Tachykardie, Schweißausbrüche, Synkopen

Durch eine operationsbedingte Störung der Reservoirfunktion des Magens kann bei Schlauchmagenpatienten eine Früh- oder Spätdumpingsymptomatik entstehen (Papamargaritis et al. 2012, Tack et al. 2014). Das Frühdumping besteht aus postprandialen gastrointestinalen Symptomen und vasomotorischen Reaktionen. Das Spätdumping entsteht 1–3 Stunden nach dem Essen und ist mit einer reaktiven Hypoglykämie verbunden. Die konservative Therapie besteht aus langsamem Essen, häufigen kleinen Mahlzeiten, strenger Restriktion des Süßigkeitenkonsums, reduzierter Kohlenhydratzufuhr sowie getrennter Aufnahme von festen Speisen und Getränken. Medikamentös werden Betablocker, Anticholinergika und Sedativa angeordnet. Die therapieresistenten Dumpingfälle nach Schlauchmagenresektion sind nach unserem Wissen bisher nicht beschrieben worden. Wahrscheinlich verhindert die vorhandene Pylorusfunktion die Entwicklung des schwer therapierbaren Dumpingsyndroms.

Persistierende abdominelle Schmerzen, Fieber, Abgeschlagenheit, Anstieg der Entzündungsparameter

Bei dieser Beschwerdenkonstellation sollte man an eine Leckage infolge einer Klammernahtspätinsuffizienz denken. Früh- und Spätleckage der Klammernaht sind die operationsspezifischen Komplikationen des Schlauchmagens, die bei 1–3 % der Patienten entstehen können (Abou Rached et al. 2014). Die Diagnostik besteht aus der Bestimmung der Entzündungsparameter und einem Abdomen-CT. Bei Verdacht auf einen intraabdominellen Abszess ist die sofortige Einweisung des Patienten in ein Krankenhaus erforderlich. Das Behandlungsspektrum erstreckt sich vom endoskopischen Leckageverschluss (EndoClip, Fibrinkleber) über die operative Abszessausräumung (offen oder laparoskopisch) bis zur Gastrektomie.

Persistierende Dysphagie, Sodbrennen, Regurgitation, Brechreiz, Erbrechen

Diese Symptome können auf eine Magenstenose deuten. Meistens handelt es sich um eine langstreckige Stenose am Übergang Korpus-Antrum. Ursache dieser Komplikation ist die fehlerhafte Staplerplatzierung bei der Magendurchtrennung oder eine Magenwandischämie bei mangelhafter Durchblutung (Burgos et al. 2013, Korenkov 2010). Zur Abklärung der obengenannten Beschwerden sollte eine Röntgen-Untersuchung des Schlauchmagens durch Gastrografinschluck erfolgen. Bestätigt sich die Diagnose, wird die therapeutische Strategie in Abhängigkeit von der Stenoselänge abgeleitet. Bei einer kurzstreckigen Stenose wird endoskopisch bougiert. Bei einer langstreckigen Stenose oder bei ausbleibendem Langzeiterfolg der endoskopischen Bougierung besteht die Indikation zur Umwandlung in einen Magenbypass.

17.4.3 Probleme nach Magenbypass und Duodenalswitchoperation

Die Spätkomplikationen dieser Operationen könnte man in »chirurgische«, malabsorptive und dumpingbedingte Komplikationen einteilen. Zu den »chirurgischen« Komplikationen gehören die Cholezystolithiasis, Ulzerationen im Bereich der Gastroentero- oder Duodenoenteroanastomose, Passagestörungen und der Ileus. Zu den malabsorptiven Komplikationen zählen die gastrointestinalen (Diarrhö, Blähungen, Flatulenz, persistierende abdominelle Schmerzen) und die malnutritiven Symptome (unkontrollierter Gewichtsverlust, allgemeine Schwäche und Abgeschlagenheit, Haarausfall, periphere Neuropathien, Eisenmangelanämie). Postprandiale Bauchkrämpfe, Übelkeit, Diarrhö, Tachykardie und Schweißausbrüche gehören zur Dumpingsymptomatik.

Gallenkoliken

Infolge eines schnellen Gewichtsverlusts bilden sich bei etwa 36 % der Patienten innerhalb der ersten 6 Monate nach der Operation Gallensteine (Hamdan et al. 2011). Bei symptomatischer Cholezystolithiasis sollte die Indikation zur Cholezystektomie gestellt werden.

Persistierende Oberbauchschmerzen oder Brennen

Bis zu 25 % der Patienten entwickeln nach einer Magenbypassoperation ein marginales Ulkus im Bereich der Gastroenteroanastomose (Coblijn et al. 2014). Prädisponierende Faktoren dafür sind das Rauchen sowie die Einnahme von Kortikoiden und nicht steroidalen Analgetika. Bei persistierenden Oberbauchschmerzen nach einer Magenbypassoperation sollte eine Gastroskopie durchgeführt werden. Bestätigt sich die Diagnose, wird eine konservative Therapie mit PPI, H_2-Antagonisten oder Sucralfat oder mit einer Kombination dieser Medikamente eingeleitet. Während der Gastroskopie sollte auch eine Probenentnahme zur Testung auf Helicobacter pylori erfolgen. Bei positiven Testergebnissen wird zusätzlich eine Triple-Therapie eingeleitet.

Bei einem therapieresistenten marginalen Ulkus mit unerträglichen Schmerzen und Anämie sollte die Indikation zur chirurgischen Revision gestellt werden. Die operative Behandlung besteht aus der Anastomosenresektion mit Neuanlage einer Gastroenteroanastomose (Patel et al. 2009). Unabhängig von der Operationstechnik (offen oder laparoskopisch) handelt es sich um eine technisch sehr anspruchsvolle Operation. Somit steigt auch das Risiko für schwerwiegende postoperative Komplikationen.

Bei einigen Patienten kann das marginale Ulkus durch Perforation oder gastrointestinale Blutungen klinisch manifest sein. Entwickelt sich eine akute Symptomatik mit plötzlich starken Bauchschmerzen, Teerstuhl und/oder Hämatemesis müssen die Patienten sofort in ein Krankenhaus eingeliefert werden. Bei einer Ulkusperforation muss eine Notoperation durchgeführt werden. Eine gastrointestinale Blutung wird meistens endoskopisch behandelt.

Akuter Brechreiz, Übelkeit, Bauchschmerzen, Stuhlverhalt

Durch die Veränderung der Dünndarmanatomie werden nach einer Magenbypass- und Duodenalswitchoperation die Voraussetzungen für einen Dünndarmileus durch Briden oder innere Herniation geschaffen (Hamdan et al. 2011). Beim Auftreten der genannten Symptome sollte der Patient sofort in ein Krankenhaus eingeliefert werden. Die Methode der Wahl zur Ileusdiagnostik nach Adipositasoperationen ist das Abdomen-CT mit oraler Kontrastierung. In Abhängigkeit von der Klinik und dem CT-Befund wird eine konservative Therapie mit Nahrungskarenz, Magensonde, oraler Gastrografingabe, Neostigminmedikation usw. eingeleitet oder eine operative Behandlung angestrebt. Bei fehlerhaft angelegter Gastroentero- oder Enteroenteroanastomose können die Passagestörungen die Folge einer Stenose oder eines Blindsacksyndroms sein. In solchen Fällen ist immer eine Reoperation erforderlich.

Diarrhö, Blähungen, Flatulenz, persistierende abdominelle Schmerzen

Im Gegensatz zur Wirkung auf das Gewicht ist die pathophysiologische Wirkung der Adipositaschirurgie auf den Gastrointestinaltrakt deutlich weniger untersucht (Hammer 2012). Die Ausschaltung von Magensekretion, proximalem Duodenum, Jejunum und die Asynergie zwischen dem Speisebolus und der biliopankreatischen Sekretion schaffen die Voraussetzungen für die Entwicklung möglicher gastrointestinaler Funktionsstörungen. Je länger die biliodigestive Schlinge nach einer Duodenalswitch- oder Magenbypassoperation ist, desto wahrscheinlicher werden auch rezidivierende Durchfälle mit manchmal unkontrolliertem Verlust kleiner Stuhlmengen. Bei einem klassischen proximalen Magenbypass mit einer biliodigestiven Schlinge von 50 cm sind Durchfälle eher untypisch (Mechanick et al. 2009).

Bei rezidivierender Diarrhö sollte folgende Basisdiagnostik durchgeführt werden: Stuhlfettanalyse, fäkale Elastase und pH-Wert im Stuhl, Bestimmung der fettlöslichen Vitamine (A, D, E, K), Gesamteiweiß, Albumin, Hämoglobin im Serum sowie Diagnostik der bakteriellen Dünndarmfehlbesiedlung (Glucose-Atemtest, Lactulose-Atemtest, ggf. Jejunum-Aspirationsbiopsie).

Kann eine Dünndarmfehlbesiedlung nachgewiesen werden, leitet man eine orale Antibiose in Kombination mit einer Substitution der ermittelten Mangelsubstanzen ein. Bleibt der Erfolg der konservativen Therapie aus, sollte die Indikation zur operativen Behandlung gestellt werden. Das Ziel der Operation ist die Verkürzung der biliodigestiven Schlinge und die Verlängerung des gemeinsamen Kanals.

Unkontrollierter Gewichtsverlust, allgemeine Schwäche und Abgeschlagenheit, Haarausfall, periphere Neuropathie, Eisenmangelanämie

Durch diese Symptome werden die malabsorptiven Erscheinungen klinisch relevant. Bei den Betroffenen sollten folgende Laborparameter im Serum bestimmt werden: Blutbild, Cholesterin, Triglyzeride, alkalische Phosphatase, Albumin, Kalzium, Phosphor, Magnesium, Zink, Eisen, Ferritin, Vitamin A, Parathormon, Vitamin D, Folsäure, Vitamin B_{12}, Homocystein (Hammer 2012, Ziegle et al. 2009). Wenn die Ergebnisse die Symptomatik als Folge einer Malnutrition erklären, sollte eine entsprechende Substitutionstherapie eingeleitet werden. Bei ausbleibendem Erfolg wird die Indikation zur operativen Behandlung mit dem Ziel einer Verkürzung der biliodigestiven Schlinge gestellt.

Postprandiale Bauchkrämpfe, Übelkeit, Diarrhö, Tachykardie, Schweißausbrüche, Synkopen

Die Dumpingerscheinungen treten am häufigsten nach einer Magenbypassoperation auf (Borbély et al. 2013). Die Klinik und die konservative Therapie der Dumpingsymptomatik sind unter ▶ Abschn. 17.4.2 beschrieben. Nur selten wird neben der oben beschriebenen Behandlung zusätzlich Somatostatin eingesetzt. Bei schwerwiegenden therapieresistenten hypoglykämischen Erscheinungen wird die Indikation zur Wiederherstellung der normalen Magenanatomie gestellt (Vilallonga et al. 2013).

17.5 Betreuung nach der Operation

Die dauerhafte Betreuung der Patienten nach bariatrischen Operationen ist ein sehr wichtiger Bestandteil der Behandlung. Patienten mit regelmäßiger postoperativer Nachsorge verlieren signifikant mehr Gewicht als solche, welche die Nachsorge vernachlässigten oder ganz ausließen (Harper 2007). Die postoperative Nachsorge besteht aus folgenden Komponenten:
- Gewichts- und Ernährungsmonitoring
- Prophylaxe und Therapie der postoperativen malnutritiven Erscheinungen
- Biochemisches Monitoring und Knochendichtemessung
- Psychotherapeutische Betreuung oder Weiterbehandlung
- Monitoring der Spätkomplikationen (▶ Abschn. 17.4).

Ein allgemein anerkanntes Nachsorgeschema existiert nicht, sodass jedes Adipositaszentrum ein solches Programm selbst entwickeln muss (AWMF-Leitlinien 2010).

17.5.1 Nachsorgefrequenz

Im ersten postoperativen Jahr erfolgen die Nachsorgeuntersuchungen nach 1, 3, 6, 9 und nach 12 Monaten. Dann werden die Patienten lebenslang oder mindestens über 5 Jahre einmal jährlich untersucht. Dieses Nachsorgeschema ist weit verbreitet und von vielen Adipositasspezialisten akzeptiert (Borbély et al. 2013, Mechanick et al. 2009).

Nach Magenbandoperationen wird die erste Magenbandjustierung nach 4–8 Wochen durchgeführt. Die Einstellung erfolgt entweder unter radiologischer Kontrolle (Füllmenge nach der Durchtrittsweite des Kontrastmittels) oder als sogenannte Bolus-Justierung (Füllmenge nach Erreichen des Engegefühls).

17.5.2 Gewichts- und Ernährungsmonitoring

Bisher gibt es keine etablierten Standards bezüglich der Ernährung nach bariatrischen Operationen. Ein von verschiedenen Fachgesellschaften empfohlenes Ernährungsschema nach bariatrischen Eingriffen kann folgendermaßen zusammengefasst werden (Borbély et al. 2013):
- 6 kleine Mahlzeiten pro Tag
- Weniger fett- und eiweißreiche Speisen (Fisch, Fleisch, Nüsse usw.)
- Langsam essen und gut kauen
- Bei Völlegefühl sofort Mahlzeit beenden (Verhinderung von Erbrechen)
- 15 min vor, während und 30–60 min nach dem Essen nicht trinken
- Freien Zucker meiden oder einschränken
- Trinkmenge 1 l/Tag in der ersten postoperative Woche; dann 1,5–2 l/Tag.

Die Gewichtsabnahme nach einer bariatrischen Operation verläuft zweiphasig. In einer ersten Phase, die 1–2 Jahre dauert, erfolgt eine maximale Gewichtsabnahme (meistens in den ersten sechs Monaten) bis zu 70 % des Übergewichtes oder 25–50% des Gesamtgewichtes (Frey et al. 2012). In der zweiten Phase kommt es wieder zu einer Gewichtszunahme von etwa 5–7 % mit anschließendem Erreichen des Gewichtsplateaus. Dieser zweite Abschnitt der postbariatrischen Lebensphase ist für viele Patienten meist belastender. Nicht selten entwickeln die Patienten dann eine intensive Angst davor, wieder zuzunehmen. Die Folge kann ein bewusstes restriktives Essverhalten sein, das bei entsprechender Vulnerabilität erneut Essanfälle auslösen kann. In Einzelfällen ist die Entwicklung einer manifesten Essstörung (Anorexia nervosa und Bulimia nervosa) beschrieben worden (Borbély 2013). Bei anderen Patienten kann der Rückfall in ihre alten Essgewohnheiten mit einem raschen Wiederanstieg des Körpergewichtes beobachtet werden (Frey et al. 2012). Deshalb benötigen die Patienten in dieser Phase (2–3 Jahre postoperativ) eine intensivierte interdisziplinäre Betreuung durch den Ernährungsspezialisten und Psychotherapeuten.

17.5.3 Prophylaxe und Therapie der postoperativen malnutritiven Erscheinungen

Die Prophylaxe und Therapie der postoperativen malnutritiven Erscheinungen ist fester Bestandteil der komplexen Behandlung von Adipositaspatienten. Jedoch wird die Frage, welche Vitamine und Spurenelemente routinemäßig und welche bei Bedarf substituiert werden sollten, bis heute kontrovers diskutiert. Die postoperativen Auswirkungen für den Mikro- und Makronährstoffwechsel sowie für den Vitamin- und Elektrolythaushalt sind vielfältig und können zahlreiche und manchmal auch schwerwiegende Folgen haben.

Thiaminmangel (Vitamin B_1)

Ein Vitamin-B_1-Mangel nach bariatrischen Operationen ist selten (Inzidenz 1,7 pro 10000) und ist meist mit häufigem Erbrechen verbunden. Interessanterweise hatten in Studien 15,5 % der morbid Adipösen bereits vor der Adipositasoperation einen Vitamin-B_1-Mangel (Stroh et al. 2014a). Bei manchen Patienten entwickelt sich der Vitamin-B_1-Mangel innerhalb von 4–12 Wochen nach der Operation. Da sich der rezidivierende Brechreiz häufiger nach restriktiv wirkenden Eingriffen entwickelt, ist das Risiko des Vitamin-B_1-Mangels nach Magenband- oder Schlauchmagenoperationen größer als nach einem Magenbypass oder Duodenalswitch.

Ein nicht rechtzeitig diagnostizierter bzw. behandelter Thiaminmangel kann zur Entwicklung der irreversiblen Wernicke-Enzephalopathie führen. Klinisch äußert sich der Thiaminmangel durch Tachyarrhythmien, periphere Ödeme, periphere Neuropathien sowie Ataxien und okulomotorische Störungen.

Die Diagnose ergibt sich aus der klinischen Untersuchung und der Bestimmung des Vitamin-B_1-Spiegels im Blut. Zur Prophylaxe und Therapie wird Vitamin B_1 in Tablettenform oder i.v. gegeben (zur Prophylaxe 1,5 mg/d, zur Substitution 30 mg/d). Das Vorliegen einer Wernicke-Enzephalopathie erfordert eine Therapie mit Thiamin 100 mg/d i.m. oder i.v. mit anschließender hochdosierter oraler Supplementierung. Zum Ausgleich des Vitamin-B_1-Mangels werden die anderen B-Vitamine in Kombination mit Magnesium substituiert (Stroh et al. 2013).

Hypokaliämie

Diese Elektrolytstörung kann ähnlich wie der akute Thiaminmangel die Folge von häufigem Erbrechen sein (Ziegler et al. 2009). Die Behandlung besteht in der Beseitigung der Ursachen des Brechreizes sowie der oralen oder intravenösen Kaliumsubstitution.

Proteinmangel

Die Inzidenz eines Eiweißmangels nach malabsorptiven Eingriffen wird mit bis zu 17 % angegeben, wobei diese Mangelerscheinung selten exzessive Ausmaße annimmt (Stroh et al. 2013). Ein Proteinmangel ist nach restriktiv wirkenden Operationen zumeist nicht zu erwarten. Ein isolierter Proteinmangel nach bariatrischen Operationen ist selten. In vielen Fällen besteht eine Kombination mit anderen malnutritiven Erscheinungen. Durch eine gezielte Aufklärung und orale Eiweißzufuhr wird das Proteindefizit meistens beseitigt. In therapieresistenten Fällen wird die Indikation zur Verlängerung des gemeinsamen Kanals gestellt.

Eisenmangel

Eine Anämie nach bariatrischen Operationen findet sich bei 10 % der Patienten und geht dann weniger auf einen Vitamin-B_{12}-Mangel als auf einen Eisenmangel zurück (Coupaye et al. 2009). Der Eisenmangel nach malabsorptiven Eingriffen resultiert aus der Malabsorption und der Maldigestion von Eisen infolge der fehlenden Duodenalpassage und der fehlenden Hydrolyse im Magen. Nach restriktiv wirkenden Operationen ist ein Eisenmangel selten und wird meist durch eine ungünstige Nahrungszusammensetzung erklärt.

Bei einer klinisch relevanten Eisenmangelanämie sollte zunächst eine orale Eisengabe erfolgen (3 x 100 mg/d). Um die Resorptionsrate zu verbessern, sollte die simultane Gabe von Vitamin-C-Präparaten erfolgen. Bei einer ineffektiven oralen Eisensupplementierung sollte das Defizit durch eine parenterale Eisenapplikation (z. B. Cosmofer oder Ferrinject) in Anlehnung an die Berechnungen zum Ausgleich des Hämoglobinwerts beseitigt werden (Stroh et al. 2013).

Die routinemäßige Eisensubstitution mit 100–160 mg ist bei Frauen im Menstruationsalter nach malabsorptiv wirkenden Operationen indiziert (Brolin 1998). Bei Patienten nach restriktiv wirkender Operation sowie bei Männern nach malabsorptiv wirkenden Operationen sollte die Frage der prophylaktischen Eisensubstitution individuell in Abhängigkeit von den Hb- und Ferritinwerten entschieden werden.

Folsäuremangel

Ein Folsäuremangel entsteht vornehmlich durch verminderte Zufuhr (besonders Hülsenfrüchte, Blattgemüse, Bohnen, Rinderleber, Eigelb, Milch und Milchprodukte). Der Folsäuremangel führt zu Anämie mit entsprechenden Allgemeinsymptomen. Die Häufigkeit eines laborchemisch diagnostizierten, klinisch aber nicht manifesten Folsäuremangels beträgt für den Magenbypass 2,1 % und für den Duodenalswitch 4,1 % (Stroh et al. 2013). Defizitäre Erscheinungen nach restriktiv wirkenden Operationen sind nicht signifikant (Hakeam et al. 2009). Nur die Arbeitsgruppe von Rutte et al. (2014) stellte bei 6 % der Patienten 1 Jahr nach einer Schlauchmagenresektion eine Anämie und bei 24 % einen Folsäuremangel fest. Die Therapie eines klinisch relevanten Folsäuremangels besteht in der Gabe von Folsäurepräparaten. Die empfohlene Tagesdosis beträgt 400 µg/d. Manche Quellen gehen von einem Bedarf von 600–800 µg/d aus. Eine Supplementierung von 1000 µg/Tag Folsäure ist aufgrund der Maskierung eines Vitamin-B_{12}-Mangels nicht zu empfehlen (Stroh et al. 2013).

Vitamin-B_{12}-Mangel

Die Inzidenz eines Vitamin-B_{12}-Mangels nach malabsorptiven Operationen ist hoch und wird in verschiedenen Studien mit 25–65 % angegeben (Pournaras et al. 2009, Stroh et al. 2013). Die entscheidende Ursache dafür ist die insuffiziente Sekretion des Intrinsic Factors sowie die nicht ausreichende Zufuhr von Fleisch und Milchprodukten. Wegen der hohen Speicherkapazität des Körpers für Vitamin B_{12} (2000 µg) bei einem täglichen Bedarf von 2 µg werden Vitamin-B_{12}-Mangelzustände erst Jahre später postoperativ manifest (Brolin et al. 1998). In diesem Zusammenhang ist das jährliche Monitoring des Vitamin-B_{12}-Blutspiegels nach malabsorptiven Eingriffen obligat. Nach restriktiv wirkenden Operationen sollte die Vitamin-B_{12}-Kontrolle bei Bedarf oder bei bestimmten Patienten erfolgen.

Der Vitamin-B_{12}-Mangel wird meistens durch eine Anämie klinisch apparent. Bei einem über längere Zeit bestehenden, nicht korrigierten Vitamin-B_{12}-Defizit können neurologische Störungen wie Gangunsicherheit und Gefühlsstörungen an Händen und Füßen sowie eine Optikusneuropathie auftreten (Stroh et al. 2013). Zur Prophylaxe des Vitamin-B_{12}-Mangels sollten monatliche i.m.- oder i.v.-Injektionen mit 1000 µg erfolgen (Ziegler et al. 2009, Stroh et al. 2013).

Vitamin-D-, Kalzium- und Parathormonmangel

Über 60 % der morbiden Adipösen leiden bereits präoperativ an Störungen des Kalziumstoffwechsels (Ducloux et al. 2011, Stroh et al. 2013). Laut Ducloux et al. (2011) weisen präoperativ 62 % der morbid adipösen Frauen einen sekundären Hyperparathyreoidismus (sHPT) auf. Die operativ induzierte Malabsorption verstärkt die bereits präoperativ vorhandenen Defizite (Goldner et al. 2009). Besonders Frauen in der Menopause gehören zur Hochrisikogruppe für die Entwicklung eines sekundären Hyperparathyreoidismus und einer Osteoporose. Für die Erfassung und Verlaufskontrolle des Kalziummangels sollten Kalzium und Phosphat im Serum, die alkalische Phosphatase und das 25-OH-Vitamin-D bestimmt werden (Stroh et al. 2013).

Bei postmenopausalen Frauen ist die Durchführung eine Osteodensitometrie (Knochendichtemessung) obligat. Es empfiehlt sich, diese Untersuchung erst nach Stabilisierung der Gewichtsschwankungen (in 2–3 Jahre postoperativ) durchzuführen, um den Einfluss der Gewichtsschwankungen auf die Messer-

Tab. 17.1 Supplementierungsempfehlungen nach bariatrischen Operationen (adaptiert nach Mechanick et al. 2009, Ziegler et al. 2009, Stroh et al. 2013)

Wirkstoff	Restriktiv wirkende Operationen (Magenband, Schlauchmagenresektion)	Malabsorptiv wirkende Operationen (Magenbypass, Duodenalswitch)
Multivitamine (oral)	Optional	Regelmäßig 1- bis 2-mal täglich
Protein (oral)	Optional 60–70 g/d	Regelmäßig 60–70 g/d
Kalzium + Vitamin D (oral)	Optional 2000 mg/d Kalziumzitrat und Vitamin D 400–800 IU/d	Regelmäßig 2000 mg/d Kalziumzitrat und Vitamin D 400–800 IU/d
Eisen (oral)	Optional 100–160 mg/d	Regelmäßig 60–70 g/d
Vitamin B_{12} i.m.	Optional 1000 µg/Monat	Regelmäßig 1000 µg/Monat
Zink, Vitaminen A, E und K	Optional	Optional

gebnisse zu reduzieren (Yu et al. 2014). Wegen der Verbreitung der Kalziumstoffwechselstörungen bei Adipositaspatienten ist eine routinemäßige kombinierte Kalziumsubstitution mit 2000 mg/d in Form von Kalziumzitrat und Vitamin D (400–800 IU/d) besonders bei weiblichen Patienten empfohlen (Mechanick et al. 2009, Shannon et al. 2013).

Zinkmangel

Über einen Zinkmangel wird bei 15–37 % der Patienten berichtet (Stroh et al. 2013). Die Zinkmalabsorption tritt gehäuft nach malabsorptiven Eingriffen auf, da die Zinkresorption an die Fettresorption gekoppelt ist. Der Zinkmangel wird klinisch durch vermehrten Haarausfall auffällig. Bei Einleitung einer entsprechenden Substitutionstherapie bildet sich die Alopezie komplett zurück. Es gibt derzeit keinen Konsens im Hinblick auf die routinemäßige Substitution oder das systematische Monitoring von Zink. Da aber die Zinkresorption an die Fettresorption gekoppelt ist und der Zinkmangel oft den klinischen Symptomen eines Vitamin-A- und -D-Mangels vorausgeht, sollte bei klinisch manifestem Zinkmangel der Spiegel von Zink und anderen fettlöslichen Vitaminen kontrolliert werden. Allgemeine Empfehlungen für die Zinksubstitution existieren bisher nicht. Die Arbeitsgruppe von Stroh et al. (2013) empfiehlt die tägliche Verordnung von 15 mg Zink.

Vitamin-A-, -E- und -K-Mangel

Ein Defizit der Vitamine A, E und K nach Magenbypassoperation ist selten. Sie steigen aber nach der Duodenalswitchoperation (Ziegler et al. 2009, Pournaras et al. 2009). Evidente Daten, aus denen sich eine Empfehlung zur routinemäßigen Substitution oder zum regulären Monitoring ablesen ließe, liegen bisher nicht vor.

Die zusammengefassten adaptierten Supplementierungsempfehlungen nach bariatrischen Operationen sind in ◘ Tab. 17.1 dargestellt.

17.5.4 Laborkontrolle und Knochendichtemessung

Die biochemischen Nachkontrollen hängen davon ab, ob eine restriktiv (Magenband, Schlauchmagenresektion) oder malabsorptiv (Magenbypass, Duodenalswitch) wirkende Operation durchgeführt wurde. Zu Frequenz und Ausmaß der Blutuntersuchungen existiert bisher kein allgemein akzeptierter Konsens. Laut der Empfehlungen der Fachgesellschaften sollen die Laborkontrollen nach 3 und 6 Monaten postoperativ und dann jährlich stattfinden (Borbély et al. 2013). Die Knochendichtemessung bei Frauen wird nach malabsorptiv wirkenden Operationen im 2–3-jährigen Turnus durchgeführt.

17.5 · Betreuung nach der Operation

Tab. 17.2 Empfehlungen für Labornachkontrollen nach bariatrischen Operationen (nach Mechanick et al. 2009, Ziegler et al. 2009)

Parameter	Restriktiv wirkende Operationen (Magenband, Schlauchmagenresektion)			Malabsorptiv wirkende Operationen (Magenbypass, Duodenalswitch)		
	3 Monate	6 Monate	Jährlich	3 Monate	6 Monate	Jährlich
Blutbild	x	x	x	x	x	x
Na, K	x	x	x	x	x	x
Kalzium, Phosphat	–	x	x	x	x	x
Parathormon	Optional	Optional	Optional	Optional	Optional	Optional
Vitamin D	Optional	Optional	Optional	Optional	Optional	Optional
Glucose	x	x	x	x	x	x
HbA_1C	–	Optional bei Diabetes	Optional bei Diabetes	–	Optional bei Diabetes	Optional bei Diabetes
Cholesterin, Triglyceride, Lipide	–	–	x	–	–	x
Kreatinin, Harnstoff	x	Optional	Optional	x	Optional	Optional
Harnsäure	–	–	Optional	–	–	Optional
Albumin	x	Optional	Optional	x	Optional	x
Leberwerte	–	–	Optional	–	–	–
TSH*	–	–	Optional*	–	–	Optional*
Vitamin B12, Folsäure, Ferritin	–	Optional bei Anämie	Optional bei Anämie	–	Optional bei Anämie	Optional bei Anämie
Vitamine B1, B6**	Optional	Optional	Optional	Optional	Optional	Optional
Zink, Vitamine A, E und K	–	–	Optional	–	–	–
Knochendichtemessung***	–	–	–	–	–	–
Parameter	3 Monate	6 Monate	Jährlich	3 Monate	6 Monate	Jährlich
Blutbild	x	x	x	x	x	x

* TSH: optional bei Patienten mit latenter Hypothyreose
** Vitamine B1, B6: nur bei Patienten mit persistierendem Brechreiz
*** Knochendichtemessung: 2–3 Jahre postoperativ, besonders bei weiblichen postmenopausalen Patientinnen

Bei anderen Patientengruppen sollte diese Messung nach Bedarf erfolgen.

Der Einfluss des krankhaften Übergewichtes auf die Schilddrüsenfunktion ist bekannt. Viele morbid Adipöse leiden unter einer latenten Hypothyreose und haben einen erhöhten TSH-Spiegel. Bariatrische Operationen beeinflussen die Physiologie der Schilddrüsenhormone positiv (Moulin de Moraes et al. 2005, Abu-Ghanem et al. 2014). Wir halten ein regelmäßiges postoperatives Monitoring des TSH-Spiegels für nicht erforderlich. Aus unserer Sicht ist eine regelmäßige Kontrolle nur bei Patienten mit präoperativ bekannter klinisch relevanter Hypothyreose sinnvoll, um die Dosierung des L-Thyroxins rechtzeitig zu korrigieren. In Tab. 17.2 haben wir die Empfehlungen zur Labornachkontrolle nach bariatrischen Operationen dargestellt (adaptiert nach Mechanick et al. 2009).

17.5.5 Psychotherapeutische Betreuung und/oder Weiterbehandlung

Falls der bariatrische Patient schon vor der Operation regelmäßig in psychotherapeutischer Behandlung war, ist eine früh postoperative Weiterführung dieser Behandlung angezeigt. Auch bei präoperativ psychisch unauffälligen Patienten können 1–2 Jahre nach der Operation unterschiedliche psychische Störungen oder ein pathologisches Essverhalten in der zweiten postbariatrischen Lebensphase aufkommen (▶ Abschn. 17.5.2; Borbély et al. 2013, Niego et al. 2007). In diesem Zusammenhang sollten alle Patienten innerhalb eines Jahres nach dem bariatrischen Eingriff einem Psychotherapeuten mit Erfahrung im Bereich von Adipositas und Essstörungen vorgestellt werden.

17.6 Fragen und Antworten

17.6.1 Fragen des Hausarztes an den Chirurgen

- **Frage**

Wie soll die Medikation bei Patienten nach der Adipositaschirurgie angepasst werden?

- **Antwort**

Die operationsbedingten Veränderungen des Gastrointestinaltraktes und die konsequente Gewichtsabnahme beeinflussen die Pharmakokinetik verschiedener Medikamentengruppen. Aus der Literatur und nach eigenen Erfahrungen können wir folgende Empfehlungen geben (Puzziferri et al. 2014, Yska et al. 2013, Suter et al. 2011):

Antidiabetika Wegen des signifikant positiven Einflusses der Adipositaschirurgie auf den Verlauf eines Diabetes mellitus Typ II ist eine rasche postoperative Anpassung der oralen Antidiabetika und der Insulintherapie erforderlich. Bisher gibt es keine etablierten Empfehlungen zur Dosisanpassung. Wir empfehlen, eine erste Diabetesneueinstellung bezogen auf den HbA_1C und das Glukosetagesprofil nach 6 Monaten postoperativ durchzuführen. In den ersten beiden Jahren nach der Operation sollte die Einstellung mindestens 2-mal jährlich kontrolliert werden und im weiteren Verlauf dann jährlich bzw. bei Bedarf.

Antihypertensiva/Diuretika Bei 38 % der Patienten nach einem Magenbypass und bei 17 % der Patienten nach einer Magenbandoperation wurde eine Verbesserung des Hypertonus festgestellt. Wir führen die erste Kontrolle der Hypertonuseinstellung 1 Jahr nach der Operation durch.

Statine (Cholesterinsenker) Nach einem Jahr könnte man bei rund der Hälfte der Patienten die Cholesterinsenker reduzieren. Somit sollte nach 1 Jahr postoperativ eine Neueinstellung der Therapie der Fettstoffwechselstörungen erfolgen.

Schlafapnoesyndrom Bei vielen Patienten mit Schlafapnoesyndrom ist die nächtliche Maskenbeatmung 6–12 Monate postoperativ nicht mehr erforderlich. Deshalb sollten sich die Betroffenen ein Jahr nach dem Eingriff wieder in einem entsprechenden Schlaflabor vorstellen.

Orale Kontrazeptiva Die Wirksamkeit der oralen Kontrazeptiva nach bariatrischen Eingriffen ist nicht ausreichend untersucht. Einerseits steigt bei weiblichen Patienten die Fertilität wieder an, andererseits ändert sich aber auch der Metabolismus der oralen Kontrazeptiva insbesondere nach malabsorptiv wirkenden Operationen. Aus diesen Gründen steigt das Risiko einer ungewollten Schwangerschaft. Parallel dazu steigt auch das Risiko der Nebenwirkungen der oralen Kontrazeptiva, da die Wahl der richtigen Dosis durch den veränderten Metabolismus schwierig ist. Deshalb ist es sinnvoll, auch über andere Verhütungsmethoden nachzudenken.

- **Frage**

Wann und in welchem Ausmaß sollten die plastisch-chirurgischen Korrekturen nach massivem Gewichtsverlust erfolgen?

- **Antwort**

Die natürliche Retraktion der Haut erschöpft sich meist in den ersten Monaten nach der Gewichtsreduktion. Weitere spontane Hautregressionen sind dann nicht mehr zu erwarten. Die Korrekturmaß-

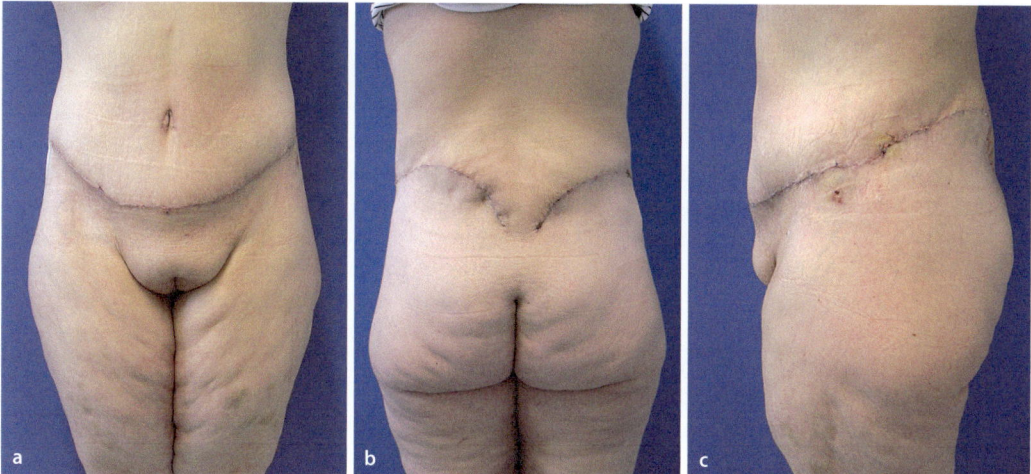

Abb. 17.6a–c Patientin sechs Monate nach zirkulärer Straffung (Abb. aus M. Korenkov: Adipositaschirurgie. Huber, Bern, 2010; mit freundlicher Genehmigung)

nahmen dürften nur bei stabilen Gewichtsverhältnissen durchgeführt werden (2–3 Jahre postoperativ). Ein elementarer plastischer Eingriff ist in den meisten Fällen eine Abdominoplastik (Bauchdeckenreduktionsplastik). Oft ist eine weitere Hautreduktion im Flanken- und Rückenbereich unverzichtbar. Dies erfordert eine zirkuläre Körperstraffung (Bodylift). Dieser ermöglicht im Gegensatz zur herkömmlichen alleinigen Bauchdeckenstraffung gleichzeitig auch eine Korrektur der Bauch-, Gesäß- und der distalen Rückenpartien sowie der Oberschenkelregionen (Abb. 17.6). Eine Armstraffung (Brachioplastik) ist technisch sehr anspruchsvoll und ist eine Kombination aus dem chirurgischen Vorgehen und der Liposuktion. Der Hautschnitt verläuft an der inneren Oberarmfläche und wird ggf. bis in die laterale Axilla- und Flankenregion verlängert (Abb. 17.7). Die Bruststraffung (Mastopexie) wird mit oder ohne Brustaugmentation durchgeführt (durch Implantate oder eigene Körpergewebe, z. B. Verwendung des M. gracilis in Kombination mit Straffung der Oberschenkelinnenseite; Colwell et al. 2010, Menke et al. 2010).

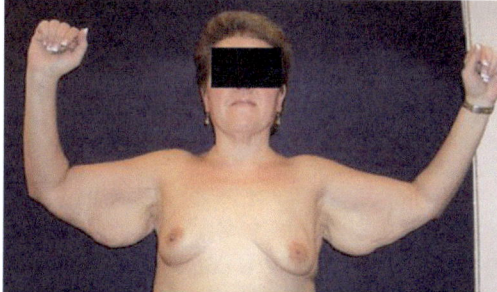

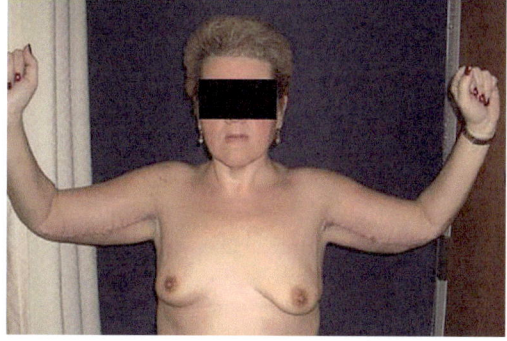

Abb. 17.7 Armstraffung nach konsequenter Gewichtsabnahme (Abb. aus Colwell et al. 2010)

Frage
Welche Fragestellung genau verfolgt das psychiatrische Gutachten? Geht es um die Feststellung der Operationsfähigkeit oder eher um die Bescheinigung einer Essstörung?

Antwort
Bei der psychiatrischen Begutachtung geht es in erster Linie darum festzustellen, ob ein Patient für die Adipositastherapie (konservativ oder chirurgisch) geeignet ist. Eine Feststellung psychischer Begleit-

erkrankungen ist auch wichtig, um postoperativ rechtzeitig eine psychiatrische Betreuung einleiten zu können.

- **Frage**

Welche Illusionen sollte man den Patienten konkret im Vorfeld nehmen? Viele Patienten glauben ja, dass die Operation eine Art Wundertherapie sei und dass sie selbst keine Eigenarbeit zu leisten hätten?

- **Antwort**

Ein Adipositaspatient muss vor allem über den multifaktoriellen Charakter seiner Erkrankung aufgeklärt werden. Durch eine Operation wird er nicht »geheilt«, sondern bekommt eine »Starthilfe« zur Gewichtsreduktion. Ob die Operation von einem Langzeiterfolg gekrönt wird oder ob es im Laufe der Zeit zur erneuten Gewichtszunahme kommt, ist viel mehr vom weiteren Verhalten des Patienten abhängig. Wenn ein Patient nach einer Adipositasoperation durch viele kleine Malzeiten oder durch unkontrollierten Konsum hochkalorischer Flüssigkeiten erneut eine übermäßige Kalorienzufuhr schafft, wird es zwangsläufig zur neuerlichen Gewichtszunahme kommen.

- **Frage**

Der Eingriff bei Adipösen muss als Risikoeingriff angesehen werden, da diese Patienten ja sehr oft auch unter Begleiterkrankungen wie Herzinsuffizienz, arterieller Hypertonie, Diabetes und AVK bzw. unter einem metabolischen Syndrom leiden. Welche Patienten müssten im Vorfeld als nicht operationstauglich ausgeschlossen werden?

- **Antwort**

Viele Adipositaspatienten haben zahlreiche Risikofaktoren. Eine zuverlässige Einschätzung des Operationsrisikos gegenüber dem Risiko einer nicht behandelten Adipositas ist im hausärztlichen Umfeld meist nicht möglich. Eine solche Nutzen-Risiko-Analyse sollte interdisziplinär durch Chirurgen, Anästhesisten und bei Bedarf Kardiologen, Pneumologen und andere Spezialisten erfolgen.

- **Frage**

Wie oft treten bei dem ausgeprägten Fettgewebe der Patienten Wundheilungsstörungen auf und wie sollten diese speziell bei Adipösen versorgt werden?

- **Antwort**

Da die meisten Adipositasoperationen laparoskopisch durchgeführt werden, ist der Prozentsatz der postoperativen Wundheilungsstörungen nicht so hoch (1,4 %; Freeman et al. 2011). Nach einer Laparotomie ist der Prozentsatz der Wundheilungsstörungen deutlich höher und kann bis zu 20 % betragen (Christou et al. 2004).

17.6.2 Fragen des Patienten an den Hausarzt

- **Frage**

»Kann und darf ich nach der Adipositaschirurgie schwanger werden?«

- **Antwort**

»Der rasche Gewichtsverlust wird Ihre Fruchtbarkeit verbessern (Shah et al. 2010, Legro et al. 2012). Jedoch sollten Sie in den ersten beiden Jahren nach dem Eingriff eine Schwangerschaft vermeiden. Eine Schwangerschaft führt während dieser Zeit zur Gewichtszunahme und zudem besteht ein erhöhtes Risiko für einen Schwangerschaftsdiabetes.« (Parikh et al. 2014)

- **Frage**

»Werde ich nach der Operation schlechter Alkohol vertragen? Muss ich meinen Alkoholkonsum einschränken?«

- **Antwort**

Man nahm an, dass sich der Alkoholstoffwechsel nach einem adipositaschirurgischen Eingriff verändert, doch ist diese Frage bisher nicht abschließend wissenschaftlich beantwortet. Die von der King et al. (2012) durchgeführte Studie zeigte, dass es keinen Unterschied zum präoperativen Alkoholkonsum im 1. Jahr nach dem Eingriff gab. Im 2. postoperativen Jahr hat der Alkoholkonsum insbesondere bei jüngeren männlichen Patienten im Vergleich zum präoperativen Stand deutlich zugenommen.

17.7 · Versorgungsalgorithmen nach Adipositaschirurgie

Frage
»Muss ich nach der Operation noch Diät halten oder kann ich dann essen, was ich will?«

Antwort
Grundsätzlich darf man nach nach einem adipositaschirurgischen Eingriff alles essen. Die Frage ist jedoch, wie viel? Nach der Operation können die Patienten eventuell einige Lebensmittel bzw. Getränke schlecht vertragen. Eine solche Unverträglichkeit ist jedoch nicht universeller, sondern individueller Natur und geht in vielen Fällen vorüber. Das bedeutet auch, dass früher unverträglich Speisen später wieder verträglich sind.

17.7 Versorgungsalgorithmen nach Adipositaschirurgie

Die Versorgung von Patienten nach adipositaschirurgischen Eingriffen ist in den folgenden Algorithmen dargestellt (◘ Abb. 17.8, ◘ Abb. 17.9, ◘ Abb. 17.10).

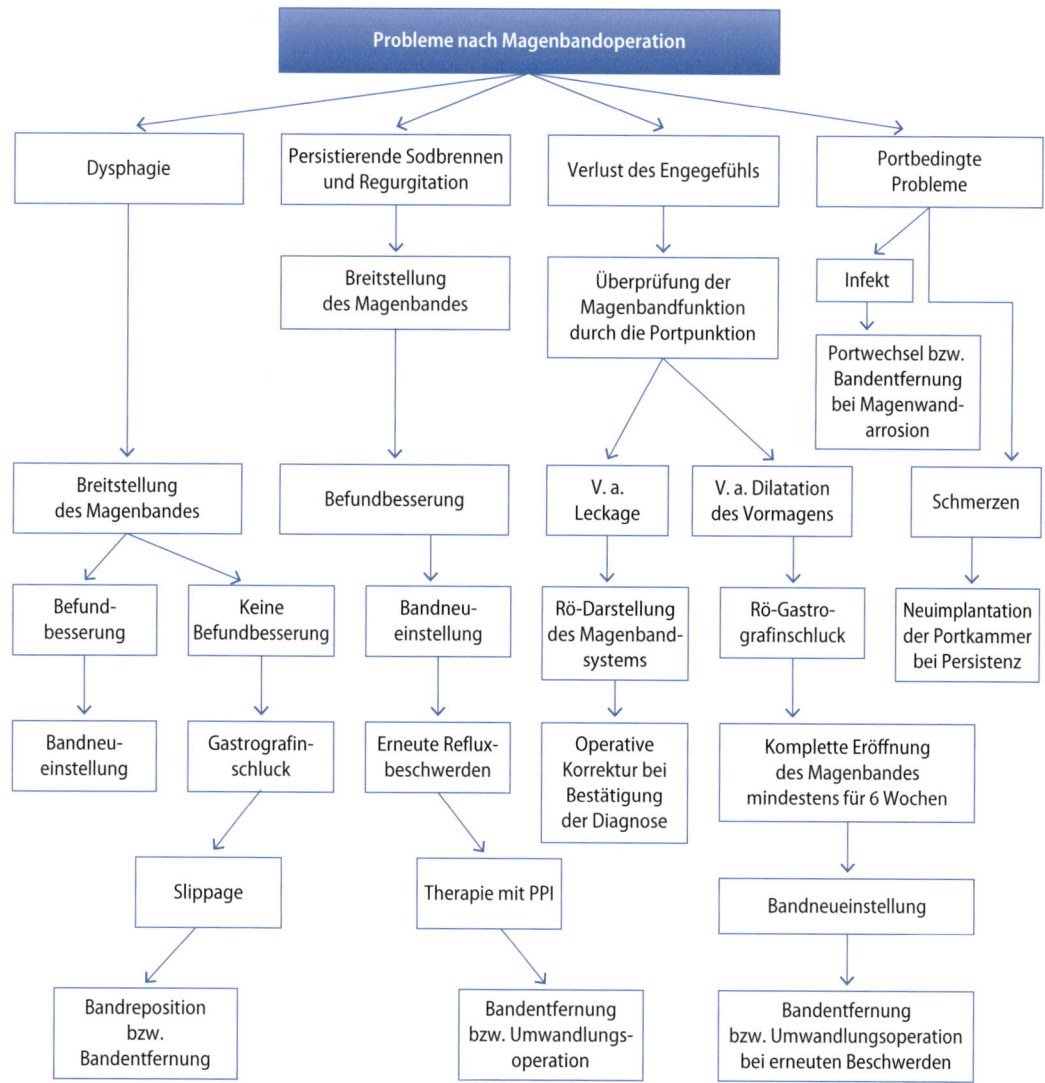

◘ Abb. 17.8 Versorgungsalgorithmus nach Magenbandoperation

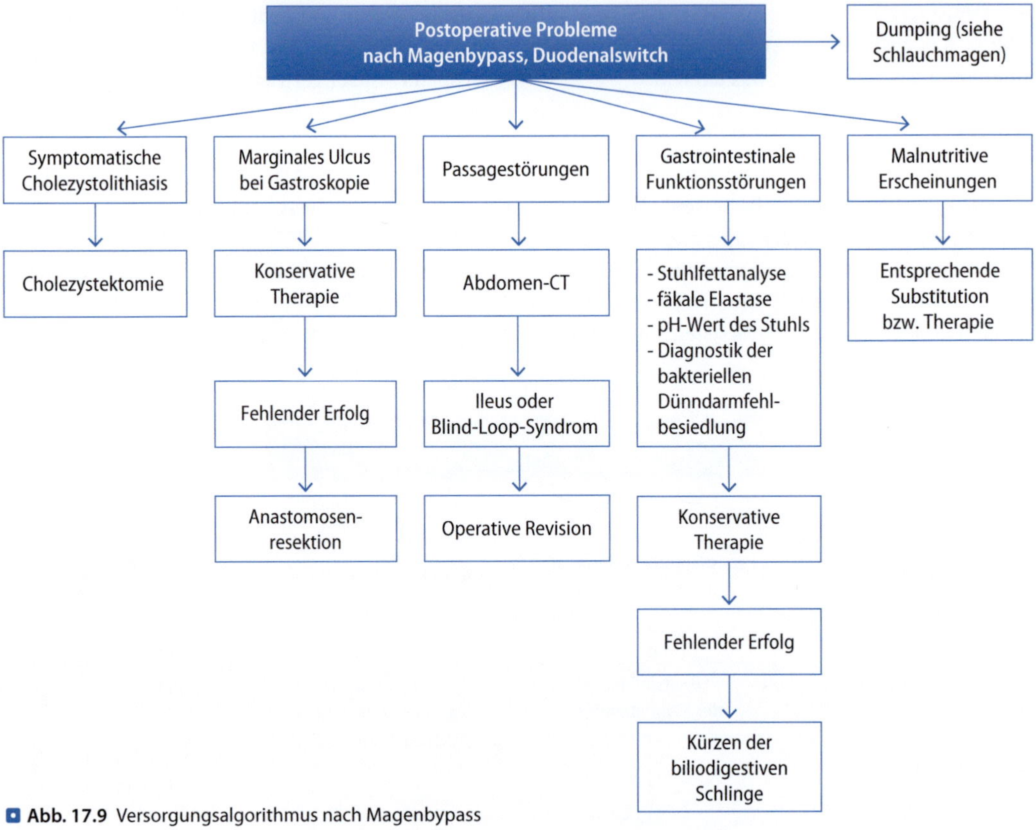

Abb. 17.9 Versorgungsalgorithmus nach Magenbypass

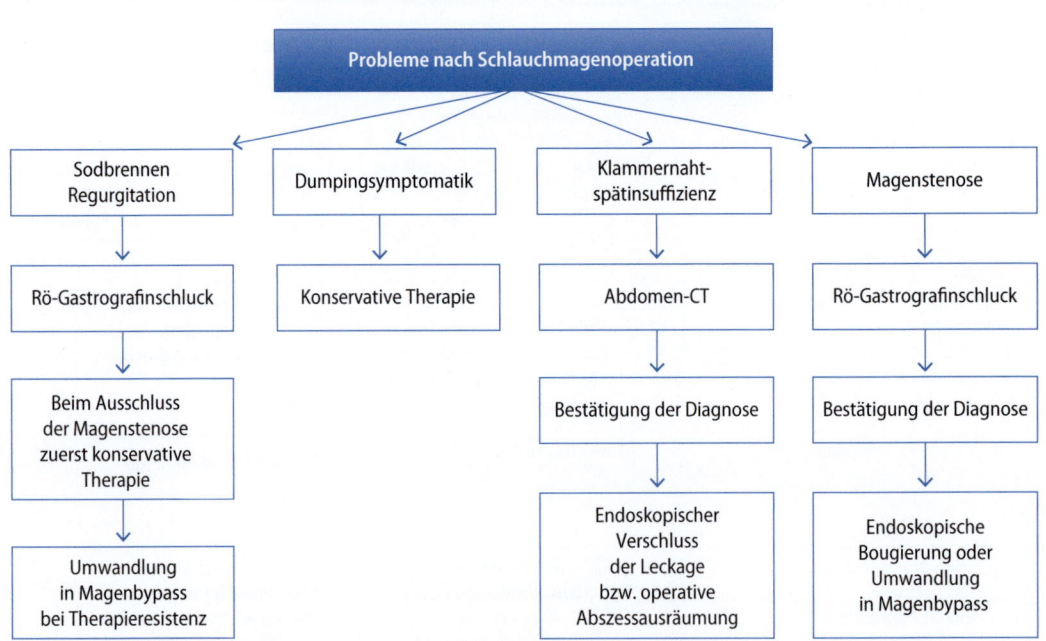

Abb. 17.10 Versorgungsalgorithmus nach Schlauchmagenoperation

Literatur

Abou Rached A, Basile M, El Masri H (2014) Gastric leaks post sleeve gastrectomy: Review of its prevention and management. World J Gastroentero 20(38):13904-13910; Review

Abu-Ghanem Y, Inbar R, Tyomkin V, Kent I, Berkovich L, Ghinea R, Avital S (2014) Effect of Sleeve Gastrectomy on Thyroid Hormone Levels. Obes Surg. [Epub ahead of print]

AWMF-Leitlinien. Chirurgie der Adipositas. Registernummer 088-001. Stand 01.06.2010, gültig bis 01.06.2015

Borbély Y, Kröll D, Egermann U, Nett PC (2013) Nachsorge nach bariatrischen Operationen. Ther Umsch 70(2):123-8; doi: 10.1024/0040-5930/a000377. Review

Brolin RE, Gorman JH, Robert C et al. (1998) Prophylactic iron supplementation after Roux-en-Y gastric bypass: A prospective, double blind, randomized study. Arch Surg 137: 740-744

Burgos AM, Csendes A, Braghetto I (2013) Gastric stenosis after laparoscopic sleeve gastrectomy in morbidly obese patients. Obes Surg 23:1481-6.2

Christou NV, Jarand J, Sylvestre JL, McLean AP (2004) Analysis of the incidence and risk factors for wound infections in open bariatric surgery. Obes Surg 14(1):16-22

Coblijn UK, Goucham AB, Lagarde SM, Kuiken SD, van Wagensveld BA (2014) Development of ulcer disease after Roux-en-Y gastric bypass, incidence, risk factors, and patient presentation: a systematic review. Obes Surg 24(2):299-309; Review

Colquitt JL, Pickett K, Loveman E, Frampton GK (2014) Surgery for weight loss in adults. Cochrane Database Syst Rev 8:CD003641; doi: 10.1002/14651858.CD003641.pub4. Review

Colwell AS (2010) Current concepts in post-bariatric body contouring. Obes Surg 20(8):1178-82; doi: 10.1007/s11695-010-0120-4

Coupaye M, Puchaux K, Bogard C et al. (2009) Nutritional consequences of adjustable gastric banding and gastric bypass: a 1-year prospective study. Obes Surg 19: 56-65

Ducloux R, Nobécourt E, Chevallier JM et al. (2011) Vitamin D deficiency before bariatric surgery: should supplement intake be routinely prescribed? Obes Surg 21: 556–560

Eid I, Birch DW, Sharma AM, Sherman V, Karmali S (2011) Complications associated with adjustable gastric banding for morbid obesity: a surgeon's guides. Can J Surg 54(1):61-6; Review

Freeman JT, Anderson DJ, Hartwig MG, Sexton DJ (2011) Surgical site infections following bariatric surgery in community hospitals: a weighty concern? Obes Surg 21(7):836-40. doi: 10.1007/s11695-010-0105-3

Frey DM (2012) Management of the post-bariatric surgery patient. Ther Umsch 69(1):33-8; doi: 10.1024/0040-5930/a000248. Review

Goldner WS, Stoner JA, Lyden E et al. (2009) Finding the optimal dose of vitamin D following Roux-en-Y gastric bypass: a prospective, randomized pilot clinical trial. Obes Surg 19:173-179

Hakeam HA, O'Regan PJ, Salem AM, Bamehriz FY, Eldali AM (2009) Impact of laparoscopic sleeve gastrectomy on iron indices: 1 year follow-up. Obes Surg 19(11):1491-6; doi: 10.1007/s11695-009-9919-2

Hamdan K, Somers S, Chand M (2011) Management of late postoperative complications of bariatric surgery. Br J Surg 98(10):1345-55; doi: 10.1002/bjs.7568. Review

Hammer HF (2012) Medical Complications of Bariatric Surgery: Focus on Malabsorption and Dumping Syndrome. Dig Dis 30:182-186

Harper J, Madan AK, Ternovits CA, Tichansky DS (2007) What happens to patients who do not followup after bariatric surgery? Am Surg 73:181-184

Himpens J, Cadière GB, Bazi M, Vouche M, Cadière B, Dapri G (2011) Long-term outcomes of laparoscopic adjustable gastric banding. Arch Surg 146(7):802-7; doi: 10.1001/archsurg.2011.45

Interdisziplinäre (DAG; DDG; DGE; DGEM) Leitlinie der Qualität S3 zur »Prävention und Therapie der Adipositas«. Version 2.0 (April 2014). Registernummer 050-001. Stand: 30.04.2014 , gültig bis 30.04.2019

Jong de JR, Besselink MG, Ramshorst van B, Gooszen HG, Smout AJ (2010) Effects of adjustable gastric banding on gastroesophageal reflux and esophageal motility: a systematic review. Obes Rev 11: 297-305

King WC, Chen JY, Mitchell JE, Kalarchian MA, Steffen KJ, Engel SG, Courcoulas AP, Pories WJ, Yanovski SZ. King WC, Chen JY, Mitchell JE, Kalarchian MA, Steffen KJ, Engel SG, Courcoulas AP, Pories WJ, Yanovski SZ (2012) Prevalence of alcohol use disorders before and after bariatric surgery. JAMA 20;307(23):2516-25. doi: 10.1001/jama.2012.6147

Korenkov M (2010) Adipositaschirurgie. Verfahren, Varianten und Komplikationen. Bern: Hans Huber Verlag; 2010.

Korenkov M, Sauerland S (2007) Clinical update: bariatric surgery. Lancet 370(9604):1988-90; no abstract available

Korenkov M, Sauerland S, Yücel N, Köhler L, Goh P, Schierholz J, Troidl H (2003) Port function after laparoscopic adjustable gastric banding for morbid obesity. Surg Endosc 17:1068-1072

Lazoura O, Zacharoulis D, Triantafyllidis G, Fanariotis M, Sioka E, Papamargaritis D, Tzovaras G (2011) Symptoms of gastroesophageal reflux following laparoscopic sleeve gastrectomy are related to the final shape of the sleeve as depicted by radiology. Obes Surg 21: 295-9

Legro RS, Dodson WC, Gnatuk CL, Estes SJ, Kunselman AR, Meadows JW, Kesner JS, Krieg EF Jr, Rogers AM, Haluck RS, Cooney RN (2012) Effects of gastric bypass surgery on female reproductive function. J Clin Endocrinol Metab 97(12):4540-8

Mechanick JI, Kushner RF, Sugerman HJ, Gonzalez-Campoy JM, Collazo-Clavell ML, Spitz AF, Apovian CM, Livingston EH, Brolin R, Sarwer DB, Anderson WA, Dixon J, Guven S; American Association of Clinical Endocrinologists; Obesity Society; American Society for Metabolic & Bariatric Surgery. American Association of Clinical Endocrinologists, The Obesity Society, and American Society for Metabolic & Bariatric Surgery medical guidelines for clinical practice for the perioperative nutritional, metabolic, and nonsurgical support of the bariatric surgery patient. Obesity (Silver Spring). 2009 Apr;17 Suppl 1:S1-70, v. doi: 10.1038/oby.2009.28. Erratum in: Obesity (Silver Spring). 2010 Mar;18(3):649.

Menke H, Ruggaber M, Dohse NK (2010) Plastisch-chirurgische Korrekturen nach massivem Gewichtsverlust. In: Adipositaschirurgie. In: Korenkov M (Hrsg.) Adipositaschirurgie. Huber, Bern:297-303

Moulin de Moraes CM, Mancini MC, de Melo ME, Figueiredo DA, Villares SM, Rascovski A, Zilberstein B, Halpern A (2005) Prevalence of subclinical hypothyroidism in a morbidly obese population and improvement after weight loss induced by Roux-en-Y gastric bypass. Obes Surg 15(9):1287-91

Niego SH, Kofman MD, Weiss JJ, Geliebter A (2007) Binge eating in the bariatric surgery population: A review of the literature. Int J Eat Disord 40:349-359

Nieuwenhove van Y, Ceelen W, Stockman A, Vanommeslaeghe H, Snoeck E, Van Renterghem K, Van de Putte D, Pattyn P (2011) Long-term results of a prospective study on laparoscopic adjustable gastric banding for morbid obesity. Obes Surg 21(5):582-7; doi: 10.1007/s11695-010-0341-6

O'Brien PE, MacDonald L, Anderson M, Drennan L, Brown WA (2013) Long-term outcomes after bariatric surgery: fifteen-year follow-up of adjustable gastric banding and a systematic review of the bariatric surgical literature. Ann Surg 257(1):87-94; doi: 10.1097/SLA.0b013e31827b6c02. Review

Parikh R, Lavoie M, Wilson L, Maranda L, Leung K, Simas TM (2014) Timing of pregnancy after bariatric surgery. Obstet Gynecol 123 Suppl 1:165S; doi: 10.1097/01.AOG.0000447168.75769.f7

Patel RA, Brolin RE, Gandhi A (2009) Revisional operations for marginal ulcer after Roux-en-Y gastric bypass. Surg Obes Relat Dis 5(3):317-22

Pournaras DJ, le Roux CW (2009) After bariatric surgery, what vitamins should be measured and what supplements should be given? Clinical Endocrinology 71:322-325

Puzziferri N, Roshek TB (2014) 3rd, Mayo HG, Gallagher R, Belle SH, Livingston EH. Long-term follow-up after bariatric surgery: a systematic review. JAMA 312(9):934-42; doi: 10.1001/jama.2014.10706. Review

Reinhold RB (1994) Late results of gastric bypass surgery for morbid obesity. J Am Coll Nutr 13: 326-331

Robert M, Golse N, Espalieu P, Poncet G, Mion F, Roman S, Boulez J, Gouillat C (2012) Achalasia-like disorder after laparoscopic adjustable gastric banding: a reversible side effect? Obes Surg 22(5):704-11; doi: 10.1007/s11695-012-0627-y

Rutte van PW, Aarts EO, Smulders JF, Nienhuijs SW (2014) Nutrient deficiencies before and after sleeve gastrectomy. Obes Surg 24(10):1639-46; doi: 10.1007/s11695-014-1225-y

Schouten R, van 't Hof G, Feskens PB (2013) Is there a relation between number of adjustments and results after gastric banding? Surg Obes Relat Dis 9(6):908-12; doi: 10.1016/j.soard.2013.02.014. Epub 2013 Mar 27

Shah DK, Ginsburg ES (2010) Bariatric surgery and fertility. Curr Opin Obstet Gynecol 22(3):248-54; doi: 10.1097/GCO.0b013e3283373be9. Review

Shannon C, Gervasoni A, Williams T (2031) The bariatric surgery patient--nutrition considerations. Aust Fam Physician 42(8):547-52

Shiroky J, Jimenez Cantisano BG, Schneider A (2031) Esophageal motility disorders after bariatric surgery. Dysphagia 28(3):455-6; doi: 10.1007/s00455-013-9475-8. Epub 2013 Jul 14

Stroh C, Benedix F, Meyer F, Manger T (2013) Nutrient Deficiencies after Bariatric Surgery – Systematic Literature Review and Suggestions for Diagnostics and Treatment Zentralbl Chir [Epub ahead of print]

Stroh C, Meyer F, Manger T (2014a) Beriberi, a severe complication after metabolic surgery - review of the literature. Obes Facts 7(4):246-52; doi: 10.1159/000366012. Epub 2014 Jul 30

Stroh C, Weiner R, Benedix F, Horbach T, Birk D, Luderer D, Ludwig K, Meyer G, Wilhelm B, Wolff S, Knoll C, Manger T (2014b) Bariatric and metabolic surgery in Germany 2012 - results of the quality assurance study on surgery for obesity (data of the German Bariatric Surgery Registry. Zentralbl Chir 139(2):e1-5; doi: 10.1055/s-0033-1360227

Suter M, Calmes JM, Paroz A, Giusti V (2006) A 10-year experience with laparoscopic gastric banding for morbid obesity: high long-term complication and failure rates. Obes Surg 16(7):829-835

Suter M, Donadini A, Romy S, Demartines N, Giusti V (2011) Laparoscopic Roux-en-Y gastric bypass: significant long-term weight loss, improvement of obesity-related comorbidities and quality of life. Ann Surg 254:267-73

Tack J, Deloose E (2014) Complications of bariatric surgery: dumping syndrome, reflux and vitamin deficiencies. Best Pract Res Clin Gastroenterol 28(4):741-9; doi: 10.1016/j.bpg.2014.07.010. Epub 2014 Jul 10. Review

Tutuian R (2013) Reflux after baratric operations. Ther Umsch 70(2):129-33; doi: 10.1024/0040-5930/a000378. Review-German.

Vilallonga R, van de Vrande S, Himpens J (2013) Laparoscopic reversal of Roux-en-Y gastric bypass into normal anatomy with or without sleeve gastrectomy. Surg Endosc 27(12):4640-8; doi: 10.1007/s00464-013-3087-0. Epub 2013 Jul 17

Yska JP, van der Linde S, Tapper VV, Apers JA, Emous M, Totté ER, Wilffert B, van Roon EN (2013) Influence of bariatric surgery on the use and pharmacokinetics of some major drug classes. Obes Surg 23(6):819-25. doi: 10.1007/s11695-013-0882-6. Review

Yu EW, Bouxsein ML, Roy AE, Baldwin C, Cange A, Neer RM, Kaplan LM, Finkelstein JS (2014) Bone loss after bariatric surgery: discordant results between DXA and QCT bone density. J Bone Miner Res 29(3):542-50; doi: 10.1002/jbmr.2063

Ziegler O, Sirveaux MA, Brunaud L, Reibel N, Quilliot D (2009) Medical follow up after bariatric surgery: nutritional and drug issues. General recommendations for the prevention and treatment of nutritional deficiencies. Diabetes Metab 35(6 Pt 2):544-57; doi: 10.1016/S1262-3636(09)73464-0. Review

Cholezystektomie

M. Korenkov

18.1 Indikationen zur Operation – 236
18.1.1 Symptomatische Cholezystolithiasis – 236
18.1.2 Akute Cholezystitis – 236
18.1.3 Biliäre Pankreatitis – 236
18.1.4 Porzellangallenblase – 236
18.1.5 Asymptomatische Steinträger (Konkremente > 3 cm) – 236
18.1.6 Patienten mit Gallenblasenpolypen (> 1 cm) – 237

18.2 Operationsvorbereitung – 237

18.3 Operationstechniken – 237
18.3.1 Laparoskopische Cholezystektomie – 237
18.3.2 Minilaparoskopische Cholezystektomie – 237
18.3.3 Single-Port-Cholezystektomie – 237
18.3.4 Transvaginale Cholezystektomie – 238

18.4 Betreuung nach der Operation – 238
18.4.1 Rötung, Schwellung und Schmerzen an der Trokareintrittstelle – 238
18.4.2 Plötzliche starke Schmerzen an der Trokarwunde (Verdacht auf Einklemmung der Darmschlinge in der Faszienlücke) – 238
18.4.3 Starker Kolikschmerz im rechten Oberbauch, evtl. Ikterus (Verdacht auf biliäre Pankreatitis bzw. Choledocholithiasis) – 238
18.4.4 Unspezifische Schmerzen im rechten Oberbauch und/oder rechts lumbal, Temperaturanstieg, Abgeschlagenheit – 239
18.4.5 Gleiche Beschwerden wie vor der Operation – 239

18.5 Fragen und Antworten – 240
18.5.1 Fragen des Hausarztes an den Chirurgen – 240
18.5.2 Fragen des Patienten an den Hausarzt – 242

18.6 Versorgungsalgorithmus nach laparoskopischer Cholezystektomie – 243

Literatur – 244

M. Korenkov et al. (Hrsg.), *Allgemeinchirurgische Patienten in der Hausarztpraxis*,
DOI 10.1007/978-3-662-47907-0_18, © Springer-Verlag Berlin Heidelberg 2016

18.1 Indikationen zur Operation

Laut der Leitlinie zur Diagnostik und Therapie der Cholelithiasis (Lammert et al. 2007) werden die folgenden Indikationen zur Cholezystektomie gestellt:

18.1.1 Symptomatische Cholezystolithiasis

Als Leitsymptom der symptomatischen Cholezystolithiasis gelten die biliären Schmerzen, d. h. plötzlich entstehende Schmerzen im Oberbauch oder im Epigastrium, die länger als 15 min aber kürzer als 5 h anhalten. Solche Schmerzen können in die rechte Schulter oder in den Rücken ausstrahlen und/oder von Übelkeit und Erbrechen begleitet werden (Lammert et al. 2007). Wenn die letzte Gallenkolik länger als 5 Jahre zurückliegt, werden solche Patienten erneut als asymptomatische Steinträger bezeichnet (Friedman et al. 1989).

18.1.2 Akute Cholezystitis

Eine akute Cholezystitis bedeutet länger als 6 h anhaltende biliäre Schmerzen, Fieber (nicht immer), Anstieg der Entzündungsparameter in Kombination mit lokalem Druckschmerz und eine sonografisch darstellbare dreischichtige (ödematöse) Gallenblasenwand (Lammert et al. 2007). Bei gesicherter Diagnose besteht die Indikation zur frühelektiven Cholezystektomie (möglichst innerhalb von 72 Stunden nach Beginn der Symptomatik). Das alternative Vorgehen sieht die Einleitung konservativer Maßnahmen vor, um dann die Cholezystektomie im Intervall durchzuführen (d. h. 6 Wochen nach der Entlassung aus dem Krankenhaus).

Die qualitativ hochwertige randomisierte kontrollierte ACDC-Studie zeigte die Überlegenheit der frühzeitigen Operation gegenüber dem primären konservativen Vorgehen (Gutt et al. 2013).

18.1.3 Biliäre Pankreatitis

Ein biliärer Ursprung der akuten Pankreatitis kann bei Verdacht auf einen Steinabgang angenommen werden. Dieser Verdacht besteht beim direkten Nachweis von Gallensteinen in Kombination mit einem Anstieg der Transaminasen und Cholestaseparameter.

Die Indikation zur Cholezystektomie besteht dann erst nach dem Abklingen der Pankreatitis (Lammert et al. 2007).

18.1.4 Porzellangallenblase

Asymptomatische Patienten mit Porzellangallenblase sollten wegen des erhöhten Karzinomrisikos cholezystektomiert werden. Diese Empfehlung folgt jedoch eher einer historischen Datenlage. Einige spätere Studien konnten diese Aussage nicht bestätigen (Towfigh et al. 2001). Die anderen Studien zeigten ein leicht erhöhtes Karzinomrisiko bei inhomogenen (fleckenförmigen) Verkalkungen der Gallenblasenwand. Bei Patienten mit homogenen Wandverkalkungen wurde kein erhöhtes Karzinomrisiko festgestellt (Stephen u. Berger 2001).

In diesem Zusammenhang empfiehlt es sich, bei sonografisch festgestellter Porzellangallenblase zusätzlich ein Abdomen-CT durchzuführen. In Bezug auf die kontroverse Datenlage wird derzeit bei Patienten mit geringem Operationsrisiko die prophylaktische Cholezystektomie empfohlen und bei erhöhtem Karzinomrisiko eine abwartende Strategie (Schnelldorfer 2013). Bei Verzicht auf eine Operation halten wir Durchführung eines Abdomen-CT für obligat.

18.1.5 Asymptomatische Steinträger (Konkremente > 3 cm)

Asymptomatische Steinträger mit Gallensteinen von über 3 cm im Durchmesser werden als Risikopatienten im Hinblick auf die Entstehung eines Gallenblasenkarzinoms betrachtet (Cariati et al. 2014). Bei dieser Patientengruppe besteht die Indikation zur prophylaktischen Cholezystektomie.

18.1.6 Patienten mit Gallenblasenpolypen (> 1 cm)

Bei Gallenblasenpolypen dieser Größe bestehen ein erhöhtes Karzinomrisiko und somit auch die Indikation zur prophylaktischen Cholezystektomie. Bei Polypen von mehr als 2 cm Durchmesser sollte wegen des signifikanten Karzinomrisikos ein präoperatives Abdomen-CT durchgeführt werden. Bei Verdacht auf ein infiltratives Wachstum wird primär offen nach onkologischen Kriterien operiert (Donald et al. 2013).

18.2 Operationsvorbereitung

Eine elektive Cholezystektomie wird meistens am Tag der Aufnahme durchgeführt. Operationsbezogene spezielle Vorbereitungen sind nicht erforderlich. Die präoperative Vorbereitung folgt den allgemeinen Regeln (Umstellung der gerinnungshemmenden Medikamente, Aussetzen der oralen Antidiabetika usw.).

18.3 Operationstechniken

18.3.1 Laparoskopische Cholezystektomie

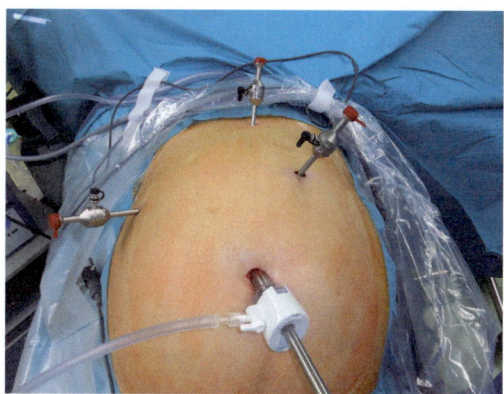

■ Abb. 18.1 Laparoskopische Cholezystektomie in 4-Trokar-Technik

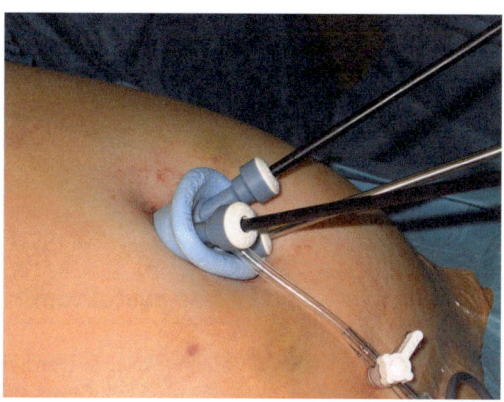

■ Abb. 18.2 Transumbilikal eingeführter Single-Port

Die derzeit als Standard geltende Operationstechnik ist die laparoskopische Cholezystektomie. Diese Operation wird meistens als *Vier- oder Drei-Trokar-Technik* umgesetzt (■ Abb. 18.1). Die wesentlichen Schritte der Operation sind die Durchtrennung der A. cystica und des Ductus cysticus, das Ausschälen der Gallenblase aus dem Leberbett sowie die Bergung der Gallenblase zumeist über den supraumbilikalen Zugang. Inzwischen wurden auch weitere endoskopische Techniken für diese Operation entwickelt (siehe unten).

18.3.2 Minilaparoskopische Cholezystektomie

Die operationstechnischen Abschnitte der minilaparoskopischen Cholezystektomie entsprechen denen der Standard-Cholezystektomie. Der Unterschied betrifft die Durchmesser der Trokare und Instrumente. Für diese Technik werden 2- bzw. 3-mm-Trokare und Instrumente benutz. Bei übergewichtigen Patienten oder bei technisch schwierigen Cholezystektomien ist diese Technik sehr limitiert und kann somit nicht für die breite Anwendung empfohlen werden (Gurusamy et al. 2013). In der Behandlung pädiatrischer Patienten hat diese Methode jedoch eine gute Akzeptanz (Jackson u. Kane 2014).

18.3.3 Single-Port-Cholezystektomie

Bei dieser Technik wird über einen etwa 2 cm langen transumbilikalen Schnitt ein Port mit mehreren Kanälen platziert (■ Abb. 18.2). Über einen solchen

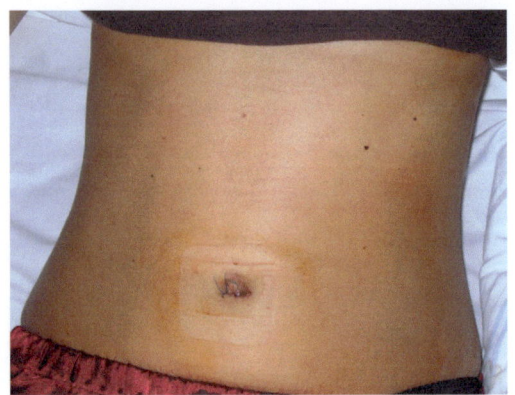

◘ Abb. 18.3 Narbe nach Single-Port-Cholezystektomie

Multikanalport werden dann Optik und Instrumente eingeführt. Diese Methode führt zu den besten kosmetischen Ergebnissen (◘ Abb. 18.3), hat jedoch wegen der erheblichen technischen Schwierigkeiten bisher noch keine nennenswerte Verbreitung gefunden (Trastulli et al. 2013).

18.3.4 Transvaginale Cholezystektomie

Bei der transvaginalen Cholezystektomie werden der Optiktrokar trans- oder periumbilikal und die Arbeitstrokare transvaginal durch die hintere Scheidenwand eingeführt. Diese Technik hat sich nicht als Standardverfahren bei weiblichen Patienten etabliert. Dennoch berichten einige Autoren über die Machbarkeit dieser Operation (Solomon et al. 2012).

18.4 Betreuung nach der Operation

Der postoperative stationäre Aufenthalt nach einer unproblematischen laparoskopischen Cholezystektomie dauert bei manchen Patienten nur 1–3 Tage. Dadurch steigt die Wahrscheinlichkeit, dass sich einige postoperative Komplikationen erst nach der Entlassung aus dem Krankenhaus klinisch bemerkbar machen (◘ Abb. 18.4).

18.4.1 Rötung, Schwellung und Schmerzen an der Trokareintrittstelle

Hierbei handelt es sich um einen lokalen Infekt an der Trokarwunde. Am häufigsten entsteht diese Komplikation an der Bergungsstelle (meistens supraumbilikal). Wenn es keine Anzeichen einer Generalisierung des Infekts gibt, sollte die infizierte Wunde gespalten und eine angemessene lokale Wundbehandlung eingeleitet werden.

18.4.2 Plötzliche starke Schmerzen an der Trokarwunde (Verdacht auf Einklemmung der Darmschlinge in der Faszienlücke)

Bei einem nicht oder nur schlecht verschlossenen faszialen Defekt an der Eintrittstelle des 10-mm-Trokars kann es zu einer Hernierung der Darmschlinge mit entsprechender Einklemmungssymptomatik kommen. Klinisch stellt sich diese Situation als prallelastische, äußerst schmerzhafte Raumforderung im Bereich der Trokarwunde dar. Beim geringsten Verdacht auf diese Komplikation muss der Patient umgehend ins Krankenhaus überwiesen werden.

18.4.3 Starker Kolikschmerz im rechten Oberbauch, evtl. Ikterus (Verdacht auf biliäre Pankreatitis bzw. Choledocholithiasis)

Bei solchen Beschwerden besteht der dringende Verdacht auf eine Choledocholithiasis bzw. auf einen Steinabgang. Bei sehr starkem Leidensdruck sollte der Patient in ein Krankenhaus eingewiesen werden. Zuerst steht dann die Überprüfung der Cholestaseparameter, Transaminasen und Pankreasfermente an (Bilirubin, alkalische Phosphotase, ALT, AST, Lipase). Parallel dazu sollte eine symptomatische Therapie mit Spasmolytika, Analgetika und ggf. Sedativa eingeleitet werden. Bei Verdacht auf eine biliäre Pankreatitis bzw. Choledocholithiasis besteht die Indikation zur diagnostischen ERCP bzw. zur endoskopischen Papillotomie (► Kap. 19,

ERCP). Bei unauffälligen Laborwerten sollte man sich an der Dauer der Beschwerden und der Effektivität der ambulanten symptomatischen Therapie orientieren. Bei länger als 3–4 Tage währenden Beschwerden sollten in einem nächsten diagnostischen Schritt eine Abdomensonografie und eine MR-Cholangiografie erfolgen.

18.4.4 Unspezifische Schmerzen im rechten Oberbauch und/oder rechts lumbal, Temperaturanstieg, Abgeschlagenheit

Zur Abklärung solcher Beschwerden sollte als erster Schritt eine Abdomensonografie erfolgen. Bei der Feststellung einer liquiden oder inhomogenen echoarmen Raumforderung subhepatisch, subphrenisch oder intrahepatisch besteht der dringende Verdacht auf ein intraabdominelles Hämatom, einen Abszess oder ein Biliom/Cholaskos (Shamiyeh u. Wayand 2004). In einem solchen Fall sollte der Patient umgehend in die chirurgische Klinik eingewiesen werden.

Intraabdominelles Hämatom

Nach einer laparoskopischen Cholezystektomie können subhepatische, subphrenische und intrahepatische Hämatome entstehen. Das intrahepatische Hämatom ist eine seltene Komplikation und aufgrund seiner möglichen Folgen (Rupturierung, profuse Blutung, intrahepatischer Abszess, Ikterus) gefährlicher als das subhepatische oder subphrenische (Castro et al. 2012). Je nach Verlauf stehen dann verschiedene Behandlungsoptionen zur Verfügung, wie etwa perkutane Drainage, selektive Embolisation des blutenden Gefäßes oder die laparoskopische (oder offene) Hämatomausräumung.

Eine subhepatische oder subphrenische Blutansammlung ist nach einer laparoskopischen Cholezystektomie nicht ungewöhnlich (Picchio et al. 2012). Bleiben Hinweise auf eine Abszedierung aus, werden die meisten Patienten nach einer kurzzeitigen stationären Überwachung wieder entlassen. Bei Abszedierungszeichen besteht jedoch die Indikation zur perkutanen Drainage bzw. operativen Ausräumung (laparoskopisch oder offen).

Subhepatischer oder subphrenischer Abszess

Ein subhepatischer oder subphrenischer Abszess entsteht meist auf dem Boden eines infizierten Hämatoms. Eine andere mögliche Ursache sind »verlorene« Gallensteine durch eine akzidentelle intraoperative Eröffnung der Gallenblase (Singh et al. 2012). Bei Anstieg der Entzündungsparameter und sonografisch objektivierbaren subphrenischen oder subhepatischen Raumforderungen sollte der Patient in die chirurgische Klinik eingewiesen werden. Bei unklaren Konstellationen sollte zur Komplettierung der Diagnostik ein Abdomen-CT mit intravenöser Kontrastmittelgabe erfolgen.

Biliom/Cholaskos

Biliom oder Cholaskos entstehen bei einem insuffizienten Verschluss des Ductus cysticus, bei einem nicht versorgten akzessorischen Gallengang im Bereich des Leberbettes oder bei inkompletten Choledochusverletzungen (Pinkas u. Brady 2008). Die typischen Merkmale eines Cholaskos sind sonografisch identifizierte freie oder abgekapselte Flüssigkeiten und ein Anstieg der Cholestaseparameter. Bei solchen Konstellationen sollte der Patient sofort in ein Krankenhaus überwiesen werden. Je nach Ursache kommen dann verschiedene Behandlungsmethoden infrage: interventionelle oder laparoskopische Drainage, endoskopische Einlage eines Choledochusstents, offene oder laparoskopische chirurgische Revision, abwartende Strategie.

18.4.5 Gleiche Beschwerden wie vor der Operation

Für ein Persistieren der Beschwerden gibt es folgende mögliche Ursachengruppen (Girometti et al. 2010):
- Biliäre Ursachen (Stenose des Gallenganges, Choledochussteine, papilläre Stenose, Sphinkter-Oddi-Dyskinesie)
- Andere gastrointestinale Ursachen (Hepatitis, Pankreatitis, Pankreastumor, Magen- oder Duodenalulkus, chronische mesenteriale Ischämie)
- Extraabdominelle Ursachen (Interkostalneuralgie, psychosomatische Ursachen).

Nicht selten lassen sich bei Patienten mit einer »typischen« Gallenkolik sonografisch Gallenblasensteine nachgewiesen, und die Betroffenen werden dann ohne weitere Diagnostik zur Cholezystektomie überwiesen. Falls sich nach der komplikationslosen Cholezystektomie jedoch keine Befundbesserung einstellt, sollten weitere diagnostische Maßnahmen eingeleitet werden. Zunächst müssten die oben genannten biliären Ursachen ausgeschlossen werden. Wenn dies mithilfe der MR-Cholangiografie oder der ERCP gelingt, sollten andere gastrointestinale Erkrankungen, vor allem Pankreastumoren und gastroduodenale Ulzerationen, ausgeschlossen werden. Nach dem Ausschluss der somatischen Ursachen sollten auch psychosomatische Pathologien abgeklärt werden. Diese Problematik gewinnt zunehmend an Bedeutung und wird in der angelsächsischen Literatur unter dem Namen *Medically unexplained physical Symptoms* (MUPS) geführt (Dessel et al. 2014).

18.5 Fragen und Antworten

18.5.1 Fragen des Hausarztes an den Chirurgen

- **Frage**

Wie oft entsteht eine Postcholezystektomiediarrhö und wie wird sie behandelt?

■■ **Antwort**

Zur Frage der Prävalenz einer Postcholezystektomiediarrhö liegen bisher keine einheitlichen Daten vor. In der Übersichtsarbeit von Nguyen und Matern (2001) wird die Prävalenz der Diarrhö zwischen 8 und 20 % geschätzt. In dem Reviewartikel von Danley und St. Anna (2011) ist eine persistierende Postcholezystektomiediarrhö als Kasuistik beschrieben. Zur Behandlung wurden diätetische Maßnahmen (fettarmes Essen) sowie der Einsatz von Colestyramin-Präparaten empfohlen (z. B. Lipocol, Quantalan, Vasosan usw.).

- **Frage**

Welche Relevanz hat die Diagnostik und Behandlung der symptomatischen Cholelithiasis für eine Schwangerschaft?

■■ **Antwort**

Etwa ein Drittel der Patientinnen mit Gallensteinen entwickelt während der Schwangerschaft Symptome (Ko et al. 2005). Diese Patientinnen lassen sich in folgende Gruppen unterteilen:
— Patientinnen mit Gallenkoliken
— Patientinnen mit biliärer Pankreatitis oder mechanischem Ikterus
— Patientinnen mit akuter Cholezystitis.

Die Strahlenbelastung sowie die mögliche Gefahr einer Fetusschädigung durch parenteral applizierte MR-Kontrastmittel sind die limitierenden Faktoren in der Diagnostik der Komplikationen der Cholelithiasis während der Schwangerschaft. Aus diesem Grund ist eine apparative Diagnostik durch ERCP, MR-Cholangiografie oder Abdomen-CT problematisch und kann nur unter einer strengsten Nutzen-Risiko-Bewertung erfolgen (Fröhlich u. Kubik-Huch 2013).

Bei schwangeren Patientinnen mit Gallenkoliken wird zuerst ein konservativer Behandlungsversuch mit Nahrungskarenz und Gabe von Spasmolytika, Analgetika und Antiemetika unternommen (Date 2008). Wegen des Risikos der rezidivierenden Symptomatik und den damit verbundenen höheren Abortraten, vorzeitigem Blasensprung und Frühgeburten wird heute die frühzeitige operative Intervention empfohlen. Die vergleichsweise bessere Zeit für die Operation ist das zweite Trimenon, wobei die laparoskopische Technik unabhängig vom Schwangerschaftszeitpunkt die Methode der Wahl ist (Pearl et al. 2011).

Die Früh- und Fehlgeburtsraten werden jeweils mit 6,7 und 1,1 % angegeben (Juhasz-Böss et al. 2014).

Eine akute biliäre Pankreatitis während der Schwangerschaft ist ein seltenes, aber aufgrund der potenziell lebensbedrohlichen Komplikationen für Mutter und Fetus auch ein gefährliches Ereignis (Ducarne et al. 2014). Die ERCP mit endoskopischer Papillosphinkterotomie und die nachfolgende laparoskopische Cholezystektomie sind, wie auch bei Nichtschwangeren, die wichtigsten therapeutischen Maßnahmen. Aufgrund der Besonderheiten in der Schwangerschaft wird die Behandlungsstrategie individuell und interdisziplinär mit Beteiligung von Geburtsmedizinern, Gastroenterologen und Chirurgen festgelegt. Empfohlen wird eine konservative Behandlung und die endoskopische Papillotomie in ersten Trimenon und die laparoskopische Cholezystektomie in zweiten Trimenon, da die Rezidivrate der akuten Pankreatitis während der Schwangerschaft bis zu 70 % betragen kann (Ducarne et al. 2014). Falls eine Pankreatitis im dritten Trimenon entsteht, wird für während der Schwangerschaft die ERCP mit endoskopischer Papillotomie empfohlen und die laparoskopische Cholezystektomie dann postpartal (Ducarne et al. 2014). Wegen des teratogenen Risikos der Strahlenbelastung wurden röntgenfreie ERCP-Techniken entwickelt (Wu et al. 2014). Die Behandlungsstrategie bei Choledocholithiasis bei schwangeren Patientinnen mit mechanischem Ikterus ist dieselbe.

Eine akute Cholezystitis bei schwangeren Patientinnen bedeutet die Indikation zur dringlichen Cholezystektomie, die je nach der individuellen Situation laparoskopisch oder offen durchgeführt wird (Juhasz-Böss et al. 2014).

- **Frage**

In welchem zeitlichen Abstand nach einer biliären Pankreatitis oder Steinpassage darf die OP frühestens erfolgen?

- **Antwort**

Diese Frage ist wissenschaftlich nicht geklärt. Derzeit gibt es zwei Konzepte:
1. Durchführung einer frühelektiven Cholezystektomie nach endoskopischer Sanierung der Gallenwege
2. Intervallcholezystektomie 4–6 Wochen nach Entlassung aus dem Krankenhaus.

Das Hauptargument für eine frühelektive Cholezystektomie ist die Vermeidung erneuter Schübe der biliären Pankreatitis und anderer Komplikationen der Cholezystolithiasis. Die Verfechter der Intervallcholezystektomie begründen Ihre Strategie mit einem angeblich erhöhten Risiko der postoperativen Komplikationen bei der frühelektiven Cholezystektomie wegen einer nicht komplett abgeklungenen Pankreatitis. Auch abrechnungstechnische Gründe bei dem jetzigen DRG-System können die Entscheidung zugunsten der Intervallcholezystektomie beeinflussen.

Die durchgeführte Studie von Nebiker et al. (2009) zeigte keinen Unterschied bzgl. der Komplikationen und Umstiegsraten in beiden Gruppen. Bei Patienten aus der Gruppe der Intervalcholezystektomie wurden jedoch mehr Rezidive der biliären Pankreatitis festgestellt.

In einer systematischen Literaturanalyse wurde auch die Frühcholezystektomie mit dem Hinweis empfohlen, dass 18 % der Patienten mit einer Intervallcholezystektomie vor der Operation erneut wegen eines Rezidivs der biliären Pankreatitis aufgenommen würden (van Baal et al. 2012).

- **Frage**

Besteht bei klinisch klassischen Gallenkoliken ohne sonografischen Steinnachweis die Indikation zur OP?

- **Antwort**

Die Indikation zur Cholezystektomie kann bei folgenden Patientengruppen gegeben sein:
- Akute oder chronische akalkulöse Cholezystitis (sonografischer Nachweis einer dreischichtigen Gallenblasenwand oder Verdickung der Wand über 4 mm)
- Verschluss des Ductus cysticus ohne Steinnachweis (sonografisch mehrfach reproduzierbarer postprandialer Gallenblasenhydrops).

In Falle der sogenannten biliären Dyskinesie (K 82.8 bei ICD-10-GM2015) ist die Cholezystektomie ineffektiv (Singhal et al. 2012). Bei solchen Patienten sollte die psychosomatische Komponente dieser Beschwerden abgeklärt und ggf. entsprechend behandelt werden.

Bei einem reproduzierbaren Gallenblasenhydrops, auch postprandial, könnte man auch an einen Verschluss des Ductus cysticus denken. Bei solchen Konstellationen besteht die Indikation zur Cholezystektomie. Bei fehlendem postprandialen Hydrops sollten die möglichen gastroenterologischen Ursachen (Papillastenose, Motilitätsstörungen usw.) abgeklärt werden.

18.5.2 Fragen des Patienten an den Hausarzt

- **Frage**

»Was passiert, wenn die Gallenblase entfernt wird?«

- **Antwort**

»Wenn die Gallenblase entfernt wurde, kann die Gallenflüssigkeit nicht mehr gespeichert werden und rinnt kontinuierlich in unkonzentrierter Form in den Zwölffingerdarm. Man weiß noch gar nicht genau, ob das ein Problem darstellt. Manche Patienten haben keine Beschwerden nach der Gallenblasenentfernung und leben ohne jede Einschränkung weiter (Manifold et al. 2000). Selten kann es aber auch zu Verdauungsstörungen mit häufigem Stuhlgang kommen, da die Fettverdauung gestört sein kann (Nguyen u. Matern 2001).«

- **Frage**

»Soll ich nach der Entfernung der Gallenblase eine Diät halten?«

- **Antwort**

»Nein. Es gibt zu dieser Frage noch keine gute wissenschaftliche Untersuchung, doch scheint es bisher so, dass keine spezielle Diät erforderlich ist, solange Sie auch keine Beschwerden haben.«

- **Frage**

»Warum muss die Operation sein? Es gibt doch auch konservative Ansätze wie die Stoßwellentherapie oder eine chemische Auslösung der Steine?«

- **Antwort**

Im Gegensatz zur Behandlung der Nierensteine hat sich die Stoßwellentherapie in der Behandlung der Cholezystolithiasis nicht durchgesetzt. Es gibt dafür mehrere Gründe:
- Das Verfahren kann nur einzelne Cholesterinsteine zertrümmern.
- Das Ausscheiden der Trümmer kann nicht nur sehr schmerzhaft sein, sondern auch schwerwiegende Komplikationen wie biliäre Pankreatitis und Verschlussikterus nach sich ziehen.
- Im Falle einer erfolgreichen Zertrümmerung müssen Patienten lebenslang Gallensäurepräparate einnehmen, um die Entstehung neuer Steine zu verhindern. Aufgrund ihrer Nebenwirkungen (Durchfälle, Nesselsucht, Leberveränderungen) ist der lebenslange Einsatz dieser Medikamente jedoch problematisch.

Eine medikamentöse Auflösung der Gallensteine ohne vorherige Stoßwellentherapie ist bei kleinen Cholesterinsteinen prinzipiell möglich. Diese wären im Ultraschall erkennbar, aber nicht bei der Röntgenuntersuchung. Gallensteine, die Anteile von Kalk und/oder Abbauprodukte des Blutfarbstoffes (Bilirubin) enthalten, können durch Einnahme der Gallensäurepräparate nicht aufgelöst werden. Wegen der Behandlungsdauer von bis zu zwei Jahren und dem hohen Prozentsatz an Rezidivsteinen nach Beendigung der Therapie, ist diese Methode von untergeordneter Bedeutung.

- **Frage**

»Welche Gefahren bestehen bei der Operation?«

- **Antwort**

Die laparoskopische Entfernung der Gallenblase ist eine technisch einfache und gut etablierte Operation mit einem geringen Komplikationsrisiko. Bei entzündlich veränderter Gallenblase oder bei stark übergewichtigen Patienten steigt das Operationsrisiko. Bei am Magen oder Darm voroperierten Patienten ist wegen der starken Verwachsungen die geplante laparoskopische Durchführung nicht immer möglich. Bei solchen Patienten ist die Umstiegsrate auf eine offene Operation relativ hoch. Zu schwerwiegenden Komplikationen der Gallenblasenentfernung gehört die Verletzung des Gallenganges. Laut Bericht der externen Qualitätssicherung in der Viszeralchirurgie liegt die Quote der Choledochusverletzungen bei 0,1 % (Jahresauswertungen 2013 Cholezystektomie; Modul 12/1 – HE020).

- **Frage**

»Kann ich danach denn wieder Steine bekommen?«

- **Antwort**

Bei etwa 2,3 % der Patienten werden nach Entfernung der Gallenblase symptomatische Gallensteine im Gallengang festgestellt. Am ehesten handelt es sich dabei um im Gallengang verbliebene Steine und nicht um neu gebildete Steine (Andrews 2013). Die Behandlung erfolgt über die endoskopische Papillotomie mit Steinextraktion.

- **Frage**

»Wie lange muss ich im Krankenhaus bleiben?«

- **Antwort**

»Das hängt davon ab, wie schnell Sie sich nach der Operation erholen. Meistens werden die Patienten am 2. Tag nach der Operation entlassen.«

- **Frage**

»Wann darf ich wieder normal essen, wann darf ich mich normal belasten und wann kann ich wieder baden oder duschen?«

- **Antwort**

»Das hängt davon ab, wie Sie sich fühlen. Normalerweise gilt folgender Ablauf: leichte Vollkost am Tag nach der Operation. Am 2. Tag nach der Operation darf man duschen. Etwa 2 Wochen (individuell früher oder später) darf man sich körperlich voll belasten. Nach 4 Wochen darf man dann wieder baden, schwimmen, saunen usw.«

- **Frage**

»Kann in Rückenmarksnarkose operiert werden?«

- **Antwort**

»Nein. Die Operation wird in Vollnarkose durchgeführt. Die Rückenmarkanästhesie müsste bei dieser Art der Operation so hoch angesetzt werden, dass es zwangsläufig zur Lähmung der Atemmuskulatur käme.«

- **Frage**

»Gibt es eine Diät, welche eine Steinentstehung verhindert?«

- **Antwort**

»Es wurde festgestellt, dass sowohl eine fett- und kalorienreiche Ernährung als auch langes Fasten und schnelle Gewichtsabnahme die Bildung von Gallensteinen begünstigen. In diesem Zusammenhang sollte man eine Nulldiät unbedingt vermeiden. Ansonsten sollten man keine spezielle Diät halten, sondern starke Gewichtsschwankungen meiden (± 5 kg im Jahr).«

18.6 Versorgungsalgorithmus nach laparoskopischer Cholezystektomie

Die Versorgung von Patienten nach laparoskopischer Cholezystektomie ist in dem folgenden Algorithmus dargestellt (Abb. 18.4).

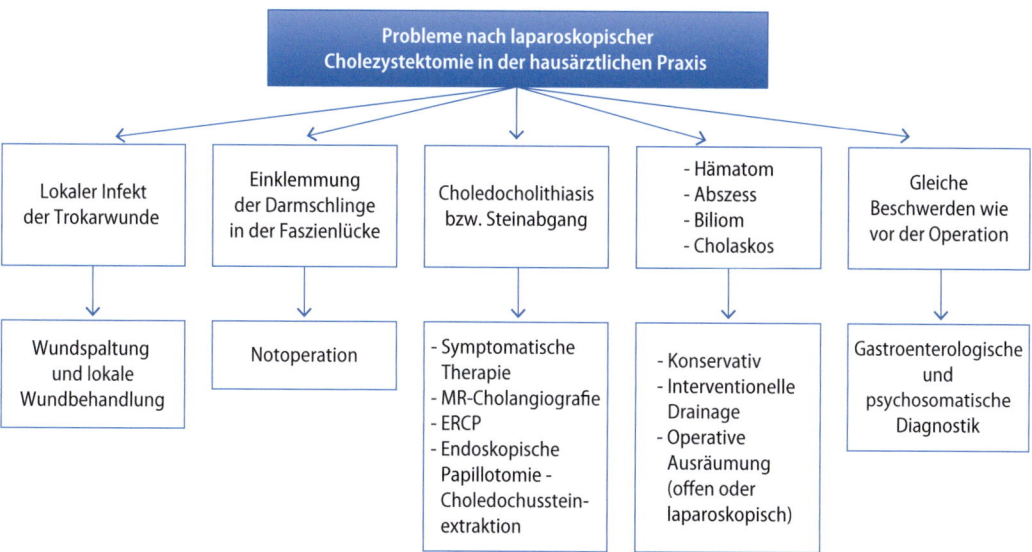

Abb. 18.4 Versorgungsalgorithmus bei Problemen nach laparoskopischer Cholezystektomie

Literatur

Andrews S (2013) Gallstone size related to incidence of post cholecystectomy retained common bile duct stones. Int J Surg 11(4):319-21. doi: 10.1016/j.ijsu.2013.02.009. Epub 2013 Feb 27

Cariati A, Piromalli E, Cetta F (2014) Gallbladder cancers: associated conditions, histological types, prognosis, and prevention. Eur J Gastroenterol Hepatol 26(5):562-9

Castro de SM, Reekers JA, Dwars BJ (2012) Delayed intrahepatic subcapsular hematoma after laparoscopic cholecystectomy. Clin Imaging 36(5):629-31; doi: 10.1016/j.clinimag.2011.11.023. Epub 2012 Jun 8. Review

Danley T, St Anna L (2011) Clinical inquiry. Postcholecystectomy diarrhea: what relieves it? J Fam Pract 60(10):632c-d; Review

Date RS, Kaushal M, Ramesh A (2008) A review of the management of gallstone disease and its complications in pregnancy. Am J Surg 196(4):599-608; doi: 10.1016

Dessel v. N, Leone SS, van der Wouden JC, Dekker J, van der Horst HE (2014) The PROSPECTS study: design of a prospective cohort study on prognosis and perpetuating factors of medically unexplained physical symptoms (MUPS). J Psychosom Res 76(3):200-6; doi: 10.1016/j.jpsychores.2013.12.011. Epub 2014 Jan 5

Donald G, Sunjaya D, Donahue T, Hines OJ (2013) Polyp on ultrasound: now what? The association between gallbladder polyps and cancer. Am Surg 79(10):1005-8

Ducarme G, Maire F, Chatel P, Luton D, Hammel P (2014) Acute pancreatitis during pregnancy: a review. J Perinatol 34(2):87-94; doi: 10.1038/jp.2013.161. Epub 2013 Dec 19. Review

Friedman GD, Raviola CA, Fireman B (1989) Prognosis of gallstones with mild or no symptoms: 25 years of follow-up in a health maintenance organization. J Clin Epidemiol 42:127-136

Fröhlich JM, Kubik-Huch RA (2013) Radiographic, MR or ultrasound contrast media in pregnant or breastfeeding women: what are the key issues? Rofo 185(1): 13-25; doi: 10.1055/s-0032-1325396. Epub 2012 Oct 29. Review

Girometti R, Brondani G, Cereser L, Como G, Del Pin M, Bazzocchi M, Zuiani C (2010) Post-cholecystectomy syndrome: spectrum of biliary findings at magnetic resonance cholangiopancreatography. Br J Radiol 83(988):351-61; doi: 10.1259/bjr/99865290

Gurusamy KS, Vaughan J, Ramamoorthy R, Fusai G, Davidson BR (2013) Miniports versus standard ports for laparoscopic cholecystectomy. Cochrane Database Syst Rev 8:CD006804. doi: 10.1002/14651858.CD006804.pub3. Review

Gutt CN, Encke J, Köninger J, Harnoss JC, Weigand K, Kipfmüller K, Schunter O, Götze T, Golling MT, Menges M, Klar E, Feilhauer K, Zoller WG, Ridwelski K, Ackmann S, Baron A, Schön MR, Seitz HK, Daniel D, Stremmel W, Büchler MW (2013) Acute cholecystitis: early versus delayed cholecystectomy, a multicenter randomized trial (ACDC study, NCT00447304). Ann Surg 258(3):385-93. doi: 10.1097/SLA.0b013e3182a1599b

Jackson HT, Kane TD (2014) Advances in minimally invasive surgery in pediatric patients. Adv Pediatr 61(1):149-95; doi: 10.1016/j.yapd.2014.03.011

Juhasz-Böss I, Solomayer E, Strik M, Raspé C (2014) Abdominal surgery in pregnancy – an interdisciplinary challenge. Dtsch Arztebl Int 111:465-72; doi:10.3238/arztebl.2014.0465

Ko CW, Beresford SA, Schulte SJ et al. (2005) Incidence, natural history, and risk factors for biliary sludge and stones during pregnancy. Hepatology 41:359-365

Lammert F, Neubrand MW, Bittner R (2007) S3-Leitlinie der Deutschen Gesellschaft für Verdauungs- und Stoffwechselkrankheiten und der Deutschen Gesellschaft für Viszeralchirurgie zur Diagnostik und Behandlung von Gallensteinen. Z Gastroenterol 45(9): 971-1001

Manifold DK, Anggiansah A, Owen WJ (2000) Effect of cholecystectomy on gastroesophageal and duodenogastric reflux. Am J Gastroenterol 95(10):2746-50

Nebiker CA, Frey DM, Hamel CT, Oertli D, Kettelhack C (2009) Early versus delayed cholecystectomy in patients with biliary acute pancreatitis. Surgery 145(3):260-4. doi: 10.1016/j.surg.2008.10.012.Epub 2009 Feb 1

Nguyen NH, Matern S (2001) Chronische Diarrhoe nach Cholezystektomie. Dtsch med Wochenschr 126(24): 735-736

Pearl J, Price R, Richardson W, Fanelli R (2011) Society of American Gastrointestinal Endoscopic S: Guidelines for diagnosis, treatment, and use of laparoscopy for surgical problems during pregnancy. Surg Endosc 2011; 25:3479-92

Picchio M, De Angelis F, Zazza S, Di Filippo A, Mancini R, Pattaro G, Stipa F, Adisa AO, Marino G, Spaziani E (2012) Drain after elective laparoscopic cholecystectomy. A randomized multicentre controlled trial. Surg Endosc 26(10):2817-22; Epub 2012 Apr 27

Pinkas H, Brady PG (2008) Biliary leaks after laparoscopic cholecystectomy: time to stent or time to drain. Hepatobiliary Pancreat Dis Int 7(6):628-32

Schnelldorfer T (2013) Porcelain gallbladder: a benign process or concern for malignancy? J Gastrointest Surg 17(6):1161-8. doi: 10.1007/s11605-013-2170-0. Epub 2013 Feb 20. Review.

Shamiyeh A, Wayand W (2004) Laparoscopic cholecystectomy: early and late complications and their treatment. Langenbecks Arch Surg 389(3):164-171

Singh K, Wang ML, Ofori E, Widmann W, Alemi A, Nakasma M (2012) Gallstone abscess as a result of dropped gallstones during laparoscopic cholecystectomy. Int J Surg Case Rep 3(12):611-3; doi: 10.1016/j.ijscr.2012.07.017. Epub 2012 Aug 29

Singhal V, Szeto P, Norman H, Walsh N, Cagir B, VanderMeer TJ (2012) Biliary dyskinesia: how effective is cholecystectomy? J Gastrointest Surg 16(1):135-40; discussion 140-1. doi: 10.1007/s11605-011-1742-0. Epub 2011 Nov 1

Solomon D, Shariff AH, Silasi DA, Duffy AJ, Bell RL, Roberts KE (2012) Transvaginal cholecystectomy versus single-incision laparoscopic cholecystectomy versus four-port laparoscopic cholecystectomy: a prospective cohort study. Surg Endosc 26(10):2823-7; Epub 2012 May 2

Stephen AE, Berger DL (2001) Carcinoma in the porcelain gallbladder: a relationship revisited. Surgery 129:699-703

Towfigh S, McFadden DW, Cortina GR et al. (2001) Porcelain gallbladder is not associated with gallbladder carcinoma. Am Surg 67:7-10

Trastulli S, Cirocchi R, Desiderio J, Guarino S, Santoro A, Parisi A, Noya G, Boselli C (2013) Systematic review and meta-analysis of randomized clinical trials comparing single-incision versus conventional laparoscopic cholecystectomy. Br J Surg 100(2):191-208, doi: 10.1002/bjs.8937. Epub 2012 Nov 12. Review

van Baal MC, Besselink MG, Bakker OJ, van Santvoort HC, Schaapherder AF, Nieuwenhuijs VB, Gooszen HG, van Ramshorst B, Boerma D (2012) Dutch Pancreatitis Study Group.Timing of cholecystectomy after mild biliary pancreatitis: a systematic review. Ann Surg 255(5):860-6. doi: 10.1097/SLA.0b013e3182507646. Review

Wu W, Faigel DO, Sun G, Yang Y (2014) Non-radiation endoscopic retrograde cholangiopancreatography in the management of choledocholithiasis during pregnancy. Dig Endosc 26(6):691-700; doi: 10.1111/den.12307. Epub 2014 May 26

ERCP

H. Berkermann

19.1 Einleitung – 248

19.2 Indikation zur ERCP – 249

19.3 Vorbereitung – 250

19.4 Technik – 251

19.5 Nachsorge bei Komplikationen – 253

19.6 Fragen und Antworten – 254
19.6.1 Fragen des Hausarztes an den Chirurgen – 254
19.6.2 Fragen des Patienten an den Hausarzt – 255

19.7 Versorgungsalgorithmus zur ERCP am Beispiel des Verschlussikterus – 256

Literatur – 257

M. Korenkov et al. (Hrsg.), *Allgemeinchirurgische Patienten in der Hausarztpraxis*,
DOI 10.1007/978-3-662-47907-0_19, © Springer-Verlag Berlin Heidelberg 2016

19.1 Einleitung

Die endoskopisch-retrograde Cholangiopankreatikografie (ERCP) beschreibt eine kombinierte endoskopisch-radiologische Untersuchung mit Darstellung des biliären und pankreatischen Gangsystems durch retrograde Kontrastmittelinjektionen via Papille mittels eines Seitblickduodenoskops (◘ Abb. 19.1; Riemann et al. 2008, Haber u. Sandke 2004).

Die erste erfolgreiche retrograde Papillenkanülierung schaffte McCune 1968 (McCune et al. 1968). Classen und Demling gelang 1973 erstmalig im Rahmen einer ERCP bei Choledocholithiasis die endoskopische Durchtrennung des Sphinkter Oddi, nahezu zeitgleich gelang dieser Eingriff auch Kawai in Japan (Classen u. Demling 1974, Kawai et al. 1974).

Die endoskopische Papillotomie (EPT) oder endoskopische Sphinkterotomie (EST) brach sich von da an Bahn in der Welt der Endoskopie, denn erstmals war es gelungen, auf endoskopischem Wege eine Schnitttechnik anzuwenden, die den Zugang zum biliopankreatischen Gangsystem eröffnete. Damit boten sich zahlreiche interventionelle Eingriffsmöglichkeiten, ohne den Patienten einem offenen operativen Eingriff auszusetzen. 40 Jahre nach dieser Pionierleistung und Aufbruchstimmung in der Endoskopie ist das Prinzip des Papillotoms und seiner Anwendung nahezu unverändert und aus dem endoskopischen Alltag nicht wegzudenken. Das sogenannte Demling-Classen-Papillotom besteht dabei aus einem Teflonkatheter, der in seinem Lumen einen Stahldraht führt, welcher den Katheter etwa 3 cm vor seinem distalen Ende verlässt und 3–5 mm vor der Spitze wieder in ihn zurückkehrt. Die Katheterspitze kann so manuell unter Zug gesetzt werden. Mit dem jetzt gespannten Draht kann bei richtiger Positionierung in der Papille durch Anwendung elektrochirurgischen Stromes ein Schnitt gesetzt werden, der neben der Gewebedurchtrennung gleichzeitig eine Blutstillung bewirkt (Classen 2004, Haber u. Sandke 2004).

Erst die Papillotomie schaffte die Voraussetzung für operativ-endoskopische Interventionen am biliopankreatischen Gangsystem wie Steinextraktionen, Stenteinlagen, Ballondilatationen, Laseranwendung, Bestrahlung, Probeentnahmen usw.

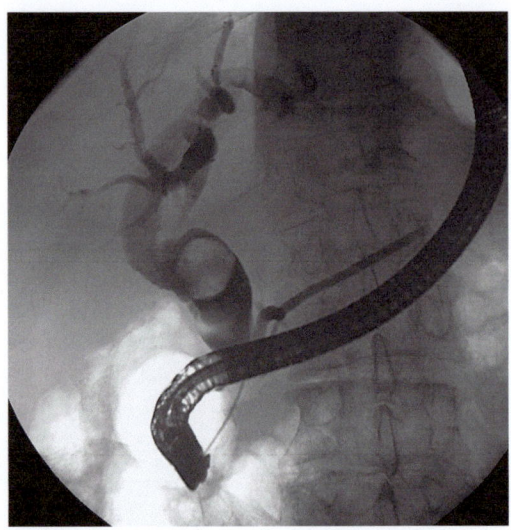

◘ **Abb. 19.1** Choledocholithiasis – endoskopisch retrograde Darstellung (Abb. aus Schumpelick 2011)

Während in der Gründerzeit und in den Folgejahren die Indikation zur ERCP eher großzügig gestellt wurde, ist man heute sorgfältig darauf bedacht, unnötige diagnostische ERCPs zu vermeiden und den Einsatz eher risikoarmer bildgebender Verfahren wie Endosonografie und MRCP (Magnetresonanz-Cholangiopankreatografie) zu propagieren. Die MRCP hat bei entsprechender Qualität die ERCP bei vielen Fragestellungen als Methode der Wahl verdrängt (◘ Abb. 19.2).

Treten heute im Rahmen einer diagnostischen ERCP Komplikationen auf, ohne eine MRCP vorgeschaltet zu haben, können gar haftungsrechtliche Konsequenzen die Folge sein (Riemann et al. 2008).

Da die ERCP eine technisch anspruchsvolle endoskopische Untersuchung darstellt, bei der auch nicht immer vermeidbare Komplikationen auftreten können (2–10 %), sollte das zu bearbeitende klinische Problem im Vorfeld durch den Zuweiser (Hausarzt, Facharzt) mit dem Endoskopiker soweit diskutiert sein, dass die Indikation zur ERCP gegeben ist und keine alternative Untersuchungsmethode bei der Klärung der Fragestellung weiterhilft.

Entscheidend für den Erfolg der ERCP ist neben einem erfahrenen Endoskopiker eine möglichst atraumatische Anwendung der Technik, die sich zunehmend der Sondierung des Ductus hepaticus communis (DHC) mit einem atraumatischen Füh-

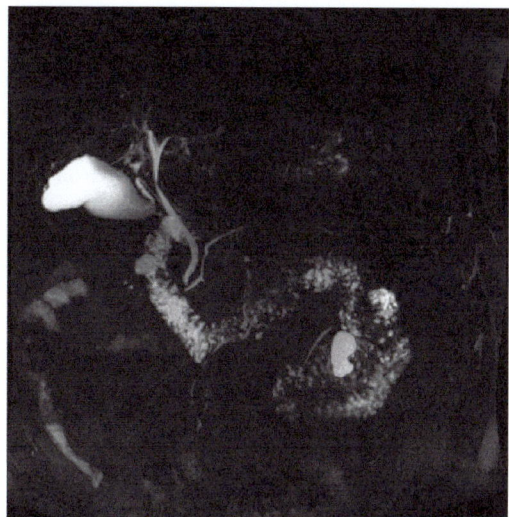

Abb. 19.2 MRCP (mit freundlicher Genehmigung der radiologischen Praxis Dr. Cornelia Retzlaff und Dr. Silke Reimuth sowie Dr. Ingrid Harth)

rungsdraht bedient, und eine adäquate Patientenselektion (Dumonceau et al. 2012, Sripathi et al. 2010, Adler et al. 2015, Baron et al. 2013). Dass die Untersuchererfahrung eine signifikante Rolle für die erfolgreiche Darstellung der Gallen-Pankreasgänge spielt, zeigt eindrucksvoll eine Studie an über 13000 ERCPs aus dem Jahre 2013 (Peng et al. 2013). Je höher die Frequenz an ERCPs pro Untersucher und Jahr, desto besser war das Ergebnis. Bei über 239 Untersuchungen pro Jahr gelang die Kanülierung in 97,1 %, während hingegen Untersucher mit unter 90 ERCPs pro Jahr nur in 92,2 % erfolgreich waren (Peng et al. 2013). Aus dieser Studie könnten sich Mindestmengen an ERCPs pro Untersucher pro Jahr ableiten lassen, die bei Unterschreiten die Zuweisung in eine Schwerpunkteinrichtung sinnvoller machen! Auch die Patientenauswahl ist für den Erfolg und die Komplikationsrate entscheidend. Peter Cotton umschrieb das Problem trefflich, indem er sagte, dass die ERCP für diejenigen Patienten am gefährlichsten sei, die sie am wenigsten benötigen (Cotton 2001).

Daher gilt es, auch und gerade unter juristischen Gesichtspunkten, die Indikation für eine ERCP klar zu stellen, die Verfahren und Risiken dem Patienten zu erklären sowie Alternativverfahren aufzuzeigen, welche eine ERCP als diagnostischen Weg überflüssig machen. Wird die Indikation zur ERCP gestellt, muss die Expertise zur therapeutischen Intervention auch vorhanden sein.

19.2 Indikation zur ERCP

Für den Hausarzt stellt sich die Frage nach der ERCP-Indikation häufig bei unklaren und unspezifischen abdominellen Beschwerden. Hier bedarf es wegen der oben aufgeführten nicht unerheblichen Komplikationsrate einer ERCP der differenzialdiagnostischen Eingrenzung des Krankheitsbildes, und zwar mit allen technischen Diagnostika, die im Umfeld zur Verfügung stehen.

Neben dem klinischen Bild und eventuellen Laborveränderungen sollte in allererster Linie eine Ultraschalluntersuchung des Abdomens durchgeführt werden, um nach Auffälligkeiten wie Gallensteinen, Tumoren, Aszites usw. zu suchen.

Bei positiven Befunden, die in der Praxis weiterhin an die Indikation zur ERCP denken lassen, sollten andere Untersuchungsverfahren wie Endoskopie, Endosonografie, CT, MRT und/oder MRCP diskutiert und veranlasst werden. Sollte sich dadurch der Verdacht erhärten, dass es sich um ein Krankheitsbild handelt, welches den Einsatz zur invasiven ERCP rechtfertigt, sollte der Kontakt zu einem Endoskopiker in Praxis oder Klinik hergestellt werden, um den Fall zu diskutieren.

Gemeinsam wird jetzt entschieden, ob die Indikation zur ERCP mit ihren eventuellen Interventionsmöglichkeiten gegeben ist und der Patient ambulant oder stationär zur ERCP vorgestellt werden sollte. Auch wenn mancherorts die ambulante ERCP möglich ist und auch erfolgreich ohne größere Probleme durchgeführt werden kann, zeigt die Statistik eine stationäre Wiederaufnahmerate von 5,7 % nach EST (Lammert et al. 2007). In Kenntnis dieser Rate werden die meisten Patienten doch stationär aufgenommen, um mögliche Komplikationen nach dem Eingriff klinisch erfassen und ggf. behandeln zu können. Meist genügt eine Nachbeobachtungszeit von 24 Stunden, um den Patienten beschwerdefrei wieder entlassen zu können. Die letzte Entscheidung zur ERCP treffen der Patient und der Endoskopiker, der letztlich die Verantwortung für eventuelle Komplikationen trägt.

Tab. 19.1 Risikoprofile der diagnostischen und therapeutischen ERCP

	Diagnostische ERCP	Therapeutische ERCP
Pankreatitis	3,9 %	3,7 %
Blutung	0,3 %	1,8 %
Cholangitis	0,2 %	3 %
Perforation	0 %	0,3 %
Sonstiges	0,3 %	0,6 %
Summe	**4,9 %**	**9,4 %**

In folgenden Situationen kann die Indikation zur ERCP mit der Option der Papillotomie und Intervention gegeben sein (Classen 2004, Peng et al. 2013, Adler et al. 2015, Baron et al. 2013, Colton u. Curran 2009):
— Verschlussikterus, eventuell mit Fieber und Schmerzen (durch Steine, Tumoren, Strikturen, Stenosen, Parasiten, Fistelbildung, Metastasen, primär sklerosierende Cholangitis, Sump-Syndrom, AIDS-Cholangiopathie, Stentverschluss oder -dislokationen, vor Stenteinlage, Choledochozele
— Akut rezidivierende Pankreatitiden
— Biliäre Pankreatitis
— Chronische Pankreatitis
— Postoperativ/posttraumatische Leckagen an Gallen- wie Pankreasgängen
— Pankreaspseudozysten
— Haemosuccus pancreaticus, Hämobilie
— Aerobilie
— Suspekte Papillenregion (durch Raumforderung, Divertikel oder »Fischmaul« mit V.a. intraduktale papilläre muzinöse Neoplasie)
— EPT zur erweiterten Diagnostik bei
  — Sphincter-Oddi-Dysfunktion (SOD), Manometrie
  — Cholangio-/Pankreatikoskopie
  — Biopsie, Zytologie.

Der Endoskopiker sollte um die Risiken und Komplikationsraten obiger Eingriffe wissen, damit er sie vorzeitig erkennen und die Inzidenz und Schwere der Komplikationen möglichst gering halten kann.

Zwischen der diagnostischen und therapeutischen ERCP ergeben sich unterschiedliche Risikoprofile (Tab. 19.1; Coppola et al. 1997, Zinsser et al. 1999, Bauer 2008, Freeman 2012, Cheng et al. 2006, Rabenstein et al. 2014, Dumonceau et al. 2012, ASGE Guideline 2012, Adler et al. 2015, Baron et al. 2013, Colton u. Curran 2009).

19.3 Vorbereitung

Der Patient muss am Vortage des Eingriffs über den medizinischen Befund, die Indikation zur ERCP, die ERCP selbst und mögliche Komplikationen aufgeklärt werden, nachdem im Vorfeld alle diagnostischen Ergebnisse zusammengetragen wurden. Das Einverständnis des Patienten sollte aus forensischen Gründen in schriftlicher Form vom Arzt eingeholt werden. Ebenso sollte das Sedierungsverfahren besprochen und dokumentiert sein (Hochberger et al. 2002).

Um die Rate an Post-ERCP-Pankreatitiden (PEP; > 3-fache Erhöhung von Amylase und Lipase mit Abdominalschmerzen über mindestens 24 Stunden nach dem Eingriff; betroffen sind 1–7 %) zu senken, werden derzeit kurz vor oder nach dem Eingriff NSAR rektal verabreicht (z. B. Diclofenac 100 mg supp.; Mazaki et al. 2013, Akbar A et al. 2013, Dumonceau et al. 2012, Ding X et al. 2012, Elmunzer et al. 2012, Adler et al. 2015, Baron et al. 2013).

Bei Hochrisikopatienten (junge Frauen, schlanker DHC, V.a. SOD, Pankreatitis in der Anamnese) sollte nach der Prozedur prophylaktisch ein Pankreas-Stent eingelegt werden (Dumonceau et al. 2012).

Da die eventuelle Papillotomie ein erhöhtes Blutungsrisiko darstellt, sollten die Gerinnungsparameter folgende Werte erreichen: Quick > 50 %, PTT < 50 s, Thrombozyten > 50 000 (Schepke et al. 2002). Eine Monotherapie mit ASS oder Clopidogrel scheint das Blutungsrisiko nach EST nicht signifikant zu erhöhen, die fortgesetzte Therapie bleibt aber im Einzelfall zu diskutieren. Eine Dualtherapie mit Thrombozytenaggregationshemmern steigert das Blutungsrisiko nicht unerheblich und ein Absetzen eines Wirkstoffes sollte mit dem Kardiologen und dem Patienten abgestimmt werden, um das individuelle Risiko eines potenziellen Stentverschlusses oder einer Thromboembolie gegen das Blutungsrisiko nach EST abzuwägen (Anderson et al. 2009). Eine mögliche Alternative bei Gerinnungsstörungen kann die Sphinkteroplastik sein, d. h. eine endoskopische Ballondilatation des Sphinkters Oddi (EBD), die aber eine höhere postinterventionelle Pankreatitisrate aufweisen kann. Vorteilhaft erscheint die Methode bei der Routine-ERCP nur bei ausgesuchten Patienten (Dumonceau et al. 2012, Yasuda et al. 2010, Lammert et al. 2007, Baron et al. 2013).

Vitamin-K-Antagonisten sollten 5 Tage vor dem Eingriff abgesetzt werden. Die neuen oralen Antikoagulanzien (NOAK), wie z. B. Rivaroxaban (z. B. Xarelto), Apixaban (z. B. Eliquies), Dabigatran (z. B. Pradaxa) und Edoxaban (z. B. Lixiano) sollten je nach Nierenfunktion des Patienten 2–4 Tage vor der Intervention abgesetzt werden. Routinelaborkontrollen bei der Einnahme von NOAK sind nicht notwendig, da sie das Routinegerinnungslabor deutlich verändern (Heidbuchel et al. 2013, Bauersachs 2014, Böhner 2014, Haas u. Schellong 2014).

Der Patient sollte nüchtern zum Eingriff gebracht werden, d. h. er darf spätestens ab 22 Uhr des Vortages keine feste Nahrung mehr zu sich genommen haben.

Eine antibiotische Vor-und oder Begleittherapie ist dann sinnvoll, wenn aufgrund einer im Vorfeld vermuteten intra- bzw. extrahepatischen Abflussstörung, bekannter Pankreaspseudozysten oder sonstiger Infektgefährdung mit einem invasiven Eingriff und Drainageverfahren bzw. mit Schwierigkeiten bei der Drainage zu rechnen ist (Rosien et al. 2011). Da meist gramnegative Erreger zu erwarten sind, empfiehlt sich die Gabe von Chinolonen, Cephalosporinen der 2./3. Generation, Aminoglykosiden und/oder Amoxicillin, wobei immer die regionale Resistenzlage und das individuelle Keimspektrum berücksichtigt werden müssen (Rabenstein et al. 2014, Brand et al. 2010, Haber u. Sandke 2004, Cotton et al. 2008, ASGE Guideline 2012, Adler et al. 2015). Die Applikation erfolgt bereits am Vorabend und/oder als Single-Shot 30–60 min vor dem Eingriff. Eine generelle Antibiotikaprophylaxe vor ERCP, wie noch vor Jahren von den Fachgesellschaften gefordert, ist derweil obsolet.

Der mit einer Verweilkanüle versorgte Patient wird bei uns in Seitenlage gebracht, wobei der linke Arm entlang des Rückens und der rechte Arm und das rechte Bein gebeugt vor dem Körper liegen.

Alternativ ist bei schwierigen anatomischen Bedingungen auch die Linksseitenlage oder Rückenlage möglich (Classen 2004, Dumonceau et al. 2012).

Die Sedierung des Patienten erfolgt gemäß der S3-Leitlinie, Blutdruck, Puls und O_2-Sättigung werden überwacht und dokumentiert (Riplaus et al. 2008).

19.4 Technik

Mit einem Seitblick-Duodenoskop wird die Papille nunmehr aufgesucht. Dann wird mit einem Kanülierungskatheter das Ostium in Richtung Gallengang zwischen 11 und 12 Uhr oder je nach Fragestellung in Richtung Pankreasgang zwischen 1 und 2 Uhr intubiert und vorsichtig Kontrastmittel appliziert.

Neben der Anwendung atraumatischer Drähte als Intubationshilfen werden zunehmend unterschiedlich konfigurierte Papillotome bei den jeweiligen Papillen eingesetzt, da die Anstellwinkel zum Gallengangs-/Pankreasgangostium durch unterschiedliche Zugspannung des Drahtes auf das Ende des Katheters variiert werden können. Auf diese Weise gelingt es leichter und weniger traumatisch, mit den entsprechenden atraumatischen Drähten die Ostien zu intubieren (Dumonceau et al. 2012, Baron et al. 2013, Sripathi et al. 2010). Nach Kontrastmittelgabe werden dann meist die oben aufgeführten Differenzialdiagnosen sichtbar, im klassischen Falle Gallengangssteine, die nach EST mit dem Dormiakörbchen nach einer eventuellen Lithotripsie und mit dem Ballonkatheter extrahiert werden können (◘ Abb. 19.3, ◘ Abb. 19.4, ◘ Abb. 19.5). Alternativ kann bei ausgesuchten Patienten eine endoskopische Ballondilatation (EBD) zur Steinextraktion angewendet werden (Dumonceau et al. 2012, Baron et al. 2013). Bei Hochrisikopatienten mit endoskopisch nicht entfernbaren Gallengangssteinen ist als Primärversorgung die Einlage einer Endoprothese möglich (Lammert et al. 2007).

Eine CO_2-Insufflation während der Prozedur, wie auch von uns praktiziert, bringt dem Patienten einen verbesserten klinischen Komfort, da er nach dem Eingriff über deutlich weniger abdominelle Schmerzen klagt (Dumonceau et al. 2012)

Sollte die Gallenblase noch in situ sein, besteht die Indikation zur Cholezystektomie.

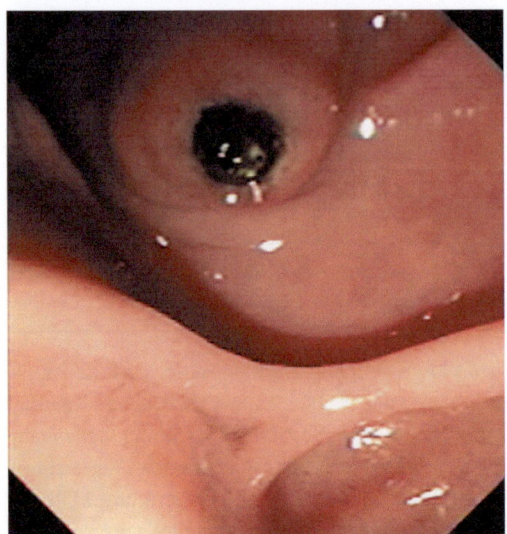

◻ **Abb. 19.3** In der Papille eingeklemmter Stein (Abb. aus Schumpelick 2011)

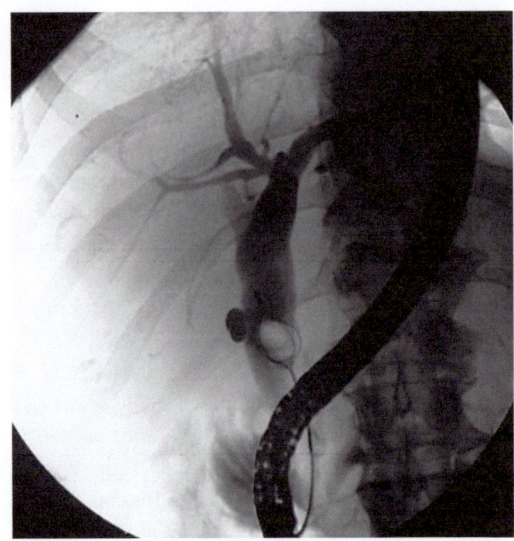

◻ **Abb. 19.4** Im Korb gefasster Stein (Abb. aus Schumpelick 2011)

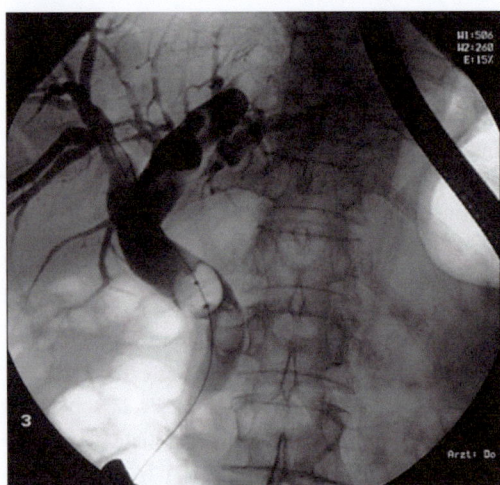

◻ **Abb. 19.5** Steinentfernung mithilfe eines Ballons (Abb. aus Schumpelick 2011)

Bei Nachweis einer maligne anmutenden Stenose im DHC wird nach EST versucht, die Dignität histologisch zu klären. Man kann dazu mit einer PE-Zange oder einer Bürste über die Papille gehen. Bei nicht sicherer Differenzierung kann man die Stenose auch cholangioskopisch bzw. pankreatoskopisch aufsuchen und Proben entnehmen.

Bei einer symptomatischen Gallengangsstenose (Ikterus, Pruritus, eventuell Fieber) wird bei unklarer Dignität und nicht absehbarem OP-Termin in der Regel eine Drainage (Stent) gelegt, um den Galleabfluss zu sichern. Die Histologiegewinnung erfolgt in gleicher Sitzung. Die Stenteinlage dient der Senkung des Cholangitisrisikos und der Verbesserung des klinischen Krankheitsbildes (Adler et al. 2015, Baron et al. 2013; ◻ Abb. 19.6).

Bei einigen Patienten ist die Kanülierung der Papille aus anatomischen oder technischen Gründen nicht möglich, sodass ein anderer Zugangsweg gesucht werden muss. Dieser kann perkutan transhepatisch gewählt und als diagnostischer Eingriff im Sinne einer PTC (perkutan transhepatische Cholangiografie) durchgeführt werden. In Kombination mit einer Drainage (PTCD) oder mit einer Steinextraktion bekommt der Eingriff einen therapeutischen Charakter. Auf diesem Wege kann cholangioskopisch die Dignität von Stenosen bzw. Tumoren differenziert werden. Eventuell ist dabei auch eine Versorgung mit Stents, die Entfernung von Gallengangssteinen oder die Lithotripsie möglich.

Für die EST oder die EPT stehen unterschiedliche Instrumentarien zur Verfügung (Sripathi et al. 2010, Baron et al. 2013; ◻ Abb. 19.7).

19.5 · Nachsorge bei Komplikationen

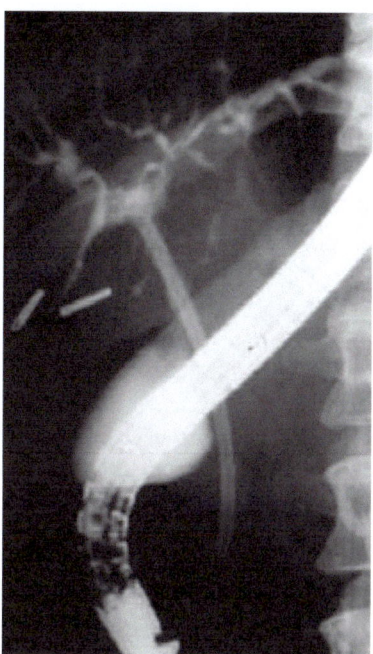

◘ **Abb. 19.6** Technik der endoskopischen Platzierung einer Endoprothese bei Gallengangsstenose – Vorschieben der Endoprothese (Abb. aus Schumpelick 2011)

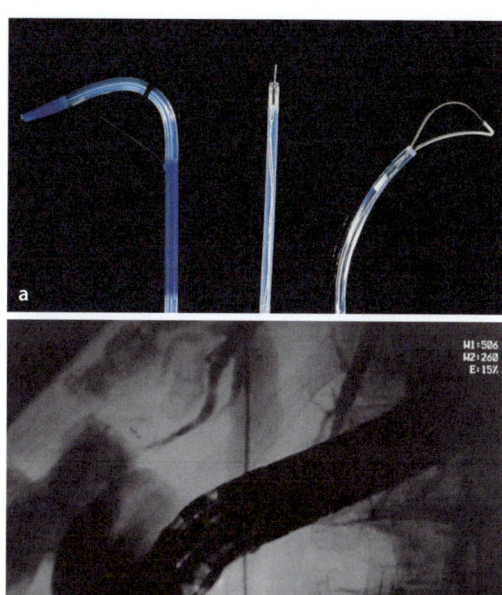

◘ **Abb. 19.7a, b** **a** Papillotome (v.l.n.r.): konventionelles Erlangen-Papillotom, Nadelmesserpapillotom, Push-type-Papillotom; **b** radiologische Kontrolle eines über einen Führungsdraht platzierten Papillotoms (beide Abb. aus Schumpelick 2011)

Nach abgeschlossener Diagnostik und/oder Intervention wird der Patient überwacht und in einem stabilen Zustand auf die Station verbracht, wo er in den ersten Stunden nach dem Eingriff engmaschig nach einem Überwachungsplan kontrolliert wird (Riplaus et al. 2008).

Der Patient und ggf. die Angehörigen werden über das ERCP-Ergebnis informiert, eventuelle Konsequenzen werden besprochen. Bei einer Choledocholithiasis wird im Falle von zusätzlichen Gallenblasensteinen zur Cholezystektomie geraten. Dazu wird der Viszeralchirurg kontaktiert und der Termin in Abstimmung mit dem Patienten festgelegt (Lammert et al. 2007).

Sollte eine tumorsuspekte Stenose vorliegen, wird ein komplettes Staging initiiert. Die Kasuistik wird nach Befundsicherung eines Malignoms in einer Tumorkonferenz debattiert und der Patient erneut über das Ergebnis und die Konferenzempfehlung informiert.

Da sich die oben aufgeführten Komplikationen einer ERCP mit Papillotomie wie Cholangitis, Perforation, Pankreatitis und Blutung meist in den ersten 24 Stunden nach dem Eingriff manifestieren, werden die Patienten in der Regel für wenigstens 24 Stunden stationär aufgenommen.

19.5 Nachsorge bei Komplikationen

Um etwaige Komplikationen nach ERCP und Intervention frühzeitig zu erkennen, bedarf es während des stationären Aufenthaltes einer strengen klinischen Überwachung. Der Patient wird in unserer Abteilung bis 4 Stunden nach dem Eingriff engmaschig alle 15–30 min klinisch hinsichtlich potenzieller Komplikationen untersucht. Neben der Herz-Kreislaufkontrolle mit Blutdruck- und Pulsmessung wird nach Papillenblutung eventuell auch das Blutbild bestimmt. Dazu wird der Patient nach Beschwerden befragt, das Abdomen wird inspiziert und palpiert. Wenn der Patient 4 Stunden nach ERCP und eventuellen Interventionen keine Symptome zeigt, Durst und Appetit verspürt, kann neben der oralen Flüssigkeitszufuhr mit einer leichten Vollkost begonnen werden. Auch hiernach wird der Patient weiterhin wie oben kontrolliert, wenngleich in größeren zeitlichen Abständen.

Verlaufen ERCP und Intervention ohne Probleme, kann der Patient mit einem Entlassungsbrief, in dem Diagnose, therapeutische Intervention, eventuelle Komplikationen und weitere Therapieempfehlungen stehen, am Folgetag in die hausärztliche Weiterbetreuung entlassen werden.

Wenn Komplikationen auftreten, verlängert sich der Aufenthalt meist signifikant. Eine **Cholangitis** bzw. **Cholezystitis** wird antibiotisch versorgt und ist in aller Regel gut zu therapieren.

Eine retroperitoneale oder freie **Perforation** mit entsprechender Klinik und Nachweis über die Bildgebung ist eine schwerwiegende Komplikation mit der höchsten Mortalität, die sich zeitlich verzögert manifestieren kann. Sie verlangt nicht nur das Erkennen derselben, sondern ein adäquates Management. Hierzu gehören eine Analgesie sowie die antibiotische Abdeckung, zudem eventuell ein Stenting der Leckage, das Hinzuziehen eines erfahrenen Viszeralchirurgen mit der Option der operativen Revision. Erfreulicherweise lassen sich die meisten Fälle jedoch konservativ beherrschen. Eine exakte Dokumentation ist aus forensischen Gründen dringend ratsam.

Eine **Post-ERCP-Pankreatitis** kann langwierig und nicht vorhersehbar verlaufen. Es sind Entwicklungen von einer leichten Manifestation mit Schmerzen und Lipaseerhöhung über wenige Tage bis zur nekrotisierenden Pankreatitis mit systemischen Komplikationen und letalem Ausgang vorstellbar.

Eine **Papillenblutung** lässt sich im Allgemeinen endoskopisch durch Sklerosierung, Clipping, Stenting, Argon-Plasma-Koagulation und/oder z. B. Endoclot/Hemospray stillen.

Eine **Post-ERCP-Komplikation** kann den Hausarzt trotz aller Sorgfalt auch noch nach der Entlassung aus dem Klinikum fordern. Sie zeigt sich durch Meläna, Hämatochezie oder sogar Hämatemesis. In diesem Falle ist es zu einer Intervallblutung aus der Papille gekommen, die auch noch 4–10 Tage (oder später) nach dem stationären Aufenthalt auftreten kann, manchmal in Zusammenhang mit der Wiederaufnahme der früheren Antikoagulation. Diese Komplikation bedarf der sofortigen stationären Einweisung und einer erneuten endoskopischen Intervention und Blutstillung. Selten ist sie die Folge der Eröffnung eines größeren Astes der A. gastroduodenalis. Diese Konstellation erfordert eine rasche interventionelle Angiografie und/oder offene chirurgische Revision.

Auch eine Infektion oder eine gedeckte Perforation mit Entzündungszeichen und abdominellen Schmerzen zeigt sich möglicherweise erst nach der Entlassung und führt dann zur erneuten Einweisung.

Spätkomplikationen wie Papillenstenosen oder Rezidivsteine können sich auch noch nach Jahren klinisch, laborchemisch und/oder in der Bildgebung ankündigen, bedürfen einer erneuten endoskopischen Intervention und lassen sich in der Regel konservativ behandeln (Rebensburg u. Neuhaus 2002).

Entscheidend für die optimale Erkennung von Früh- und Spätkomplikationen und ihr Management ist die rasche reibungslose Zusammenarbeit zwischen Hausarzt, Facharzt und endoskopischem Kliniker.

19.6 Fragen und Antworten

19.6.1 Fragen des Hausarztes an den Chirurgen

■ **Frage**

In sehr vielen Fällen kommt es zu einem passageren Anstieg der Pankreasenzyme nach der ERCP. Empfehlen Sie daher nach ERCP in der hausärztlichen Praxis Routinekontrollen?

■■ **Antwort**

Nein, Routinekontrollen sind nicht notwendig. Durch die Manipulationen an der Papille kommt es oft zu interkurrenten Enzymanstiegen, die nur bei auffälliger Klinik mit persistierenden Schmerzen und/oder auffälliger abdomineller Palpation kontrolliert werden müssen.

- **Frage**

Sie beschrieben die Möglichkeit der späten Papillenblutung. Sollte auch hier eine Blutentnahme erfolgen, um diese frühzeitig zu erkennen?

- **Antwort**

Nein, es sollte vielmehr auf klinische Zeichen einer Blutung wie Meläna, Hämatinerbrechen, Hämatochezie oder Blutdruckabfall mit Tachykardie geachtet werden.

- **Frage**

Gibt es generelle Nachsorgeempfehlungen in der hausärztlichen Praxis?

- **Antwort**

Eine Kontrolle der pathologischen Laborparameter, die zur ERCP-Indikation geführt haben, wäre einige Wochen nach der Vorstellung sinnvoll.

- **Frage**

Wie lange kann ein eingelegter Stent im Gallengang verbleiben? Sollte dieser entfernt und nach einem bestimmten Abstand neu angelegt werden?

- **Antwort**

4–6 Monate nach der Einlage droht die Obstruktion durch Inkrustation. Daher sollte in diesem Zeitintervall ein Wechsel vorgenommen werden.

- **Frage**

Bei in der MRCP beschriebenen Konkrementen in Gallengang und -blase: Empfehlen Sie bei geplanter CHE die Revision des Gallenganges intraoperativ oder eher ein zweizeitiges Vorgehen? Wie wäre dieses dann?

- **Antwort**

Empfehlenswert ist ein zweizeitiges Vorgehen: Präoperativ wird vorab der Gallengang endoskopisch saniert. Im Anschluss kann dann die Cholezystektomie vorgenommen werden.

- **Frage**

Wie lange sind Schmerzen nach einer ERCP normal? Welches ist Ihr empfohlenes Analgetikum?

- **Antwort**

Bei manchen Patienten halten Schmerzen auch nach dem Eingriff für mehrere Stunden bis zu 1 Tag an. Dies kann für einen pankreatogenen Reiz sprechen. Ein Versuch mit NSAID p.o. (Diclofenac, Ibuprofen usw.) und/oder Tramadol ist gerechtfertigt. Sollte diese nicht ausreichend sein und zu keiner raschen Beschwerdebesserung führen, sollte eine Wiedervorstellung beim Gastroenterologen/Endoskopiker veranlasst werden.

- **Frage**

Wie groß sollte nach ERCP der Abstand zur Cholezystektomie sein?

- **Antwort**

Bei einem stationären Aufenthalt wird der Patient meist am Folgetag der ERCP operiert. Wenn eine steinbedingte Pankreatitis zur Aufnahme geführt hatte, wird meist nach dem Abklingen der Entzündung und noch während des stationären Aufenthaltes operiert. Je nach Beschwerdebild kann die Cholezystektomie auch im Intervall (nach 4–6 Wochen) in Abstimmung mit dem Patienten und dem Operateur geplant werden.

19.6.2 Fragen des Patienten an den Hausarzt

- **Frage**

»Darf ich nach der Untersuchung wirklich wieder alles essen und trinken? Oder sollte ich nicht vorerst fettes Essen meiden?«

- **Antwort**

Ich empfehle nach einer ERCP mit eventueller Papillotomie einen schonenden Kostaufbau mit Wasser, Tee, Brühe und Weißbrot am selben Tag. Hat der Patient am Folgetag keine Beschwerden, kann er sich wieder normal ernähren.

- **Frage**

»Worauf muss ich nach der Untersuchung achten?«

- **Antwort**

Nach dem Eingriff sollte der Patient möglichst keine abdominellen Schmerzen haben. Andernfalls sollte am Folgetag eine klinische Untersuchung beim Hausarzt erfolgen. Dabei muss dann besonders auf klinische Anzeichen einer Post-ERCP-Pankreatitis oder eine eventuelle Blutung mit Meläna, Hämatinerbrechen oder acholischem Stuhl geachtet werden.

- **Frage**

»Bin ich bei der Untersuchung wach oder kann ich auch ein Betäubungsmittel bekommen?«

▪▪ Antwort

Wir verwenden bei der Untersuchung immer (falls keine Allergie vorliegt) eine Propofol-Sedierung, bei welcher der Patient die Untersuchung verschläft und nicht spürt.

- **Frage**

»Ist die Untersuchung schmerzhaft? Darf ich nach der Entlassung wieder Auto fahren?«

▪▪ Antwort

Die Untersuchung selbst ist nicht schmerzhaft, kann aber nach dem Eingriff durch einen Reiz der Bauchspeicheldrüse im Verlauf zu Schmerzen führen. Wegen der oben aufgeführten Sedierung mit Propofol sollte der Patient mit einer Begleitperson kommen, die ihn nach Hause bringt. Der Patient darf nach dem Eingriff mit der genannten Sedierung für 24 Stunden kein Fahrzeug führen.

19.7 Versorgungsalgorithmus zur ERCP am Beispiel des Verschlussikterus

Die Versorgung von Patienten mit Verschlussikterus ist im Hinblick auf die ERCP in dem folgenden Algorithmus dargestellt (◘ Abb. 19.8).

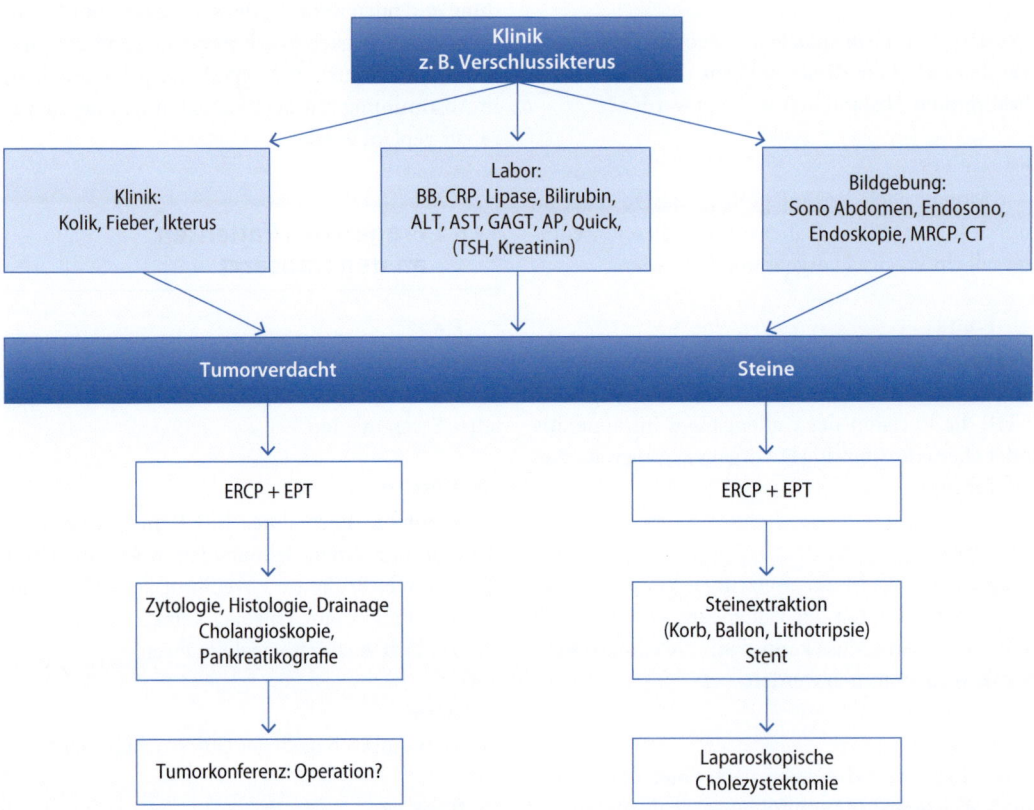

◘ **Abb. 19.8** Versorgung von Patienten mit Verschlussikterus

Literatur

Adler DG et al. (2015) Quality indicators for ERCP. Gastrointest Endosc 81(1):54-56

Akbar A et al. (2013) Rectal nonsteroidal anti-inflammatory drugs are superior to pancreatic duct stent in preventing panreatitis after endoscopic retrograde cholangiopancreaticography: a network meta-analysis. Clin. Gastroenterol Hepatol 11: 778-783

Anderson MA et al. (2009) Management of antithrombotic agents for endoscopic procedures. ASGE Guideline. Gastrointest Endosc 70; 6: 1060-1070

Antibiotic Prophylaxis for GI Endoscopy. ASGE Guideline, 2015; 81: 81-89

ASGE Guideline (2012) Complications of ERCP. Gastrointest Endosc 75; 3: 467-473

Baron TH, Kozarek RA, Carr-Locke DL (2013) ERCP. 2. Aufl. Elsevier

Bauer A (2008) Nebenwirkungen und Komplikationen der ERCP bei Propofolsedierung. Dissertation, Krankenhaus-Barmherzige Brüder, Abt. Innere Medizin, München

Bauersachs R. (2014) Perioperative Antikoagulantien bei Patienten mit MHKE Gefäßchirurgie 6: 508-509

Böhner H. (2014) Kurzzusammenfassung der Leitlinie »Neue orale Antikoagulantien« der Deutschen Gesellschaft für Allgemeinmedizin und Familienmedizin (DEGAM). Gefäßchirurgie 8: 740

Brand M et al. (2010) Antibiotic prophyaxis for patients undergoing elective endoscopic retrograde cholangio-pancreatícographie. Cochrane Database Syst Rev 10: CD 007345

Cheng CL et al. (2006) Risk factors of post-ERCP pancreatitis: a prospective multicenter study. Am J Gastroenterol 101: 139-147

Classen M (2004) Endoskopische Papillotomie (EPT) und syn. Endoskopische Sphinkterotomie (ES; EST). In Classen M et al. Gastroenterologische Endoskopie. Thieme, Stuttgart, 29: 325-350

Classen M, Demling L (1974) Endoskopische Sphinkterotomie der Papille vateri und Steinextraktion aus dem Ductus choledochus. Dtsch Med Wochenschr 99: 496-497

Colton JB, Curran CC (2009) Quality indicators, including complications, of ERCP in a community setting : a prospective study. Gastrointest Endosc 70(3):457-467

Coppola R et al. (1997) Analysis of Complications of endoscopic sphincterotomie for biliary stones in a consecutive series of 546 patients. Surg Endosc 11: 129-132

Cotton PB (2001) ERCP is most dangerous for people who need at least. Gastrointest Endosc 54: 535-536

Cotton PB et al. (2008) Infection after ERCP and antibiotic prophylaxis: a sequential quality improvement approach over 11 years. Gastrointest Endosc 67: 471-475

Ding X et al. (2012) Nonsteroidal anti-inflammatory drugs for prevention of post-ERCP-pancreatitis: a meta analysis. Gastrointest Endosc 76: 1152-1159

DKG (2011) Medikamente freisetzende Koronarstents und mit Medikamenten beschichtete Ballonkatheter: Positionspapier. Der Kardiologe 6:411-435

Dumonceau JM et al. (2014) Prophylaxis of post-ERCP pancreatitis: European Society of Gastrointestinal Endoscopy (ESGE) Guideline-Updated. Endoscopy 46:799-815

Elmunzer BJ et al. (2012) A randomized trial of rectal indomethacin to prevent post-ERCP pancreatitis. N Engl J Med 366: 1414-1422

Freeman ML (2012) Complications of endoscopic retrograde Cholangiopancreatography: avidance and management. Gastrointest Endosc Clin N Am 22: 567-586

Haas S, Schellong S. (2014) Neue orale Antikoagulantien. Internist 5: 537-545

Haber GB, Sandke GS (2004) Endoskopische retrograde Cholangiopankreadographie. in Classen M et al. Gastroenterologische Endoskopie. Thieme, Stuttgart, 13:120-149

Heidbuchel H et al. (2013) European Heart Rhythm Association Practical Guide on the use of new oral anticoagulants in patients with non- valvular atrial fibrillation. Europace 15: 625-651

Hochberger J et al (2002) Die Einverständniserklärung zu endoskop. Eingriffen. Empfehlungen der DGVS zur Durchführung endoskopischer Untersuchungen, Sektion Endoskopie (3):11-23

Kawai K et al. (1974) Endoscopic Sphinkterotomy of the ampulla of Vater. Gastrointest Endosc 20: 148-151

Keymling M et al. (2012) Das ERCP-Buch, Lehrbuch und Atlas. Thieme, Stuttgart

Lammert F et al. (2007) S3-Leitlinie der DGVS und der Deutschen Gesellschaft für Verdauung-und Stoffwechselkrankheiten und der Deutschen Gesellschaft für Viszeralchirurgie zur Diagnostik und Behandlung von Gallensteinen. Z Gastroenterol 45: 971-1001

Mazaki T et al. (2013) Prophylactic pancreatic stent placement and post-ERCP pancreatitis: an updated meta-analysis. J Gastroenterol 24 (Epub ahead of print)

McCune WS et al. (1968) Endoscopic cannulation of the Ampulla of vateri: a preliminary report. Ann Surg 167:752

Mecklenburg I, Messmann H.(2012) Endoskopisch retrograde Cholangiopankreatikographie. In Messmann H. Klinische Gastroenterologie. Thieme, Stuttgart, S. 82-83 und 684-692

Peng C et al. (2013) Predicting native papilla biliary cannulation success using a multinational Endoscopic Retograde Cholangiopancreatographie (ERCP) Quality Network. BMC Gastroenterol 13 : 147-155

Rabenstein T et al. (2014) Komplikationen nach ERCP. Der Gastroenterologe 3: 222-235

Rebensburg S, Neuhaus H (2002) Endoskopische Diagnostik und Therapie benigner Pankreaserkrankungen. Empfehlungen der Deutschen Gesellschaft für Verdauungs- und Stoffwechselkrankheiten (DGVS) für die Durchführung endoskopischer Untersuchungen. 3. Aufl. Kap IV;177-197

Riemann JF et al. (2008) Gastroenterologie. Das Referenzwerk für Klinik und Praxis in 2 Bänden. Thieme, Stuttgart, S. 217-232

Riplaus A, Wehrmann T et al. (2008) S3-Leitlinie »Sedierung in der gastointestinalen Endoskopie« 2008 Z Gastroenterol 2008; 46: 1298-1330

RKI (2007) Prävention postoperativer Infektionen im Operationsgebiet: Empfehlung der Kommission für Krankenhaushygiene und Infektionsprävention beim RKI: Bundesgesundheitsblatt Gesundheitsforschung Gesundheitsschutz. 50 (3): 377-393

Rosien U et al. (2011) Empfehlungen zur Antibiotikaprophylaxe bei gastrointestinalen Endoskopien. Z Gastroenterol 49:1493-1499

Schepke M et al. (2002) Endoskopie bei Patienten mit erhöhtem Blutungsrisiko. Empfehlungen der DGVS für die Durchführung endoskopischer Untersuchungen. (3):30-40

Schumpelick V (2011) Gastroenterologische Chirurgie. 3. Aufl. Springer, Heidelberg

Spyropoulos AC (2012) How I treat anticoagulated patients undergoing a elektive procedure or surgery. Blood 11;120 (15) 2954-2962

Sripathi RK et al. (2010) ERCP cannulation and sphincterotomy devices. Gastrointest Endosc 71(3):435-445

Yasuda I et al. (2010) Long-term outcomes after endoscopic sphinkterotomy versus endoskopic papillary balloon dilation for bile duct stones. Gastrointest Endosc 72: 1185-1189

Zinsser E et al. (1999) Erfolgs- und Komplikationsrate der diagnostischen und therapeutisch endokopisch retrograden Cholangiopancreaticographie – eine prospektive Studie. Z Gastroenterol 37: 707-713

Pankreasresektion

A. Ulrich, H. Strothmann

20.1	Indikationen zur Operation	– 260
20.1.1	Benigne und maligne Neoplasien des pankreatobiliären Systems	– 260
20.1.2	Akute und chronische Pankreatitis	– 261
20.1.3	Traumata	– 262
20.1.4	Schlussfolgerung	– 262
20.2	Operationsvorbereitung	– 262
20.3	Operationstechnik	– 263
20.3.1	Partielle Pankreatikoduodenektomie	– 263
20.3.2	Pankreaslinksresektion	– 265
20.3.3	Totale Pankreatektomie	– 265
20.3.4	Resektionen bei chronischer Pankreatitis	– 265
20.3.5	Pankreassegmentresektion	– 267
20.3.6	Enukleation	– 267
20.3.7	Zystojejunostomie/Zystogastrostomie	– 267
20.4	Betreuung nach der Operation	– 267
20.4.1	Kontrolle der exokrinen und endokrinen Pankreasfunktion	– 267
20.4.2	Erkennung und Behandlung postoperativer Komplikationen	– 268
20.4.3	Nachsorge onkologisch therapierter Patienten	– 269
20.5	Fragen und Antworten	– 270
20.5.1	Fragen des Hausarztes an den Chirurgen	– 270
20.5.2	Fragen des Patienten an den Hausarzt	– 271
20.6	Versorgungsalgorithmus bei intraduktal papillär-muzinöser Neoplasie (IPMN)	– 273
	Literatur	– 274

M. Korenkov et al. (Hrsg.), *Allgemeinchirurgische Patienten in der Hausarztpraxis*,
DOI 10.1007/978-3-662-47907-0_20, © Springer-Verlag Berlin Heidelberg 2016

20.1 Indikationen zur Operation

Die anatomische Lage des Pankreas und die technische Herausforderung einer Pankreasresektion machen eine strenge Indikationsstellung dieser Operation erforderlich. Sie sollte aus denselben Gründen nach Möglichkeit in Zentren für Pankreaschirurgie durchgeführt werden (Schmidt et al. 2007), da mit zunehmender Zahl an durchgeführten Pankreasresektionen eine signifikante Reduzierung der perioperativen Mortalität erreicht werden kann. Diese liegt in solchen Zentren heute bei unter 5 % (Hartwig et al. 2011).

In den folgenden Abschnitten werden die verschiedenen Indikationen der Pankreasresektion diskutiert. Diese umfassen im Wesentlichen:
- Benigne und maligne Neoplasien des pankreatobiliären Systems
- Akute und chronische Pankreatitis
- Traumata.

20.1.1 Benigne und maligne Neoplasien des pankreatobiliären Systems

Adenokarzinome des Pankreas

Neoplasien stellen mit Abstand die häufigsten Krankheitsentitäten dar, welche eine Pankreasresektion erforderlich machen (Cameron et al. 2006). Von besonderer Bedeutung ist das Pankreasadenokarzinom des exokrinen Pankreas, da die Resektion den einzigen kurativen Therapieansatz für diese Patienten bietet (Doi et al. 2008). Es fehlen spezifische Frühsymptome zur Diagnose dieser Erkrankung. Insbesondere der neu aufgetretene, schmerzfreie Ikterus sollte jedoch eine spezifische Diagnostik im Hinblick auf ein mögliches Pankreaskarzinom nach sich ziehen (siehe unten).

Besteht der Verdacht auf einen raumfordernden Prozess im Pankreas, sollte bei Operabilität eine primäre Resektion erfolgen. Die vorherige Bürstenzytologie aus dem Gallen- oder Pankreasgang wird nicht empfohlen (Leitlinienprogramm Onkologie 2013). In jüngerer Vergangenheit ist eine Subgruppe der Pankreaskarzinome definiert worden, die sog. grenzgradig resektablen Pankreaskarzinome (Borderline Resectable Pancreatic Cancers, BRPC), welche jene Karzinome mit Beteiligung der portomesenterialvenösen oder arteriellen Gefäße umfassen. Diese ehemals als nicht resektabel angesehenen Tumore gelten mittlerweile unter gewissen Voraussetzungen mit hoher Patientensicherheit als potenziell resektabel (fehlende Fernmetastasierung, Rekonstruierbarkeit der Pfortader bzw. V. mesenterica superior nach einer Resektion dieser Strukturen u. a.; Hartwig et al. 2013).

Bei einer arteriellen Gefäßbeteiligung wird keine primäre Resektion empfohlen. In dieser Situation sollte die Möglichkeit einer neoadjuvanten Therapie (Chemotherapie oder kombinierte Radiochemotherapie) mit nachfolgender Operation erwogen werden. Patienten, bei denen durch Vorbehandlung eine sekundäre Resektabilität erreicht werden konnte, weisen in der Regel ein verbessertes Überleben gegenüber den nicht resezierten Patienten auf (Leitlinienprogramm Onkologie 2013). Die Studienlage hierzu ist jedoch noch recht dünn.

IPMN, MCN und SCN

Die schlechte Prognose der Patienten mit invasivem Pankreaskarzinom hat zu einer gesteigerten Sensibilität auch für primär nicht invasiv wachsende pankreatische Neoplasien geführt. Das Spektrum der Operationsindikationen erstreckt sich daher auch auf potenzielle Vorläuferläsionen eines Pankreaskarzinoms wie die intraduktal papillär-muzinösen Neoplasien (IPMN) und die muzinös-zystischen Neoplasien (Mucinous-cystic Neoplasms, MCN). Nach der Sendai-Konsensusempfehlung sollten MCN und Pankreashauptgang-IPMN möglichst immer reseziert werden, da ein hohes Risiko der malignen Entartung besteht (Hauptgang IPMN 60–70 %; Fernandez-del Castillo u. Adsay 2010, Tanaka et al. 2012). Pankreasseitengang-IPMN mit einem Durchmesser von bis zu 3 cm können zunächst engmaschig bezüglich ihres biologischen Verhaltens überwacht werden. Bei IPMN über 3 cm Durchmesser, symptomatischen, deutlich größenprogredienten oder morphologisch auffälligen (Wandverdickungen = murale Knötchen) zystischen Pankreasläsionen besteht – unabhängig von Lokalisation und Größe – die definitive OP-Indikation (Tanaka et al. 2012).

Wenngleich Seitengang-IPMN ohne die vorgenannten Kriterien nach der Konsensusempfehlung

zunächst konservativ mit jährlicher Schnittbildgebung beobachtet werden können, wird dieser Aspekt derzeit kontrovers diskutiert, da auch diese ein kalkuliertes Entartungsrisiko von etwa 20 % in 10 Jahren besitzen. Daher empfehlen einige Zentren, Seitengang-IPMN zwischen 1 und 2 cm halbjährlich zu kontrollieren und Seitengang-IPMN über 2 cm Durchmesser bzw. Seitengang-IPMN jeder Größe mit CA-19-9- oder CEA-Erhöhungen operativ zu entfernen (Werner et al. 2012). In jedem Fall sollte ein Patient mit einem entsprechenden Befund in einem Zentrum für Pankreaserkrankungen vorgestellt werden, um hier das individuelle Vorgehen festzulegen. Serös-zystische Neoplasien (Serous Cystic Neoplasms, SCN) des Pankreas werden in verschiedene Subgruppen unterteilt:
- Seröses mikrozystisches Adenom
- Seröses oligozystisches Adenom
- Von-Hippel-Lindau-assoziiertes zystisches Adenom (Eras et al. 2004).

Maligne Entartungen zu Zystadenokarzinomen sind zwar beschrieben, sind jedoch außerordentlich selten (Strobel et al. 2003). Die SCN des Pankreas werden daher für die klinische Praxis als benigne Entität eingestuft. Indikationen zur chirurgischen Resektion bestehen bei symptomatischen SCN oder bei Unsicherheit bezüglich der Dignität der SCN. Eine Tumorgröße über 6 cm und eine Lokalisation der SCN im Pankreaskopf wurden als unabhängige Risikofaktoren eines lokal aggressiven (invasiven) Wachstums identifiziert, welches bei 5,1 % aller resezierten SCN nachgewiesen werden konnte. Prinzipiell können limitierte und milzerhaltende Pankreasresektionen zur Therapie von SCN angewandt werden. Bei fraglicher Dignität der Läsion muss aber eine onkologische Resektion erfolgen. Aus diesen Gründen sollten Patienten mit Verdacht auf eine SCN in einem Zentrum für Pankreaserkrankungen vorgestellt und initial engmaschig (dreimonatlich) mit bildgebender Diagnostik kontrolliert werden (Del Chiaro et al. 2013).

Neuroendokrine Neoplasien

Neuroendokrine Neoplasien des Pankreas (PNEN) werden hinsichtlich des Vorhandenseins klinischer Symptome durch eine Hormon(über-)sekretion in funktionelle (F-PNEN, 50–70 % aller PNEN) und nicht funktionelle Tumore eingeteilt (NF-PNEN, 30–50 % aller PNEN). Eine weitere Differenzierung erfolgt in die häufigeren Insulin- und/oder Gastrinproduzierenden Insulinome bzw. Gastrinome und die selteneren VIPome, Glukagonome und Somatostatinome. Noch seltener sind unter anderem die pankreatisches Polypeptid sezernierenden PPoma. Nach ihrer Proliferationsrate werden diese Tumore in benigne und maligne Entitäten eingeteilt und sollten ebenfalls durch (ggf. limitierte) Resektion chirurgisch entfernt werden (Ehehalt et al. 2009).

Weitere Tumorentitäten

Weitere, seltenere chirurgische Indikationen sind die soliden pseudopapillären Neoplasien (sog. Frantz-Tumoren), Inselzellhyperplasien, distalen Gallengangsneoplasien sowie die Pankreasmetastasen anderer Karzinome (Adler et al. 2014).

20.1.2 Akute und chronische Pankreatitis

Akute Pankreatitis

Die akute Pankreatitis stellt ein vielschichtiges Krankheitsbild dar und kann von nur milden Symptomen geprägt sein, aber auch zu einem lebensbedrohlichen Zustand des Patienten führen, der Mortalitätsraten von bis zu 30 % erreicht. Diese zweite Verlaufsform kommt vor allem bei der Sekundärinfektion oder bei einer nekrotisierenden Pankreatitis vor. Die akute Pankreatitis erfordert dann ein interdisziplinäres Vorgehen, bei welchem Intensivtherapie, Antibiose, Endoskopie, interventionelle Radiologie und zuletzt die Chirurgie eine zentrale Rolle spielen. Aufgabe der Chirurgie ist in diesem Kontext die Abtragung von Nekrosen, das Einlegen von Drainagen oder die akute Notfalllaparotomie bei akuter Arrosionsblutung. Dabei sollte allerdings eine chirurgische Maßnahme so spät wie möglich (frühestens 3–4 Wochen nach Krankheitsbeginn) und erst nach Ausschöpfung aller konservativen und interventionellen Therapiemaßnahmen indiziert werden. Idealerweise erfolgt die Operation zur Nekrosektomie retroperitoneoskopisch oder laparoskopisch. Die konventionelle offene Operation muss jedoch zur Beherrschung von Komplikationen (z. B. Hohlorganperforationen,

Blutungen usw.) als Salvage-Verfahren immer zur Verfügung stehen (Kokosis et al. 2014).

Chronische Pankreatitis

Die chronische Pankreatitis ist durch langjährigen Schmerz, Malnutrition sowie metabolische Deregulierung geprägt und wird zumeist primär medikamentös und interventionell-endoskopisch therapiert. Dies ist als Initialtherapie häufig erfolgreich, doch müssen sich 40–75 % aller Patienten im späteren Verlauf einer Operation unterziehen (Di Sebastiano 2006). Bisher werden resezierende und drainierende Eingriffe am Pankreas oft sehr spät im Verlauf der Erkrankung eingesetzt. Dies führt dazu, dass häufig bereits schwer beherrschbare, chronische Schmerzzustände vorliegen. Daneben treten Pankreasgang-, Gallengangs-, Duodenal- oder Pfortaderstenosen mit portaler Hypertonie sowie schmerzhafte oder durch Kompression anderer Strukturen symptomatische Pankreaspseudozysten auf. Auch bei Verdacht auf Entwicklung eines Pankreaskarzinoms auf dem Boden der chronischen Entzündung ist die Indikation zur Operation gegeben (Roch et al. 2014). Jüngere Studien lieferten Hinweise dafür, dass eine frühe chirurgische Therapie – vor Einsetzen morphologischer und irreversibler funktioneller Veränderungen des Pankreas – ein vorteilhaftes funktionelles und klinisches Ergebnis in der Behandlung der chronischen Pankreatitis ermöglicht als die langfristige konservative Therapie (Roch et al. 2014). In Übereinstimmung mit den interdisziplinären deutschen Leitlinien sollte daher die konservativ-interventionelle Therapie nicht länger als ein Jahr durchgeführt werden und dann – bei erneuten Beschwerden – die chirurgische Option überprüft werden (Hoffmeister et al. 2012). Aktuelle prospektiv randomisiert-kontrollierte Studien bemühen sich um weitere Hinweise auf den optimalen OP-Zeitpunkt. Jede chirurgische Therapie sollte eine Schmerzlinderung unter bestmöglichem Erhalt der exokrinen und endokrinen Pankreasfunktion zum Ziel haben.

20.1.3 Traumata

Unter Traumata wird ein äußerst heterogenes Patientenkollektiv zusammengefasst. Allen hierunter erfassten Diagnosen ist gemein, dass sie seltene Indikationen zur Pankreasresektion darstellen. Traumata des Pankreas können stumpfer oder penetrierender Natur sein und in jedem Pankreaskompartiment auftreten. Pankreaskorpus- und -kaudaverletzungen mit Verdacht auf Zerreißung des Pankreasgangs sind Indikationen zur Pankreaslinksresektion. Die notfallmäßige Pankreatikoduodenektomie aufgrund einer Verletzung des Pankreaskopfes ist mit einer hohen Mortalität verbunden. Sie sollte daher nur schweren und anderweitig nicht beherrschbaren Verletzungen vorbehalten bleiben und zugunsten interventioneller Maßnahmen (endoskopisches Stenting oder interventionelle Drainagenanlage) restriktiv indiziert werden (Degiannis et al. 2008, van der Wilden et al. 2014).

20.1.4 Schlussfolgerung

Die Indikationen zur Pankreasresektion sind sehr vielfältig und bedürfen einer sorgfältigen Prüfung unter Abwägung der verschiedensten Faktoren. Insbesondere im Falle eines exokrinen Pankreaskarzinoms sollte so schnell wie möglich die Resektabilität – am besten in einem spezialisierten Zentrum – abgeklärt werden. Durch verbesserte chirurgische Techniken und die Möglichkeiten der neoadjuvanten Therapie können immer mehr Patienten mit borderline resektablen Tumoren einer chirurgischen Resektion zugeführt werden.

20.2 Operationsvorbereitung

Die sorgfältige Operationsvorbereitung des Patienten ist die Voraussetzung für eine sichere Pankreasresektion. Gleichermaßen kann durch eine aussagekräftige Diagnostik gerade bei fortgeschrittenen Neoplasien des Pankreas eine unnötige Laparotomie vermieden werden, z. B. im Falle einer Metastasierung. Ein triphasisches Abdomen-CT (native, arterielle und venöse Phase; mit speziellem Pankreasprotokoll) sollte zur Klärung der lokalen Gegebenheiten veranlasst werden. Zum Ausschluss einer pulmonalen Metastasierung sollte ein Thoraxröntgen, bei Auffälligkeiten auch ein Thorax-CT angeschlossen werden. Alternativ kann bei Vorliegen einer Kontrastmittelallergie eine MRT des Abdomens durchgeführt werden. Die Sensitivität der Endosonografie mit Feinnadelaspiration wird in der Literatur mit etwa 80 % angegeben. Eine Feinnadelaspiration ist jedoch nur sinnvoll, wenn sie eine therapeutische Konsequenz (neoadjuvante oder palliative Therapie) nach sich zieht, und sollte nicht bei operablen Befunden erfolgen (Asbun et al. 2014). Die routinemäßige endoskopische retrograde Cholangiopankreatografie und die Galleableitung mittels Stent bei Ikterus werden derzeit nicht empfohlen, wenn ein operabler Befund besteht und die Operation zeitnah möglich ist. Sie sollten nur bei schwerer Cholangitis, massiver Cholestase mit Leberfunktionsbeeinträchtigung oder vor einer neoadjuvanten Therapie durchgeführt werden. Durch die Gefahr der Infektion des Gallengangssystems sind sie mit einem schlechteren postoperativen Outcome und erhöhten Komplikationsraten assoziiert. In der Praxis hat sich folgendes Vorgehen bewährt: Bei einer Serum-Gesamtbilirubinkonzentration von unter 15 mg/dl erfolgt keine präoperative Gallengangsdekompression, wenn die Leberfunktionsparameter und besonders die Gerinnung nicht beeinträchtigt sind. Bei einer Konzentration von 15–20 mg/dl wird die Entscheidung individuell – in Abhängigkeit vom Operateur und Operationszeitpunkt – getroffen. Eine gute Indikation zur Stenteinlage oder zur perkutanen transhepatischen Cholangiodrainage (PTCD) besteht bei einer Konzentration von über 20 mg/dl.

Während die Serumkonzentration des Tumormarkers CA19-9 zwar nicht zur Diagnosesicherung eines Pankreaskarzinoms herangezogen werden kann, sollte sie dennoch als Ausgangswert bestimmt werden. Eine hohe Konzentration des Tumormarkers kann Hinweis auf eine fortgeschrittene Erkrankung sein. In diesem Zusammenhang kann es sinnvoll werden, der eigentlichen Pankreasresektion eine Laparoskopie zum Ausschluss der Inoperabilität vorzuschalten (Hartwig et al. 2013, Vincent et al. 2006).

20.3 Operationstechnik

Die in der Pankreaschirurgie eingesetzten Operationstechniken sind abhängig von der Art und dem Ausmaß der zugrunde liegenden Erkrankung. Prinzipiell gliedert sich der Operationsablauf in eine Resektionsphase zur Entfernung des pathologisch veränderten Pankreasteils und eine Rekonstruktionsphase zum Verschluss der Resektionsfläche bzw. zur Wiederherstellung der gastroenterischen, biliodigestiven und pankreatikodigestiven Passage. Als Zugangsweg dienen sowohl die mediane Laparotomie als auch die quere Oberbauchlaparotomie, welche als gleichwertig zu betrachten sind. Jede Operation des Pankreas wird mit einer Exploration des Bauchraumes begonnen. In den letzten Jahren erfolgen zunehmend auch laparoskopische Operationen des Pankreas. Dieses Vorgehen findet insbesondere für Pankreaslinksresektionen immer häufiger Anwendung, Langzeitergebnisse stehen jedoch noch aus.

20.3.1 Partielle Pankreatikoduodenektomie

Diese Operation ist das Standardverfahren zur Resektion pathologischer Prozesse vor allem am Pankreaskopf, in den distalen Gallenwegen oder an Ampulla hepatopancreatica. Es umfasst die Entfernung des Pankreaskopfes, des Duodenums, des distalen Gallengangs und der Gallenblase. In der klassischen partiellen Pankreatikoduodenektomie (Kausch-Whipple-Operation) wird zusätzlich eine 2/3-Resektion des Magens durchgeführt (◘ Abb. 20.1). Als moderneres Operationsverfahren hat sich die pyloruserhaltende partielle Pankreatikoduodenektomie mittlerweile fest etabliert (nach Traverso-Longmire, Pylorus-preserving Pancreaticoduodenectomy, PPPD; ◘ Abb. 20.2; Hartwig et al. 2013).

Als technische Variante zeigte die pylorusresezierende Pankreatikoduodenektomie, bei der nur der Pylorus entfernt wird während der Magen ansonsten komplett erhalten bleibt, eine signifikante Verminderung der verzögerten postoperativen Magenentleerung (Kawai et al. 2011).

Bei onkologischen Eingriffen erfolgt eine begleitende standardisierte Lymphadenektomie im Bereich des Lig. hepatoduodenale, auf der rechten Seite des Truncus coeliacus, entlang der A. hepatica communis und rechtsseitig entlang der A. mesenterica superior.

Das Pankreaskorpus wird in der nachfolgenden Rekonstruktionsphase End-zu-Seit oder End-zu-End an eine Jejunumschlinge angeschlossen. Alter-

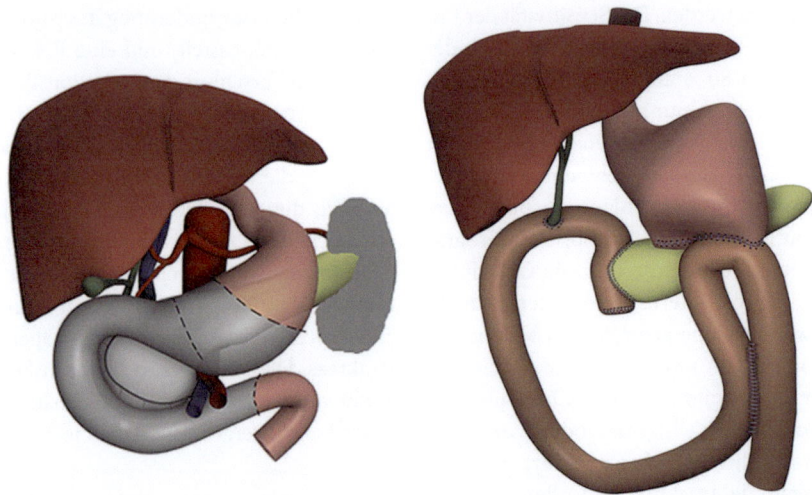

Abb. 20.1 Schematische Darstellung der klassischen partiellen Pankreatikoduodenektomie (mit freundlicher Genehmigung von Prof. Hackert, Uniklinik Heidelberg)

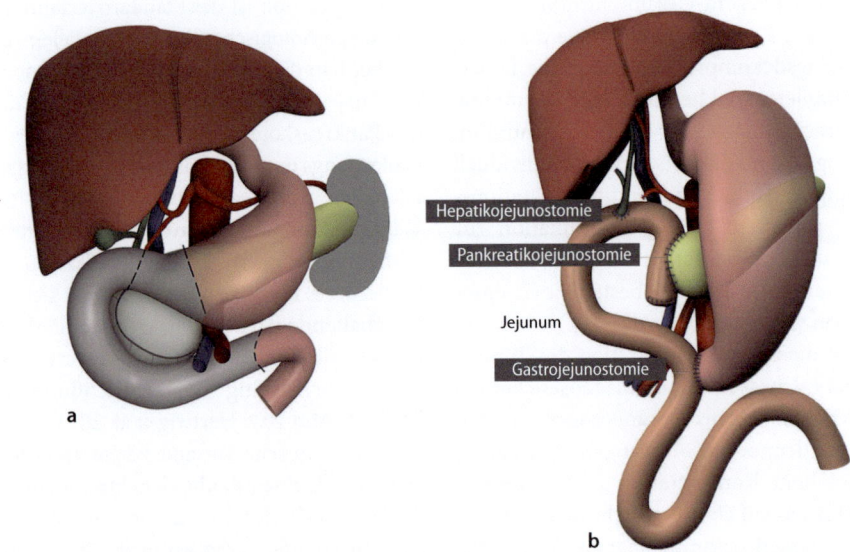

Abb. 20.2 Schematische Darstellung der pyloruserhaltenden partiellen Pankreatikoduodenektomie (mit freundlicher Genehmigung von Prof. Hackert, Uniklinik Heidelberg)

nativ ist auch die Anlage einer Verbindung des Pankreaskorpus mit dem Magen möglich. Der verbliebene Gallengang wird End-zu-Seit an das Jejunum angeschlossen (biliodigestive Anastomose). Zuletzt wird der Magen (klassische Operation) oder das postpylorische Duodenum (pyloruserhaltende Operation) mit dem Jejunum verbunden. Dieses kann vor (antekolisch) oder hinter (retrokolisch) dem Colon transversum erfolgen, wobei nach einer antekolischen Gastroenterostomie die Wahrscheinlichkeit für eine verzögerte Magenentleerung geringer ist (Asbun et al. 2014). Eine eindeutige Überlegenheit eines Verfahrens gegenüber den anderen konnte jedoch bisher nicht belegt werden.

20.3.2 Pankreaslinksresektion

Eine Pankreaslinksresektion findet bei pathologischen Prozessen des Pankreaskörpers oder des Pankreasschwanzes Anwendung. Hierbei werden die links von der Pfortader gelegenen Pankreasanteile (Pankreasschwanz und -körper) entfernt. Die Milz kann bei benignen Pankreaserkrankungen erhalten werden, bei malignen Tumoren wird aus onkologischen Gründen zusätzlich eine Splenektomie durchgeführt, wodurch eine entsprechende radikale Lymphadenektomie ermöglicht wird. Das im Übergangsbereich von Kopf zu Körper durchtrennte Pankreas wird entweder mit einer Naht (Handnaht oder Klammernahtgerät) verschlossen oder an eine ausgeschaltete Dünndarmschlinge angeschlossen. Als Alternative zur offenen Pankreaslinksresektion wird immer häufiger auch die laparoskopische Pankreaslinksresektion angeboten. In einigen retrospektiven Studien konnte eine verminderte postoperative Morbidität mit verkürzter Krankenhausverweildauer gezeigt werden, jedoch existieren bisweilen weder prospektiv erhobene Daten noch Langzeitverläufe zu diesem Vorgehen, weshalb noch keine definitive Aussage zur Einsetzbarkeit dieses Verfahrens gemacht werden kann, insbesondere nicht für den onkologischen Langzeitverlauf (Hartwig et al. 2013).

20.3.3 Totale Pankreatektomie

Wenn die Bauchspeicheldrüse nicht erhalten werden kann (z. B. bei extensivem Tumorbefall oder disseminierten Präkanzerosen), kann eine totale Pankreatektomie notwendig sein. Hierbei werden die gesamte Bauchspeicheldrüse (milzerhaltend oder mit Splenektomie), das Duodenum sowie die Gallenblase reseziert. Im Falle eines eingeschränkten venösen Abstroms des Magens kann eine Magenteilresektion notwendig werden. In der Rekonstruktionsphase werden – analog zur partiellen Pankreatikoduodenektomie – eine biliodigestive Anastomose und eine Gastroenterostomie angelegt. Aufgrund der vollständigen Entfernung der Bauchspeicheldrüse entfällt in dieser Operation die dritte Anastomose (Kulu et al. 2009).

20.3.4 Resektionen bei chronischer Pankreatitis

Bei der chronischen Pankreatitis wird zwischen Drainageoperationen mit dem Ziel der Entlastung des gestauten Pankreasgangs und Resektionen unterschieden, bei denen neben der Gangdrainage auch eine Entfernung des erkrankten Gewebes erfolgt. Hierbei wird bei den modernen Resektionsverfahren möglichst Gewebe sparend operiert. So wird möglichst viel Restgewebe des »gesunden« Pankreas erhalten, um die postoperative exokrine und endokrine Funktion nicht weiter zu verschlechtern. Gleichzeitig werden das Hauptsymptom Schmerz sowie die Stauung der Gänge behoben.

Duodenumerhaltende Pankreaskopfresektion (DEPKR)

Diese Operationstechnik stellt einen resezierenden Eingriff am Pankreas dar, welcher zur Behandlung der chronischen Pankreatitis eingesetzt wird und, wie oben beschrieben, zum Ziel hat, die zuvor genannten Komplikationen der chronischen Pankreatitis unter größtmöglicher Schonung des umgebenden Gewebes zu beseitigen. Insbesondere bei Patienten mit einem entzündlich vergrößerten Pankreaskopf mit Fibrosierung, Verkalkung und ggf. Pseudozysten ist dieses Verfahren sehr geeignet.

Das Prinzip besteht in der Ausschälung des Pankreaskopfes, ggf. ergänzt um eine Eröffnung des Gallengangs (wenn präoperativ eine Erhöhung des Serumbilirubins vorliegt). Der Abfluss von Pankreassekret und Galle wird dann über eine ausgelöste Dünndarmschlinge in Roux-en-Y-Technik sichergestellt. Prophylaktisch wird daneben eine Cholezystektomie durchgeführt. Gelegentlich kann es bei ausgeprägten Adhäsionen des Gallengangs in dem entzündeten Pankreasgewebe aufgrund einer langstreckigen Stenose notwendig werden, zusätzlich eine biliodigestive Anastomose anzulegen. Derzeit werden alle Varianten der DEPKR (Beger-, Frey-, Berner- und Hamburger-Modifikation; ◘ Abb. 20.3) bezüglich ihrer Behandlungseffektivität als gleichwertig erachtet. Die Berner-Modifikation dieser Operation, welche gegenüber der ursprünglichen Variante (Beger) auf eine komplette Durchtrennung des Pankreas über der Pfortader verzichtet, stellt

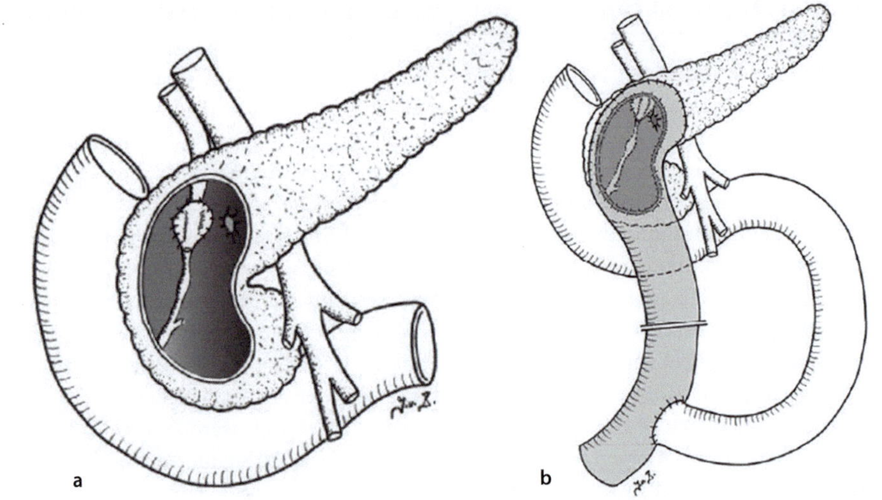

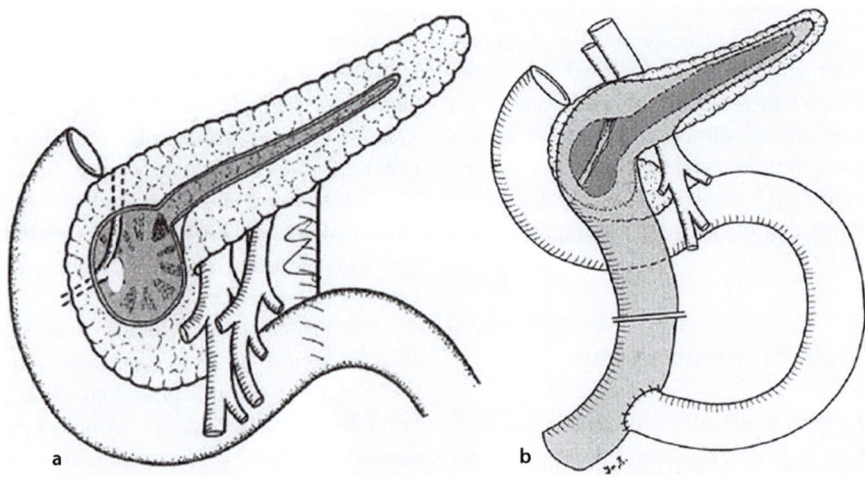

Abb. 20.3a, b DEPKR, Berner-Modifikation. **a** Intraoperativer Situs; **b** postoperativer Zustand (Abb. aus van der Wilden et al. 2014)

Abb. 20.4a, b DEPKR nach Frey. **a** Intraoperativer Situs; **b** postoperativer Zustand (Abb. aus van der Wilden et al. 2014)

dabei eine technische Vereinfachung des Verfahrens dar (Roch et al. 2014, Strobel et al. 2009).

Frey-Operation

Besteht keine ausgeprägte Auftreibung des Pankreaskopfes, sondern als führender Befund lediglich eine Dilatation des Pankreasgangs, kann die Operation nach Frey indiziert sein. Hier wird das Pankreas im Kopfbereich eher sparsam eröffnet, aber mit einer langstreckigen Drainage des gesamten Pankreas nach longitudinaler Inzision des Pankreasgangs kombiniert. Zur Herstellung der Kontinuität und zum Verschluss des eröffneten Pankreas wird dann mit einer ausgeschalteten Jejunalschlinge eine laterale Pankreatikojejunostomie angelegt (Roch et al. 2014; Abb. 20.4).

Die partielle Pankreatikoduodenektomie nach Whipple sollte im Rahmen der chronischen Pankreatitis bei bestehendem Tumorverdacht erfolgen, ansonsten bevorzugt man die Parenchym sparenden Resektionsverfahren. Eine totale Pankreatektomie ist bei chronischer Pankreatitis selten indiziert.

Falls sie doch notwendig sein sollte, dann meist bei gleichzeitig bestehendem Karzinomverdacht (Hoffmeister et al. 2012).

20.3.5 Pankreassegmentresektion

Im Falle kleiner, umschriebener benigner Tumore des Pankreaskorpus (z. B. IPMN oder PNEN) stellt eine Pankreassegmentresektion eine Option der Parenchym sparenden Tumorentfernung dar. Das tumortragende Pankreassegment wird sowohl zum Pankreaskopf als auch zum Pankreasschwanz hin abgetrennt. Die Schwierigkeit dieser Operation besteht in der Versorgung zweier Absetzungsränder am Pankreas. Das verbliebene Pankreasschwanzende wird entweder durch eine Dünndarmschlinge in Roux-en-Y-Technik oder als Pankreatikogastrostomie zum Magen hin drainiert. Der Pankreaskopf wird nach distal entweder blind verschlossen oder ebenfalls an eine Dünndarmschlinge anastomosiert.

20.3.6 Enukleation

Bei neuroendokrinen Tumoren (hier v. a. das Insulinom) und kleinen, zystischen Raumforderungen des Pankreas (z. B. Seitengang-IPMN) ist die Enukleation ein Parenchym sparendes Verfahren zur Tumorentfernung. Es wird lediglich der Tumor aus dem Pankreas herauspräpariert, das umgebende Parenchym bleibt vollständig intakt. Eine Lagebeziehung der Raumforderung zum Pankreasgang muss hierbei sorgfältig beachtet werden und eine eventuell vorhandene Gangverbindung (z. B. bei IPMN) sicher und ohne Verletzung oder Einengung des Hauptgangs verschlossen werden (Poitt et al. 2009). Der Pankreashauptgang darf von dem Tumor nicht betroffen sein.

20.3.7 Zystojejunostomie/ Zystogastrostomie

Die Zystojejunostomie bzw. Zystogastrostomie ist weniger ein resezierendes als ein drainierendes Operationsverfahren. Es findet vornehmlich Anwendung bei großen Pseudozysten, die als Folgezustand einer akuten oder chronischen Pankreatitis oder nach Trauma aufgetreten sind. Ferner können durch diese Operation Resthöhlen (nach Infektionen oder Traumata) drainiert werden. Das Prinzip besteht in der operativen Eröffnung der Zyste und der Verbindung entweder mit dem Jejunum oder mit dem Magen. Hierzu kann es notwendig sein, eine Jejunalschlinge auszuschalten. Die laparoskopische Durchführung der Operation kann ebenfalls möglich sein (Hackert et al. 2013, Singhal et al. 2006).

20.4 Betreuung nach der Operation

Die zahlreichen Indikationen zur Pankreasresektion und die verschiedenen Operationsverfahren führen zu einer sehr heterogenen Patientenschaft, die sich postoperativ in die hausärztliche Weiterbehandlung begibt.

Die wichtigsten Aufgaben bei der Betreuung pankreasresezierter Patienten sind:
- Kontrolle der exokrinen und endokrinen Pankreasfunktion
- Erkennen und Behandlung postoperativer Komplikationen
- Nachsorge onkologisch therapierter Patienten.

20.4.1 Kontrolle der exokrinen und endokrinen Pankreasfunktion

Die anatomischen Veränderungen nach Pankreasresektionen mit oder ohne Magenteilresektion bewirken pathophysiologische Alterationen, die eine Maldigestion verursachen können, so z. B.:
- Störungen der Magenfundusrelaxation aufgrund fehlender antrofundischer und duodenofundischer Reflexe
- Fehlende neurale Pankreasstimulation bei Ausbleiben der Magenfundusrelaxation
- Mangelhafte cholezystokininvermittelte Pankreasstimulation nach Duodenektomie
- Verminderte Produktion von Pankreasenzymen nach Pankreasresektion
- Asynchronie von Magenentleerung und biliopankreatischer Sekretion nach chirurgischer Rekonstruktion.

Bis zu 80 % aller Patienten leiden nach partieller Pankreatikoduodenektomie an einer Maldigestion mit Steatorrhö und Gewichtsverlust. Die Behandlung der exokrinen Pankreasinsuffizienz erfolgt mit oral zugeführten Pankreasenzymen. Unter Substitution von 40 000 Einheiten je Hauptmahlzeit und 20 000 Einheiten zu Zwischenmahlzeiten erreichen 60 % dieser Patienten eine regelhafte Fettverdauung. Bei anderen Patienten mag jedoch eine Steigerung der Pankreasenzymzufuhr (bis zu 400 000 Einheiten/Tag) notwendig sein. Sollten sich Patienten weiter therapierefraktär zeigen, kann zur Verbesserung der Enzymverfügbarkeit die zusätzliche Gabe von Protonenpumpeninhibitoren (PPI) erwogen werden, da die oral zugeführten Pankreasenzyme im sauren Milieu des Magensaftes denaturiert werden. Bei ausbleibendem Therapieerfolg – trotz Erhöhung der Pankreasenzymdosierung und der Gabe von PPI – sollte die Möglichkeit einer bakteriellen Überwucherung des Gastrointestinaltrakts geprüft werden. Falls sich diese bestätigt, ist eine antimikrobielle Therapie indiziert. Bei Fortbestehen einer Maldigestion kann eine pharmakologische Motilitätsminderung mit Loperamid durchgeführt werden (Dominguez-Munoz 2009).

Eine zumindest temporäre endokrine Pankreasinsuffizienz im Sinne eines Diabetes mellitus stellt sich bei 17–25 % der Patienten nach partieller Pankreatikoduodenektomie ein. Bei Patienten nach totaler Pankreatektomie ist diese eine direkte und unvermeidbare Folge der Operation. Die Therapie der endokrinen Insuffizienz wird erschwert, da auch der physiologische Gegenspieler des Insulins, das Glukagon, vermindert sezerniert wird. Das Risiko für Hypoglykämien steigt erheblich (Timofte et al. 2014). Eine allzu strenge Blutzuckereinstellung sollte bei diesen Patienten daher nicht angestrebt werden, insbesondere zur Vermeidung von Hypoglykämien. Nach totaler Pankreatektomie sollte die Blutzuckereinstellung einen spezialisierten Diabetologen überlassen bleiben.

20.4.2 Erkennung und Behandlung postoperativer Komplikationen

Während die Mortalität der Pankreaschirurgie in Zentren mit einem großen Patientenaufkommen deutlich unter 5 % gesenkt werden konnte, wird die mit der Pankreaschirurgie assoziierte Morbidität weiterhin mit 30–60 % angegeben. Eine der häufigsten Komplikationen ist die **verzögerte Magenentleerung** (Delayed Gastric Emptying, DGE), welche bei 8–45 % der Patienten auftritt. Zwar löst sich dieser Zustand spontan, doch verursacht er vorübergehend ein ausgeprägtes Unwohlsein des Patienten (Ho et al. 2005).

Bei nur mild ausgeprägter Symptomatik sollte der Patient zu leichter (flüssiger oder pürierter) Kost in kleinen Portionen angehalten werden. Es kann – analog zur diabetischen Gastroparese – die Gabe von Prokinetika erwogen werden (z. B. Metoclopramid). Sollten die Beschwerden zunehmen oder sich ein rezidivierendes Erbrechen einstellen, ist die Einlage einer Magensonde zur Entlastung des Magens angezeigt. Es sollten dann eine radiologische Magen-Darm-Passage und ggf. eine Endoskopie zur Ursachenabklärung durchgeführt werden (z. B. Obstruktion der Gastroenterostomie oder des anastomosennahen Dünndarmes). Eine verzögerte Magenentleerung kann überdies auch durch ein entzündliches intraabdominelles Geschehen hervorgerufen sein. In Begleitung von Fieber oder Schüttelfrost ist daher eine weitergehende laborchemische und bildgebende Diagnostik sowie die Klinikeinweisung des Patienten notwendig.

Die Inzidenz der **Pankreasfistel** wird sehr variabel angegeben. Während sie bei der partiellen Pankreatikoduodenektomie eher selten vorkommt (8–10 %), wird sie nach Pankreaslinksresektionen in etwa 30 % der Fälle beobachtet. Diese Komplikation ist für den Hausarzt von besonderem Interesse, da Patienten gelegentlich mit einliegender Drainage in die ambulante Weiterbehandlung entlassen werden. Die Patienten sollten regelmäßig zur klinischen Kontrolle einbestellt werden. Vor dem Ziehen der Drainage müssen in jedem Fall die Enzyme aus dem Drainagensekret bestimmt werden.

Bei Rückgang der Fördermenge und allenfalls gering nachweisbaren Amylase- und Lipasekonzentrationen kann die Drainage gezogen werden. Bei neu aufgetretenen Blutbeimengungen in der Drainageflüssigkeit muss der Patient ohne Verzögerung mit einem Krankentransport in die Klinik eingewiesen werden. Es könnte sich um eine Indikatorblutung handeln, die eine Gefäßschädigung (z. B. durch enzymatische Arrosion) anzeigt, welche sich in der Folge zu einer starken Blutung ausweiten kann.

Bei 2–4 % der im Zuge einer Pankreasresektion gallengangsresezierten Patienten tritt im postoperativen Verlauf eine therapiebedürftige **Gallengangsstenose** auf. Nach partieller Pankreatikoduodenektomie ist die Gallengangsmündung aufgrund der anatomischen Veränderungen endoskopisch meist nicht mehr zu erreichen. Daher muss eine Behandlung in diesem Fall entweder perkutan transhepatisch (perkutane transhepatische Cholangiodrainage, PTCD) oder operativ erfolgen (Keim et al. 2009).

20.4.3 Nachsorge onkologisch therapierter Patienten

Ein strukturiertes Nachsorgeprogramm wird beim Pankreaskarzinom derzeit nicht empfohlen, da kein eindeutiger Beleg einer Verbesserung des Überlebens durch regelmäßige Staging-Untersuchungen vorliegt. Eine Anbindung des Patienten an einen Onkologen ist nach der Diagnose eines Pankreaskarzinoms in jedem Fall sinnvoll, da eine adjuvante Chemotherapie in jedem Tumorstadium und auch nach vollständiger operativer Entfernung des Primärtumors (R0-Resektion) indiziert ist. Eine Radiochemotherapie wird in der adjuvanten Situation derzeit außerhalb von Studien nicht empfohlen (Leitlinienprogramm Onkologie 2013).

Im Rahmen der zunehmend individualisierten Therapie sollten Kontrollen mit Schnittbildgebung in den ersten zwei Jahren nach Resektion alle 3 Monate stattfinden. In Einzelfällen können, je nach zeitlichem Auftreten, Rezidivoperationen im Rahmen von multimodalen Therapiekonzepten sinnvoll sein (z. B. nach Vorbestrahlung). Selbst im Falle von einzelnen Fernmetastasen kann in individuellen Fällen nach interdisziplinärer Beurteilung u. U. eine Resektion erwogen werden (Michalski et al. 2007). Aus diesen Gründen sollten Patienten nach Pankreasresektion aufgrund eines Karzinoms zur weiteren Kontrolle und adjuvanten Therapie an ein interdisziplinäres Pankreaszentrum angeschlossen werden.

Zur Vermeidung postoperativer thromboembolischer Ereignisse wird eine prophylaktische Antikoagulation mit niedermolekularem Heparin für mindestens vier Wochen postoperativ empfohlen. In verschiedenen randomisierten Studien konnte hierdurch das relative Risiko späterer postoperativer tiefer Venenthrombosen ohne erhöhte Blutungsneigung um 50–60 % gesenkt werden (Rasmussen 2007).

Sollte eine Splenektomie notwendig geworden sein, ist eine Postsplenektomie-Impfprophylaxe indiziert, welche Impfungen gegen Pneumokokken, Haemophilus influenzae Typ B, Meningokokken sowie die jährliche Influenza-Impfung umfasst (Rubin u. Schaffner 2014). Ist die Splenektomie längerfristig planbar, sollte eine Impfung idealerweise zwei Wochen, spätestens drei Tage vor der Operation durchgeführt werden. Kann der Patient erst nach einer Splenektomie geimpft werden, sollte der Patient dazu in einem guten Allgemeinzustand und entzündungsfrei sein.

Bei anstehender adjuvanter Chemotherapie sollte die Impfung möglichst vorher durchgeführt werden, die adjuvante Therapie sollte hierzu jedoch nicht aufgeschoben werden (Anwendung des Impfschemas nach STIKO-Empfehlungen). Steht das Resektionsausmaß der Pankreasresektion noch nicht eindeutig fest, wird eine prophylaktische Impfung nicht empfohlen. Daneben sollten regelmäßige Kontrollen der Thrombozytenzahl erfolgen. Ab > 1000/µl wird die Einnahme von Acetylsalicylsäure 100 mg p. o. zur Vermeidung von Thrombosen empfohlen, welche bei stark erhöhter Thrombozytenzahl in bis zu 5 % der Fälle auftreten (Kang et al. 2014). Der Patient sollte zudem darauf hingewiesen werden, seinen Asplenie-Ausweis zu jeder Zeit mit sich zu führen und bei Anzeichen einer Infektion frühzeitig einen Arzt aufzusuchen.

20.5 Fragen und Antworten

20.5.1 Fragen des Hausarztes an den Chirurgen

- **Frage**

Der Patient wurde mit Protonenpumpeninhibitoren (PPI) aus der Klinik entlassen. Wie lange soll er das Medikament einnehmen?

- **Antwort**

Nach der Entlassung aus der stationären Therapie wird die PPI-Einnahme für mindestens 6 Monate postoperativ empfohlen. Zum einen kann hierdurch die Verfügbarkeit der oral zugeführten Pankreasenzyme deutlich verbessert werden, zum anderen dient die Säureblockade dem Schutz einer eventuell operativ angelegten Gastroenterostomie. Es kann jedoch auch eine längerfristige PPI-Einnahme notwendig sein, z. B. im Falle einer persistierenden Maldigestion des Patienten.

- **Frage**

Kann ich zur Behandlung eines postoperativ neu aufgetretenen Diabetes auf Biguanide oder Sulfonylharnstoffe zurückgreifen?

- **Antwort**

Die Behandlung eines Diabetes mellitus nach Pankreasresektion ist eine komplexe Aufgabe. Die Datenlage ist hierzu noch unzureichend. Derzeit liegen die meisten Informationen zum Diabetes mellitus bei chronischer Pankreatitis vor. Demnach tritt ein postoperativer Diabetes mellitus Typ 3c, also ein pankreopriver Diabetes mellitus, bei etwa 60 % der aufgrund einer chronischen Pankreatitis operierten Patienten auf. Zum Einsatz oraler Antidiabetika gibt es noch keine hinreichend evidenzbasierten Empfehlungen. Das Ausmaß des Therapiebedarfs ist von Patient zu Patient jedoch sehr unterschiedlich und kann sich im Verlauf der postoperativen Genesung des Patienten noch verändern. Ein Therapieversuch mit oralen Antidiabetika kann u. U. bei partieller Pankreasresektion unternommen werden, nach totaler Pankreatektomie ist er obsolet. In den ersten Monaten nach Entlassung des Patienten aus der stationären Behandlung sollte ein Blutzuckerwert von 120–160 mg/dl angestrebt werden (Ziel-HbA1c nicht unter 6,5 %).

Nach Stabilisierung der Stoffwechsellage des Patienten kann bei guter Compliance ggf. ein intensiviertes Insulinschema umgesetzt werden. Eine Ernährungsberatung und diabetologische Anbindung sowie eine Diabetesschulung des Patienten sind hierbei essenzieller Therapiebestandteil (Keim et al. 2009).

- **Frage**

Muss der Patient nach Entfernung einer zystischen Neoplasie ebenfalls eine Nachsorge erhalten?

- **Antwort**

Zur Frage einer Nachsorge nach Entfernung einer IPMN gibt es bisher noch keine klare Leitlinie, jedoch traten in einer retrospektiven Studie unter Einschluss von 366 Patienten mit IPMN unterschiedlichen Dysplasiegrades bei 2 % der operierten Patienten trotz der Diagnose einer nicht invasiven IPMN systemische Rezidive auf (Kang et al. 2014; Abb. 20.5). Somit ist (wenngleich bei bisher unzureichender Datenlage nur eingeschränkt) auch bei diesem Patientenkollektiv die Anbindung an ein Pankreaszentrum zur weiteren Nachsorge zu empfehlen. Im Falle vollständig entfernter MCN oder SCN ist eine routinemäßige Nachsorge nicht zwingend erforderlich, kann aber im Einzelfall dennoch angezeigt sein.

- **Frage**

Zu welchem Zeitpunkt sollten die zur Therapie der exokrinen Pankreasinsuffizienz eingesetzten Enzyme eingenommen werden?

- **Antwort**

Die beste Wirksamkeit entfalten die Pankreasenzyme, wenn sie 10-15 min vor einer Mahlzeit eingenommen werden. Die Kapseln sollten unzerkaut eingenommen und nicht geöffnet werden. Die Einnahme zusammen mit einem Löffel Joghurt oder Apfelmus erleichtert u. U. das Schlucken der Kapseln. Nach der Einnahme der Enzyme sollte der Mund ausgespült werden (z. B. mit Wasser).

- **Frage**

Sie sprechen die bakterielle Überwucherung des GI-Traktes als Ursache der Maldigestion an – welche Rolle könnte hier die zunehmend ins Rampenlicht rückende Stuhltransplantation spielen?

▶▶ Antwort

Wenngleich mittlerweile erste Phase-I-Studien zur Wirksamkeit einer fäkalen Mikrobiomtransplantation zur Behandlung einer Pankreatitis, von Störungen der intestinalen bakteriellen Flora und einer intestinalen Dysfunktion angelaufen sind, ist derzeit noch keine Aussage darüber möglich, inwieweit eine Stuhltransplantation in der (langfristigen) Behandlung einer bakteriellen intestinalen Überwucherung nach Pankreasresektion Einfluss nehmen kann.

▶ Frage

In welcher Dosierung sollte niedermolekulares Heparin in den ersten vier Wochen postoperativ gegeben werden?

▶▶ Antwort

Die Dosierung des niedermolekularen Heparins sollte in einer prophylaktischen Dosierung erfolgen. Ausnahmen hiervon stellen Patienten mit einer präoperativen therapeutischen Antikoagulation (z. B. bei Vorhofflimmern oder nach Herzklappenersatz) oder einer im Rahmen des stationären Aufenthaltes erworbenen Thrombose/Embolie dar. Bei diesen Patienten sollte eine therapeutische Antikoagulation mit zweimal täglicher Gabe eines niedermolekularen Heparins gewichtsadaptiert erfolgen.

▶ Frage

Gibt es medikamentöse Therapieansätze, um die nach Pankreasresektion auftretende endokrine Fehlsteuerung zu beeinflussen?

▶▶ Antwort

Wenngleich im Pankreas physiologischerweise verschiedene endokrin aktive Hormone produziert werden (Insulin, Glucagon, Somatostatin, pankreatisches Polypeptid, Ghrelin), stellt nach einer Pankreasresektion doch die Blutzuckereinstellung das relevanteste Problem dar. Auch nach einer partiellen Pankreasresektion kann eine Insulintherapie notwendig werden. Auf experimenteller Ebene werden auch Therapieansätze mittels Substitution von pankreatischem Polypeptid erprobt, diese haben jedoch noch keine klinische Bedeutung.

▶ Frage

Die Prognose des Pankreaskarzinoms gilt ja nach wie vor als sehr schlecht. Welchen Sinn spricht man denn einer Operation zu? Und welchen Nutzen hat die Chemotherapie?

▶▶ Antwort

Das Pankreaskarzinom ist auch heute mit einer schlechten Prognose behaftet. Die Chirurgie stellt für dieses Krankheitsbild jedoch die einzige kurative Therapieoption dar. Patienten, welche sich einer Pankreasresektion bei Pankreaskarzinom unterziehen, haben ein signifikant verbessertes Überleben gegenüber Patienten mit alleiniger Radiochemotherapie. Daher empfiehlt auch die aktuelle S3-Leitlinie zum exokrinen Pankreaskarzinom bei resektablem Tumor die Pankreasresektion. Eine Chemotherapie nach einer Pankreasresektion aufgrund eines Pankreaskarzinoms bringt einen zusätzlichen Überlebensvorteil und sollte daher postoperativ in jedem Tumorstadium durchgeführt werden. Zusätzlich kann bei initial inoperablem Pankreaskarzinom durch eine neoadjuvante Chemotherapie gegebenenfalls eine Operabilität des Tumors erreicht werden.

20.5.2 Fragen des Patienten an den Hausarzt

▶ Frage

»Ist ein Leben ohne Bauchspeicheldrüse möglich?«

▶▶ Antwort

»Ein Leben ohne Bauchspeicheldrüse ist möglich, allerdings produziert die Bauchspeicheldrüse lebenswichtiges Insulin sowie Verdauungsenzyme. Daher müssen diese nach vollständiger Entfernung der Bauchspeicheldrüse medikamentös zugeführt werden. Für das Insulin bedeutet dies, dass Sie sich Injektionen in das Unterhautfettgewebe spritzen müssen, die Verdauungsenzyme werden als Kapseln oder Granulat zu jeder Mahlzeit eingenommen.«

▶ Frage

»Muss ich nach der Operation meine Ernährung umstellen?«

▶▶ Antwort

Wesentliche Probleme der Ernährung nach Bauchspeicheldrüsenoperationen können der postoperative Gewichtsverlust, Fettstühle sowie die mangelhafte Aufnahme von Nährstoffen aus der Nahrung sein. Zur Vermeidung dieser Probleme kann es hilfreich sein, den täglichen Kalorienbedarf mit mehreren kleinen (5–6) Mahlzeiten zu decken. Der Fettanteil sollte auf etwa 30 % gesteigert werden (Keim et al. 2009). Sollten hierunter Fettstühle auftreten, muss ggf. die Dosierung der medikamentös zugeführten Bauchspeicheldrüsenenzyme erhöht werden. Eine Steigerung des Fettanteils ist natürlich nicht möglich, wenn hierdurch Schübe einer Pankreatitis auftreten. Blähende oder ballaststoffreiche Lebensmittel sollten Sie meiden. Wenn eine Magenteilresektion durchgeführt worden ist, kann die zusätzliche Gabe von Vitamin B_{12} erforderlich werden, da zu dessen Aufnahme ein Faktor aus dem Magen nötig ist, den Sie jetzt nicht mehr produzieren. Führen Sie auch ein Ernährungstagebuch, so erhalten wir Anhaltspunkte über notwendige Ernährungsanpassungen.

- **Frage**

»Wie lange werde ich nach der Operation Bauchspeicheldrüsenenzyme einnehmen müssen?«

- **Antwort**

Die Dauer und Intensität einer Therapie mit Pankreasenzymen variiert von Patient zu Patient, jedoch leiden etwa 80 % der Patienten unter langfristigen Verdauungsbeschwerden (Keim et al. 2009). Es ist durchaus möglich, dass Sie die Enzyme Ihr ganzes Leben lang einnehmen müssen. Die Menge an Enzymen, die Sie zu den Mahlzeiten einnehmen, richtet sich nach den Mahlzeiten. Auch kleinere Zwischenmahlzeiten wie Kuchen sollten mit Enzymen abgedeckt werden. Hierzu sollten Sie sich an der Konsistenz des Stuhlgangs und eventuell auftretenden Blähungen orientieren. Die Einnahme der Enzyme sollte kurz vor oder parallel zur Mahlzeit erfolgen, da diese dann besser als bei nachträglicher Einnahme wirken können.

- **Frage**

»Muss ich mich bei meiner Ernährung an die gleichen Regeln halten wie ein Diabetiker oder gelten für mich »lockerere« Regeln?«

- **Antwort**

»Nach einer Pankreasoperation sollte mittel- und langfristig eine gute Blutzuckereinstellung angestrebt werden. Für Sie gelten dabei jedoch andere Regeln als für einen »klassischen« Typ-1-Diabetiker. Zum einen tritt die Notwendigkeit einer Blutzuckereinstellung für Sie erst sehr viel später ein als bei einem Typ-1-Diabetiker, wodurch auch die Spätfolgen eines langfristig zu hohen Blutzuckerspiegels unwahrscheinlicher werden. Zum anderen fehlt Ihnen der Gegenspieler des Insulins, das Glucagon. Daher ist die Gefahr von Unterzuckerungen für Sie höher als bei einem Typ 1-Diabetiker. Daher sind höhere Blutzuckerspiegel als bei einem Typ-1-Diabetiker in Ihrem Fall tolerabel. Dennoch ist auch bei Ihnen eine gute Blutzuckereinstellung wünschenswert.«

- **Frage**

»Kann ich meine Medikamente trotz fehlender Bauchspeicheldrüse einnehmen wie bisher?«

- **Antwort**

»Für die meisten Medikamente ändert sich nach einer Pankreasresektion nichts an den Einnahmeregeln. Allerdings müssen Sie ggf. darauf achten, Durchfälle oder Fettstühle durch Einnahme von Verdauungsenzymen zu vermeiden, da Tabletten sonst eventuell nicht ausreichend vom Darm aufgenommen werden. Dieses gilt insbesondere für fettlösliche Medikamente und Vitamine.«

- **Frage**

»Welches Schmerzmittel ist besonders geeignet, um meine Schmerzen nach der OP gut zu kontrollieren? Darf ich alle Schmerzmittel nehmen?«

- **Antwort**

»Eine Operation der Bauchspeicheldrüse verursacht Schmerzen. Die unmittelbar postoperativ auftretenden Schmerzen werden von Ihrem behandelnden Chirurgen in der Klinik behandelt. Sollten nach Entlassung aus der stationären Therapie noch Schmerzen bestehen, dürfen Sie natürlich noch Schmerzmittel einnehmen. Bewährt hat sich hierbei Metamizol. Bei stärkeren Schmerzen können auch wirksamere Schmerzmittel zusätzlich angewandt werden, dieses sollte aber nur in Absprache mit Ihrem Hausarzt oder dem behandelnden Chirurgen erfolgen. Hierbei sollten Sie dem Grundsatz folgen, nur so viel Schmerzmittel einzunehmen, wie Sie auch tatsächlich benötigen. Wenn Sie also keine

Schmerzen haben, ist eine Einnahme von Schmerzmitteln auch nicht nötig.«

- **Frage**

»Müssen bestimmte laborchemische Kontrollen erfolgen, um eine Malnutrition als Folge der möglichen Maldigestion auszuschließen?«

- **Antwort**

»Eine spezielle laborchemische Kontrolle der Nährstoffaufnahme ist nach einer Bauchspeicheldrüsenoperation nicht erforderlich. Die Kontrolle der Stuhlgewohnheiten, der Blutsalze und des Blutbildes sollte im Rahmen der Routineuntersuchungen durchgeführt werden. Wenn sich bei Ihnen Hinweise auf eine Mangelernährung ergeben, kann jedoch z. B. eine Untersuchung des Vitaminstoffwechsel angezeigt sein.«

20.6 Versorgungsalgorithmus bei intraduktal papillär-muzinöser Neoplasie (IPMN)

Die Versorgung von Patienten mit IPMN ist in dem folgenden Algorithmus dargestellt (◘ Abb. 20.5).

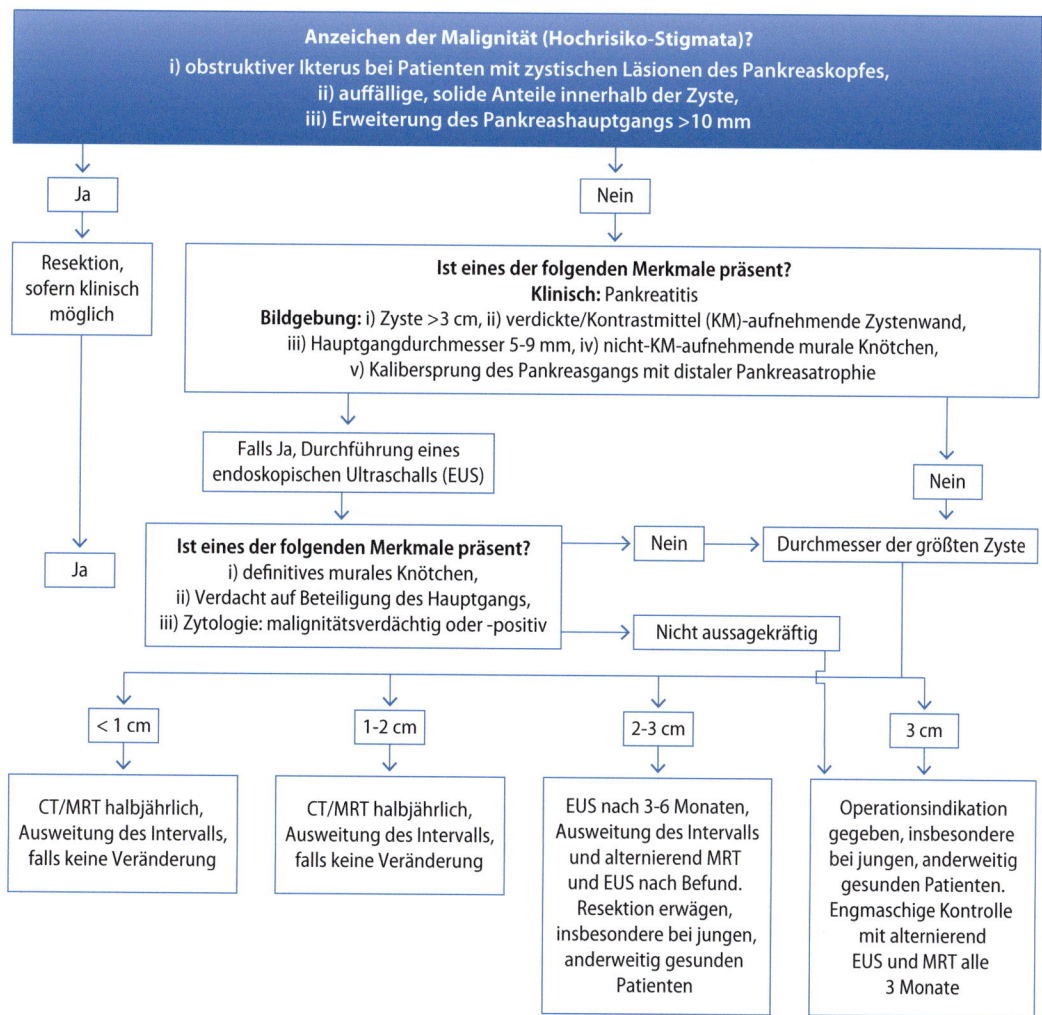

◘ Abb. 20.5 Versorgungsalgorithmus bei Seitengang-IPMN (nach Tanaka et al. 2012)

Literatur

Adler H, Redmond CE, Heneghan HM, Swan N, Maguire D, Traynor O, Hoti E, Geoghegan JG, Conlon KC (2014) Pancreatectomy for metastatic disease: a systematic review. Eur J Surg 40(4): 379-386

Asbun HJ, Conlon K, Fernandez-Cruz L, Friess H, Shrikhande SV, Adham M, Bassi C, Bockhorn M, Buchler M, Charnley RM, Dervenis C, Fingerhutt A, Gouma DJ, Hartwig W, Imrie C, Izbicki JR, Lillemoe KD, Milicevic M, Montorsi M, Neoptolemos JP, Sandberg AA, Sarr M, Vollmer C, Yeo CJ, Traverso LW (2014) When to perform a pancreatoduodenectomy in the absence of positive histology? A consensus statement by the International Study Group of Pancreatic Surgery. Surgery 155(5): 887-892

Cameron JL, Riall TS, Coleman J, Belcher KA (2006) One thousand consecutive pancreaticoduodenectomies. Ann Surg 244(1): 10-15

Degiannis E, Glapa M, Loukogeorgakis SP, Smith MD (2008) Management of pancreatic trauma. Injury 39(1): 21-29

Del Chiaro M, Verbeke C, Salvia R, Kloppel G, Werner J, McKay C, Friess H, Manfredi R, Van Cutsem E, Lohr M, Segersvard R (2013) European experts consensus statement on cystic tumours of the pancreas. Dig Liver Dis 45(9): 703-711

Di Sebastiano P (2006) The quality of life in chronic pancreatitis: the role of surgery. JOP 7(1): 120-121

Doi R, Imamura M, Hosotani R, Imaizumi T, Hatori T, Takasak, K, Funakoshi A, Wakasugi H, Asano T, Hishinuma S, Ogata Y, Sunamura M, Yamaguchi K, Tanaka M, Takao S, Aikou T, Hirata K, Maguchi H, Aiura K, Aoki T, Kakita A, Sasaki M, Ozaki M, Matsusue S, Higashide S, Noda H, Ikeda S, Maetani S, Yoshida S (2008) Surgery versus radiochemotherapy for resectable locally invasive pancreatic cancer: final results of a randomized multi-institutional trial. Surg Today 38(11): 1021-1028

Dominguez-Munoz JE (2009) Pancreatic enzyme replacement therapy: exocrine pancreatic insufficiency after gastrointestinal surgery. HPB (Oxford) 11 Suppl 3: 3-6

Ehehalt F, Saeger HD, Schmidt CM, Grutzmann R (2009) Neuroendocrine tumors of the pancreas. Oncologist 14(5): 456-467

Eras M, Yenigun M, Acar C, Kumbasar B, Sar F, Bilge T (2004) Pancreatic involvement in Von Hippel-Lindau disease. Indian J Cancer 41(4): 159-161

Fernandez-del Castillo C, Adsay NV (2010) Intraductal papillary mucinous neoplasms of the pancreas. Gastroenterology 139(2): 708-13, 713

Hackert T, Schneider L, Buchler MW (2013) Surgical approach to chronic pancreatitis: draining and resection procedure. Chirurg 84(2): 112-116

Hartwig W, Hackert T, Hinz U, Gluth A, Bergmann F, Strobel O, Buchler MW, Werner J (2011) Pancreatic cancer surgery in the new millennium: better prediction of outcome. Ann Surg 254(2): 311-319

Hartwig W, Werner J, Jager D, Debus J, Buchler MW (2013) Improvement of surgical results for pancreatic cancer. Lancet Oncol 14(11): e476-e485

Ho CK, Kleeff J, Friess H, Buchler MW (2005) Complications of pancreatic surgery. HPB (Oxford). 7(2): 99-108

Hoffmeister A, Mayerle J, Beglinger C, Buchler MW, Bufler P, Dathe K, Folsch UR, Friess H, Izbicki J, Kahl S, Klar E, Keller J, Knoefel WT, Layer P, Loehr M, Meier R, Riemann JF, Runzi M, Schmid RM, Schreyer A, Tribl B, Werner J, Witt H, Mossner J, Lerch MM (2012) S3-Consensus guidelines on definition, etiology, diagnosis and medical, endoscopic and surgical management of chronic pancreatitis German Society of Digestive and Metabolic Diseases (DGVS). Z Gastroenterol 50(11): 1176-1224

Kang MJ, Jang JY, Lee,KB, Chang YR, Kwon W, Kim SW (2014) Long-term Prospective Cohort Study of Patients Undergoing Pancreatectomy for Intraductal Papillary Mucinous Neoplasm of the Pancreas: Implications for Postoperative Surveillance. Ann Surg 260(2): 356-363

Kawai M, Tani M, Hirono S, Miyazawa M, Shimizu A, Uchiyama K, Yamaue H (2011) Pylorus ring resection reduces delayed gastric emptying in patients undergoing pancreatoduodenectomy: a prospective, randomized, controlled trial of pylorus-resecting versus pylorus-preserving pancreatoduodenectomy. Ann Surg 253(3): 495-501

Keim V, Klar E, Poll M, Schoenberg MH (2009) Postoperative care following pancreatic surgery: surveillance and treatment. Dtsch Arztebl Int 106(48): 789-794

Kokosis G, Perez A, Pappas TN (2014) Surgical management of necrotizing pancreatitis: An overview. World J Gastroenterol 20(43): 16106-16112

Kulu Y, Schmied BM, Werner J, Muselli P, Buchler MW, Schmidt J (2009) Total pancreatectomy for pancreatic cancer: indications and operative technique. HPB (Oxford). 11(6): 469-475

Leitlinienprogramm Onkologie (Deutsche Krebsgesellschaft, Deutsche Krebshilfe, AWMF) (2013) S3-Leitlinie Exokrines Pankreaskarzinom, Langversion 1.0, AWMF Registernummer: 032-010OL

Michalski CW, Kleeff J, Wente MN, Diener MK, Buchler MW, Friess H (2007) Systematic review and meta-analysis of standard and extended lymphadenectomy in pancreaticoduodenectomy for pancreatic cancer. Br J Surg 94(3): 265-273

Pitt SC, Pitt HA, Baker MS, Christians K, Touzios JG, Kiely JM, Weber SM, Wilson SD, Howard TJ, Talamonti MS, Rikkers LF (2009) Small pancreatic and periampullary neuroendocrine tumors: resect or enucleate? J Gastrointest Surg 13(9): 1692-1698

Rasmussen MS (2007) Prolonged thromboprophylaxis with low molecular weight heparin after major abdominal surgery. Curr Opin Pulm Med 13(5): 389-392

Roch A, Teyssedou J, Mutter D, Marescaux J, Pessaux P (2014) Chronic pancreatitis: A surgical disease? Role of the Frey procedure. World J Gastrointest. Surg 6(7): 129-135

Rubin LG, Schaffner W (2014) Clinical practice. Care of the asplenic patient. N Engl J Med 371(4): 349-356

Schmidt T et al. (2007) Chirurgie des Pankreaskarzinoms – Qualitätssicherung. Viszeralchirurgie. 42(2): 89-93

Singhal D, Kakodkar R, Sud R, Chaudhary A (2006) Issues in management of pancreatic pseudocysts. JOP 7(5): 502-507

Stamou KM, Toutouzas KG, Kekis PB, Nakos S, Gafou A, Manouras A, Krespis E, Katsaragakis S, Bramis J (2006) Prospective study of the incidence and risk factors of postsplenectomy thrombosis of the portal, mesenteric, and splenic veins. Arch Surg 141(7): 663-669

Strobel O, Buchler MW, Werner J (2009) Duodenum-preserving pancreatic head resection: technique according to Beger, technique according to Frey and Berne modifications. Chirurg 80(1): 22-27

Strobel O, Z'graggen K, Schmitz-Winnenthal FH, Friess H, Kappeler A, Zimmermann A, Uhl W, Buchler MW (2003) Risk of malignancy in serous cystic neoplasms of the pancreas. Digestion 68(1): 24-33

Tanaka M, Fernandez-del Castillo C, Adsay V, Chari S, Falconi M, Jang JY, Kimura W, Levy P, Pitman MB, Schmidt CM, Shimizu M, Wolfgang CL, Yamaguchi K, Yamao K (2012) International consensus guidelines 2012 for the management of IPMN and MCN of the pancreas. Pancreatology 12(3): 183-197

Tani M, Terasawa H, Kawai M, Ina S, Hirono S, Uchiyama K, Yamaue H (2006) Improvement of delayed gastric emptying in pylorus-preserving pancreaticoduodenectomy: results of a prospective, randomized, controlled trial. Ann Surg 243(3): 316-320

Timofte D, Livadariu R, Bintintan V, Diaconu C, Ionescu L, Sandberg AA, Mariciuc DC, Danila R (2014) Metabolic disorders in patients operated for pancreatic cancer. Rev Med Chir Soc Med Nat Iasi 118(2): 392-398

van der Wilden GM, Yeh D, Hwabejire JO, Klein EN, Fagenholz PJ, King DR, de Moya MA, Chang Y, Velmahos GC (2014) Trauma Whipple: do or don't after severe pancreaticoduodenal injuries? An analysis of the National Trauma Data Bank (NTDB). World J Surg 38(2): 335-340

Vincent A, Herman J, Schulick R, Hruban RH, Goggins M (2011) Pancreatic cancer. Lancet 378(9791): 607-620

Werner J, Fritz S, Buchler MW (2012) Intraductal papillary mucinous neoplasms of the pancreas--a surgical disease. Nat Rev Gastroenterol Hepatol 9(5): 253-259

Kolorektale Chirurgie

M. Korenkov

21.1 Indikationen zur Operation – 278

21.2 Operationsvorbereitung – 278

21.3 Operationstechniken – 278
21.3.1 Hemikolektomie rechts – 278
21.3.2 Transversumresektion – 279
21.3.3 Hemikolektomie links – 280
21.3.4 Sigmaresektion – 280
21.3.5 Rektumresektion – 280
21.3.6 Rektumextirpation – 282
21.3.7 Lokale Vollwandexzision intransanaler endoskopischer mikrochirurgischer Technik – 282

21.4 Indikationen zur prä-/postoperativen (Radio-)Chemotherapie – 283

21.5 Betreuung nach der Operation – 283
21.5.1 Probleme nach Kolonresektion – 283
21.5.2 Probleme nach Rektumresektion – 284
21.5.3 Probleme nach Rektumextirpation – 286
21.5.4 Nachsorge nach Chirurgie der kolorektalen Karzinome – 286

21.6 Fragen und Antworten – 287
21.6.1 Fragen des Hausarztes an den Chirurgen – 287
21.6.2 Fragen des Patienten an den Hausarzt – 289

21.7 Versorgungsalgorithmus nach kolorektalen Operationen – 289

Literatur – 290

M. Korenkov et al. (Hrsg.), *Allgemeinchirurgische Patienten in der Hausarztpraxis*,
DOI 10.1007/978-3-662-47907-0_21, © Springer-Verlag Berlin Heidelberg 2016

21.1 Indikationen zur Operation

Die Grenze zwischen Kolon und Rektum wird unterschiedlich definiert (Pox et al. 2013, S3-Leitlinie). Nach der UICC (Union for International Cancer Control) 2003 werden die Rektumkarzinome entsprechend ihrem Abstand von der Anokutanlinie in Karzinome des oberen Rektumdrittels (12–16 cm), des mittleren Rektumdrittels (6–12 cm) und des unteren Rektumdrittels (< 6 cm) unterteilt (UICC, TNM Classification). Demgegenüber gelten in den USA Tumoren, die über 12 cm von der Linea anocutanea entfernt sind, als Kolonkarzinome und Tumoren mit einem Abstand von 12 cm und weniger zu dieser Linie als Rektumkarzinome. Begründet wird dies mit der deutlich höheren Lokalrezidivrate bei Tumoren unterhalb von 12 cm (Pox et al. 2013, S3-Leitlinie). Die präoperative Messung der Höhenangabe des Rektumtumors mit dem flexiblen Endoskop ist unzuverlässig. Zuverlässiger sind die Höhenangaben mit dem starren Rektoskop. Die Anokutanlinie dient als distaler Messpunkt.

Bei gesicherter Diagnose eines kolorektalen Karzinoms wird die Indikation zur palliativen oder radikalen Operation gestellt. Eine radikale Operation kann abhängig von Ausmaß der Erkrankung (Staging) als Teil einer kombinierten Therapie (Radiochemotherapie + Chirurgie) oder als Primärtherapie angezeigt sein.

21.2 Operationsvorbereitung

Bei endoskopisch und histologisch gesichertem kolorektalem Karzinom müssen zunächst die Staginguntersuchungen eingeleitet werden. Bei vielen Patienten werden diese Maßnahmen ambulant durchgeführt. Laut der S3-Leitlinie *Kolorektales Karzinom* gehören zu den obligaten Stagingmaßnahmen bei kolorektalen Karzinomen die CEA-Bestimmung, die Abdomensonografie und das Thoraxröntgen. Ein Abdomen-CT könnte optional durchgeführt werden. Bei Rektumkarzinomen müssen zusätzlich eine starre Rektoskopie (Höhenangabe des Tumors), ein Becken-MRT (präoperative Bestimmung von T- und N-Status) sowie bei lokal begrenzten Tumoren eine rektale Endosonografie (präoperative Bestimmung von T- und N-Status) erfolgen.

Bei Tumoren des rechten Kolons ist keine präoperative Darmvorbereitung erforderlich. Bei Tumoren des linken Kolons und des Rektums ist die orthograde Darmspülung zur Vorbereitung obligat.

21.3 Operationstechniken

Abhängig von der Tumorlokalisation unterscheidet man zwischen Hemikolektomie rechts, Transversumresektion, Hemikolektomie links, Sigmaresektion, Rektumresektion und Rektumextirpation. Beim sogenannten Low-Risk-Rektumkarzinom ist auch eine lokale Vollwandexzision in transanaler endoskopischer mikrochirurgischer Technik möglich. Solche Low-Risk-Rektumkarzinome sind pT1-Karzinome mit einem Durchmesser bis 3 cm, guter oder mäßiger Differenzierung, ohne Lymphgefäßinvasion (Low-Risk-Histologie), sofern die Möglichkeit zur kompletten Entfernung (R0) gegeben ist (Pox et al. 2013, S3-Leitlinie).

21.3.1 Hemikolektomie rechts

Die Hemikolektomie rechts wird bei Karzinomen des Zäkums, des Colon ascendens, der rechten Flexur und des rechten Colon transversum durchgeführt (◘ Abb. 21.1). Sie besteht aus folgenden Schritten:

Zugang

Diese Operation kann in offener oder laparoskopischer Technik durchgeführt werden. Die mediane Laparotomie, die paramediane Laparotomie rechts sowie der Mittelbauchquerschnitt sind die verbreitetsten Zugänge bei der offenen Technik (◘ Abb. 21.2, ◘ Abb. 21.4). Bei einem laparoskopischen Zugang wird der Optiktrokar meistens supra- oder infraumbilikal eingeführt. Links von der Mittellinie werden 2 Arbeitstrokare platziert. Die Anzahl, Position und Größe der weiteren Arbeitstrokare ist stark variabel und wird von den anatomischen Besonderheiten und den persönlichen technischen Präferenzen des Operateurs bestimmt (◘ Abb. 21.3).

Mobilisierung des rechten Kolons

Dieser Schritt besteht aus der Mobilisierung des terminalen Ileums, des Zäkums und des Colon aszen-

21.3 · Operationstechniken

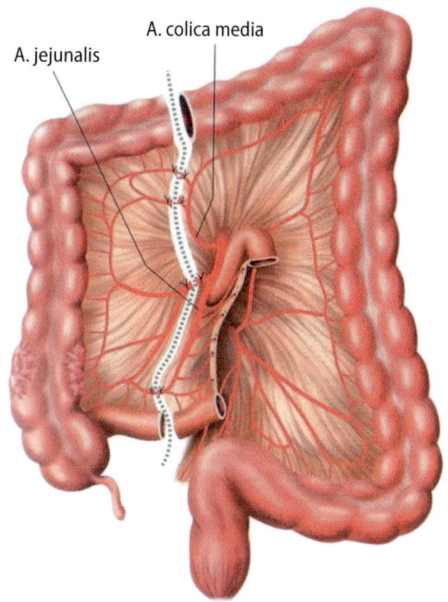

◨ **Abb. 21.1** Ausmaß der Resektion bei Hemikolektomie rechts

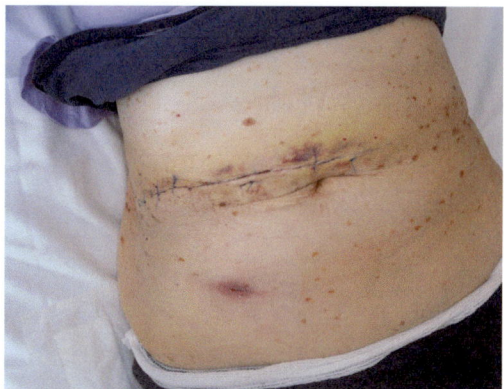

◨ **Abb. 21.2** Mittelbauchquerschnitt (Querlaparotomie) als Zugang bei Hemikolektomie rechts (konventionell)

dens sowie des rechten Teils des Colon transversum. Bei der Mobilisierung wird das rechte Hemikolon von seinen lateralen Verwachsungen gelöst. Der retroperitoneal liegende Teil wird von der Gerota-Faszie abpräpariert. Der rechte Teil des Lig. gastrocolicum wird magennah durchtrennt, und die Bursa omentalis wird eröffnet. Dann wird die Mesenterialwurzel des rechten Kolons vom Duodenum und vom Pankreasunterrand abpräpariert.

Durchtrennung der zentralen Arterien
Um eine radikale Lymphadenektomie zu erreichen, werden die A. ileocolica, die A. colica dextra (soweit vorhanden), der Ramus dexter der A. colica media sowie die A. colica media (bei erweiterter Hemikolektomie rechts) abgangsnah durchtrennt.

Durchtrennung von terminalem Ileum und Colon transversum
Das terminale Ileum wird etwa 15–20 cm vor der Bauhin-Klappe durchtrennt. Die Durchtrennungsstelle des Colon transversum hängt vom Ausmaß der Resektion ab. Bei Tumoren des Zäkums und des Colon ascendens wird eine Hemikolektomie rechts mit Erhalt der A. colica media und mit entsprechender Durchtrennung des Colon transversum proximal des Stammes der A. colica media durchgeführt. Bei Tumoren der rechten Kolonflexur und des rechten Colon transversum wird aufgrund der erweiterten Lymphadenektomie eine erweiterte Hemikolektomie rechts vollzogen. Dabei wird die A. colica media abgangsnah ligiert und der Dickdarm im Bereich des linken Colon transversum durchtrennt.

Anlage einer Ileotransversoanastomose
Unabhängig vom Zugang (offen oder laparoskopisch) existieren unterschiedliche technische Varianten zur Anlage einer Ileotransversoanastomose. Diese Anastomose kann manuell oder maschinell (mit Staplern) als End-zu-End, Seit-zu-End oder End-zu-Seit angelegt werden. Die Wahl der Anastomosentechnik ist von den chirurgischen Präferenzen abhängig. Bisher existiert kein Goldstandard zugunsten des einen oder anderen Verfahrens.

21.3.2 Transversumresektion

Diese Operation wird bei Tumoren des mittleren Colon transversum durchgeführt. Dabei wird das gesamte Colon transversum mit oder ohne Mitnahme einer oder beider Kolonflexuren (abhängig vom Ausmaß der Lymphadenektomie) reseziert und eine Transversotransverso-, Aszendotransverso-, oder Aszendodeszendoanastomose angelegt. Diese Art der Anastomosen birgt ein erhöhtes Insuffizienzrisiko, sodass viele Chirurgen aus technischen Gründen das Colon transversum zusammen mit

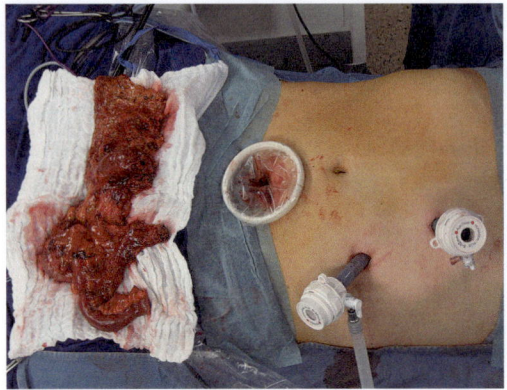

Abb. 21.3 Laparoskopische Hemikolektomie rechts. Die Trokarstelle im Unterbauch wird zur Minilaparotomie erweitert. Ein zirkulärer Plastikwundretraktor ist in die Minilaparotomiewunde eingeführt und das vollständige Hemikolektomie-rechts-Resektat ist geborgen (Abb. aus Korenkov et al. 2013)

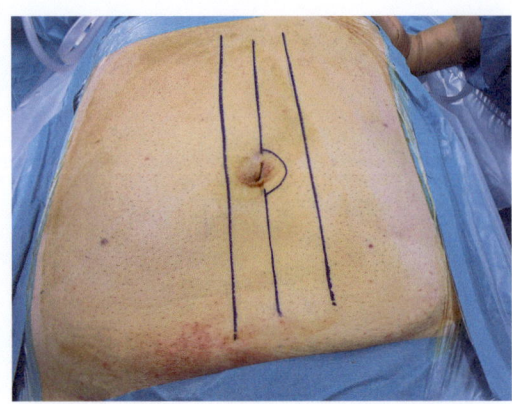

Abb. 21.4 Zugänge bei einer offenen kolorektalen Chirurgie (gilt für Hemikolektomie rechts, Hemikolektomie links, Sigmaresektion sowie Rektumresektion und Rektumextirpation)

dem rechten Hemikolon resezieren. Damit wird die Möglichkeit gegeben, eine sichere Ileotransverso- oder Ileodeszendoanastomose anzulegen.

21.3.3 Hemikolektomie links

Bei Karzinomen des distalen Colon transversum, der linken Kolonflexur und des Colon descendens wird eine Hemikolektomie links durchgeführt. Dieser Eingriff kann offen oder endoskopisch erfolgen. Die Zugänge sind mit denen der Rektumresektion identisch (Abb. 21.4, Abb. 21.5). Bei einer Hemikolektomie links werden das Colon transversum in der Mitte und das Colon descendens an der Grenze zum Sigma durchtrennt. Die Aa. colica media und colica sinistra werden abgangsnah durchtrennt und ligiert. Meistens erfolgt der rekonstruktive Teil durch Anlage einer transversosigmoidalen Handanastomose End-zu-End. Auch die Anlage einer maschinellen Anastomose mit einem zirkulären Stapler ist möglich. Wird der laparoskopische Zugang gewählt, wird das Sigma aus technischen Gründen mitreseziert, um die transanale Anlage der Transversorektoanastomose mit dem Stapler zu ermöglichen.

21.3.4 Sigmaresektion

Diese Operation wird offen oder laparoskopisch durchgeführt. Wegen der gut etablierten Technik werden viele Chirurgen auch bei malignen Tumoren den laparoskopischen Zugang favorisieren. Die Zugänge entsprechen denen der Rektumresektion (Abb. 21.4, Abb. 21.5). Die proximale Durchtrennung des Darmes erfolgt an der Grenze zwischen Sigma und Colon descendens und die distale im oberen Rektumdrittel. Dabei müssen mindestens 5 cm Sicherheitsabstand vom Tumorrand nach distal eingehalten werden. Wegen der lymphogenen Metastasierung über die Aa. sigmoideae zum Stamm der A. mesenterica inferior wird diese zentral durchtrennt. Die Deszendorektoanastomose wird meistens maschinell mit einem zirkulären, transanal eingeführten Stapler angelegt.

21.3.5 Rektumresektion

Zugang

Eine Rektumresektion kann offen oder laparoskopisch durchgeführt werden. Die mediane und die paramediane Laparotomie links sind die verbreitetsten Zugänge bei der offenen Technik (Abb. 21.4). Bei einem laparoskopischen Zugang wird der Optiktrokar meistens supra- oder infraumbilikal eingeführt. Rechts von der Mittellinie werden 2 Arbeitstrokare und links von der Mittellinie ein Arbeitstrokar platziert (◘ Abb. 21.5). Ansonsten kann die Anzahl, Position und Größe der Arbeitstrokare abhängig von den anatomischen Besonderheiten und den persönlichen technischen Präferenzen des Operateurs stark variieren.

Mobilisierung von linkem Kolon und Rektum

Bei der Mobilisierung des linken Kolons wird die linke Kolonflexur komplett mobilisiert und der linke Teil des großen Netzes magennah abgetrennt. Die Mobilisierung des Rektums erfolgt bei Karzinomen des mittleren und unteren Rektumdrittels in totaler mesorektaler Exzisionstechnik (TME-Technik) oder bei Karzinomen des oberen Rektumdrittels in einer partiellen. Bei dieser Technik wird zwischen Fascia pelvis visceralis und parietalis eine scharfe Dissektion entlang anatomischer Strukturen durchgeführt (Heald et al. 1982).

Durchtrennung der zentralen Arterien

Für eine adäquate Lymphadenektomie wird die A. mesenterica inferior distal des Abgangs der A. colica sinistra durchtrennt.

Durchtrennung von Colon descendens und Rektum

Die proximale Durchtrennung des Darmes erfolgt an der Grenze zwischen Sigma und Colon descendens, die distale in Abhängigkeit von der Tumorlokalisation. Bei Tumoren des oberen Rektumdrittels wird das Rektum 5 cm distal des makroskopischen Tumorrandes abgesetzt. Bei Tumoren des mittleren und unteren Rektumdrittels variiert der distale Absetzungsrand. Bei Low-Grade-Tumoren guter oder mäßiger Differenzierung ist ein Sicherheitsabstand von 1–2 cm ausreichend. Bei High-Grade-Tumoren (G3/4) strebt man einen größeren Sicherheitsabstand an (Pox et al. 2013, S3-Leitlinie zum kolorektalen Karzinom).

Anlage einer Deszendorektoanastomose

Je nach Abstand des distalen Absetzungsrandes von der anokutanen Grenze unterscheidet man zwischen einer anterioren und einer tiefen anterioren Rektumresektion. Bei einer anterioren Rektum-

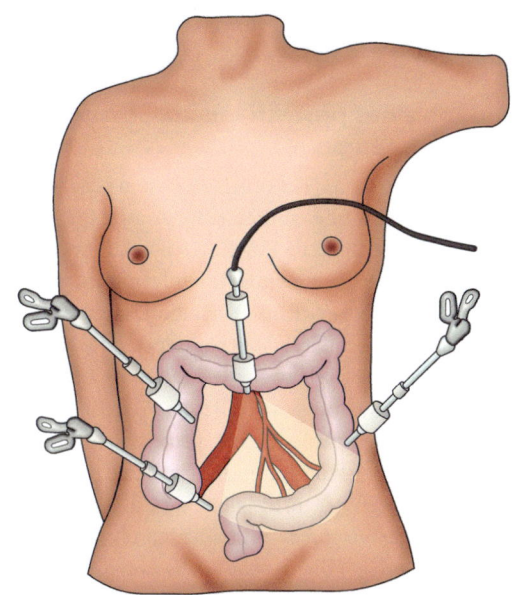

◘ **Abb. 21.5** Zugänge bei laparoskopischer Rektumresektion (auch für Hemikolektomie links und Sigmaresektion; Abb. aus Korenkov et al. 2013)

resektion liegt die Deszendorektoanastomose oberhalb der peritonealen Umschlagsfalte (etwa 10–12 cm von der anokutanen Grenze). Bei einer tiefen anterioren Rektumresektion liegt die Anastomose unterhalb der peritonealen Umschlagsfalte. Die Anlage einer Deszendorektoanastomose kann als direkte oder als Reservoiranastomose erfolgen. Eine gerade kolorektale oder koloanale Anastomose ist technisch am einfachsten und wird deshalb von vielen Chirurgen favorisiert. Wegen der häufigen Funktionsstörungen in Form von Stuhlinkontinenz, Clustering (repetitiver Stuhlgang), Durchfallneigung sowie Verkürzung der Vorwarnzeit werden alternativ die sogenannten Reservoiranastomosen entwickelt: Kolon-J-Pouch-Anastomose, transverse Koloplastik oder Seit-zu-Seit-Anastomose (Brown et al. 2008). Solche Anastomosen bieten insbesondere für die ersten drei postoperativen Jahren bessere Funktionsergebnisse, sind aber technisch nicht immer durchführbar, denn die Beförderung des Kolon-J-Pouches in das kleine Becken kann durch periviszerale Fettablagerungen oder bei einem sehr engem kleinen Becken verhindert werden. Sie weisen zudem eigene spezifische Komplikationen in

Anlage eines protektiven künstlichen Darmausganges

Bei tiefen anterioren Rektumresektionen bei Tumoren im unteren und mittleren Rektumdrittel wird eine totale mesorektale Exzision sowie die zentrale Absetzung der A. mesenterica inferior durchgeführt. Durch diese Schritte wird die Durchblutung im Anastomosenbereich vermindert. Durch die Entfernung des perirektalen Fettmantels fehlt zudem die »Abdichtung« in Falle der Anastomoseninsuffizienz. Die Anlage eines protektiven Stomas verhindert keine Anastomoseninsuffizienz, aber sie kann die Folgen der Insuffizienz signifikant verringern, was der Vergleich mit Patienten ohne protektives Stoma zeigt (Ulrich et al. 2010). Um die lebensbedrohlichen Folgen einer Anastomoseninsuffizienz zu vermeiden, ist die Anlage eines protektiven Stomas nach der Resektion der Tumoren im mittleren und unteren Rektumdrittel fast immer erforderlich. Bei Patienten mit Tumoren im oberen Rektumdrittel wird eine partielle mesorektale Resektion durchgeführt. Somit ist auch die Anlage eines protektiven Stomas meist nicht erforderlich.

Als protektives Stoma wird ein doppelläufiges Ileo- oder Transversostoma angelegt. Durch eine protektive Stomaanlage werden die klinisch relevanten Folgen einer Anastomoseninsuffizienz deutlich gesenkt (Montedori et al. 2010). Was die Art des protektiven Stomas betrifft, so gibt es Argumente für beide Varianten, wobei den Metaanalysen zufolge mehr Chirurgen eher das Ileostoma favorisieren (Klink et al. 2010).

Bei komplikationslosem Verlauf kann ein protektives Stoma 6 Wochen nach der primären Operation zurückverlegt werden. Als Voruntersuchungen sind Röntgendarstellungen der abführenden Darmschlinge und der Anastomose und/oder entsprechende endoskopische Kontrollen erforderlich, um die Anastomoseninsuffizienz bzw. Anastomosenstenose oder eine Stenose der abführenden Schlinge auszuschließen. Es ist nicht immer möglich, ein protektives Stoma zeitgerecht zurückzuverlegen, da viele Patienten diesen Termin wegen der laufenden Chemotherapie nicht in Anspruch nehmen können.

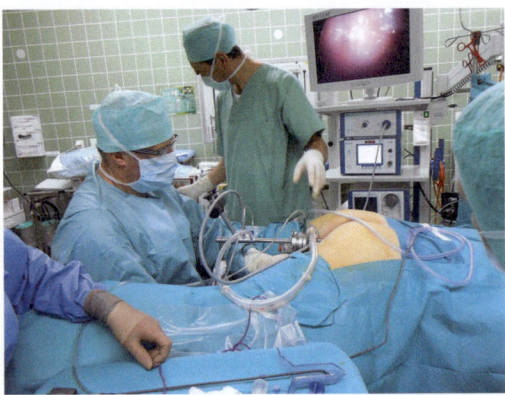

Abb. 21.6 Transanale endoskopische lokale Vollwandresektion

21.3.6 Rektumextirpation

Bei tief liegenden Tumoren mit Infiltration des Analsphinkters wird die Indikation zur Rektumextirpation gestellt. Die intraabdominalen operationstechnischen Schritte entsprechen denen der offenen oder laparoskopischen tiefen anterioren Rektumresektion. Der extraperitoneale Abschnitt der Operation kann über den perinealen oder sakralen Zugang erfolgen. Der sakrale Zugang ist technisch deutlich aufwendiger als der perineale Zugang. Wegen der wesentlich größeren Wundhöhle und einem technisch schwierigen Wundverschluss bleibt dieser Zugang zumeist Patienten mit lokal fortgeschrittenen Rektumkarzinomen mit überwiegendem Wachstum nach dorsal sowie bei nach dorsal wachsenden Lokalrezidiven vorbehalten.

21.3.7 Lokale Vollwandexzision in transanaler endoskopischer mikrochirurgischer Technik

Diese Operation wird transanal durch ein spezielles Operationsrektoskop mit bis zu 4 cm Durchmesser durchgeführt (Abb. 21.6). Standardmäßig verfügt die Abdichtungsplatte eines Operationsrektoskopes über 4 Öffnungen. Darüber werden die Instrumente und die Optik eingeführt. Nach der Vollwandresektion und der Bergung des Präparates erfolgt der Verschluss des entstandenen Defektes durch eine

21.5 · Betreuung nach der Operation

Tab. 21.1 UICC-Klassifikation der kolorektalen Karzinome (2010)

UICC 2010	T	N	M
Stadium 0	Tis	N0	M0
Stadium I	T1/T2	N0	M0
Stadium II	T3/T4	N0	M0
IIA	T3	N0	M0
IIB	T4a	N0	M0
IIC	T4b	N0	M0
Stadium III	Jedes T	N1/N2	M0
IIIA	T1/T2	N1	M0
	T1	N2a	M0
IIIB	T3/T4	N1	M0
	T2/T3	N2a	M0
IIIC	T1/T2	N2b	M0
	T4a	N2a	M0
	T3/T4a	N2b	M0
	T4b	N1/N2	M0
Stadium IV	Jedes T	Jedes N	M1
IVA	Jedes T	Jedes N	M1a
IVB	Jedes T	Jedes N	M1b

Naht. Diese Technik ist gut zur Entfernung von Rektumadenomen geeignet.

Bei einem histologisch gesicherten T1-Rektumkarzinom ist es präoperativ nicht immer möglich, zwischen einem »T1-Low-Risk«- und »T1-High-Risk«-Rektumkarzinom zu unterscheiden (Bach et al. 2009). In diesem Zusammenhang wird von vielen Chirurgen bei histologisch gesichertem T1-Rektumkarzinom unabhängig von Malignitätsgrad eine radikale Operation favorisiert. Nur bei sehr hohem Operationsrisiko wird eine lokale Vollwandexzision – manchmal in Kombination mit einer Radiochemotherapie – angewandt.

21.4 Indikationen zur prä-/postoperativen (Radio-)Chemotherapie

Bei Patienten mit einem operablen Kolonkarzinom ist keine neoadjuvante Chemotherapie indiziert. Postoperativ wird, abhängig von der pathohistologischen Stadienbestimmung nach UICC-Klassifikation (◘ Tab. 21.1), die Indikation zur adjuvanten Chemotherapie bei Patienten im UICC-Stadium IIB und IIC und im UICC-Stadium III gestellt (Pox et al. 2013).

Bei Patienten mit Rektumkarzinomen des mittleren und des unteren Drittels im UICC-Stadium II und III ist die Indikation zur neoadjuvanten (Radio-)Chemotherapie gegeben. Der Stellenwert der Strahlentherapie des Rektumkarzinoms im oberen Drittel wird kontrovers diskutiert. Es kann eine adjuvante Therapie wie beim Kolonkarzinom oder eine perioperative Radio(chemo-)therapie wie beim Rektumkarzinom durchgeführt werden (Pox et al. 2013).

Bei Patienten mit Rektumkarzinom im UICC-Stadium II und III, die keine neoadjuvante Radiochemotherapie oder Kurzzeit-Radiotherapie erhalten haben, sollte eine adjuvante Radiochemotherapie erfolgen (Pox et al. 2013).

21.5 Betreuung nach der Operation

21.5.1 Probleme nach Kolonresektion

Die meisten Probleme nach Kolonresektion entstehen infolge der postoperativen Komplikationen. Der größte Anteil dieser Komplikationen entwickelt sich im Rahmen des stationären Aufenthaltes und wird dementsprechend stationär behandelt. In der hausärztlichen Praxis können Wundheilungsstörungen, Anastomosenstenose sowie ein Spätabszess relevant werden.

Rötung, Schmerzen, eitrige Sekretion aus dem Wundbereich, Fieber

Die meisten klinisch relevanten Wundheilungsstörungen entstehen nach der offenen Chirurgie. Bei laparoskopischen Eingriffen entwickeln sich klinisch relevante Wundheilungsstörungen meistens im Bereich der Minilaparotomiewunde zur Bergung des Präparates. Je nach Ausmaß des Wundinfektes wird die Behandlung ambulant oder stationär durchgeführt.

Bauchschmerzen, Stuhlverhalt, Ileus-/Subileussymptomatik (V.a. Anastomosenstenose)

Wegen der zunehmenden maschinellen Anastomosenbildung bei Hemikolektomie rechts ist eine narbige Stenose der Ileotransversoanastomose selten. Genaue Daten zur Inzidenz und zum Verlauf fehlen. Anastomosenstenosen nach Hemikolektomie links und nach Sigmaresektion entstehen häufig, doch auch hierzu fehlen die Inzidenzangaben.

Klinisch manifestieren sich Anastomosenstenosen durch eine Subileus- oder Ileussymptomatik. Bei Verdacht auf eine Anastomosenstenose sollte ein Abdomen-CT mit oraler Darmkontrastierung (bei Z.n. Hemikolektomie rechts) oder mit rektaler Kontrastierung durchgeführt werden (bei Patienten nach Hemikolektomie links und Sigmaresektion). Bestätigt sich die Diagnose, erfolgt zuerst die endoskopische Ballondilatation. Bei Versagen dieser Therapieform besteht die Indikation zur Anastomosenresektion mit Anastomosenneuanlage in offener oder laparoskopischer Technik.

Fieber, unspezifische Bauchschmerzen, Anstieg der Entzündungsparameter (V. a. Spätabszess)

Die Bildung von Spätabszessen gehört zu bekannten Komplikationen der kolorektalen Chirurgie (Sarkissian et al. 2013). Klinisch machen sich die Spätabszesse durch Fieber und unspezifische abdominelle Schmerzen/Beschwerden bemerkbar. Eine Abwehrspannung oder ein palpabler intraabdomineller Tumor sind seltene Befunde (Khurrum et al. 2002). Die häufigste Ursache solcher Abszesse ist die Anastomosenspätinsuffizienz. Dafür kann u. a. die postoperative Chemotherapie mit monoklonalen Antikörpern verantwortlich sein (August et al. 2008). Bei Auftreten der genannten Beschwerden und einem entsprechenden Anstieg der Entzündungsparameter besteht die Indikation für ein Abdomen-CT. Bestätigt sich die Diagnose, wird die entsprechende Behandlung eingeleitet. Bei kleinen Abszessen mit milder klinischer Symptomatik favorisiert man zuerst die konservative Behandlung mit systemischer Antibiose, manchmal in Kombination mit Antiphlogistika. Als nächster Behandlungsschritt kommt die interventionelle perkutane Abszessdrainage infrage. Letzte Behandlungsoption ist die operative Abszessausräumung in laparoskopischer oder offener Technik.

21.5.2 Probleme nach Rektumresektion

Probleme nach einer Rektumresektion entstehen entweder durch postoperative Spätkomplikationen oder infolge der Funktionsstörungen. Als relevante Spätkomplikationen kommen Wundheilungsstörungen, Anastomosenstenose, Spätabszess sowie stomabedingte Probleme infrage (Stomaprolaps, Stomastenose, parastomale Hernien, problematische Stomaversorgung). Folgende Funktionsstörungen können sich nach tiefer anteriorer Rektumresektion einstellen: Stuhlinkontinenz, erhöhte Stuhlfrequenz, repetitiver Stuhlgang, schmerzhafte Stuhlentleerung sowie eine fraktionierte unvollständige Stuhlentleerung. Eine solche Symptomatik wurde in der Fachliteratur als tiefes Rektumresektionssyndrom bezeichnet (Rickert u. Kienle 2013).

Wundheilungsstörungen

Die Problematik der Wundheilungsstörungen nach tiefer anteriorer Rektumresektion entspricht etwa der bei der Kolonresektion (▶ Abschn. 21.5.1).

Subileus-/Ileussymptomatik, Stuhlentleerungsstörungen, unkontrollierter Stuhlabgang, Analschmerzen (V.a. Anastomosenstenose)

Die Inzidenz der Anastomosenstenose nach tiefer anteriorer Rektumresektion ist im Vergleich zur Kolonresektion deutlich höher und kann laut einiger Publikation bis zu 30 % betragen (Hiranyakas et al. 2013). Die wichtigsten Ursachen dafür sind die schlechte Durchblutung und die Folgen einer stattgehabten Anastomoseninsuffizienz. Im Gegenteil zur Anastomosenstenose nach Kolonresektionen manifestieren sich rektale Stenosen zuerst durch Stuhlentleerungsstörungen und Analschmerzen. Eine Subileus-/Ileussymptomatik entwickelt sich deutlich später. Wegen des geringen Abstands zur anokutanen Grenze ist die Bougierung bzw. Ballondilatation der Stenose hier technisch einfacher als nach einer Kolonresektion. Bei Misserfolg der Bougierung wird die Indikation zur operativen Behandlung gestellt. In den meisten Fällen gelingt es nicht, eine neue Anastomose anzulegen, sodass dann ein endständiges Deszendostoma mit oder ohne Erhaltung des Analsphinkters angelegt wird.

Fieber/subfebrile Temperatur, Abgeschlagenheit, Anstieg der Entzündungsparameter (V.a. intraabdomineller Spätabszess)

Wegen des vorhandenen protektiven künstlichen Darmausganges verläuft die Anastomoseninsuffizienz nach tiefer anteriorer Rektumresektion meistens mild und wird nicht selten erst nach Entlassung aus dem Krankenhaus als Spätabszess klinisch manifest (Hyman et al. 2007). Die Beschwerden bei intraabdomineller Abszedierung sind vielseitig und haben nicht selten einen unspezifischen Charakter. In der Regel sind Fieber und Bauchschmerzen mit sehr variabler Ausprägung die führenden Symptome. Bei Verdacht auf einen intraabdominellen Abszess ist das Abdomen-CT das diagnostische Instrument der Wahl. Bei Bestätigung der Diagnose wird eine interventionale oder operative (offen oder laparoskopisch) Abszessdrainage vorgenommen.

Stomaassoziierte Komplikationen

Die stomaassoziierten Komplikationen werden in ▶ Kap. 22, Kolostoma, dargestellt.

Stuhlinkontinenz, erhöhte Stuhlfrequenz, repetitiver Stuhlgang, schmerzhafte Stuhlentleerung, fraktionierte unvollständige Stuhlentleerung, Perianalekzem

Eine solche Symptomatik wurde in der Fachliteratur als tiefes Rektumresektionssyndrom bezeichnet (Juul et al. 2014). Fast 90 % der Patienten nach einer tiefen anterioren Rektumresektion haben die oben beschriebenen Funktionsstörungen mit unterschiedlichem Schweregrad und unterschiedlicher Beeinträchtigung der Lebensqualität (Juul et al. 2014). Die Ursachen sind multifaktoriell. Eine besondere Rolle spielen die reduzierte Reservoirfunktion und die Compliance des Neorektums, die Schädigung des analen Sphinkterapparates sowie Verletzungen der autonomen Beckenbodennerven. Die neoadjuvante Radiochemotherapie erhöht das Risiko zur Entwicklung eines tiefen Rektumresektionssyndroms signifikant (Emmertsen u. Laurberg 2013). Die Evaluierung des Schweregrades des tiefen Rektumresektionssyndroms ist manchmal schwierig und nicht ausreichend untersucht. Die einfache und praktikable Einteilung der Analinkontinenz auf drei Schwergrade (I° für Winde, II° für flüssigen Stuhl, III° für festen Stuhl) eignet sich kaum zur Einschätzung der Folgen für die Lebensqualität. Manchmal leiden die Patienten mit Inkontinenz I° viel stärker als Patienten mit Inkontinenz III°. In der Praxis wird häufig zusätzlich zu dieser Klassifikation der Wexner-Score angewandt (Jorge u. Wexner 1993), in dem auch die Beeinträchtigung der Lebensqualität berücksichtigt ist (0 Punkte – vollständig kontinent, 20 Punkte – vollständig inkontinent; ◘ Tab. 21.2).

Bei der genannten Symptomatik sollte zuerst eine systematische Befragung mit Evaluierung von Stuhlfrequenz, Stuhlkonsistenz und Stuhlmenge erfolgen.

Im nächsten Schritt wird eine flexible Neorektoskopie durchgeführt, um eine Anastomosenstenose auszuschließen. Bei Bestätigung der Anastomosenstenose sollte eine Bougierung bzw. Ballondilatation der Stenose durchgeführt werden. Nach Beseitigung der Stenose ist in vielen Fällen mit einem Rückgang der Symptomatik zu rechnen. Beim Ausschluss der Anastomosenstenose wird der Schweregrad der Beschwerden evaluiert. Die Behandlung hängt von der individuellen Symptomatik ab. Bei leichten Beschwerden genügt manchmal eine entsprechende Diätberatung (Vermeidung bestimmter Speisen wie Hülsenfrüchte, Pilze, Kohlgemüse, frittierte Speisen, Vollkornbrot, frisches Brot, kohlensäurehaltige Getränke, einige Obst- oder Gemüsesorten usw.; ballaststoffarme Kost).

Bei Patienten mit dünnem Stuhl und erhöhter Stuhlfrequenz (> 6/d) wird eine medikamentöse Therapie mit Loperamid eingeleitet. Bei nicht ausreichender Wirkung können Opiate (Opiumtinktur) oder Gallensäurebinder (Colestyramin) eingesetzt werden. Bei therapieresistenten Beschwerden sollte die Indikation zur Sakralnervenstimulation überprüft werden (Maris et al. 2013). Vergleichbar mit der Herzschrittmachertherapie werden auch bei der Sakralnervenstimulation ein Schrittmacher und eine Stimulationselektrode angewandt. Die Stimulationselektrode wird im Bereich der 3. Neuroforamina in einer Art Seldinger-Technik platziert, um die Sakralnerven zu stimulieren. Nach einer zweiwöchigen Testphase mit einem passageren Schrittmacher erfolgt dann die Implantation eines permanenten Schrittmachers (◘ Abb. 21.7, ◘ Abb. 21.8).

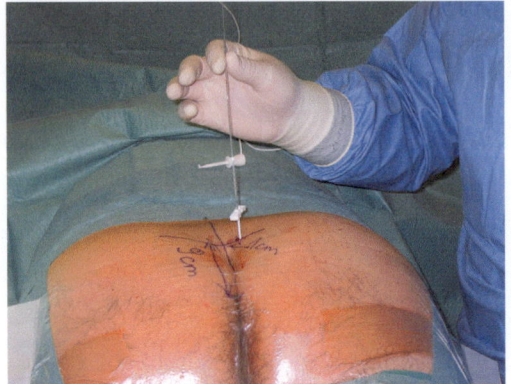

Abb. 21.7 Sakralnervenstimulation: Einführung einer Stimulationselektrode

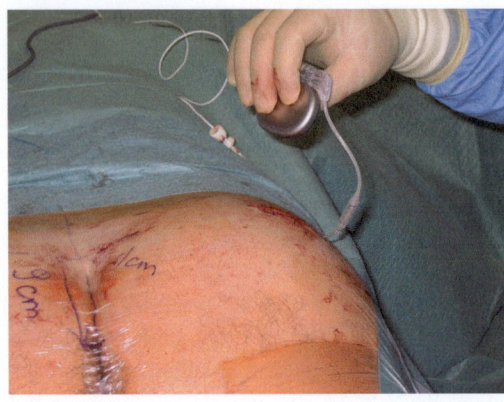

Abb. 21.8 Sakralnervenstimulation: Implantation eines Schrittmachers

Tab. 21.2 Wexner-Score der Stuhlinkontinenz

	Nie	Selten	Manchmal	Meistens	Immer
Inkontinenz für festen Stuhl	0	1	2	3	4
Inkontinenz für flüssigen Stuhl	0	1	2	3	4
Inkontinenz für Gase	0	1	2	3	4
Tragen von Einlagen	0	1	2	3	4
Beeinträchtigung des Lebensstils	0	1	2	3	4

0 Punkte: vollständig kontinent; 20 Punkte: vollständig inkontinent; selten (< 1/Monat), manchmal (< 1/Woche), meistens (jede Woche ein- bis mehrmals), immer (ein- oder mehrmals täglich)

Bei Misserfolg der Sakralnervenstimulation in der Testphase sollte die Indikation zur Anlage eines permanenten Stomas überdacht werden.

21.5.3 Probleme nach Rektumextirpation

Die Themen Wundheilungsstörung, Spätabszess und stomabedingte Probleme (Stomaprolaps, Stomastenose, parastomale Hernien, problematische Stomaversorgung) unterscheiden sich nicht von den Komplikationen nach Rektumresektion. Zusätzlich spielen hier perineale oder sakrale Wundheilungsstörungen eine wichtige Rolle (je nachdem, ob eine abdominoperineale oder abdominosakrale Rektumextirpation durchgeführt wurde). Je nach Ausmaß der Wundheilungsstörung wird die Behandlung stationär oder ambulant durchgeführt. Das Behandlungsspektrum erstreckt sich von der Wundspülung und lokalen Wundbehandlung bis zur VAC-Therapie und zum plastisch-chirurgischen Wundverschluss.

21.5.4 Nachsorge nach Chirurgie der kolorektalen Karzinome

Die Nachsorge bei operierten Patienten mit kolorektalen Karzinomen erfolgt abhängig von UICC-Stadium (Pox et al. 2013, S3-Leitlinien).

Patienten im UICC Stadium I haben eine gute Prognose nach kurativer Resektion. Die Tumornachsorge besteht in der rein koloskopischen Untersuchung. Die erste Koloskopie sollte nach 3 Jahren erfolgen und bei unauffälligem Befund dann alle 5 Jahre wiederholt werden.

Nach R0-Resektion bei Patienten mit kolorektalen Karzinomen des UICC-Stadiums II und III wird von den S3-Leitlinien für kolorektale Karzinome folgendes Nachsorgeschema empfohlen: Die CEA-Bestimmung wird mindestens 2 Jahre lang halbjährlich und danach über drei Jahre jährlich durchgeführt. Ein erhöhter CEA-Wert erfordert eine weitere Diagnostik (Abdomen-CT, Koloskopie).

Die Abdomensonografie wurde zur Erkennung von Lebermetastasen empfohlen, doch kann derzeit keine Empfehlung für ihren routinemäßigen primären Einsatz in der Nachsorge ausgesprochen werden. Wir empfehlen postoperativ Sonografien in folgendem Rhythmus: 2 Jahre lang halbjährlich und danach jährlich.

Ein Thoraxröntgen kann zum Ausschluss von Lungenmetastasen jährlich bis zum fünften Jahr durchgeführt werden.

Der routinemäßige CT-Einsatz zur Diagnostik von Leber- und Lungenmetastasen sowie von Lokalrezidiven wird in den Leitlinien nicht empfohlen.

Nach einer palliativen (R2) Tumorresektion wird auch keine regelmäßige Tumornachsorge empfohlen. Bei Patienten im Stadium IV nach kurativer Metastasentherapie sollte eine programmierte Nachsorge durchgeführt werden.

21.6 Fragen und Antworten

21.6.1 Fragen des Hausarztes an den Chirurgen

- **Frage**

Wie ist die Prognose bei kolorektalen Karzinomen?

- **Antwort**

Die Prognose der Patienten mit kolorektalen Karzinomen hat sich in den letzten Dekaden verbessert. Das Tumorstadium beeinflusst vor allem die Überlebenschancen. Patienten mit UICC-Stadium I können in 95 % der Fälle geheilt werden. Die Heilungsrate im Stadium II können 69,2 % und 11,7 % im Stadium III erreichen (Brenner et al. 2014). Ein 5-Jahres-Überleben bei Patienten im Stadium IV kommt nur in Einzelfällen vor.

- **Frage**

Das Kolon hat ja die Funktion, die Elektrolyte und den Wasserhaushalt zu regeln. Wie steht es damit nach der Resektion?

- **Antwort**

Nach einer partiellen Kolonresektion (Hemikolektomie rechts oder links, Transversum- oder Sigmaresektion) kann es frühpostoperativ durch einen paralytischen oder mechanischen Ileus zu Störungen im Elektrolyten- und Wasserhaushalt kommen. Solche Störungen werden im Rahmen des stationären Aufenthaltes behandelt. Nach der Entlassung aus dem Krankenhaus gibt es keine Unterschiede im Hinblick auf Störungen des Wasser- und Elektrolythaushaltes zwischen operierten und nicht operierten Patienten mehr. Ganz anders ist die Situation bei Patienten nach totaler oder subtotaler Kolektomie (Colitis ulcerosa, FAP, dekompensierter Dickdarmileus). Bei diesen Patienten erhöht sich das Risiko für eine Exsikkose und für Elektrolytentgleisungen deutlich. Bei der hausärztlichen Betreuung von Patienten mit endständigem oder doppelläufigen Ileostoma sollten folgende Aspekte im Auge behalten werden:
- Die Stuhlmenge sollte 1 bis maximal 1,5 l/24 h nicht überschreiten.
- Nimmt der Patient dauerhaft Diuretika ein?

In diesen Fällen ist die Gefahr einer Exsikkose besonders hoch und es muss entsprechend auf ausreichendes Trinken geachtet werden. Bei übergroßer Stuhlmenge sollten rechtzeitig Stuhl regulierende Maßnahmen angeleitet werden.

Es gibt keine verbindlichen Diätempfehlungen, doch empfiehlt sich die Berücksichtigung stopfender und flüssigkeitsbindender Lebensmittel und Präparate (z. B. Kartoffeln, Reis, Haferflocken, Haferschleim, Bananen, Pektine, Flohsamen). Bei Patienten mit ileoanaler oder ileosigmoidaler Anastomose ist es wichtig, auf die Stuhlfrequenz zu achten. Manchmal dauert die Adaptationsphase 8–12 Monate. Während dieser Phase reduziert sich die Stuhlfrequenz auf 3–5 Stuhlgänge pro Tag. Auch die Stuhlkonsistenz wird im Laufe der Zeit fester.

Bei prolongierter erhöhter Stuhlfrequenz mit > 5 Stühlen pro Tag sollten zusätzlich zu den stopfenden Lebensmitteln Loperamid und ggf. Gallensäure bindende Substanzen (Colestyramin) verordnet werden.

- **Frage**

Wie hoch ist nach einem so großen abdominellen Eingriff die Wahrscheinlichkeit für das Auftreten von Briden und Adhäsionen und unter welchen Bedingungen sollten diese ggf. operativ angegangen werden?

- **Antwort**

Bisher gilt die Regel, dass nach jeder bauchchirurgischen Operation intraabdominelle Verwachsungen entstehen (Hong et al. 2015). Bei einigen Patienten führen die abdominellen Verwachsungen zu einem Darmverschluss oder zu Subileuszuständen. Ob die abdominellen Verwachsungen persistierende abdominelle Schmerzen verursachen können oder ob es sich um einen fest etablierten »chirurgischen Mythos« handelt, ist bisher wissenschaftlich nicht geklärt.

- **Frage**

Gibt es im Fall der Kolektomie empfohlene laborchemische Nachuntersuchungen?

- **Antwort**

Die routinemäßige Bestimmung von Laborwerten bei Patienten nach Kolektomie ist nicht erforderlich. In bestimmten Situationen (z. B. Diabetes mellitus, persistierende Diarrhö) sollten gezielte Laboruntersuchungen (BZ-Tagesprofil, HbA1c, Elektrolyte usw.) durchgeführt werden.

- **Frage**

Wie hoch ist das postoperative Risiko für Thromboembolien und wie groß ist die Notwendigkeit der Gabe von niedermolekularem Heparin?

- **Antwort**

Diese Frage kann nicht pauschal beantwortet werden. Es gibt bisher kein allgemein akzeptiertes Konzept zur Dauer einer medikamentösen Thromboseprophylaxe nach kolorektalen Eingriffen. Bei Patienten mit einem erhöhten Risiko für thromboembolische Komplikationen (Adipositas, langdauernde präoperative Kortisoneinnahme, schwere postoperative Komplikationen) wird eine medikamentöse Thromboseprophylaxe mit niedermolekularem Heparin für die Dauer von 4–5 Wochen nach der Operation empfohlen (Fleming et al. 2010). Bei Patienten ohne die genannten Risikofaktoren sollte die Dauer der postoperativen medikamentösen Thromboseprophylaxe individuell festgelegt werden.

- **Frage**

Wann darf postoperativ eine zuvor bestehende Marcumartherapie (oder mit NOAKs) wieder aufgenommen werden?

- **Antwort**

Der Wiederbeginn einer zuvor bestehenden oralen Antikoagulationstherapie hängt vom postoperativen Verlauf ab. Bei unkompliziertem Verlauf könnte ab dem 7.–10. postoperativen Tag wieder mit der Einnahme der oralen Antikoagulation begonnen werden. Ansonsten sollte diese Frage individuell zusammen mit dem operierenden Chirurgen abgestimmt werden. Meistens werden zu dieser Frage Empfehlungen im Entlassungsbrief gegeben.

- **Frage**

»Was kann ich gegen die nach der Rektumextirpation aufgetretenen starken neuralgieformen Schmerzen tun?«

- **Antwort**

»Anhaltende perineale Schmerzen nach Entfernung des Rektums sind nicht selten. An ihrer Entstehung sind verschiedene Faktoren beteiligt. Es gibt dagegen keine allgemeingültige Behandlungsstrategie. Wichtig ist es zu unterscheiden, ob Ihre Schmerzen bald nach der Operation oder erst Wochen oder Monate danach aufgetreten sind. Bei den spät aufgetretenen Schmerzen muss in erster Linie ein Rezidiv des Rektumkarzinoms ausgeschlossen werden.«

Bei Ausschluss des Lokalrezidivs sollte das weitere therapeutische Vorgehen überdacht werden. Zur Behandlung kommen Medikamente, Reizstromtherapie, Infiltration mit Lokalanästhetikum, Injektion von Botulinumtoxin in die Beckenbodenmuskulatur, Akupunktur sowie die Sakralnervenstimulation infrage.

21.6.2 Fragen des Patienten an den Hausarzt

- **Frage**

»Ich habe mal gelesen, dass meine Kinder das dann auch bekommen können. Was kann ich denn da tun?«

- **Antwort**

»Bei bestimmten Tumorarten ist eine humangenetische Beratung erforderlich.«

Eine humangenetische Beratung sowie die Untersuchung des Tumormaterials auf die sogenannte Mikrosatelliteninstabilität (MSI; zu Genmutationen führende Längenveränderung der DNA-Sequenzen) ist bei jedem Patienten bzw. Angehörigen erforderlich, der die Amsterdam-II-Kriterien oder mindestens ein Bethesda-Kriterium erfüllt (Steinke et al. 2013).
- **Amsterdam-II-Kriterien:**
  - Mindestens drei Familienangehörige mit histologisch gesichertem kolorektalem Karzinom oder einem Karzinom des Endometriums, Dünndarms, Ureters oder Nierenbeckens, davon einer mit den beiden anderen erstgradig verwandt; eine familiäre adenomatöse Polyposis (FAP) muss ausgeschlossen sein
  - Wenigstens zwei aufeinander folgende Generationen betroffen
  - Bei mindestens einem Patienten Diagnosestellung vor dem 50. Lebensjahr.
- **Bethesda-Kriterien** (mindestens eines der genannten Kriterien muss erfüllt sein):
  - Patienten mit kolorektalem Karzinom vor dem 50. Lebensjahr
  - Patienten mit synchronen oder metachromen kolorektalen Karzinomen oder anderen HNPCC-assoziierten Tumoren, unabhängig vom Alter (HNPCC = heredetary nonpolyposis cancer)
  - Patienten mit kolorektalem Karzinom mit MSI-H-Histologie vor dem 60. Lebensjahr
  - Patient mit kolorektalem Karzinom (unabhängig vom Alter), der einen Verwandten 1. Grades mit einem kolorektalen Karzinom oder mit einem HNPCC-assoziierten Tumor vor dem 50. Lebensjahr hat
  - Patient mit kolorektalem Karzinom (unabhängig vom Alter), der mindestens zwei Verwandte 1. oder 2. Grades hat, bei denen ein kolorektales Karzinom oder ein HNPCC-assoziierter Tumor (unabhängig vom Alter) diagnostiziert wurde.

Zu den HNPCC-assoziierten Tumoren gehören Tumoren in: Kolorektum, Endometrium, Magen, Ovarien, Pankreas, Urothel, Gallengang, Dünndarm und Gehirn (meist Glioblastome wie bei Turcot-Syndrom) sowie Talgdrüsenadenome und Keratoakanthome (bei Muir-Torre-Syndrom).
MSI-H-Histologie bedeutet das Vorliegen von tumorinfiltrierenden Lymphozyten, Crohn-ähnlicher lymphozytärer Reaktion, muzinöser/Siegelring-Differenzierung oder medulläres Wachstumsmuster.

- **Frage**

»Gibt es Einschränkungen meiner körperlichen Belastbarkeit nach der Operation?«

- **Antwort**

Dazu gibt es keine pauschalen Empfehlungen. Diese Frage sollte individuell vom Ausmaß der Operation (offen oder laparoskopisch, mit oder ohne künstlichen Darmausgang, Rektumresektion oder Rektumextirpation usw.) und von den postoperativen Komplikationen (Wundheilungsstörungen, Reoperation usw.) abhängig gemacht werden.

- **Frage**

»Hilft Beckenbodengymnastik zur Wiederherstellung meiner Kontinenz nach Rektumextirpation?«

- **Antwort**

»Dazu gibt es leider bis heute keine Belege durch anerkannte wissenschaftliche Untersuchungen.«

- **Frage**

»Kann die Operation am Rektum auch meine Urinkontinenz und (bei Männern) die Erektionsfähigkeit beeinträchtigen?«

- **Antwort**

»Ja. Je tiefer das Rektum abgesetzt wird, d. h. je näher am Anus das Rektum herausoperiert werden muss, desto höher ist das Risiko für eine Blasenentleerungsstörung oder Impotenz bei Männern. Ein zusätzlicher Risikofaktor ist die prä- oder postoperative Bestrahlung bei Rektumkarzinoms.«

21.7 Versorgungsalgorithmus nach kolorektalen Operationen

Die Versorgung von Patienten nach kolorektalen Operationen ist im folgenden Algorithmus dargestellt (◘ Abb. 21.9).

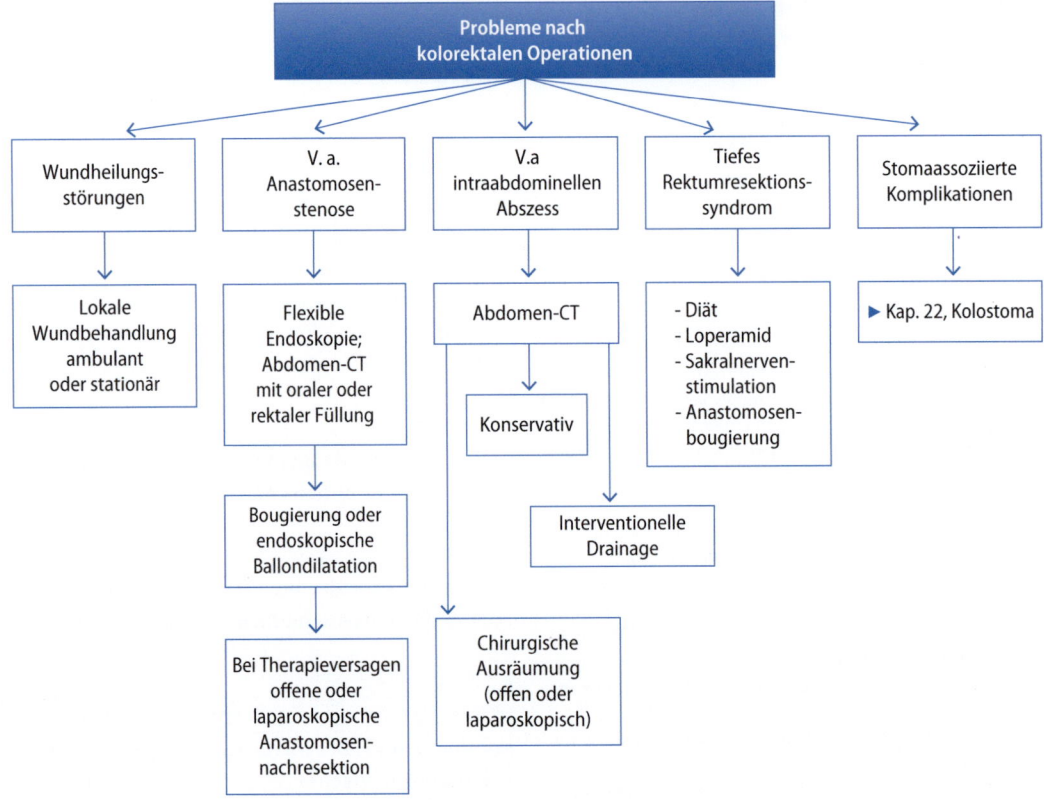

☐ **Abb. 21.9** Versorgungsalgorithmus bei Problemen nach kolorektalen Operationen

Literatur

August DA, Serrano D, Poplin E (2008) »Spontaneous«, delayed colon and rectal anastomotic complications associated with bevacizumab therapy. J Surg Oncol 97(2):180-5

Bach SP, Hill J, Monson JR, Simson JN, Lane L, Merrie A, Warren B, Mortensen NJ (2009) Association of Coloproctology of Great Britain and Ireland Transanal Endoscopic Microsurgery (TEM) Collaboration. A predictive model for local recurrence after transanal endoscopic microsurgery for rectal cancer. Br J Surg 96(3):280-90. doi: 10.1002/bjs.6456

Brenner H, Kloor M, Pox CP (2014) Colorectal cancer. Lancet 383(9927):1490-502. doi: 10.1016/S0140-6736(13)61649-9. Epub 11.11.2013. Review.

Brown CJ, Fenech DS, McLeod RS (2008) Reconstructive techniques after rectal resection for rectal cancer. Cochrane Database Syst Rev 2: CD006040

Emmertsen KJ, Laurberg S (2013) Rectal Cancer Function Study Group. Impact of bowel dysfunction on quality of life after sphincter-preserving resection for rectal cancer. Br J Surg 100(10):1377-87. doi: 10.1002/bjs.9223

Fazio VW et al. (2007) A randomized multicenter trial to compare long-term functional outcome, quality of life, and complications of surgical procedures for low rectal cancers. Ann Surg 246(3): 481-8; Diskussion 488-90

Fleming FJ, Kim MJ, Salloum RM, Young KC, Monson JR (2010) How much do we need to worry about venous thromboembolism after hospital discharge? A study of colorectal surgery patients using the National Surgical Quality Improvement Program database. Dis Colon Rectum 53(10):1355-60. doi: 10.1007/DCR.0b013e3181eb9b0e

Heald RJ, Husband EM, Ryall RD (1982) The mesorectum in rectal cancer surgery – the clue to pelvic recurrence? Br J Surg. 69(10): 613-6

Hiranyakas A, Da Silva G, Denoya P, Shawki S, Wexner SD (2013) Colorectal anastomotic stricture: is it associated with inadequate colonic mobilization? Tech Coloproctol 17(4):371-5. doi: 10.1007/s10151-012-0929-z. Epub 15.11.2012

Hong G, Vilz TO, Kalff JC, Wehner S (2015) Peritoneale Adhäsionsbildung. Chirurg 86(2):175-80. doi: 10.1007/s00104-014-2975-8

Hyman N, Manchester TL, Osler T, Burns B, Cataldo PA (2007) Anastomotic leaks after intestinal anastomosis: it's later than you think. Ann Surg 245(2):254-258

Jorge JM, Wexner SD (1993) Etiology and management of fecal incontinence. Dis Colon Rectum 36: 77-97

Juul T, Ahlberg M, Biondo S, Espin E, Jimenez LM, Matzel KE, Palmer GJ, Sauermann A, Trenti L, Zhang W, Laurberg S, Christensen P (2014) Low anterior resection syndrome and quality of life: an international multicenter study. Dis Colon Rectum 57(5):585-91

Khurrum Baig M, Hua Zhao R, Batista O et al. (2002) Percutaneous postoperative intra-abdominal abscess drainage after elective colorectal surgery. Tech Coloproctol 6: 159-64

Klink CD, Willis S, Neumann UP, Jansen M (2010) Protective ileostoma versus protective transverse stoma. What evidence is available? Chirurg 81(11):974-7. doi: 10.1007/s00104-010-1930-6. Review

Korenkov M, Germer C, Lang H (2013) Gastrointestinale Operationen und technische Varianten. Springe, Heidelberg

Maris A, Devreese AM, D'Hoore A, Penninckx F, Staes F (2013) Treatment options to improve anorectal function following rectal resection: a systematic review. Colorectal Dis 15(2):e67-78. doi: 10.1111/codi.12036. Review.

Montedori A et al. (2010) Covering ileo- or colostomy in anterior resection for rectal carcinoma. Cochrane Database Syst Rev 5: CD006878

Pox C, Aretz S, Bischoff SC et al. (2013) S3-Leitlinie Kolorektales Karzinom. Version 1.0 – Juni 2013 AWMF-Registernummer: 021/007OL

Rickert A, Kienle P (2013) Kontinenzprobleme und Darmfunktionsstörungen nach kolorektalen Resektionen Journal für Gastroenterologische und Hepatologische Erkrankungen 11(4):14-22

Sarkissian H, Hyman N, Osler T (2013) Postoperative fluid collections after colon resection: the utility of clinical assessment. Am J Surg 206(4):551-4. doi: 10.1016/j.amjsurg.2013.01.031. Epub 2.6.2013

Sobin LH, Wittekind C (2002) UICC, TNM Classification of Malignant Tumours. 6. Aufl. John Wiley & Sons, New Jersey

Steinke V, Engel C, Büttner R, Schackert HK, Schmiegel WH, Propping P (2013) Hereditary nonpolyposis colorectal cancer (HNPCC) / Lynch syndrome. Dtsch Arztebl Int 110(3): 32–8. DOI: 10.3238/arztebl.2013.0032

Ulrich A, Weitz J, Büchler MW (2010) Protective stoma after deep anterior rectal resection: pro Chirurg. 81(11):962, 964-7. doi: 10.1007/s00104-010-1928-0

Kolostoma

M. Korenkov

22.1	Indikationen zur Operation – 294
22.2	Operationsvorbereitung – 294
22.3	Operationstechnik – 295

22.4 Nachsorge bei Komplikationen – 295
- 22.4.1 Stomaretraktion und Stomastenose – 295
- 22.4.2 Stomaobstruktion – 296
- 22.4.3 Stomaprolaps – 296
- 22.4.4 Parastomale Hautirritation – 296
- 22.4.5 Mukokutane Hypergranulationen – 297
- 22.4.6 Parastomale Hernie – 297

22.5 Stomaversorgung – 298
- 22.5.1 Stomasysteme – 298

22.6 Fragen und Antworten – 299
- 22.6.1 Fragen des Hausarztes an den Chirurgen – 299
- 22.6.2 Fragen des Patienten an den Hausarzt – 301

22.7 Versorgungsalgorithmus nach Stomaanlage – 301

Literatur – 303

M. Korenkov et al. (Hrsg.), *Allgemeinchirurgische Patienten in der Hausarztpraxis*,
DOI 10.1007/978-3-662-47907-0_22, © Springer-Verlag Berlin Heidelberg 2016

22.1 Indikationen zur Operation

Ziele einer Stomaanlage sind die Gewährleistung der Darmentleerung, der Schutz bzw. die Entlastung einer Darmanastomose oder eine bessere Versorgung bei Stuhlinkontinenz. Abhängig von den Behandlungszielen und der Stomakonstruktion unterscheidet man zwischen folgenden Stomaarten:
- Doppelläufiges oder endständiges Stoma
- Temporäres oder endgültiges Stoma.

In Abhängigkeit vom verwendeten Darmabschnitt unterscheidet man zwischen:
- Jejunostoma
- Ileostoma
- Zäkostoma bzw. Zäkalfistel
- Transversostoma
- Deszendostoma
- Sigmoidostoma.

Auf Grundlage der Stomaindikationen und der Stomaformen könnte man zu folgender Einteilung kommen:
- Stomaanlage bei elektiven Eingriffen:
  - Rektumextirpation bei Rektumkarzinom (Deszendostoma, endständig, endgültig)
  - Tiefe anteriore Rektumresektion bei Rektumkarzinom (Transversostoma, doppelläufig, temporär; Ileostoma, doppelläufig, temporär)
  - Proktokolektomie ohne ileorektale Anastomose bei familiärer adenomatöser Polyposis coli (FAP), Colitis ulcerosa oder Crohn-Krankheit des Dickdarmes (Ileostoma, endständig, endgültig)
  - Proktokolektomie mit ileorektaler Anastomose bei FAP, Colitis ulcerosa oder Crohn-Krankheit des Dickdarms (Ileostoma, doppelläufig, temporär)
  - Komplexe Anal- oder Rektovaginalfisteln (Sigmoidostoma, doppelläufig, temporär; Transversostoma, doppelläufig, temporär; Ileostoma, doppelläufig, temporär)
  - Analinkontinenz (Sigmoidostoma, endständig, endgültig; Transversostoma, doppelläufig, temporär)
- Stomaanlage bei notfallmäßigen oder dringlichen chirurgischen Eingriffen:
  - Darmperforation oder Mesenterialinfarkt (Deszendostoma, endständig, temporär; Transversostoma, endständig oder doppelläufig, temporär oder endgültig; Zäkostoma bzw. Zäkalfistel; Ileostoma endständig oder doppelläufig, temporär oder endgültig)
  - Perinealer Infekt bei Fournier-Gangrän oder Dekubitus (Sigmoidostoma, doppelläufig, temporär; Transversostoma, doppelläufig, temporär; Ileostoma, doppelläufig, temporär)
  - Traumatische Dammverletzungen (Sigmoidostoma, doppelläufig, temporär; Transversostoma, doppelläufig, temporär; Ileostoma, doppelläufig, temporär).

22.2 Operationsvorbereitung

Jeder Stomaanlage sollte nach Möglichkeit eine intensive Vorbereitung vorausgehen. Bei den elektiven Operationen wird präoperativ (1–2 Tage vor der geplanten Operation) die Stomaposition ausgewählt. In den meisten Fällen wird diese Vorbereitung von dem chirurgischen Team übernommen.

Bei der Festlegung der Stomaposition muss ein ausreichender Abstand zu Nabel, Beckenkamm und Rippen eingehalten werden. Die Anlage in Bauchfalten oder im Verlauf eines Gürtels muss ebenfalls vermieden werden. Als Faustregel gilt eine glatte Stomaumgebung im vollen Umkreis von mindestens 10 cm.

Doch ist die optimale Positionierung des Stomas nicht immer möglich. Besonders schwierig kann es bei stark adipösen, abdominal voroperierten oder bei sehr kachektischen Patienten sein. Da die Korrektur einer nicht optimalen Stomaanlage sehr schwierig ist, muss die Stomaposition präoperativ mehrfach überprüft werden. Dazu ist es empfehlenswert, einen mit 100–150 ml Wasser gefüllten Stomabeutel auf die gewählte Stomastelle aufzukleben und die Beutelposition im Stehen, im Sitzen, im Liegen und beim Gehen mehrfach zu überprüfen. Bei stark adipösen Patienten sollte ein Stoma oberhalb des Nabels bzw. im Oberbauch angelegt werden (Säuberli 1998). Laut chirurgischen Leitlinien sollte ein Stoma durch den M. rectus abdominis gelegt werden. Es liegen dazu jedoch keine wissenschaftlich begründeten Daten vor.

22.3 Operationstechnik

Je nach Indikation ist die Stomaanlage eine primäre Operation oder als Operationsschritt im Rahmen einer anderen Operation vorgesehen. Unabhängig davon müssen einige allgemeine Regeln berücksichtigt werden. Die gute Durchblutung des Stomas ist eine wichtige Voraussetzung zur Vermeidung der Komplikationen. Der Darm sollte spannungsfrei durch die vordere Bauchwand geführt werden. Jedes Stoma sollte zu dem prominent über das Hautniveau hinaus geführt werden. Dies gilt besonders für das endständige Ileostoma, das im optimalen Fall das Hautniveau um 5–6 cm überragt.

22.4 Nachsorge bei Komplikationen

Aufgrund der künstlichen anatomischen und physiologischen Situation haben viele Stomaträger unterschiedliche Probleme. Die akuten postoperativen Komplikationen wie Nachblutung, parastomaler Abszess, Stomanekrose und Stomaausriss werden meistens während des stationären Aufenthalts bewältigt. Im späteren Verlauf können dann jedoch Komplikationen wie Stomaretraktion, Stomastenose, Stomaobstruktion, Stomaprolaps, parastomale Hautreizungen oder Entzündungen, parastomale Hypergranulationen sowie parastomale Hernien auftreten. Solche Situationen sind mit unterschiedlich schweren Problemen bei der Stomaversorgung verbunden.

22.4.1 Stomaretraktion und Stomastenose

Bei der Stomaretraktion zieht sich der Darm unter das Hautniveau zurück. Zu einer solchen Situation kommt es durch die narbige Darmschrumpfung, durch Stomanekrose oder durch einen parastomalen Abszess. Auch ein unter zu starker Spannung ausgeleiteter Darm kann zur Stomaretraktion führen. Diese Konstellation ist zwangsläufig mit einer

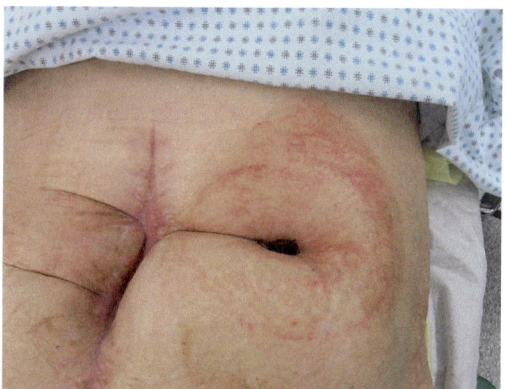

Abb. 22.1 Stomastenose

problematischen Stomaversorgung verbunden und führt in der Folge zur parastomalen Hautirritation (Kwiatt et al. 2013). Bei den therapeutischen Überlegungen wird zunächst betrachtet, ob es sich um ein temporäres oder um ein endgültiges Stoma handelt. Bei einem temporär angelegten Stoma sollte bis zum Zeitpunkt der Stomarückverlagerung konservativ behandelt werden (Schutz der parastomalen Haut, Sonderkonstruktion für Stomasysteme, Bougierung der Stenose).

Bei einem endgültig angelegten Stoma wird die therapeutische Strategie ganz individuell gewählt. Entscheidend dabei ist die Qualität der Stomaversorgung. Da die chirurgische Korrektur meist keinen lokalen Eingriff, sondern eine Laparotomie erfordert, wird die Indikation zur operativen Revision eher zurückhaltend gestellt (Schleicher et al. 2010). Nur bei stark problematischer Stomaversorgung, therapieresistenter Stomastenose oder bei Kombination der Retraktion/Stenose mit einer parastomalen Hernie wird die Indikation zur chirurgischen Behandlung gestellt.

Eine Stomastenose (Abb. 22.1) entsteht durch Stomaretraktion und kann zur Stomaobstruktion führen. Die Behandlung einer Stomastenose erfolgt durch Bougierung mit Hegar-Stiften oder ähnlichen Dilatatoren. Eine chirurgische Korrektur ist bei problematischer Stomaversorgung erforderlich.

22.4.2 Stomaobstruktion

Eine Stomaobstruktion entsteht durch die Impaktierung mit zu dickem Stuhl oder durch unverdaute Speisereste. Prädisponierender Faktor dafür ist die Stomastenose (Buchmann et al. 2007). Patienten mit Stomaobstruktion klagen über Stuhlverhalt und später über Ileusbeschwerden. Die Inspektion oder digitale Untersuchung des Stomas ist in den meisten Fällen für die richtige Diagnosestellung ausreichend. Behandelt wird die Stomaobstruktion zunächst konservativ durch manuelle Ausräumung und Einläufe.

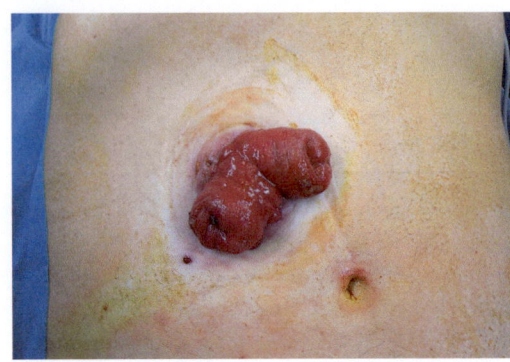

◘ Abb. 22.2 Stomaprolaps

22.4.3 Stomaprolaps

Beim Stomaprolaps tritt der Darm rüsselartig aus dem Stoma aus (◘ Abb. 22.2). Der Stomaprolaps kann sowohl bei endständigen als auch bei doppelläufigen Stomata auftreten. Das doppelläufige Transversostoma ist dafür am stärksten prädestiniert (Seamon et al. 2008). Trotz der Tatsache, dass der Prolaps nicht selten von den Betroffenen als erschreckend und dramatisch erlebt wird, ist eine notfallmäßige chirurgische Behandlung nur im Falle einer Inkarzeration erforderlich, die jedoch recht selten ist (Shapiro 2010). Meistens lässt sich der Prolaps gut reponieren, was aber nur eine provisorische Maßnahme ist.

Das therapeutische Vorgehen beim Stomaprolaps sollte für jeden Patienten individuell erwogen werden. Bei einem temporären Stoma ist eine abwartende Strategie bis zur Stomarückverlagerung gerechtfertigt. Bei einem permanenten Stoma ist die operative Korrektur unabdingbar. Verschiedene chirurgische Verfahren stehen offen (Maeda et al. 2004, Schleicher et al. 2010):
- Prolapsresektion von außen mit Stapler oder in konventioneller Technik
- Prolapsreposition mit Fixation von innen (offen oder laparoskopisch)
- Neuplatzierung des Stomas.

In den meisten Fällen wird die Resektion von außen favorisiert, wobei die Wahl des chirurgischen Verfahrens sowohl von der lokalen parastomalen Situation (Stomaversorgung, parastomale Hernie, Hautirritation) als auch von den allgemeinen Risikofaktoren des Patienten abhängt.

22.4.4 Parastomale Hautirritation

Eine der häufigsten stomaassoziierten Problematiken ist die Veränderung der parastomalen Haut, was meist die Folge einer Undichtigkeit der parastomalen Hautabdeckung ist (Lyon et al. 2000). Die häufigsten Ursachen für eine solche Undichtigkeit sind:
- Zu großer Ausschnitt der Stomaplatte
- Parastomale Unebenheiten, Falten, Narben oder Stomafehllagen (zu nah am Nabel, Rippenbogen, Beckenkamm usw.)
- Zu lange Tragezeit der Stomaplatte mit Unterwanderung des Hautschutzmaterials
- Überfüllung des Stomabeutels (geschlossener Beutel bei Durchfall, zu später Beutelwechsel)
- Allergische Reaktionen auf die Stomaplatte oder die Stomapflegemittel.

Nach Abklärung der Ursachen der Hautirritation wird die zielgerichtete Therapie eingeleitet. Meistens werden die korrekt und regelmäßig durchgeführten pflegerischen Maßnahmen bzw. Anwendungen des anderen Versorgungssystems ausreichend sein. Bei parastomalen Falten wird manchmal die Behebung der Unebenheiten durch eine intradermale oder subkutane Injektion von Kollagen oder anderen Füllsubstanzen erforderlich (Weidmann et al. 2014). In therapieresistenten Fällen, insbesondere bei Stomafehllagen, ist auch mitunter eine chirurgische Korrektur nötig.

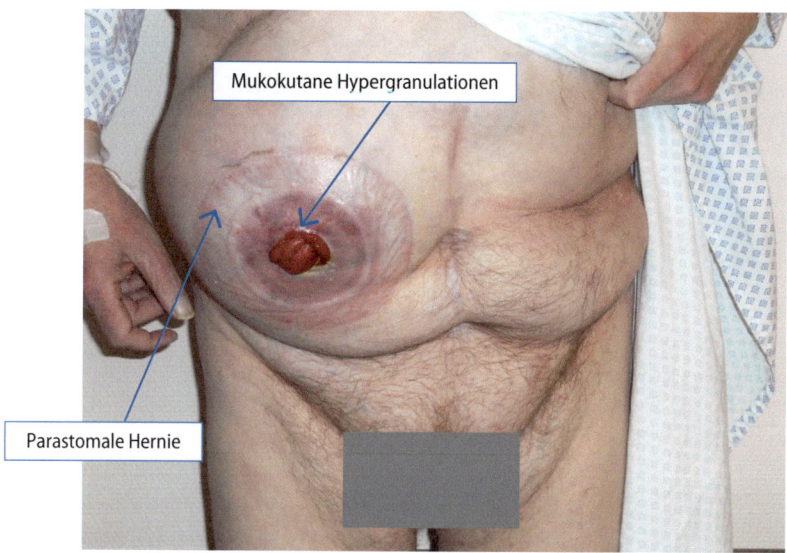

■ Abb. 22.3 Parastomale Hernie

22.4.5 Mukokutane Hypergranulationen

Stomale Hypergranulationen an der mukokutanen Grenze (■ Abb. 22.3) entstehen infolge der chronischen Entzündung und Irritation (Lyon et al. 2000). Patienten mit parastomalen Hypergranulationen klagen über »wildes Fleisch« und nässende Wunden am künstlichen Darmausgang. Die Diagnose wird bei der klinischen Inspektion gestellt. Beim geringsten Verdacht auf ein Tumorrezidiv bzw. auf ein malignes Geschehen im parastomalen Bereich muss eine Probeentnahme erfolgen. Die Behandlung der Hypergranulationen ist durch chemische Kauterisation mit Silbernitrat oder durch mechanische Destruktion mit einer Klemme möglich.

22.4.6 Parastomale Hernie

Eine parastomale Hernie entsteht bei etwa 78 % der Stomapatienten und meist in den ersten 2 Jahren (Aquina 2014), wobei auch Spätentwicklungen noch nach 20–30 Jahren bekannt sind (Pilgrim et al. 2010). Wegen der stomabedingten anatomischen Besonderheiten sind parastomale Hernien häufiger symptomatisch als andere Bauchwandhernien. Die dabei entstehenden Beschwerden lassen sich wie folgt einteilen:
- Parastomale Schmerzen, Unwohlsein, Deformation der vorderen Bauchwand durch Vorwölbung
- Parastomale Hautirritation durch problematische Stomaversorgung
- Akute Symptomatik durch Darmeinklemmung bzw. Darminkarzeration.

Die Diagnose einer parastomalen Hernie wird bereits inspektorisch gestellt (■ Abb. 22.3). Bei einigen Patienten mit rezidivierenden Subileuszuständen wird zusätzlich ein Abdomen-CT durchgeführt, um den Bruchinhalt zu objektivieren und das Risiko einer Inkarzeration einzuschätzen.

Die Therapie der parastomalen Hernien hängt vom Ausmaß der Beschwerden ab. Bei wenig und moderat symptomatischen Hernien und fehlender Progredienz der Herniengröße ist keine spezielle Therapie erforderlich. Bei einigen Patienten ist das Tragen eines maßgenau angefertigten Mieders eine ausreichende therapeutische Option. Die Indikation zur chirurgischen Behandlung besteht notfallmäßig bei Hernieneinklemmung bzw. Ileus oder elektiv bei entsprechender Symptomatik wie rezidivierende Schmerzen, eine problematische Stomaversorgung, parastomale Hautirritationen sowie die zunehmende Deformation der vorderen Bauchwand (Aquina et al. 2014). Man unterscheidet verschiedene chirurgische Verfahren.

Lokale Hernioplastik mit eigenem Gewebe

Bei dieser Technik erfolgt die Schnittführung parastomal. Die Hernienpforte wird in der Technik Stoß-auf-Stoß oder durch Faszienduplikatur geschlossen. Diese Operation ist technisch einfach und hat eine niedrige Komplikationsrate. Da die Rezidivquote jedoch bei fast 80 % liegt, wird diese Technik kaum angewandt (Carne et al. 2003).

Lokale Hernioplastik mit Netzimplantation

Bei dieser Technik erfolgt der Schnitt parastomal. Die Hernienpforte wird mit einem Netz verstärkt. Bei dieser Technik liegt die Rezidivquote bei 20 % (Hansson et al. 2012). Die dabei am meisten gefürchtete Komplikation ist netzbedingter Infekt, der nur schwer therapierbar ist.

Transabdominelle offene oder laparoskopische Hernioplastik ohne Stomaneuanlage

Bei dieser Operation erfolgt die Hernienversorgung in offener oder laparoskopischer Technik. Das Stoma wird in situ belassen. Die Hernienpforte wird von innen verschlossen und durch Netzimplantation verstärkt. Vermutlich ist die Anzahl netzbedingter Infekte bei dieser Technik geringer als bei einer lokalen Hernioplastik mit Netzimplantation, doch liegen keine validen Daten zu dieser Frage vor.

Transabdominelle offene oder laparoskopische Hernioplastik mit Stomaneuanlage

Bei dieser Technik ist die Anzahl der Hernienrezidive gering, doch der technische Aufwand der Operation ist deutlich höher als bei den erwähnten OP-Verfahren. Dementsprechend steigt das Risiko für Komplikationen (Aquina et al. 2014).

Wegen der unbefriedigenden Ergebnisse der chirurgischen Versorgung der parastomalen Hernien wird von den meisten Chirurgen aktuell die Strategie »so konservativ wie möglich« favorisiert.

22.5 Stomaversorgung

Aufgrund der zahlreichen patientenspezifischen Unterschiede muss für jeden Stomaträger eine mehr oder weniger individuelle Stomaversorgung angestrebt werden. In diesem Zusammenhang werden von den verschiedenen Produzenten unterschiedliche Stoma-Versorgungssysteme angeboten. Die größten Produzenten von Hilfsmitteln zur Stomaversorgung sind folgende Firmen (alphabetisch): Braun Medicare, Coloplast, Convatec, Dansac, For Life und Hollister.

Von der gesetzlichen Krankenversicherung (GKV) werden die Artikel zur Stomaversorgung grundsätzlich als Hilfsmittel anerkannt und sind im Hilfsmittelverzeichnis unter der Produktgruppe 29, Anwendungsort 26 (Stoma) zu finden.

22.5.1 Stomasysteme

Grundsätzlich besteht ein Stomaversorgungssystem aus einem Auffangbeutel und einer Hautschutzplatte (Basisplatte), die durch eine breite Klebefläche fest und dicht auf der parastomalen Haut hält. Je nach Konstruktionsprinzip werden verschiedene Stomaversorgungssysteme hergestellt.

Einteilige Systeme

Bei einem einteiligen Stomasystem bilden Hautschutzplatte und Auffangbeutel eine untrennbare Einheit. Bei jedem Wechsel wird der Stomabeutel zusammen mit der Hautschutzplatte gewechselt. Solche Systeme sind einfacher anzuwenden und deshalb für Patienten mit eingeschränkten manuellen Fertigkeiten, reduzierter Hand- oder Sehkraft sowie für Patienten mit »rundlicher« Bauchkonfiguration empfehlenswert.

Zweiteilige Systeme

Zweiteilige Stomasysteme bestehen aus einem Auffangbeutel und einer separaten Basisplatte, die durch einen Plastikring miteinander verbunden sind. Der Beutel kann gewechselt werden, ohne dass die Platte dazu entfernt werden muss. Dabei findet der Plattenwechsel seltener statt und die Haut um das Stoma wird (angeblich) besser geschont. Die Platte kann einige Tage (empfehlenswert 3–4 Tage) kleben bleiben und wird bei Bedarf gewechselt. Die zweiteiligen Systeme sind besser für Patienten mit guten manuellen, körperlichen und kognitiven Fähigkeiten geeignet.

Auffangbeutel

Abhängig davon, ob ein Auffangbeutel eine Ablassöffnung hat, unterscheidet man zwischen offenen (mit Ablassöffnung) und geschlossenen Systemen (ohne Ablassöffnung). Ein geschlossener Beutel ist für Patienten mit festem Stuhl und moderaten, gut abschätzbaren Stuhlmengen geeignet, was am ehesten bei einem Deszendo- oder einem Sigmoidostoma der Fall ist. Ein offener Beutel ist für die Stomaträger mit Ausscheidung großer Mengen flüssigen Darminhaltes ausgelegt (Ileostoma, Durchfall bei Kolostomieträger). Der aufgefangene Darminhalt wird durch die Ablassöffnung entleert, ohne einen kompletten System- oder Beutelwechsel. Unabhängig von einer offenen oder geschlossenen Konstruktion ist jeder Stomabeutel mit einem für Darmgase durchgängigen Geruchsfilter ausgestattet.

Stomahautschutzplatte

Abhängig von den Plattenkonturen unterscheidet man zwischen einer flachen (planen) und einer konvexen Stomaplatte. Die konvexen Stomaplatten sind für die auf Hautniveau oder in Hautfalten liegenden sowie für leicht retrahierte Stomata konzipiert. Die flachen Platten werden bei prominenten Stomata eingesetzt.

Stomabandagen (Anus-praeter-Bandagen)

Nach Maß angefertigte Stomabandagen bestehen aus einem Leibgurt mit einer ausgeschnittenen Öffnung für die Auffangbeutel und werden meistens für Patienten mit großen parastomalen Hernien angewandt.

Zusätzliche Artikel in der Stomaversorgung
Stomagürtel

Zur Versorgung der retrahierten oder auf dem Hautniveau liegenden Stomata wird neben der konvexen Stomaplatte auch ein Stomagürtel angewandt. Durch den Gürtel wird zusätzlicher Druck auf die Stomaplatte ausgeübt, wodurch ein besserer Halt gewährleistet ist. Die sogenannten »Gürtelplatten« haben spezielle Ösen zur Fixierung des Gürtels, und es gibt sie in allen Größen.

Einlagering

Einlageringe werden zur Versorgung der eingezogenen Stomata wie konvexe Stomaplatten und Stomagürtel verwendet. Durch ihren Einsatz werden parastomale Deformationen und Hautunebenheiten ausgeglichen, was die Voraussetzungen für das Aufbringen der Stomaplatte verbessert.

Hautschutzstreifen (Modellierstreifen)

Modellierstreifen werden zur besseren Fixierung der Stomaplatte bei parastomalen Hautunregelmäßigkeiten angewandt.

Stomapaste

Stomapaste schützt parastomale Haut und füllt zugleich parastomale Hautvertiefungen auf. Dadurch werden bessere Bedienungen für die Fixierung der Stomaplatte geschafft.

Hautschutzfilme

Hautschutzfilme dienen dem Schutz der parastomalen Haut vor der aggressiven Wirkung des Stuhls. In der Stomapflege spielen sie jedoch im Vergleich zur Stomapaste eine nur untergeordnete Rolle.

22.6 Fragen und Antworten

22.6.1 Fragen des Hausarztes an den Chirurgen

■ **Frage**

Wie früh kann eine Rückverlegung des Stomas erfolgen?

■■ **Antwort**

Das hängt von der Art der Operation ab. Bei einem doppelläufigen protektiven Transverso- oder Ileostoma ist eine Rückverlegung 6 Wochen nach der ersten Operation möglich. Häufig findet die Rückverlegung wegen der adjuvanten Chemotherapie oder aufgrund persistierender postoperativer Wundheilungsstörungen deutlich später statt. Im Falle eines endständigen Stomas nach Diskontinuitätsresektion (meistens Sigmadiskontinuitätsresektion nach Hartmann) beträgt der empfohlene Zeitraum bis zur Wiederanschlussoperation 6 Monate. Im Gegensatz zur Rückverlegung eines doppelläufigen Stomas (Lokaleingriff »um das Stoma herum«) erfordert eine Wiederanschlussoperation einen abdominellen Eingriff in Form einer Laparotomie oder Laparoskopie.

Um die Rückbildung der abdominellen Verwachsungen abzuwarten und damit möglichst gute Bedingungen für die chirurgische Präparation zu schaffen sollte die Wiederanschlussoperation erst nach etwa 6 Monaten durchgeführt werden. Einige Chirurgen wagen diesen Angriff bereits nach 3 Monaten. Valide Daten zum optimalen Zeitpunkt der Wiederanschlussoperation gibt es bisher nicht. Aufgrund der relativ hohen Komplikationsraten (bis 16 % Anastomoseninsuffizienz) und Mortalität (4 %) wird bei vielen Patienten (in einigen Studien bis 50 %) keine Wiederanschlussoperation durchgeführt (Vermeulen et al. 2009).

- **Frage**

Wann kann ich dem Stomaträger eine Irrigation empfehlen?

- **Antwort**

Die Irrigation ist eine Methode, um bei Stomaträgern eine fäkale Kontinenz zu erreichen. Sie eignet sich jedoch nicht für jeden Patienten. Die Absorption großer Spülflüssigkeitsmengen kann zu hämodynamischen Problemen und zu akuten Elektrolytverschiebungen führen (Sadahiro et al. 1995, Shiwach 1996). Auch die tägliche Handhabung mit der Irrigation ist aufwendig und erfordert viel Geduld und manuelles Geschick. Diese Methode ist somit auch eher für jüngere, sexuell und beruflich aktivere Personen geeignet, die keinen Stomabeutel tragen wollen.

- **Frage**

Bei welcher Art von Stoma kann die Resorption einer oralen Medikation verändert sein?

- **Antwort**

Der wichtigste Resorptionsbereich ist für die meisten Medikamente der Dünndarm. Magen und Kolon spielen eine nur untergeordnete Rolle. In diesem Zusammenhang ist es nicht zu erwarten, dass bei Patienten mit einem Kolostoma irgendwelche Abweichungen im Vergleich zu Patienten mit erhaltener Kontinuität des Gastrointestinaltraktes auftreten können. Bei Patienten mit Ileostoma, insbesondere bei Zustand nach Resektion eines langen Dünndarmsegmentes, ist jedoch mit einer veränderten Resorption von oral applizierten Medikamenten zu rechen. Deshalb sollte bei diesen Patienten eine orale Medikation nach Möglichkeit in flüssiger Form erfolgen. Bei Medikamenten, die nur in Tablettenform existieren, sollte ein Dosismonitoring bzw. ein Monitoring der Wirksamkeit durchgeführt werden (z. B. Langzeitblutdruckmessung bei antihypertensiver Therapie, Kontrolle der Blutfettwerte bei Therapie mit Statinen usw.; Dier 1983).

- **Frage**

Können Suppositorien weiterhin über Stoma oder After (sofern erhalten) verabreicht werden?

- **Antwort**

Bei Stomapatienten mit erhaltenem After ist die Applikation von Suppositorien sinnvoll. Es gibt nur wenige Daten zur Medikamentenwirkung bei der Gabe von Suppositorien über ein Kolostoma. Bei einem Vergleich der Plasmaspiegel von Morphin bei transrektaler und transstomaler Einführung von Morphinzäpfchen zeigten sich starke Spiegelschwankungen, sodass zumindest die Gabe von Morphinzäpfchen über ein Kolostoma nicht empfohlen werden kann (Højsted et al. 1990). Studien zur Zäpfchenapplikation über ein Ileostoma lagen uns nicht vor. Die Zäpfchenapplikation über ein Ileostoma erscheint jedoch aus logischen Gründen nicht sinnvoll.

- **Frage**

Gibt es einen Unterschied beim Handling zwischen einem endständigen und einem doppelläufigen Stoma?

- **Antwort**

Nein. Nach 4–5 Wochen lässt sich ein doppelläufiges Stoma optisch kaum von einem endständigen unterscheiden (◘ Abb. 22.4).

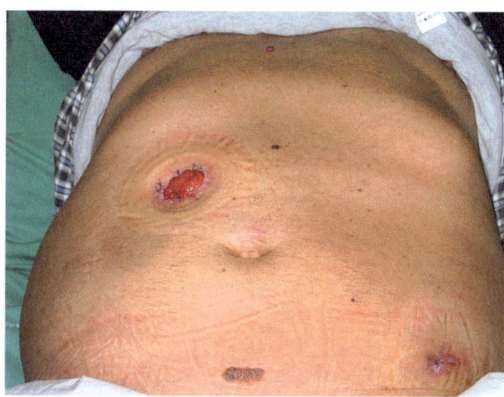

Abb. 22.4 Doppelläufiges protektives Transversostoma bei Z.n. laparoskopisch assistierter tiefer anteriorer Rektumresektion

- **Frage**

Sollte man ein Stoma regelmäßig nachkontrollieren oder ist nach der Wundheilung keine Kontrolle erforderlich?

- ■ **Antwort**

Zu dieser Frage gibt es keine Antwort, die sich auf Leitlinien stützen könnte. Eine bewusste Stomakontrolle durch den Patienten selbst oder durch einen Stomatherapeuten oder den Hausarzt erscheint jedoch sinnvoll. Wer eine solche Kontrolle in welchem Turnus durchführt, wird in jedem Fall individuell festgelegt.

- **Frage**

Ist das Nahtmaterial stets selbst resorbierend?

- ■ **Antwort**

Meistens wird ein Stoma mit selbst resorbierbaren Fäden angenäht. Bei unkompliziertem Verlauf können alle Fäden (resorbierbare oder nicht resorbierbare) nach 2 Wochen entfernt werden.

22.6.2 Fragen des Patienten an den Hausarzt

- **Frage**

»Habe ich mit meinem Stoma Anspruch auf eine Einstufung als Schwerbehinderter?«

- ■ **Antwort**

»Ja. Bei Stomaträgern liegt der Grad der Behinderung in der Regel zwischen 60 und 80 %. Falls noch weitere Vorerkrankungen oder körperliche Einschränkungen vorliegen, kann der Grad der Behinderung auch bis zu 100 % betragen. Die Beantragung eines Schwerbehindertenausweises ist ab einem Grad der Behinderung ≥ 50 % möglich.«

- **Frage**

»Darf ich als Stomaträger schwer heben?«

- ■ **Antwort**

»Es gibt keine wissenschaftlich gesicherte Antwort zu dieser Frage. Es wird in verschiedenen »Ratgebern« empfohlen, nicht mehr als 5–10 kg Gewicht zu heben, um die Gefahr eines Narbenbruches durch zu starke Erhöhung des intraabdominellen Drucks niedrig zu halten.«

- **Frage**

»Warum habe ich manchmal noch Stuhlgang?«

- ■ **Antwort**

»Bei vorhandenem After wird die Rektumschleimhaut weiterhin Schleim produzieren. Nahrungsreste machen nur etwa ein Drittel der normalen Stuhlmenge aus. Ein weiteres Drittel sind Bakterien und ein Drittel schließlich Schleim und Darmschleimhaut. Bei starker Schleimproduktion sollten wir eine Spiegelung des Rektumstumpfes durchführen. Wenn sich dabei keine krankhaften Veränderungen zeigen, können wir mit kleinen Einläufen (z. B. Practoklist) oder entzündungshemmenden Substanzen die Schleimproduktion zu senken versuchen (z. B. Mesalazin-Schaum). Je nach Ausmaß der Schleimsekretion können solche Einläufe täglich, wöchentlich oder bei Bedarf erfolgen.«

22.7 Versorgungsalgorithmus nach Stomaanlage

Die Versorgung von Patienten nach Stomaanlage ist im folgenden Algorithmus dargestellt (Abb. 22.5).

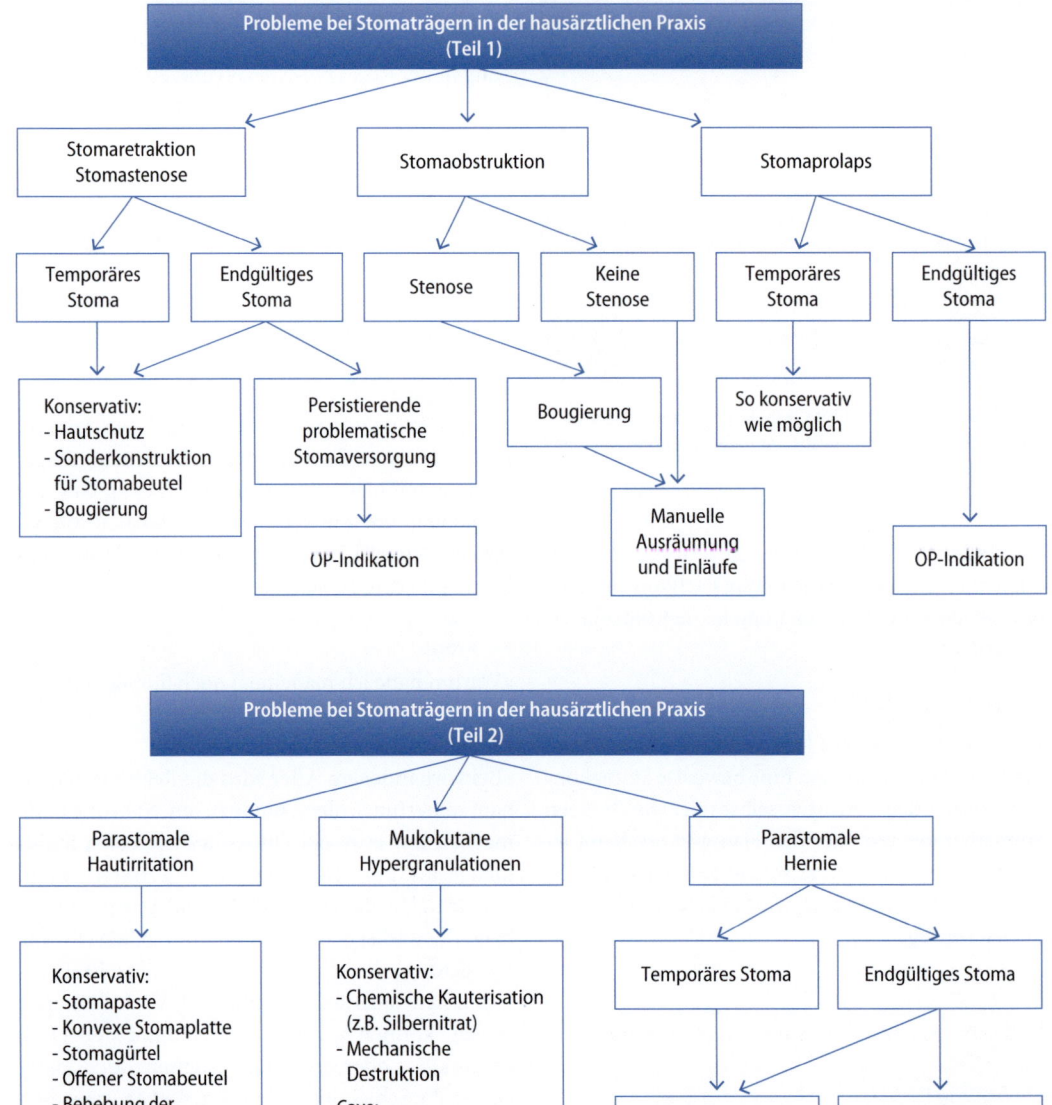

◘ Abb. 22.5 Versorgungsalgorithmus bei Problemen nach Stomaanlage

Literatur

Aquina CT, Iannuzzi JC, Probst CP, Kelly KN, Noyes K, Fleming FJ, Monson JR (2014) Parastomal hernia: a growing problem with new solutions. Dig Surg.31(4-5):366-76. doi: 10.1159/000369279. Epub 2014 Dec 13

Buchmann P, Huber M (2007) The complicated stoma-late complications, conservative and surgical management. Ther Umsch 64(9):537-44. Review

Carne PW, Robertson GM, Frizelle FA (2003) Parastomal hernia. Br J Surg 90: 784–793

Dier R (1983) Oral medications and the person with a fecal diversion: the dilemma of absorption. J Enterostomal Ther 10(1):19-21

Hansson BM, Slater NJ, van der Velden AS et al. (2012) Surgical techniques for parastomal hernia repair: a systematic review of the literature. Ann Surg 255: 685-695

Højsted J, Rubeck-Petersen K, Rask H, Bigler D, Broen Christensen C (1990) Comparative bioavailability of a morphine suppository given rectally and in a colostomy. Eur J Clin Pharmacol 39(1):49-50

Kwiatt M, Kawata M (2013) Avoidance and management of stomal complications. Clin Colon Rectal Surg 26(2): 112-21. doi: 10.1055/s-0033-1348050. Review

Lyon CC, Smith AJ, Griffiths CEM, Beck MH (2000) The spectrum of skin disorders in abdominal stoma patients. Br J Dermatol 143:1248-60

Maeda K, Maruta M, Utsumi T et al. (2004) Local correction of a transverse loop colostomy prolapse by means of a stapler device. Tech Coloproctol 8:45-46

Pilgrim CH, McIntyre R, Bailey M (2010) Prospective audit of parastomal hernia: prevalence and associated comorbidities. Dis Colon Rectum 2010; 53: 71-76

Sadahiro S, Noto T, Tajima T, Mitomi T, Miyazaki T, Numata M (1995) Fluctuation of blood pressure and pulse rate during colostomy irrigation. Dis Colon Rectum 38: 615-8

Säuberli H, Tedaldi R (1998) What patient needs which stoma? Zentrbl Chir 123: 1370

Schleicher C, Senninger N, Vowinkel T, Anthoni C (2010) Stomaprolaps und Stomaretraktion. Chirurg 81(11):978-81. doi: 10.1007/s00104-010-1931-5. Review

Seamon LG, Richardson DL, Pierce M, O'Malley DM, Griffin S, Cohn DE (2008) Local correction of extreme stomal prolapse following transverse loop colostomy. Gynecol Oncol 111(3):549-551

Shapiro R, Chin EH, Steinhagen RM (2010) Reduction of an incarcerated, prolapsed ileostomy with the assistance of sugar as a desiccant. Tech Coloproctol 14(3):269-71. doi: 10.1007/s10151-009-0507-1. Epub 2009 Jul 11

Shiwach RS (1996) Hyponatraemia from colonic lavage presenting as an acute confusional state. Am J Psychiatry 153:1367

Vermeulen J, Coene PP, Van Hout NM, van der Harst E, Gosselink MP, Mannaerts GH, Weidema WF, Lange JF (2009) Restoration of bowel continuity after surgery for acute perforated diverticulitis: should Hartmann's procedure be considered a one-stage procedure? Colorectal Dis 11(6):619-24. doi: 10.1111/j.1463-1318.2008.01667.x. Epub 2008 Aug 21

Weidmann AK, Al-Niaimi F, Lyon CC (2014) Correction of skin contour defects in leaking stomas by filler injection: a novel approach for a difficult clinical problem. Dermatol Ther (Heidelb) 4(2):271-9. doi: 10.1007/s13555-014-0058-x. Epub 2014 Jul 9

Chirurgische Proktologie

W. Asperger

23.1 Akute proktologische Erkrankungen – 306
23.1.1 Analvenenthrombose (perianale Thrombose) – 306
23.1.2 Akute Analfissur – 307
23.1.3 Analabszess – 308

23.2 Chronische proktologische Erkrankungen – 308
23.2.1 Hämorrhoiden – 308
23.2.2 Analfisteln – 310
23.2.3 Stuhlinkontinenz – 312
23.2.4 Condyloma acuminata (Feigwarze) – 315

23.3 Betreuung nach der Operation – 316
23.3.1 Analvenenthrombose – 316
23.3.2 Analfissur – 316
23.3.3 Analabszess – 316
23.3.4 Hämorrhoiden – 317
23.3.5 Analfisteln – 317
23.3.6 Stuhlinkontinenz – 317
23.3.7 Condyloma acuminata (Feigwarze) – 317

23.4 Fragen und Antworten – 318
23.4.1 Fragen des Hausarztes an den Chirurgen – 318
23.4.2 Fragen des Patienten an den Hausarzt – 319

Literatur – 320

M. Korenkov et al. (Hrsg.), *Allgemeinchirurgische Patienten in der Hausarztpraxis*,
DOI 10.1007/978-3-662-47907-0_23, © Springer-Verlag Berlin Heidelberg 2016

23.1 Akute proktologische Erkrankungen

23.1.1 Analvenenthrombose (perianale Thrombose)

Das Krankheitsbild der akut auftretenden perianalen Thrombose ist die Folge einer Thrombosierung der oberflächlichen, am Analrand verlaufenden Venen. Diese sind keine sogenannten »äußeren Hämorrhoiden«. Hämorrhoiden finden sich nur innen, können jedoch in einem fortgeschrittenen Stadium nach außen treten und sich als Analprolaps manifestieren. Auch darin können sich manchmal kleinere Thrombosierungen entwickeln, die aber nicht dieses Krankheitsbild hervorrufen.

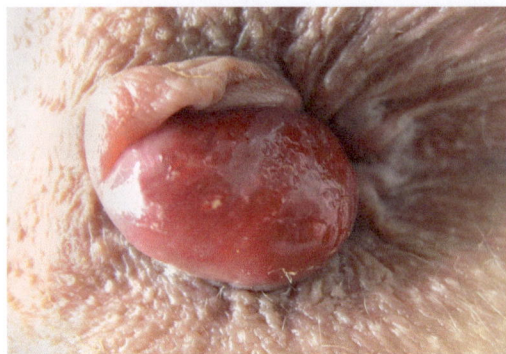

◘ Abb. 23.1 Perianale Thrombose

Klinik

Die Patienten berichten immer über einen akut einsetzenden Schmerz, meist bei festem Stuhl und/oder starkem Pressen bei der Defäkation. Sehr schnell können sie dann auch einen deutlichen, stark schmerzhaften Knoten tasten. Dieser wird regelhaft als Hämorrhoidalknoten gedeutet (◘ Abb. 23.1).

Diagnostik

Die Diagnose lässt sich sehr schnell und einfach durch Inspektion des Anus stellen. Dabei erkennt man einzelne oder mehrere livide Knoten von unterschiedlicher Größe. Bei Druck fühlen sie sich prall an, lassen blaue Thromben unter der Hautbedeckung erkennen und lösen bei Berührung deutliche Schmerzen aus.

Bei starken Schmerzen und tastbaren Knoten kann auch ein akuter Hämorrhoidalprolaps vorliegen. Dieser kann mit Einklemmungszeichen einhergehen, d. h. ebenfalls livides Aussehen, teilweise auch mit Thrombosierung durch einen gestörten Abfluss.

Hier empfiehlt sich ein streng konservatives Vorgehen mit Kühlung, antiphlogistischer und analgetischer Therapie. Repositionsversuche sind in der Regel von kurzem Erfolg und sollten deshalb nicht wiederholt durchgeführt werden. Die operative Therapie des Hämorrhoidalleidens erfolgt im Intervall nach dem Abklingen der akuten Symptomatik.

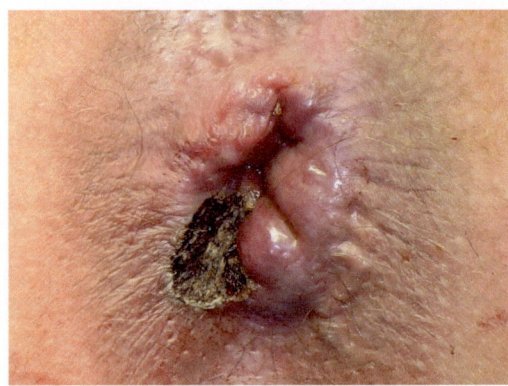

◘ Abb. 23.2 Zustand nach Exzision

Therapie

Die Therapie der Wahl besteht bei frischer Thrombose in der Exzision eines oder mehrerer Knoten. Dies kann in regionaler oder in Lokalanästhesie ausgeführt werden. Die Inzision mit »Ausdrücken« der Thromben sollte nur in begründeten Ausnahmefällen (Patientenwunsch) durchgeführt werden, da diese Behandlung mit einer hohen Rezidivquote verbunden ist (◘ Abb. 23.2).

Liegt der Beginn der akuten Symptomatik zum Zeitpunkt des Arztbesuches bei nachlassenden Schmerzen schon einige Tage zurück und zeigt der Lokalbefund keine pralle Schwellung mehr, sondern Zeichen einer Rückbildung (Faltenbildung der Haut), kann durchaus ein weiteres konservatives Vorgehen empfohlen werden. Die Therapie sollte dann aus lokaler Kühlung mit einer kleinen Kühlkompresse und der Gabe von Analgetika oder Antiphlogistika bestehen.

23.1.2 Akute Analfissur

Bei der Analfissur handelt es sich um einen Einriss oder eine Ulzeration im Anoderm. Die Hauptlokalisationen sind bei 6 Uhr (dorsal) oder 12 Uhr (ventral) in Steinschnittlage (SSL; ◘ Abb. 23.3). Andere Lokalisationen sind suspekt und können ein Hinweis auf andere Erkrankungen sein (Cave: venerische oder maligne Genese!). Man unterscheidet zwischen der akuten und der chronischen Form (Joos et al. 2009).

Klinik

Die Patienten klagen über einen schon bei oder nach der Defäkation akut einsetzenden brennenden bis stechenden Schmerz mit einsetzender hellroter Blutung. Die Schmerzen können durchaus länger anhalten und setzen bei erneutem Stuhlgang vor allem bei festem Stuhl und/oder starkem Pressen wieder ein.

Diagnostik

Manchmal lässt sich der kutane Ausläufer der Fissur schon bei der Inspektion darstellen. Der Verdacht erhärtet sich bei der rektal-digitalen Untersuchung durch die Palpation einer Rauigkeit oder der ulzerösen Läsion. Die Proktoskopie ermöglicht die sichere Diagnosestellung, ist aber aufgrund der starken Schmerzen oft nicht oder nur eingeschränkt durchführbar. In diesen Fällen sichert erst die anale Exploration unter Narkose endgültig die Diagnose. In gleicher Sitzung kann dann vor allem bei akut rezidivierter chronischer Fissur die operative Standardtherapie in Form der Exzision vorgenommen werden. Die eindeutige klinische Verdachtsdiagnose rechtfertigt jedoch auch ohne abschließende Gewissheit einen konservativen Behandlungsversuch unter Narkose.

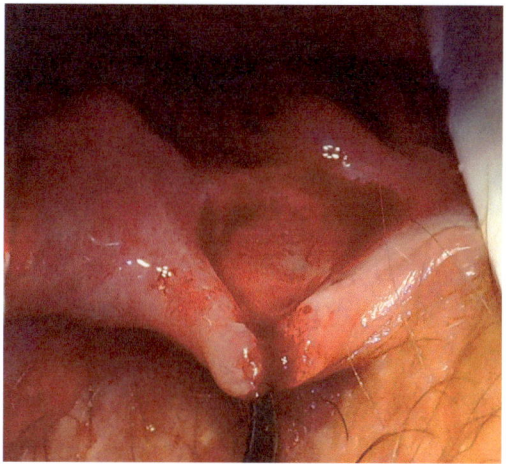

◘ Abb. 23.3 Akute Analfissur

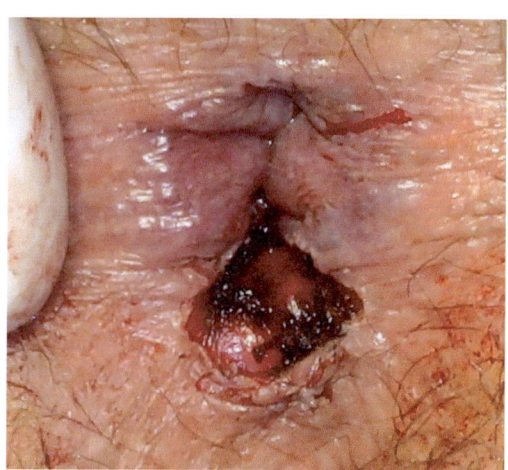

◘ Abb. 23.4 Nach Exzision der Analfissur

Therapie

Die initiale Therapie der akuten Analfissur ist konservativ. Das Ziel ist die Entspannung des Schließmuskels. Dies wird durch die lokale Applikation von salbengebundenen Glyceroltrinitratverbindungen (z. B. Rectogesic) oder Kalziumantagonisten (z. B. Diltiazem) erreicht. Wir bevorzugen ein Diltiazem-Gel 2 %. Bei Rectogesic klagen die Patienten sehr häufig über Kopfschmerzen und beenden deshalb nicht selten die Anwendung, was zum Misserfolg der Behandlung führt. Die Applikation des Gels mittels eines Analdilatators kann den Erfolg der Behandlung erhöhen. Gleichzeitig ist die Stuhlregulation mit Flohsamen unerlässlich (z. B. Mukofalk, Flosa). Mögliche auslösende Erkrankungen sollten im Rahmen der Diagnostik und Behandlung ausgeschlossen bzw. behandelt werden (Kryptitis, Hämorrhoidalleiden, subanodermale Fisteln, chronische Obstipation). Nach zwei erfolglosen konservativen Therapieversuchen sollte die operative Exzision mit histologischer Untersuchung ins Auge gefasst werden (◘ Abb. 23.4).

Die laterale Spaltung des M. sphincter ani internus hat im angelsächsischen Sprachraum einen hohen Stellenwert, ist in Deutschland aufgrund der hohen Inkontinenzraten im Langzeitverlauf jedoch obsolet.

Die Anwendung von Botulinumtoxin spielt in der praktischen Anwendung keine Rolle.

23.1.3 Analabszess

Der Analabszess (früher periproktitischer oder Perianalabszess) entwickelt sich meist auf dem Boden einer kryptoglandulären Infektion der Proktodealdrüsen (Kryptitis). Nach der Ausbreitung in den perirektalen und perianalen Spalträumen unterscheidet man peri- und intraanale, ischiorektale und pelvirektale Abszesse

Klinik
Je nach Abszesslokalisation entwickeln sich beim Patienten relativ schnell ein Druckgefühl und eine Zunahme der Schwellung und der Schmerzen. Allgemeine Infektionszeichen wie Fieber und Schüttelfrost können beim Fehlen äußerer Zeichen und nur vergleichsweise geringen Beschwerden (Abszess kann sich leicht ausbreiten) ein Hinweis auf einen ischiorektalen oder pelvirektalen Abszess sein. Ein solcher kann zum Zeitpunkt der Diagnosestellung aufgrund der größeren Spalträume bereits erhebliche Ausmaße angenommen haben. Differenzialdiagnostisch sollte an eine Acne inversa, einen Pilonidalabszess und an einen »einfachen« Glutealabszess gedacht werden (◘ Abb. 23.5).

Diagnostik
Die Grundlagen stellen die klinische Untersuchung mit Inspektion und Palpation (intraanale Abszesse), die transkutane Sonografie, ggf. die Endosonografie oder die MRT (pelvirektale Abszesse). Die Paraklinik ergänzt die Einschätzung.

Therapie
Die Therapie der Wahl ist die Inzision mit Abszessentlastung. Diese sollte T-förmig erfolgen, um ein schnelles Zusammenklappen der Wundränder zu vermeiden. Sie sollte genügend groß sein, um die längerfristige Drainage der Wunde zu garantieren.

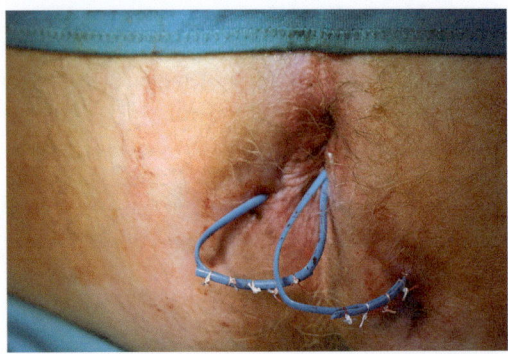

◘ Abb. 23.5 Hufeisenfistel

Gleichzeitig sollten die Wunde und die Abszesshöhle einer gründlichen Exploration unterzogen werden, da diese auch durch Septen gekammert sein können. In Ausnahmefällen kann eine offensichtlich oberflächliche Fistel gleichzeitig durchtrennt werden. Bei Darstellung einer transsphinktären Fistel erfolgt die simultane Einlage einer Drainage (Vessel Loop).

Von einer Fistelsuche ist dringend abzuraten. Die Gänge sind durch den Abszess meist zugeschwollen. Deshalb besteht die Gefahr einer Via falsa.

23.2 Chronische proktologische Erkrankungen

23.2.1 Hämorrhoiden

Die Hämorrhoiden sind weiche Gefäßpolster (Corpus cavernosum recti oder Plexus haemorrhoidalis) in der Submukosa der distalen Rektumschleimhaut unmittelbar vor der Linea dentata. Sie sind Teil des Verschlussapparates und dienen der sogenannten Feinkontinenz, d. h. der Abdichtung des Analkanals für auch geringe Flüssigkeitsabsonderungen. Von einem Hämorrhoidalleiden spricht man bei ihrer Vergrößerung, von Einzelknoten bis zum zirkulären Auftreten. Die Ausdehnung wird nach Goligher in 4 Schweregrade eingeteilt (◘ Abb. 23.6):
- Grad I: Vergrößerung bei der Proktoskopie sichtbar
- Grad II: prolabierte Knoten beim Pressen, spontane Reposition

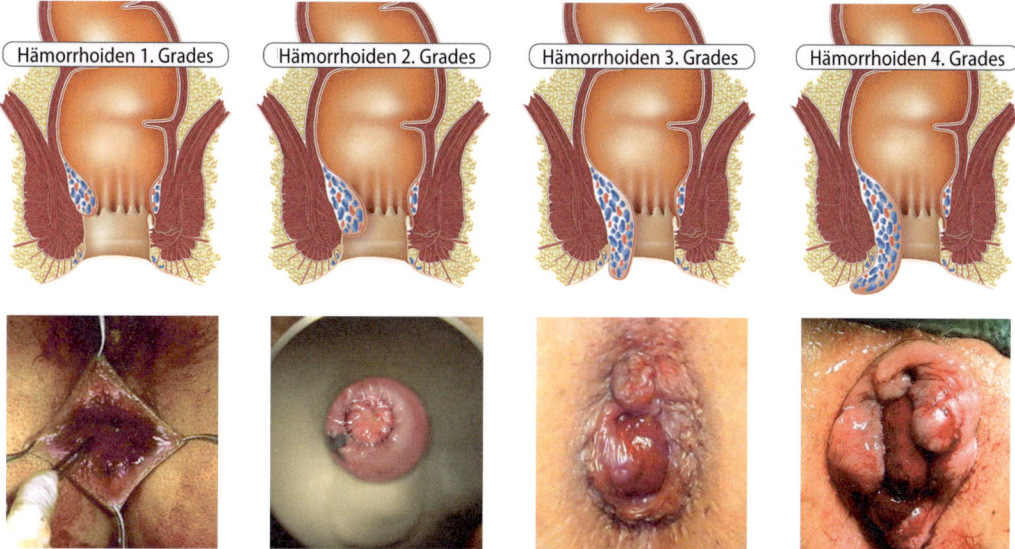

Abb. 23.6 Schweregrade des Hämorrhoidalleidens (Abb. obere Reihe mit freundlicher Genehmigung der Firma Kreussler Pharma, Wiesbaden)

— Grad III: prolabierte Knoten ständig oder beim Pressen, digital reponierbar
— Grad IV: fixierte Knoten und digital nicht oder nur temporär reponierbar.

Eine sichere Beurteilung und Differenzierung der Schweregrade kann nur bei der Proktoskopie erfolgen. Beim Pressen stellt sich das Ausmaß eines Prolapsgeschehens dar (Funktionsproktoskopie).

Klinik

Die meisten Patienten klagen zunächst infolge des meist geringen Abgangs von Schleim und Flüssigkeit über diese Sekretion und einen »feuchten« Anus. Meist ist dies mit einer Ekzembildung perianal verbunden, wodurch sich zunehmendes Brennen und Juckreiz einstellen. Über Schmerzen klagen die Patienten recht selten, zunehmend in höheren Stadien, wenn austretende Knoten nicht mehr spontan zurückgehen oder auch die manuelle Reposition nicht lange vorhält. Bei dem von vielen Patienten geschilderten spontan auftretenden äußerst schmerzhaften Knoten handelt es sich in vielen Fällen jedoch um eine akute perianale Thrombose!

Blutbeimengungen finden sich sehr häufig, auch in Anfangsstadien. Sie werden in der Regel als im Anschluss an die Defäkation dem Stuhl aufliegend beschrieben. In nahezu allen Fällen sistieren sie spontan. Eine ernste Gefahr stellen in dieser Hinsicht die oralen Antikoagulanzien dar, welche vor allem von immer mehr älteren Menschen eingenommen werden. Sie führen in der Gegenwart häufiger zur operativen Therapie, als dies früher erforderlich war. Die Ursache einer rezidivierenden transanalen Blutung sollte vor einer Therapie unbedingt geklärt werden. Nur die vollständige Koloskopie kann mit Sicherheit diese Klärung herbeiführen. Bis auf wenige Ausnahmen gehört sie obligat zur Diagnostik.

Diagnostik

Die Diagnostik umfasst die Inspektion, Palpation und (Funktions-)Proktoskopie. Diese wird in Steinschnitt- oder Linksseitenlage durchgeführt. Die Koloskopie sollte vor allem bei Blutbeimengungen, aber auch bei Patienten im höheren Alter regelhaft durchgeführt werden. Ergeben sich bei der Untersuchung Anhaltspunkte für weitere pathologische Befunde (Fisteln, Abszesse, Inkontinenz, Prolaps oder andere Defäkationsstörungen), sollten weitere diagnostische Verfahren wie Endosonografie, MRT des kleinen Beckens oder ggf. eine MR-Defäkografie folgen.

◘ Tab. 23.1 Moderne Verfahren in der Behandlung des Hämorrhoidalleidens

Interventionelle Verfahren	
Blanchard (1928)	Sklerosierung
Barron (1963)	Ligatur
Kiefhaber & Moritz (1978)	Infrarot-koagulation
Morinaga (1995)	Hämorrhoidalarterienligatur (HAL)
Operative Verfahren	
Milligan-Morgan (1936)	Offene Exzision
Ferguson (1959)	Geschlossene Exzision
Burgard (2005)	Geschlossene Exzision (submukös)
Asperger und andere	Halbgeschlossene Exzision
Arnold-Fansler (1933)	Plastisch-rekonstruktiv
Parks (1956)	Plastisch-rekonstruktiv (submukös)
Longo (1997)	Stapler-Hämorrhoidopexie
Houssain (2001)	HAL+ Recto-Anal-Repair (RAR)

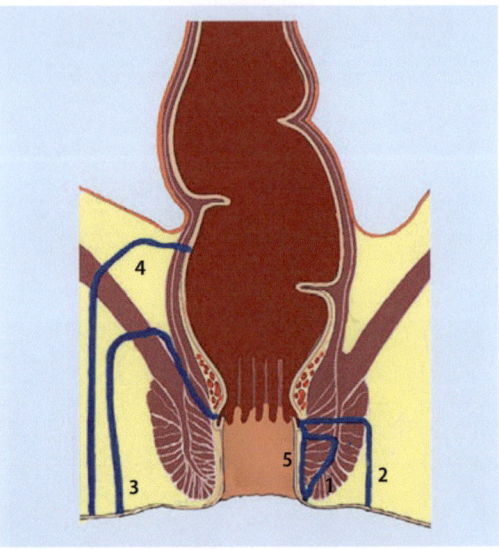

◘ Abb. 23.7 Klassifikation der Analfisteln: 1 intersphinktär, 2 transsphinktär, 3 suprasphinktär, 4 extrasphinktär, 5 subanodermal

Therapie

Die Behandlung des Hämorrhoidalleidens hat eine lange Geschichte, welche letztlich bis auf Hippokrates zurückgeht. Die in ◘ Tab. 23.1 aufgeführten Verfahren stellen in unterschiedlicher Häufigkeit angewandt heute die gängige Praxis dar. Allerdings bleiben die operativen Verfahren differenziert den Schweregraden II–IV vorbehalten, die anderen finden ihre Anwendung bei den Schweregraden I und II.

Aufgrund der unterschiedlichen Erfahrungen und Erfolgsaussichten sollten die operativen Verfahren in Abhängigkeit vom Befund eingesetzt werden. Lediglich die Exzisionsverfahren ließen sich bei den Stadien II–IV letztlich immer anwenden, sind jedoch mit vergleichsweise höheren Raten an Schmerzdauer und -intensität belastet. Hämorrhoiden im Stadium I bedürfen nicht der operativen Therapie, sondern können bei Auftreten von Symptomen verödet oder mit der Gummibandligatur behandelt werden.

23.2.2 Analfisteln

Durch die Infektion der Proktodealdrüsen und der darauf folgenden Abszedierung kommt es zur Ausbildung eines Analabszesses (akutes Krankheitsbild) und in der Folge zum Verbleib einer Fistel als chronischer Form der Erkrankung. Die Fistel nach außen kann sich im Rahmen einer Spontanperforation des Abszesses entwickeln oder aber nach operativer Entlastung desselben verbleiben.

Die Analfisteln werden heute nach der 2011 erschienenen Leitlinie in Anlehnung an die Parks-Klassifikation in intersphinktäre, transsphinktäre, suprasphinktäre, extrasphinktäre und subanodermale Fisteln eingeteilt (Parks et al. 1976, Ommer at al. 2011; ◘ Abb. 23.7). Daraus resultiert auch die differenzierte Therapie.

Klinik

Die Erstmanifestation eines analen Fistelleidens kann sich unterschiedlich darstellen. Häufig ist es ein Analabszess mit Schmerzen und Schwellung, der den Patienten den Arzt aufsuchen lässt.

Es ist jedoch auch durchaus möglich, dass sich die Fistel, ausgehend von einer Kryptitis den Weg zur perianalen Hautoberfläche gesucht hat und es zur Perforation der Hautoberfläche kommt, meist mit der Entleerung von Eiter. Die persistierende Sekretion oder die interkurrierende Perforation führt den Patienten dann in der Regel zunächst zu seinem Hausarzt.

Diagnostik

Die klinische Untersuchung mit Inspektion, rektal-digitaler Exploration und Proktoskopie stellt die Basis der Diagnostik dar. Zunächst sollte versucht werden, die äußere und innere Fistelöffnung zu identifizieren. Die Lokalisation der äußeren Öffnung ist in der Regel unproblematisch und liefert einen wichtigen Hinweis zum Verlauf der Fistel.

Da die Proktodealdrüsen in 90 % den Ausgangspunkt bilden, findet sich die innere Öffnung einer Fistel bis auf wenige Ausnahmen in Höhe ihres Ausführungsganges, der Linea dentata. In Kenntnis der Goodsall-Regel von 1887 lassen sich mit diesem Wissen viele innere Fistelöffnungen für den Geübten auffinden (◘ Abb. 23.8). Danach verlaufen ventrale Fisteln (zum Perineum hin) fast immer radiär, dorsale jedoch bogenförmig.

Die sichere Identifikation des Fistelverlaufes ist die Voraussetzung der definitiven Fistelversorgung. Im Zuge der Eröffnung eines Analabszesses steht die Suche nach einer inneren Fistelöffnung nicht im Fokus der Therapie. Vielmehr birgt dies die Gefahr, durch die Manipulationen eine Via falsa zu erzeugen, was für die weitere Behandlung des Fistelleidens von großem Nachteil ist. In der Regel ist zum Zeitpunkt des Abszesses der Fistelkanal durch die Entzündung und Ausbreitung des Abszesses zugeschwollen und die Sondierung erschwert, wenn nicht gar unmöglich. Wenn überhaupt, sollte der Sondierungsversuch bei hochgradigem Verdacht und nur vom Geübten in Erwägung gezogen werden.

Die weitere Diagnostik sollte nach Abheilung der Inzisionswunde bei jetzt vorliegender Fistel erfolgen. Die sichere Darstellung der Fistel und ihres Verlaufes gelingt mithilfe der 3D-Endosonografie oder im MRT. Im Ergebnis der klinischen und ge-

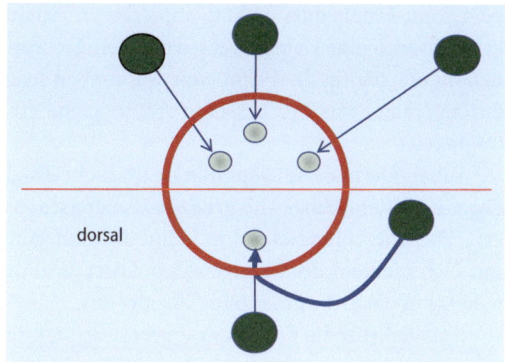

◘ **Abb. 23.8** Goodsall-Regel

rätetechnischen Untersuchung kann dann die weitere Therapieplanung erfolgen.

Da die Therapie nicht kryptoglandulärer Fisteln bei chronisch-entzündlichen Darmerkrankungen (Crohn-Krankheit) grundsätzlich anders ist, sollte dies besonders bei rezidivierenden Fisteln vor einer chirurgischen Therapie abgeklärt werden (Anamnese, Koloskopie).

Man sollte auch hier differenzialdiagnostisch an eine Acne inversa oder einen Pilonidalabszess denken.

Therapie

Das Ziel der Behandlung von Analfisteln ist die vollständige Entfernung und eine möglichst niedrige Rezidivrate. Neben der Beseitigung aller Nebengänge der oft verzweigten Fistelsysteme steht die Erhaltung der Integrität des Verschlussapparates im Zentrum jeder Therapie. Die Beeinträchtigung der Lebensqualität infolge einer Stuhlinkontinenz ist beträchtlich. Mitunter lässt sie sich nur noch durch die Anlage eines Stomas als Ultima Ratio beherrschen.

Die Einlage einer sogenannten Fadendrainage stellt zunächst eine einfache Methode dar, um die Fistel offen zu halten und damit einer erneuten Abszedierung vorzubeugen. Zudem dient sie der Konditionierung und Stabilisierung des Fistelganges. Beides hilft bei der lokalen Optimierung in Vorbereitung auf die definitive Versorgung der Fistel durch das jeweilige vom Verlauf der Fistel abhängige Operationsverfahren. Die Drainage stellt in der Regel eine Intervallbehandlung dar. Lediglich bei Crohn-Fisteln oder nicht therapierbaren Fisteln kann sie auch eine Dauerlösung darstellen. Sie werden heute häufig in Form von Silikonbändern durchgeführt, was der besseren Analhygiene zuträglich ist.

Subanodermale, intersphinktäre und sehr distal liegende Fisteln haben die größten Heilungschancen. Die Therapie erfolgt durch eine Fistulotomie mit Debridement des Fistelgewebes. Diese Wunde heilt sekundär fast immer ohne Rezidiv aus.

Nachteile für die Kontinenz ergeben sich nur in seltenen Fällen. Bei den transsphinktären Fisteln stellt zurzeit noch die transsphinktäre Exzision des Fistelganges mit Nahtverschluss im Muskelbereich und Überdeckung mit einem Rektumschleimhautlappen (advancement flap) die Therapie der Wahl dar. Die Erfolgsquote beträgt 60–80 %. Versuche mit Verklebung der Fisteln haben mit Heilungsraten zwischen 10 und 50 % keine Verbesserung gebracht. Auch das Einbringen eines sogenannten Plugs in die Fistel führt nur in maximal 30 % zum Erfolg.

Eine relativ neue Möglichkeit stellt die komplette Durchtrennung der Muskulatur mit Offenlegung und Entfernung der Fistel dar (Lay-open-Technik). Anschließend wird der Schließmuskel primär rekonstruiert. Bei Erfolgsraten von über 80 % einschließlich ggf. erforderlicher Reeingriffe scheint das Verfahren vor allem bei mehreren Fisteloperationen in der Vorgeschichte eine Alternative darzustellen. Allerdings sollte man immer die höhere Rate an Kontinenzstörungen berücksichtigen.

Im Moment gibt es noch mehrere neue Verfahren zur Behandlung transsphinktärer Fisteln, deren klinische Relevanz jedoch erst noch durch entsprechende Studien bewiesen werden muss, um ihre tatsächliche Bedeutung nachzuweisen (LIFT, VAAFT, FiLAC und der OTSC-Clip). Eine vertiefende Behandlung an dieser Stelle würde den Rahmen dieses Buches sprengen. Die Zukunft wird zeigen, inwieweit solche Verfahren wirklich geeignet sind, längerfristig die Erfolgsquote der Therapie von Analfisteln weiter zu verbessern.

Eine große Schwierigkeit stellt die Behandlung von Analfisteln im Zusammenhang mit einer Crohn-Krankheit des Kolorektums dar. Diese Fisteln lassen sich nur im Rahmen einer engen interdisziplinären Zusammenarbeit zwischen Gastroenterologen und Chirurgen erfolgreich behandeln. Ein chirurgischer Aktivismus hinsichtlich operativer Eingriffe sollte hier vermieden werden.

23.2.3 Stuhlinkontinenz

Eine Stuhlinkontinenz bedeutet für die Betroffenen eine deutliche Beeinträchtigung der Lebensqualität und einen tiefen Einschnitt in ihrem Leben. Sie mindert das Selbstwertgefühl und das Selbstvertrauen geht verloren. Die Entwicklung einer Depression ist möglich. Je nach Schweregrad der Inkontinenz sind diese Folgen unterschiedlich stark ausgeprägt. Etwa 2 % der Bevölkerung in den westlichen Industriestaaten leiden unter diesem Krankheitsbild. In Deutschland betrifft dies etwa 2 Millionen Menschen, wobei Frauen im Verhältnis 4:1 häufiger betroffen sind als Männer.

9 % aller Frauen über 50 weisen kombinierte Formen auf. Sie leiden also gleichzeitig an einer Harninkontinenz. In Schweden weisen 25 % aller Frauen über 60 eine Harn- und Stuhlinkontinenz auf. Nicht zu unterschätzen ist auch die Dunkelziffer, da sich nur wenige aus Schamgefühl mit diesem Problem einem Arzt anvertrauen. Am ehesten sind noch Frauen bereit, das Problem ihrem Gynäkologen zu schildern, insbesondere wenn bereits eine Harninkontinenz diagnostiziert und behandelt wird.

Die Inkontinenz tritt nur in wenigen Fällen plötzlich und in vollem Ausmaß auf, sondern ist eher ein progredienter Prozess, welcher vor allem auch durch zunehmendes Alter und die allgemeine Abnahme der körperlichen Verfassung beeinflusst wird.

Das häufigere Auftreten bei Frauen hat spezifische Gründe: Der Schließmuskel ist bei Frauen vor allem ventral deutlich schwächer ausgeprägt. Durch die Dehnung im Rahmen von Spontangeburten wird der Muskel weiter geschwächt, Dammschnitte und -risse hinterlassen Narben bis hin zu Defekten, welche durch die physiologische Schwächung im Alter nicht mehr kompensiert werden können. Die operative Entfernung des Uterus aus verschiedensten Gründen kann nicht nur im Rahmen einer allgemeinen Beckenbodenabsenkung zu einer weiteren Zuspitzung des Problems beitragen. Auch bei

Männern kommen verschiedene Erkrankungen als Ursachen in Betracht:
- Hämorrhoidalleiden mit Vorfall
- Muskelzerstörung durch rezidivierende Analfisteln und -abszesse und deren chirurgische Behandlung
- Obstipation mit sogenannter Überlaufinkontinenz
- Tumoren des unteren Rektums und des Analkanals.

Diverse Schädigungen des Muskels selbst (Entbindung, Operationen bei Hämorrhoiden, Fisteln und Tumoren) oder dessen Innervation (Apoplex, Rückenmarksschädigungen, Bandscheibenvorfälle, Tumoroperationen oder Überdehnung bei Entbindungen) können ebenfalls zur Inkontinenz führen. Von einer sensorischen Inkontinenz spricht man bei gestörter Wahrnehmung im Bereich des Anoderms bei Schädigung durch Entzündungen (Ekzem und andere Hauterkrankungen) oder nach operativen Eingriffen mit Verlust des Anoderms (Hämorrhoiden, Fisteln, Marisken). Durchfallerkrankungen vor allem bei chronisch-entzündlichen Darmerkrankungen oder schlicht das Nichtvorhandensein einer Toilette können auch bei jungen Patienten zur Inkontinenz führen.

Klinik

Es werden drei Schweregrade der Inkontinenz unterschieden:
- Grad 1: Inkontinenz für Darmgas
- Grad 2: Inkontinenz für dünnen Stuhl
- Grad 3: Inkontinenz für festen Stuhl.

Je nach Schweregrad unterscheiden sich auch die Symptomatik und der Grad der Beeinträchtigung für die Betroffenen. Die Stuhlinkontinenz ist in der Regel ein progredientes Leiden und beginnt schleichend. Zu Beginn steht in der Regel das Unvermögen, Winde zu halten im Vordergrund. Mit zunehmender Krankheitsdauer rückt die mangelnde Fähigkeit, zunächst dünnen Stuhl und schließlich selbst festen Stuhl zu halten, in den Vordergrund, mit all seinen Folgen und Begleiterscheinungen. Die unter Inkontinenz leidenden Menschen sind stark beeinträchtigt und gezwungen, ihren Tagesablauf minutiös zu planen, um immer eine Toilette aufsuchen zu können und büßen dadurch deutlich an Flexibilität und Lebensqualität ein. Nicht selten geraten sie dadurch zunehmend in die soziale Isolation.

Diagnostik

Um zunächst die Ausprägung der Inkontinenz zu verifizieren und zu einer Vergleichbarkeit der Ergebnisse vor und nach einer Therapie zu kommen, hat sich in der Praxis der folgende Inkontinenz-Score nach Wexner und Jorge bewährt (oder Cleveland Clinic Score, CCS). Er unterscheidet nicht nur nach Art (Luft, Schleim, flüssiger oder fester Stuhl), sondern auch nach der Anzahl der Inkontinenzepisoden pro Woche. Durch die ermittelte Punktzahl lässt sich die Kontinenzleistung differenzieren (◘ Tab. 23.2, ◘ Tab. 23.3).

Die weitere Diagnostik dient der Ursachensuche. Die ausführliche Anamnese spielt zunächst eine zentrale Rolle. Der Schwerpunkt liegt bei Frauen auf der Anzahl und der Art der Geburten sowie auf den möglichen Komplikationen in Form von Dammrissen. Auch die genaue Beschreibung der Inkontinenzepisoden ist neben der Stuhlkonsistenz von großer Bedeutung und kann bereits wichtige Hinweise geben: Schmierinkontinenz (Soiling), nächtlicher unbemerkter Stuhlabgang, Stuhl nicht halten können, nochmaliger Stuhlabgang nach erfolgreicher Defäkation u.a.

Ein Stuhltagebuch und ein Inkontinenzfragebogen sind dabei hilfreich und können schon im Vorfeld ausgefüllt werden. Darauf baut je nach Ergebnis die weitere Diagnostik auf. Die proktologische Untersuchung mit Inspektion, digital-rektaler Untersuchung und Funktionsproktoskopie ist in jedem Fall obligat. Schon dabei können verschiedene Erkrankungen detektiert werden, welche eine Inkontinenz hervorrufen: Anal- oder Rektumprolaps, globale Beckenbodensenkung, Rektozele, prolabierende Hämorrhoiden, Sphinkterschäden, Tumoren u.a. Die Endosonografie ergänzt diese vor allem hinsichtlich vorhandener Schließmuskeldefekte. Die MR-Defäkografie kann ein Prolapsgeschehen oder andere morphologische Veränderungen (veränderter anorektaler Winkel) anzeigen. Zum Ausschluss neurologischer Ursachen sollte ein Neurologe konsultiert werden. Ergänzend sollte bei Tumorverdacht die Koloskopie erfolgen, und vor

Tab. 23.2 Inkontinenz-Score nach Wexner und Jorge (oder Cleveland Clinic Score, CCS)

	Nie = 0 Punkte	Seltener als 1 Mal im Monat = 1 Punkt	Häufiger als 1 Mal im Monat = 2 Punkte	Häufiger als 1 Mal in der Woche = 3 Punkte	Meist täglich = 4 Punkte
Wie oft verlieren Sie unkontrolliert festen Stuhl?					
Wie oft verlieren Sie unkontrolliert flüssigen Stuhl?					
Wie oft verlieren Sie unfreiwillig Winde?					
Wie oft tragen Sie eine Vorlage?					
Wie oft müssen Sie wegen Stuhlproblemen Ihre festen Lebensgewohnheiten ändern?					

Tab. 23.3 Cleveland Clinic Score (Wexner und Jorge; Punktesystem von 1–20; die Summe der Punkte zeigt die Kontinenzleistung an)

Punktsumme	Bedeutung
0	Perfekte Kontinenz
1–7	Gute Kontinenz
8–14	Moderate Inkontinenz
15–20	Schwere Inkontinenz

allem bei Inkontinenz für dünne Stühle und Durchfallneigung sollten chronisch-entzündliche Darmerkrankungen oder Intoleranzen ausgeschlossen werden (Lactose, Sorbit oder Störungen der Darmflora).

Therapie

Die initiale Therapie der Inkontinenz ist bis auf wenige Ausnahmen (Tumor) immer konservativ. Dabei spielt zunächst die Stuhlregulation die größte Rolle. Sie führt bereits bei vielen Patienten zumindest zur Verbesserung der Ausgangssituation. Schon dies empfinden viele Betroffene, welche sich z.T. schon über Jahre mit dem Problem gequält haben, als Gewinn und als Verbesserung der Situation und damit auch der Lebensqualität. Flohsamen (z. B. Mukofalk oder Flosa) spielt dabei eine entscheidende Rolle. In schwierigen Fällen können auch zumindest vorübergehende Gaben von Loperamid, Opiumtinktur und/oder Amitryptilin 20 mg zur Nacht hilfreich sein.

Im zweiten Schritt erfolgt die sogenannte Biofeedbacktherapie. Diese beruht auf der bewussten Wahrnehmung der Kontraktion des Schließmuskels über eine elektrische Rückkopplung. Sie dient der Erfolgskontrolle. Insgesamt werden dadurch die Restfunktion des Schließmuskels aktiviert, die rektale Empfindlichkeit gestärkt und vor allem auch die anorektale Koordination verbessert. Nach mehreren Studienergebnissen liegt die Erfolgsquote bei etwa 50 %, d. h. es kann eine Verbesserung der Inkontinenzsymptomatik erreicht werden. Weiterhin können sogenannte Bulking Agents (z. B. Carbon-, Dextran-, Hyaluronidase- oder Ethylenverbindungen) intraanal unter die Mukosa gespritzt werden, um für eine höhere Abdichtung zu sorgen. Diese halten jedoch nur für kurze Zeit (einige Wochen) und müssen dann erneut appliziert werden.

Hinsichtlich einer weitergehenden operativen Therapie können verschiedene Optionen diskutiert werden. Bei morphologischen Ursachen muss oder kann natürlich die operative Korrektur erwogen werden. Für die Inkontinenz infolge eines Tumorleidens besteht in der Regel eine absolute Operationsindikation für das Grundleiden selbst. Bei allen anderen operativen Verfahren muss die Indikation sehr gut abgewogen werden, da die Langzeitergebnisse meist keine dauerhafte Heilung nachweisen können.

An operativen Maßnahmen kommt zunächst die Sphinkterrekonstruktion bei entsprechenden lokalisierten Schäden in Betracht (50 % Langzeiterfolg). Die Sphinkterersatzoperationen durch die physiologische, in der Regel dynamische Grazilisplastik (bis 80 % Langzeiterfolg, 40 % Komplikationsrate), die Implantation alloplastischer regulierbarer Bänder (> 80 % Langzeiterfolg, 33 % Komplikationsrate, 25 % Explantationsrate) oder die Implantation sich selbst regulierender Magnetbänder (neu; noch keine verlässlichen Ergebnisse) sind große Eingriffe mit entsprechenden Problemen. Ihre Anwendung muss sehr gut abgewogen werden.

Ein relativ neues und vielversprechendes Verfahren stellt die sakrale Nervenmodulation dar. Dabei werden die sakralen Spinalnerven stimuliert und führen so zu einer Aktivierung der Restfunktion eines funktionell inadäquaten anorektalen Kontinenzorgans durch elektrische Reize. Dadurch kommt es nachweislich zur Modulation der Sakralreflexe und damit zum Anstieg des Ruhedrucks im Sphinktersystem und zu einer Verbesserung der Kontraktilität. In Studien nachgewiesene Effekte sind die signifikante Abnahme der Inkontinenzepisoden sowie die Verbesserung der Fähigkeit, den Stuhlgang zu halten. Das Verfahren hat außerdem eine sehr hohe Erfolgsquote, da zunächst nur eine temporäre extrakorporale Testung des Systems stattfindet und nach erfolgreicher Testung der Schrittmacher und das Applikationsset dauerhaft implantiert werden. Diese Möglichkeit hat in etwa 80 % der Fälle Erfolg und trägt so wesentlich zur Verbesserung der Lebensqualität der Patienten bei. Bei Versagen aller Möglichkeiten ist letztlich die Anlage eines permanenten Stomas in Erwägung zu ziehen.

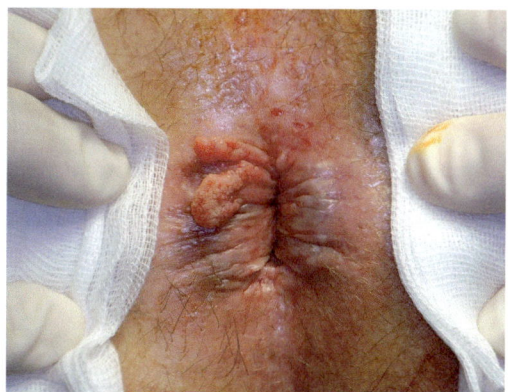

Abb. 23.9 Perianale Condylomata acuminata

23.2.4 Condyloma acuminata (Feigwarze)

Die spitzen Kondylome oder auch Feigwarzen gehören zu den sexuell übertragbaren Erkrankungen der Anogenitalregion (Abb. 23.9). Hervorgerufen und übertragen werden sie durch die humanen Papillomviren (HPV) 6 oder 1, seltener durch die onkogenen HPV 16 und 18. Hauptinfektionsweg ist der Geschlechtsverkehr. Selten kann auch gemeinsames Baden oder das Benutzen von Handtüchern durch mehrere Personen zur Übertragung und Ansteckung führen. Feuchtes Milieu und Kratzen kann die Inokulation der Viren begünstigen. Die Inkubationszeit beträgt 1–6 Monate.

Klinik

Die Patienten klagen regelhaft über Juckreiz. Kratzen kann auch zu Blutungen führen. Die entstehenden Knötchen werden dann auch bemerkt, vor allem wenn es zu einem konfluierenden größeren und flächigen Auftreten kommt. Schmerzen sind eher selten und kommen besonders bei stärkerem intraanalen Befall vor.

Diagnostik

Bei der Inspektion finden sich die einzelnen oder konfluierenden typischen Knötchen, welche bei stärkerer Berührung zu Einrissen und Blutungen neigen. Die Ausdehnung des Befalls ist genau zu eruieren einschließlich einer intraanalen oder genitalen Manifestation. Auch ein Befall der Glans penis

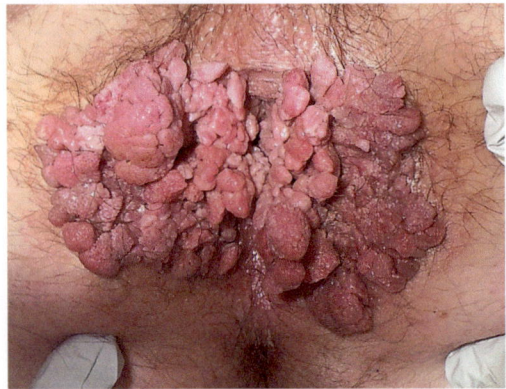

 Abb. 23.10 Buschke-Löwenstein-Tumor

sollte überprüft werden. Weiterhin sucht man nach anderen analen Erkrankungen, welche ursächlich für die Entstehung eines feuchten Milieus verantwortlich sein könnten (Hämorrhoiden, Fisteln, Fissuren). Andere Geschlechtskrankheiten oder auch HIV-Infektionen müssen ausgeschlossen werden.

Auch die Differenzialdiagnose zu Präkanzerosen wie dem Buschke-Löwenstein Tumor (Abb. 23.10) oder zum manifesten Karzinom kann, vor allem bei sehr ausgeprägtem oder flächigem Befall, durchaus schwierig sein. In diesen Fällen sollte eine Exzision mit anschließender Histologie angestrebt werden.

Therapie

Die konservative Therapie mit lokaler Applikation von Podophyllin-Zubereitungen ist aufgrund der Nebenwirkungen und Gefahren der Anwendung praktisch völlig verlassen worden. Alternativ steht einzig die chirurgische Abtragung der Kondylome zur Wahl. Diese kann mit verschiedenen Techniken erfolgen: Scherenschlag, elektrochirurgische Abtragung oder Entfernung mittels Lasers.

Zu beachten ist in jedem Fall die ganz oberflächliche Entfernung, um nicht die Sensorik des Anoderms zu schädigen. Hilfreich ist die sogenannte Wet-Field-Technik, bei der durch ständiges Aufbringen von Kochsalzlösung die Verbreitung der Viren über den entstehenden Dampf vermieden werden soll. Hilfreich ist es auch, den Rauch abzusaugen. In jedem Fall sollte eine entsprechende Schutzbrille getragen werden. Es werden nach Möglichkeit alle Herde entfernt. Eine Kontrolle und ggf.

Nachresektion sollte nach 3–6 Monaten vorgenommen werden. Die Mitbehandlung des Intimpartners ist unbedingt erforderlich.

23.3 Betreuung nach der Operation

23.3.1 Analvenenthrombose

Die Weiterbehandlung erfolgt bei abklingender und älterer Thrombosierung wie o.a. Nach Exzision wird die Wunde ausgeduscht, ggf. mit desinfizierenden Verbänden versehen (z. B. Betaisodona-Salbe). Zudem wird für den Patienten eine Bedarfsmedikation mit Analgetika oder Antiphlogistika verordnet. Die Wundheilung sollte weiter kontrolliert werden, bis sie je nach Größe nach 8–10 Wochen abgeschlossen sein sollte.

Die perianale Thrombose heilt auch nach konservativer Therapie fast vollständig ab. Dabei kommt es zur partiellen oder vollständigen Resorption des Thrombus. Meist verbleibt eine sogenannte Mariske (Hautfalte, Vorpostenfalte).

Zur Prophylaxe weiterer Thrombosen empfiehlt sich die Stuhlregulation mit Flohsamen (z. B. Mukofalk, Flosa).

23.3.2 Analfissur

Nach erfolgreicher konservativer Therapie erfolgt keine Weiterbehandlung durch den Hausarzt. Nach operativer Fissurektomie wird die Wunde wie nach Exzision einer perianalen Thrombose mit Ausduschen der Wunde, ggf. desinfizierenden Betaisodona-Verbänden sowie einer Bedarfsmedikation von Analgetika oder Antiphlogistika und Kontrolle der Wundheilung behandelt, die je nach Wundgröße nach 8–10 Wochen abgeschlossen sein sollte.

23.3.3 Analabszess

Die Wundkontrolle und -behandlung erfolgt prinzipiell analog zu der anderer proktologischer Krankheitsbilder (s.o). Die Wiedervorstellung beim Proktologen ist dringend angeraten, wenn diese nicht ohnehin schon vereinbart war. Dort erfolgt auch die Weiterbehandlung bzw. die definitive Fistelversorgung. Bei rezidivierenden Abszessen sollte die Überweisung zum Gastroenterologen zum Ausschluss einer chronisch-entzündlichen Darmerkrankung erfolgen (Crohn-Krankheit).

23.3.4 Hämorrhoiden

Patienten nach einer Verödungsbehandlung oder Gummibandligatur bedürfen keiner weiteren Nachkontrolle durch den Hausarzt. In der Regel wird dies durch den Therapeuten geschehen. Patienten nach einer operativen Therapie werden häufig noch eine analgetische Medikation verlangen. Dazu bieten sich Metamizol-Tropfen oder antiphlogistisch wirkende Substanzen an. Nach Staplereingriffen oder HAL-RAR-Operationen liegen keine äußeren Wunden vor, sodass sich eine lokale Wundbehandlung erübrigt. Nach allen exzidierenden Eingriffen ist die Behandlung gleich denen anderer Eingriffe mit perianalen Wunden. Betaisodona-Salbe bietet sich hier ebenso an wie das tägliche, u.U. mehrmalige Ausduschen der Wunde. Auch empfehlen sich Bäder, jedoch ohne Zusätze von Badegels oder anderen Essenzen. Sollte ein Patient bei der Applikation der Betaisodona-Salbe ein Brennen spüren, sollte man auf die Salbe verzichten.

Andere Salben werden nach Möglichkeit nicht angewendet, ebenso wie auch die Anwendung feuchten Toilettenpapiers obsolet ist. Beides kann zur Allergisierung und Ekzembildung beitragen. Bei einem perianalen Ekzem empfiehlt sich auch schon vor einem operativen Eingriff als Therapie der Wahl zunächst die Verwendung von Penatencreme, welche in einem hohen Prozentsatz bereits zur Linderung oder auch Abheilung führt. Bei hartnäckigen Ekzemen ist der Einsatz von Zink-Kortison-Salben zu empfehlen. Daneben sollte die Beseitigung der Ursache angestrebt werden.

Ein weiteres häufiges Problem im postinterventionellen Verlauf nach Eingriffen am Anus und im Analkanal ist das Anschwellen von eventuell vorhandenen Marisken. Dies bereitet den Patienten oft mehr Kummer als der Schmerz der Operationswunde selbst. Die lokale Kühlung in Kombination mit Analgetika und Antiphlogistika stellt hier die Therapie der Wahl dar.

23.3.5 Analfisteln

Neben der üblichen Wundkontrolle analog anderer perianaler Wunden (z. B. Fissur, Abszess s.o.) sollte die Nachsorge nach einem Fisteleingriff in engem Kontakt mit dem operierenden Kollegen erfolgen. Die möglichen Komplikationen inklusive einer persistierenden oder rezidivierenden Fistel sollten frühzeitig erkannt und behandelt werden.

23.3.6 Stuhlinkontinenz

Die Diagnostik und Therapie einer Stuhlinkontinenz ist diffizil und umfassend. Die Aufgabe des Hausarztes ist es vor allem, aufgrund einer vertrauensvollen Arzt-Patienten-Beziehung die Betroffenen zu erkennen und der speziellen Behandlung zuzuführen.

Vielen Patienten mit einer Stuhlinkontinenz ist jedoch oft schon mit einer Symptomlinderung geholfen, welche auch der Hausarzt durch Stuhlregulation mit Flohsamen einleiten kann. Viele Patienten mit einer leichten Inkontinenz erreichen bereits damit einen völligen Rückgang der Symptomatik, andere eine teils deutliche Besserung. Weiterhin kann die Anwendung von Kohlendioxid erzeugenden Lecicarbon-Suppositorien empfohlen werden. Diese einsetzende Gasbildung im Rektum induziert weitere Stuhlgänge. Dies am Morgen nach dem ersten normalen Stuhlgang angewandt, führt nach etwa 2 Stunden dazu, dass sich danach über einen Zeitraum von mehreren Stunden kein Stuhl mehr im Rektum ansammelt und damit die Inkontinenzepisoden ausbleiben. Dies müssen die Betroffenen natürlich zunächst unter kontrollierten Bedingungen ausprobieren. Auch die beste Flohsamen-Dosierung muss individuell abgestimmt sein. Diese einfachen Maßnahmen erübrigen natürlich nicht die diagnostische Abklärung der Ursache. Vor allem müssen Tumoren als Ursache ausgeschlossen sein.

23.3.7 Condyloma acuminata (Feigwarze)

Die weitere Behandlung besteht in Wundkontrollen der sehr oberflächlichen Exkoriationen. Die Wundbehandlung erfolgt mit Ausduschen der Wunde und desinfizierenden Verbänden etwa mit Betaisodona-Salbe. Eine Medikation von Analgetika oder Antiphlogistika (z. B. Novalgin, Paracetamol, Ibuprofen) ist nur selten erforderlich.

Bei allen spezifischen Fragestellungen sollten sie Kontakt zu einem koloproktologischen Spezialisten aufnehmen. Sollten Ihnen diese in Ihrer Umgebung nicht bekannt sein, helfen Ihnen die folgenden Adressen oder ein Nachfragen bei der zuständigen Ärztekammer:

— Berufsverband der Coloproktologen Deutschlands BCD: http://www.coloproktologen.de/informationen-proktologie/kolo-proktologe-umkreissuche.html
— Chirurgische Arbeitsgemeinschaft Coloproktologie CACP der Deutschen Gesellschaft für Allgemein- und Viszeralchirurgie DGAV: http://www.dgav.de/studoq/zertifizierungen/chirurgische-koloproktologie.html.

23.4 Fragen und Antworten

23.4.1 Fragen des Hausarztes an den Chirurgen

- **Frage**

Kann die recht häufig in der Praxis auftretende Analvenenthrombose auch in der hausärztlichen Praxis exzidiert werden oder empfiehlt sich aufgrund des Blutungsrisikos unbedingt eine Vorstellung beim Chirurgen?

- ■ **Antwort**

Prinzipiell kann dies bei entsprechender Erfahrung des Hausarztes auch in der Praxis durchgeführt werden. Allerdings sollte generell die Exzision erfolgen. Eine Schädigung des Schließmuskels muss vermieden werden. Die Voraussetzungen für eine suffiziente Blutstillung (Elektrokoagulation) sollten erfüllt sein.

- **Frage**

Welchen Sinn haben Suppositorien in der Therapie der bereits einige Tage alten Analvenenthrombose?

- ■ **Antwort**

Auf die Applikation von Suppositorien sollte verzichtet werden. Es empfiehlt sich die lokale Kälteapplikation.

- **Frage**

Kann das recht teure Diltiazem-Gel 2% auch auf einem Kassenrezept verordnet werden?

- ■ **Antwort**

Diltiazem-Gel ist deutlich kostengünstiger als etwa die konfektionierte Rectogesic-Salbe. Zudem werden Kopfschmerzen durch diese Therapie vermieden. Natürlich kann auch diese auf einem Kassenrezept verordnet werden.

- **Frage**

Ist es sinnvoll, bei perianaler Rötung und Druckgefühl sowie nicht eindeutig nachweisbarem Abszess eine vorläufige systemische Antibiose einzuleiten? Und wenn ja, mit welcher Substanz?

- ■ **Antwort**

Nein. In der Regel wird dadurch das Krankheitsbild verschleiert und es besteht die Gefahr des Fortschreitens der Erkrankung mit Ausbildung einer septischen Symptomatik. Man sollte sich durch eine fachgerechte Untersuchung sowie ggf. die Anwendung bildgebender Verfahren (Endosonografie, MRT) um die richtige Diagnose bemühen.

- **Frage**

Besteht durch eine Hämorrhoidenoperation oder durch die wiederholte Ligatur von Hämorrhoiden die Gefahr, die Stuhlkontinenz (oder zumindest die Kontinenz für Winde und flüssigen Stuhl) zu verlieren?

- ■ **Antwort**

Dies ist nur bei nicht fachgerechter Ausführung der Operation oder der Ligaturen zu befürchten. Allerdings können auch die Hämorrhoiden selbst nicht nur bei Prolaps zumindest zu einer sogenannten Schmierinkontinenz führen.

- **Frage**

Welchen Stellenwert haben Suppositorien in der Therapie der Hämorrhoiden?

▪▪ Antwort

Suppositorien führen keinesfalls zu einer Heilung, sondern können nur eine vorübergehende Linderung der Beschwerden bewirken. Diese besteht vor allem in der antianalgetischen und antiphlogistischen Wirkung der Zäpfchen.

▪ Frage

Welche Maßnahmen empfehlen Sie bei Patienten mit nicht klar zuzuordnenden Schmerzen im Bereich von Anus und Beckenboden?

▪▪ Antwort

Wir empfehlen hier die ausführliche Anamnese und proktologische Untersuchung durch einen Spezialisten.

23.4.2 Fragen des Patienten an den Hausarzt

▪ Frage

»Welches Vorgehen empfehlen Sie bei meinem Hämorrhoidalleiden?«

▪▪ Antwort

»Dies hängt von mehreren Faktoren ab. In erster Linie spielt der Schweregrad des Hämorrhoidalleidens eine Rolle. Weitere zu berücksichtigende Punkte sind Ihre speziellen Beschwerden, Ihr Alter sowie die Risikofaktoren, die Sie mitbringen. Wir werden gemeinsam zu einer Entscheidung kommen.«

▪ Frage

»Hilft Beckenbodengymnastik zur Wiederherstellung meiner Kontinenz?«

▪▪ Antwort

»Eine bestehende Stuhlinkontinenz ist in den wenigsten Fällen völlig heilbar. Neben verschiedensten therapeutischen Optionen (je nach Ursache) spielt die Konditionierung der (noch) vorhandenen Funktion des Schließmuskels eine wichtige Rolle. Deshalb stellt die Beckenbodengymnastik einen wichtigen Teil der Gesamttherapie dar.«

▪ Frage

»Gibt es eine medikamentöse Therapie oder andere Maßnahmen, welche die Entstehung von Hämorrhoiden verhindert?«

▪▪ Antwort

»Prinzipiell nicht. Prophylaktische Maßnahmen bestehen vor allem in der Stuhlgangsregulation durch eine entsprechende Ernährung und ggf. Hinzunahme von Flohsamenschalen. Weiterhin ist das persönliche Stuhlgangsverhalten selbst von entscheidender Bedeutung (nicht Lesen auf der Toilette!)«

▪ Frage

»Ist eine Analvenenthrombose gefährlich? Und habe ich jetzt auch für andere Thrombosen ein erhöhtes Risiko?«

▪▪ Antwort

»Nein. Die Analvenenthrombose ist ein örtlich begrenztes Krankheitsbild und nicht mit einer Thrombose der Beine zu vergleichen. Die Gefahr einer Lungenembolie besteht hier nicht.«

▪ Frage

»Was kann ich tun, um eine erneute Analfissur zu verhindern?«

▪▪ Antwort

»Sie sollten durch Stuhl regulierende Maßnahmen und ein entsprechendes Stuhlgangsverhalten für einen regelmäßigen und weichen Stuhlgang sorgen. Vermeiden Sie harten Stuhlgang und starkes Pressen auf der Toilette.«

▪ Frage

»Gibt es bestimmte Nahrungsmittel, die ich bei proktologischen Erkrankungen meiden sollte?«

▪▪ Antwort

»Ja. Vor allem sind dies Speisen, welche zu Verstopfung und Blähungen führen. Näheres dazu können Sie in der Apotheke, im Internet oder am besten bei einem Ernährungsberater in Erfahrung bringen. Auch Gastroenterologen und Proktologen können Ihnen dazu konkrete Empfehlungen geben.«

- **Frage**

»Entstehen Hämorrhoiden durch das Sitzen auf kalten Gegenständen?«

- **Antwort**

»Nein.«

- **Frage**

»Gibt es eine genetische Prädisposition für Hämorrhoiden und kann ich selbst etwas gegen meine Hämorrhoiden tun?«

- **Antwort**

»Es gibt keine genetische Disposition. Um etwas dagegen zu tun, vertrauen Sie sich am besten einem Spezialisten an. Er wird Ihnen weiter helfen.«

Literatur

Joos AK, Bussen D, Herold A (2009) Abszess, Analfistel, Analfissur. Allgemein- und Viszeralchirurgie, up2date online first

Ommer A. et al. (2011) S3-Leitlinie:Kryptoglanduläre Analfisteln. Coloproctology 33:295–324. DOI 10.1007/s00053-011-0210-3; online publiziert: 27. August 2011

Parks AG, Gordon PH, Hardcastle JD (1976) A classification of fistula-in-ano. Br J Surg 63:1–12

Psychosomatik in der Chirurgie

T. Loew

24.1 Allgemeines – 322

24.2 Mentale Techniken in der Chirurgie: Wundheilung unterstützen – 325

24.3 Chirurgie und psychosomatischer Schmerz – 326

24.4 Psychosomatik versus OP-Indikation – 327

24.5 Komorbide Psychosomatik in der Viszeralchirurgie – 328
24.5.1 Kolorektalchirurgie bei Divertikulitis – 328
24.5.2 Chirurgie bei Crohn-Krankheit und Colitis ulcerosa – 329
24.5.3 Cholezystektomie und Eingriffe am Gallengang – 332
24.5.4 Behandlungsweg Stoma – 332
24.5.5 Implantate – 333

24.6 Entscheidungshilfen bei Verdacht auf eine postoperativ anhaltende psychosomatische Erkrankung – 333
24.6.1 Wer, wie und wo? – 334

24.7 Posttraumatische Belastungsstörung (PTBS) nach einer Operation – 334

24.8 Adipositaschirurgie – 335

24.9 Onkologische Chirurgie – 336

M. Korenkov et al. (Hrsg.), *Allgemeinchirurgische Patienten in der Hausarztpraxis*,
DOI 10.1007/978-3-662-47907-0_24, © Springer-Verlag Berlin Heidelberg 2016

24.1 Allgemeines

Psychosomatische Beeinträchtigungen sind sehr häufige Phänomene. Jeder Mensch kennt körperliche Phänomene, beginnend beim plötzlichen Ohrgeräusch, das Sekunden bis Minuten anhalten kann, absteigend über Engegefühle im Hals, Herzensationen, Druckgefühle im Oberbauch, Übelkeit, Schmerzen in verschiedenen Gelenken, bis zum Gefühl der Muskelschwäche oder Erschöpfung. Am besten wird dieses psychosomatische Grundrauschen deutlich, wenn man das prozentuale Auftreten von Nebenwirkungen in placebokontrollierten Studien betrachtet.

Eine besondere Herausforderung stellen Erkrankungen dar, bei denen endokrine Symptome das Bild bestimmen und einer chirurgischen Behandlung zugeführt werden, wie etwa in der Schilddrüsen- und Nebenschilddrüsenchirurgie (manchmal ergänzt durch eine Hormonersatztherapie; ► Kapitel 13, Schilddrüsen- und Nebenschilddrüsenchirurgie). Wir sollten uns vor Augen führen, dass Menschen »Läuse und Flöhe« haben können, d. h. organisch bedingte Symptome (die durch eine Operation beseitigt sein können) und psychosomatische Symptome, die bleiben (können), neu auftreten oder den Symptomen gleichen, welche durch die Operation beseitigt zu sein schienen. Typisch, wenn auch nicht regelhaft, für psychosomatische Symptome sind folgende Merkmale:

- Sie können vom Patienten nur mit Mühe genau beschrieben werden.
- Ausprägung, Verlauf und Lokalisation der Beschwerden wechseln.
- Die Symptome können für Dritte einen gewissen Symbolcharakter haben oder sind mit einem sekundären Krankheitsgewinn verbunden (der sich dem Patienten selbst oft nicht erschließt).
- Die Symptome können einem Symptom-Shift unterliegen (z. B. wird ein Globusgefühl im Hals durch Übelkeit abgelöst).
- Die Beschwerden sind nicht mit sicheren Entzündungszeichen verbunden.

Beeinträchtigungen machen Menschen jedoch nicht in jedem Fall zu Patienten. Letztere weisen ein typisches Krankheitsverhalten auf. Aus Sicht der Psychosomatik gibt es folgende 6 Patientengruppen:

- Patienten, bei denen Körperphänomene, also Symptome, anhaltend auftreten, wobei im weitesten Sinn Befund und Befindlichkeitsstörung von außen betrachtet nicht zusammenpassen
- Patienten, die krankheitsbezogene Befürchtungen haben, die sich auch durch wiederholte medizinische Untersuchungen nicht ausräumen lassen (hypochondrische Störungen) und dadurch in ihrer Lebensgestaltung objektiv eingeschränkt sind
- Patienten mit chronischen Erkrankungen aller Art, die diese seelisch und sozial nicht bewältigen können
- Patienten, bei denen eine sich auch psychisch auswirkende Traumatisierung berücksichtigt oder behandelt werden muss (z. B. Unfall- oder Gewaltopfer)
- Patienten, die ein psychosoziales Handicap, in der Regel eine Persönlichkeitsstörung, mitbringen also bereits Einstellungen und Verhaltensmuster aufweisen, die sie in interaktionelle Schwierigkeiten bringen, über alle Lebensbereiche hinweg zu beobachten sind und von der Ausprägung mit denen einer schweren chronischer Psychose vergleichbar sind. Dazu gehört ein »Knick« in der Lebensentwicklung. Das Leistungsniveau, das von den Grundvoraussetzungen her eigentlich erwartet werden durfte, ist nicht erreicht worden. Deutliche Probleme im sozialen Umgang sind zu beobachten und wiederholte stationäre psychiatrische Behandlungen notwendig.
- Patienten mit klinischen Essstörungen (Anorexia nervosa, atypische Anorexieformen, Adipositas per magna).

Für all diese Bereiche finden sich Beispiele in den verschiedenen chirurgischen Disziplinen. Am dramatischsten für die Behandler sind die Patienten mit Persönlichkeitsstörungen, z. B. in Fällen heimlicher Selbstverletzung oder bei Wundheilungsstörungen (► Kap. 3, Haut- und Weichteilentzündungen und Wundmanagement).

> **Häufige psychosomatische Symptome**
> Wenn der Befund die erlebte Beeinträchtigung und das Krankheitsverhalten nicht ausreichend erklärt:
> - Schlafstörungen
> - Kopfschmerzen
> - Sehstörungen
> - Tinnitus
> - Schwankschwindel
> - Mundtrockenheit
> - Globusgefühl
> - Herzklopfen
> - Beklemmungsgefühle, subjektive Atemnot
> - Übelkeit
> - Nervosität
> - Dranginkontinenz
> - Diarrhö
> - Obstipation
> - Tremor
> - Schwitzen
> - Benommenheit
> - Erschöpfung
> - Chronische Schmerzen.

In der Adipositaschirurgie (▶ Kap. 17) wäre es mittlerweile ein Kunstfehler, keine verhaltensmedizinischen Programme im Vorfeld und in der Nachsorge zu integrieren.

Ebenfalls ein besonderes Augenmerk sollte auf die chronischen Schmerzpatienten gerichtet werden, die wir zum einen in der Unfall- und orthopädischen Chirurgie aber auch in der Neuro- und Viszeralchirurgie finden (▶ Kap. 10, Leistenchirurgie; ▶ Kap. 14, Antirefluxchirurgie, ▶ Kap. 20, Pankreasresektion).

Gerade die Möglichkeit eines wenig invasiven Vorgehens birgt die Gefahr der »Verschlimmbesserung«. Umgekehrt finden sich bei unfallchirurgisch versorgten Patienten oft Hinweise auf eine dysfunktionale konservative Unterstützung, z. B. beim Einsatz krankengymnastischer Übungen mit zu viel oder zu wenig Interventionen oder bei mangelnder Ernsthaftigkeit bei den Maßnahmen, was unter dem Strich die Rehabilitation behindert. Essenziell für die Indikationsstellung ist ein psychosomatisches Grundwissen, wenn es etwa um die Abgrenzung somatoformer Beschwerden von entzündlichen geht, wie etwa bei der akuten Appendizitis.

Sehr kritisch ist hier der Bereich der Kinderchirurgie. Hier sind natürlich auch die Eltern wichtige Referenzpunkte, da die Störung im Sinne eines psychosomatischen Gesamtverständnisses nicht beim Indexpatienten (hier dem Kind) angesiedelt sein muss, sondern sich in der systemischen Interaktion in der Familie oder in der Kommunikation gegenüber Dritten äußern kann (dem Chirurgen oder dem Team). Gerade hier sind unbewusste Phänomene (deren morphologische Basis auf neuronaler Ebene inzwischen gut belegt ist) wegweisend. Gegenübertragungsgefühle, »Intuition«, die z. B. den inneren Auftrag »Zurückhalten« oder »Abwarten« spürbar werden lassen, obwohl äußere Faktoren zum Handeln drängen (»Es muss jetzt operiert werden, weil wir nächste Woche in Urlaub fahren wollen« oder Ähnliches), sollten ernst genommen werden. Manchmal ist mit einer guten biografischen Anamnese, die den Umgang mit Erkrankungen in der Familie mit einschließt, die Psychodynamik der Familie gut verständlich, auch wenn sie sich den Betroffenen selbst nicht unmittelbar erschließt.

Klinisch imponierend sind manchmal auch die Folgeprobleme, etwa bei Wundheilungsstörungen durch selbstverletzendes Verhalten, z. B. in Form eines unerklärlichen Blutverlustes, oder bei den sogenannten Artefakterkrankungen. Situationen mit schmerzenden Narben, z. B. in der Varizen- oder Magenchirurgie verdienen unsere besondere Aufmerksamkeit (▶ Kap. 12, Varikose; ▶ Kap. 16, Magenresektion und Gastrektomie)

Auch in der plastischen Chirurgie gibt es für die Indikationsstellung wichtige Überlagerungen. Dysmorphophobe Tendenzen bis hin zum wahnhaften Geschehen müssen auch vom Chirurgen ernst genommen werden und das weitere Handeln leiten. Im Rahmen der Grundversorgung muss es gelingen, den Patienten auf den richtigen – hier psychotherapeutisch-psychiatrischen – Weg zu bringen und auch dort zu halten.

Auch in der noch jungen, aber umfänglichen Transplantationschirurgie gibt es psychosomatische Fragestellungen. Sie sind vom Wesen her eher mit den Artefakterkrankungen vergleichbar. Ihr Spektrum reicht z. B. bei einer Korneatransplantation von der unbewussten Manipulation am Transplantat selbst über das unzureichende Handling von Medikamenten (z. B. mangelnde Kühlung von Immunsuppressiva) bis zur fehlenden Compliance bei der Einnahme von Medikamenten.

Besonders sensibel müssen wir im chirurgischen Kontext auch mit dem Phänomen der posttraumatischen Belastungsstörung (PTBS) umgehen. Betroffen sind hier jedoch nicht nur Gewalt- oder Unfallopfer, sondern auch die etwa 5 % unserer Patienten, bei denen die medizinische Maßnahme selbst zu einer solchen Störung geführt hat.

Aus der Sicht des prä- oder postchirurgisch betreuenden Kollegen können in der Zusammenschau also folgende Problemfelder herausgearbeitet werden:

Gibt es anamnestische oder klinische Hinweise auf eine Persönlichkeitsstörung (oder ist bereits eine solche dokumentiert), sollte stets überlegt werden, welche chirurgische Einrichtung angefragt werden sollte. Denn dort sollte idealerweise eine gute Zusammenarbeit mit einer psychosomatischen Abteilung gegeben sein. Der Chirurg wird dann in jedem Fall über den Befund informiert – idealerweise in einem persönlichen Gespräch, ansonsten wenigstens durch schriftliche Mitteilung und mindestens als Zweitdiagnose auf dem Über- oder Einweisungsformular. Vor allem sollte in diesem Zusammenhang die Frage der psychosomatischen Nachsorge thematisiert werden.

Bei heimlicher **Selbstverletzung** gibt es hauptsächlich zwei Ansatzpunkte: einmal die hausärztliche Kontinuität, die auch durch das Aufdecken der Störung gefährdet sein könnte, und zweitens die chirurgische Kontinuität, da in beiden Situationen die mit der Problematik verbundenen Selbstwertregulationsstörungen des Patienten auch bei der chirurgischen Nachsorge zu Kontaktabbrüchen führen können. Das ist nicht immer vermeidbar. Auch hier ist das Gespräch zwischen Hausarzt und Chirurg entscheidend. Wenigstens sollte eine Fortführung der hausärztlichen Begleitung erreicht werden können.

Bei der **Adipositaschirurgie** muss im Vorfeld zunächst ein dokumentierter Abnehmversuch mit einem anerkannten multimodalen Programm unternommen worden sein (Ernährungsberatung, Sport unter Anleitung, psychologische und medizinische Betreuung). Hierbei kann der Hausarzt eine Schlüsselrolle spielen oder sogar der Koordinator sein. Aber auch in der unmittelbaren Vorbereitung hat der Hausarzt seinen Platz, wenn es um die Beantragung, Koordination und Umsetzung eines multimodalen Programms in einem Adipositaszentrum geht, an dem letztlich auch der operative Eingriff erfolgen kann. Vor allem kann er überwachen, dass ein solches Programm vom Patienten genutzt wird. Möglicherweise geht im weiteren Verlauf die Federführung auch ganz vom Zentrum auf den Hausarzt über, wenn etwa die Entfernungen bei den einzelnen Programmpunkten zu groß sind, die organisatorischen Fäden aber idealerweise an einem Ort zusammenlaufen sollten.

Im Falle von **chronischen Schmerzen** mit operativer Therapieoption fällt dem Hausarzt im Vorfeld eine ganz besondere Rolle zu. Er muss möglichst frühzeitig reflektieren, ob jetzt auch vom Patienten niederschwellig abrufbare chirurgische Optionen tatsächlich indiziert sind oder nicht noch herauszuzögern wären. Zu der Aufklärung gehören neben den psychosomatischen Aspekten auch das Gespräch über ein mögliches Versagen der chirurgischen Ansätze und die dann entstehende Prognose, das Abwägen der Patientenerwartungen mit den realistischen Aussichten und andere Therapieoptionen. Immer müssen hier auch die psychiatrische oder psychosomatische Komorbidität, der Verlauf und mindestens die biografische Anamnese nach dem biopsychosozialen Modell unter besonderer Berücksichtigung der geplanten Operation gesehen werden. Ganz besonders gilt das für Maßnahmen in der plastischen Chirurgie.

In der Nachsorge sollte der Hausarzt dann die Compliance bei der physiotherapeutischen Rehabilitation, den sekundären Krankheitsgewinn und notwendige weitere therapeutische Angebote (z. B. Psychopharmaka, psychosomatische Schmerzbewältigung) im Auge behalten.

In der Akutsituation bei augenscheinlichen Notsituationen, die ein sofortiges operatives Eingreifen notwendig machen könnten, sollte ebenfalls gut geprüft werden, welche interpersonellen Konsequenzen das chirurgische Vorgehen hat bzw. welche Situation der Verschlechterung vorausging. Somit kann das Übersehen einer somatoformen Bewältigung verhindert und eine adäquate Behandlung mit entsprechender psychosomatischer Weiterbehandlung eingeleitet werden (ggf. in der Kinderchirurgie auch über die veranlassenden Angehörigen).

Dass Patienten mit Persönlichkeitsstörungen Symptome wie eine Wundheilungsstörung entwickeln oder bei ihnen ein selbstverletzendes Verhalten (offensichtlich oder heimlich) in den Fokus rückt, ist zwar selten, erfordert dann aber die Zusammenarbeit zwischen Hausarzt und Chirurg in der unmittelbaren Situation der Entdeckung, um einen breiteren Informationshintergrund zu schaffen, wozu auch ein Gespräch mit dem Patienten vor Ort gehören kann. Dies ist wichtig, um die Arzt-Patient-Beziehung im Krankenhaus und auch allgemein zu erhalten oder wieder herzustellen. Ähnlich verhält es sich auch bei Problemen in der Transplantationschirurgie, wobei im Verlauf auch hier auf mögliche Complianceprobleme geachtet werden sollte, die dann vielleicht auch erstmalig im Hinblick auf eine Persönlichkeitsstörung diagnostisch wegweisend sind

Besonders der Hausarzt aber auch der Operateur selbst sollten die Möglichkeit einer PTBS-Entwicklung aufgrund der Geschehnisse selbst aber auch allein durch die Operation und mögliche Umstände oder Folgen im Auge behalten (z. B. Reanimation auf dem OP-Tisch, Intensivstation, verstümmelnde Operationen, Konsequenzen für das weitere soziale Leben).

Kein Thema sind in diesem Beitrag die psychiatrischen Erkrankungen im engeren Sinn, die natürlich auch im chirurgischen Kontext zu beobachten sind, allen voran die Delire bei Entzugssyndromen (früher »Durchgangssyndrom« oder »Funktionspsychose«; nach passageren organischen Hirnfunktionsstörungen nach Herzstillstand, nach Anschluss an eine Herzlungenmaschine, nach generalisierten oder lokalen Gehirninfektionen oder durch Medikamentengabe).

Eine Zwischenstellung nehmen Depressionen und Ängste im Zusammenhang mit chirurgischen Maßnahmen ein. Eine depressive Symptomatik bekommt hier noch einmal eine besondere Bedeutung. Sie kann die Indikationsstellung etwa durch Modulation von Schmerzen beeinflussen, aber auch die individuelle Beurteilung und Zufriedenheit mit dem Operationsergebnis durch den Patienten zum Negativen verzerren, wenn sie in zeitlicher oder begründeter Folge zu einer notwendigen Operation eintritt.

Unterschätzte Angsterkrankungen können die Vorbereitung einer Operation erschweren, da der Patient angstbedingt die Aufklärung einseitig verarbeitet und möglicherweise deshalb eine eigentlich indizierte Operation ablehnt.

Symptomatik einer depressiven Episode
- Gedrückte Stimmung
- Interessenverlust, Freudlosigkeit
- Verminderung des Antriebs, Ermüdbarkeit, Aktivitätseinschränkung
- Verminderte Konzentration und Aufmerksamkeit
- Vermindertes Selbstwertgefühl und Selbstvertrauen
- Schuldgefühle und Gefühle von Wertlosigkeit
- Negative und pessimistische Zukunftsperspektiven
- Suizidgedanken, erfolgte Selbstverletzung oder Suizidhandlungen
- Schlafstörungen
- Verminderter Appetit
- Somatisches Syndrom
- Interessenverlust oder Verlust der Freude an normalerweise angenehmen Aktivitäten
- Mangelnde Fähigkeit, auf eine freundliche Umgebung oder freudige Ereignisse emotional zu reagieren
- Frühmorgendliches Erwachen (zwei Stunden oder mehr vor der gewohnten Zeit)
- Morgentief
- Der objektive Befund einer psychomotorischen Hemmung oder Agitiertheit
- Deutlicher Appetitverlust
- Gewichtsverlust (häufig über 5 % des Körpergewichts im vergangenen Monat)
- Deutlicher Libidoverlust.

24.2 Mentale Techniken in der Chirurgie: Wundheilung unterstützen

»Was kann ich tun?« ist eine häufige Frage unserer Patienten. Wir müssen uns verdeutlichen, dass das allgemeine medizinische Wissen in unserer Gesellschaft – auch unter den Gebildeten – eher rudimentär und eher mechanistisch geprägt ist. Gerne verlieren die Menschen die Bedeutung einer Entzündung, die bei der Heilung immer eine Rolle spielt, aus dem Blick. Die Notwendigkeit der Schonung von Gewebe im Zuge des Heilungsprozesses ist kein selbstverständliches Wissen. Gerade das ambulante Operieren impliziert eine frühe volle Belastbarkeit, die in der Regel gerade nicht gegeben ist.

Über die Informationen zur Hygiene und zur Zug- und Druckbelastbarkeit hinaus gäbe es aus psychosomatischer Sicht aber durchaus mehr zu tun. Heilung braucht Durchblutung und die kann nachweislich auch durch mentale Techniken induziert werden. Ein bewährter Weg ist das autogene Training (etwa 1926 von J.H. Schulz begründet): In Gruppenschulungen werden unter Anleitung in etwa 14-tägigem Abstand (je Termin etwa 1 Stunde) über vielleicht 1/2 Jahr systematisch Konzentrationsübungen im Sinne einer autohypnotischen Körperselbstbeeinflussung durchgeführt. Dazu werden gedankliche Formeln mehrmals wiederholt (z. B. »Der Arm wird schwer«, »Der Arm wird warm«, »Der Atem wird ruhig«). Man sollte täglich zweimal zu Hause für 5–15 min üben. Das Ziel dabei ist es, einen Zustand der Ruhe und Entspannung zu erreichen. Bei ausdauerndem Üben kann eine Beeinflussung unwillkürlicher Körperfunktionen mit dem Effekt einer Stabilisierung des autonomen Nervensystems erreicht werden. Später können auch eigene (positiv formulierte) Formeln entwickelt werden (z. B. »Ich bin gut konzentriert«). Suggestionen und Entspannung werden am Ende der Übungsphase immer zurückgenommen, z. B. durch Strecken und Beugen, Anspannen der Arme und tiefes Durchatmen. Nach der Anleitung können die Übungen selbstständig durchgeführt werden.

Natürlich ist es sinnvoller, die Methode idealerweise schon als Kind zu lernen, ähnlich dem Schreiben und Lesen, Schwimmen oder Radfahren, und vergleichbar mit dem Sport gibt es talentiertere und weniger talentierte »Entspanner«. Diese Ruhe-Entspannung kann die Wundheilung besser unterstützen als die progressive Muskelrelaxation, bei der die Entspannung dadurch verstärkt wird, dass vorher eine muskuläre Anspannung hergestellt wurde.

Optimiert werden kann das autogene Training durch das Biofeedback. Bei dieser Methode werden über Sensoren an Fingerkuppe oder Ohrläppchen

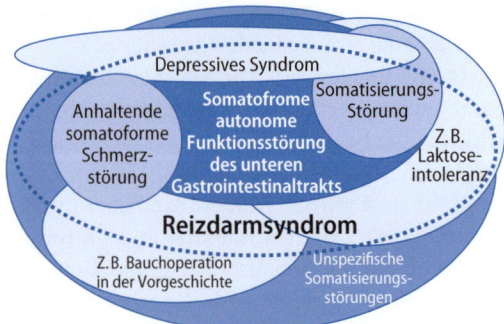

Abb. 24.1 Schematische Darstellung von Überlappungen unterschiedlicher Krankheitsdefinitionen des unteren Gastrointestinaltraktes und wichtiger Komorbiditäten

und Stirn der Hautwiderstand, der Pulsschlag und die Atemfrequenz sowie mitunter die Gehirnströme gemessen (ähnlich wie bei einem »Lügendetektor«). Über ein elektronisches Verfahren wird daraus der individuelle Entspannungs- oder Anspannungszustand errechnet. Dieser wird dem Patienten über einen Bildschirm oder Leuchtdioden zurückgemeldet. Entspannt sich der Patient zufällig oder gezielt, verändert sich der Ausschlag auf dem Anzeigegerät. So kann der Patient für sich selbst überprüfen, wie er einen tieferen Entspannungszustand erreichen kann und sich dann selbst auf die tiefere Entspannung »konditionieren«, d. h. bewusst erlernen, wie er sich leichter entspannen kann. Im weiteren Verlauf kann dann auf das Gerät verzichtet werden. Mehrmals tägliches Üben – durchaus verbunden mit gezielten Formeln, kann die Wundheilung verbessern.

24.3 Chirurgie und psychosomatischer Schmerz

Gelingen Indikationsstellung, Operation und Nachsorge, können wir psychosomatische Überlegungen getrost vergessen. Bleiben jedoch Beschwerden, sollten wir immer auch die Hauptkomorbiditäten Depression und somatoformes Geschehen in unsere Überlegungen miteinbeziehen. An verschiedenen Beispielen soll dies in der Folge erläutert werden. Ein Schaubild zeigt typische Überlappungen (Abb. 24.1).

Grundsätzlich sind gastrointestinale Beschwerden sehr häufig. Fast ein Drittel der Patienten von

Allgemeinärzten klagen darüber. Ein sehr großer Anteil dieser Patienten leidet an sogenannten »funktionellen Störungen«. Die Definition besagt, dass diese Erkrankungen Beschwerden verursachen, die dazu führen, dass der Betroffene einen Arzt aufsucht, sich aber keine organische Krankheit finden lässt, welche die Beschwerden ausreichend erklärt. Häufig lassen sich hier bei genauem Hinterfragen psychosoziale Belastungsfaktoren herausarbeiten, die den Patienten selbst nicht bewusst sind. Bei funktionellen Beschwerden hat sich ein psychotherapeutisches Vorgehen ebenfalls gut bewährt.

Eine Gruppe von Patienten mit chronisch entzündlichen Darmerkrankungen klagt manchmal über Bauchbeschwerden, doch die internistische Untersuchung mittels Endoskopie und Röntgenaufnahmen zeigt keinen krankhaften Befund. Bei diesen Patienten ist es durchaus vorstellbar, dass neben der chronisch entzündlichen Darmerkrankung »in Remission« eine funktionelle Darmstörung vorliegt, welche ihre Beschwerden verursacht. Dann ist ein therapeutisches Vorgehen wie bei funktionellen Magen-Darm-Störungen sinnvoll.

In der psychiatrischen/psychotherapeutischen Fachsprache heißen diese funktionellen Erkrankungen nach der ICD-10 »somatoforme Störungen«. Dabei unterscheidet man vor allem:
- Unspezifische Somatisierungsstörungen (mit einigen körperlichen Symptomen, s.u.)
- Somatisierungsstörungen im eigentlichen Sinn: viele körperliche Symptome, die nicht anhaltend sind und vorwiegend auf Schmerzen oder auf Organe zurückgeführt werden, die vom vegetativen Nervensystem versorgt werden, wobei hier eine größere Anzahl von Symptomen gefordert ist
- Autonome Funktionsstörungen: Symptome, die – anders als bei den Somatisierungsstörungen – vorwiegend vom vegetativen Nervensystem gesteuert werden, z. B. Magen oder Darm oder Herz und Atmung
- Anhaltende somatoforme Schmerzstörungen: starke Schmerzen stehen im Vordergrund.

Ganz unabhängig von chronisch entzündlichen Darmerkrankungen sind auch somatoforme Störungen sehr häufig mit depressiven Syndromen vergesellschaftet (bei 20–30 % der Patienten). Hier ist ebenso eine psychotherapeutische oder psychiatrische Betreuung notwendig.

Damit es zum Kontakt zwischen Psychosomatiker und Patient kommt, muss von dem behandelnden Arzt bereits einiges an Vorarbeit geleistet worden sein. Wird die Begegnung zwischen Psychiater oder Psychosomatiker und Patient entsprechend vorbereitet, so wird dieses erste Gesprächsangebot auch angenommen. Dabei sollten trotz der spezifischen Konsilfrage grundsätzlich die Probleme des Patienten in ihrer Gesamtheit gesehen werden. Stimmung, Abwehrmechanismen und vegetative Anamnese gehören zusammen. Dies ist Teil der Behandlung. Der Schulterschluss zwischen den Klinikern, die den Kontakt zum Patienten herstellen, und den Psychosomatikern ist wichtig.

Auf die Bedeutung einer integrierten psychosomatischen Weiterbildung kann hier nur hingewiesen werden.

24.4 Psychosomatik versus OP-Indikation

Natürlich haben auch psychosomatische Patienten ernsthafte körperliche Erkrankungen. Etwa ein Drittel der hypochondrischen Patienten entwickelt im Laufe des Lebens onkologische oder andere schwere Krankheiten. Diese Krankheiten sind bekanntermaßen normalverteilt und damit auch bei psychosomatischen Patienten genauso wahrscheinlich wie bei anderen Personen. Erfahrungsgemäß können Patienten mit somatoformen Symptomen auch gut unterscheiden, ob es sich um die gewohnten und vertrauten Beschwerden handelt oder ob sich aktuell etwas Neues hinzugesellt hat.

Die Leidensgeschichte von Frau B. beginnt nicht erst an dem Tag, an dem sie sicher nicht ganz zufällig im zeitlichen Zusammenhang mit einer Uterusprolaps-OP eine Colica mucosa entwickelt (Colon irritabile mit Schleimabsonderungen). Die Patientin wird in der Folge vom Hausarzt mit den Worten beruhigt »solange es kein Blut ist, ist es kein Krebs« und bleibt lange Jahre spezifisch unbehandelt. Sie bringt ein Kind zur Welt, das nachgeburtlich an einer septischen Meningoenzephalitis erkrankt (Nachweis von E. coli), leicht behindert ist, und die ganze Aufmerksamkeit der Mutter benötigt.

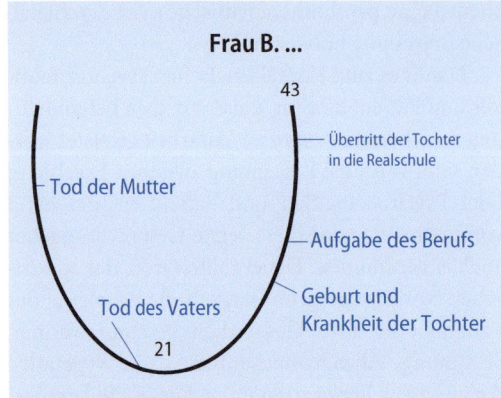

Abb. 24.2 Fallbeispiel Frau B. – Life Events

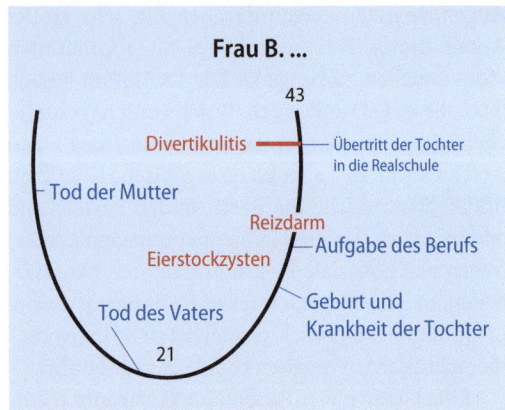

Abb. 24.3 Fallbeispiel Frau B. – somatische Beschwerden

Frau B. gibt ihre Friseurstätigkeit auf, aber nicht wegen der Tochter, sondern wegen einer Proctalgia fugax. Dabei handelt es sich um anfallsweise auftretende krampfartige starke Schmerzen im Dammbereich, die sie bei Auftreten zum sofortigen Hinlegen zwingen. Das Reizdarmsyndrom besteht weiter. Typisch für das Colon irritabile ist die Besserung bei relativer Nahrungskarenz (»Wenn ich nichts esse, geht's mir gut«). Kompliziert wird die Krankengeschichte erst, als sich eine Divertikulitis einstellt, die zunächst als Reizdarmproblematik fehlgedeutet wird und letztlich nur durch hartnäckiges Weiterfragen der Patientin und Aufsuchen eines Gynäkologen auf dem OP-Tisch notfallmäßig endet. Sie erhält für 2 Jahre einen Anus praeter. Für die Patientin ist die Geschichte klar: Sie hat die Karotten nicht vertragen, die sie vor der Schmerzverschlechterung gegessen hatte. Nach dem subjektiven Verständnis hat sie eine Nahrungsmittelunverträglichkeit.

Der Psychosomatiker sieht Kindheitsbelastungsfaktoren (der frühe Tod der Mutter, verstorben an einem Ovarialkarzinom; »Ich kann mich an meine Mutter eigentlich nur im Krankenhaus erinnern«) und eine dadurch besonders fixierte Wahrnehmung der Bauchregion und vielleicht Ausgangspunkt der Reizdarmsymptomatik. Die Divertikulose ist ein typisches aber nicht zwingendes morphologisches Korrelat für den Reizdarm. Sie habe Divertikel, »so groß« wie Tennisbälle gehabt, sagte die früher passionierte Tennisspielerin. Die Divertikulitis spielte sich in dem Alter der Tochter der Patientin ab, in dem die Patientin selbst ihre Mutter verloren hatte, und gleichzeitig begann, selbstständiger zu werden. Eine relevante depressive Symptomatik ließ sich übrigens nicht eruieren (■ Abb. 24.2, ■ Abb. 24.3).

Was kann die Psychosomatik hier im weiteren Verlauf leisten? Die Patientin wird sicherlich von Entspannungsverfahren profitieren können. Am besten wird ein solches in eine hausärztliche Grundversorgung eingebettet. Der Fokus dieser begleitenden Gespräche durch den Hausarzt könnte auf der Eigenwahrnehmung und der Durchsetzungsfähigkeit liegen, welche der Patientin wahrscheinlich das Leben gerettet haben, sie aber auch zweifeln lassen. Ein weiteres Thema könnte die vielleicht zu ausgeprägte Frustrationstoleranz sein, das unerschütterliche Vertrauen in die Welt mit dem Ziel, weiterhin ein normales Leben zu führen.

24.5 Komorbide Psychosomatik in der Viszeralchirurgie

24.5.1 Kolorektalchirurgie bei Divertikulitis

Das Kriterium für eine OP-Indikation ist das langfristige Ergebnis, das die medizinische Notwendigkeit im Sinne einer hinreichenden, nachhaltigen und auch wirtschaftlichen Lösung sowie die Patientenzufriedenheit umfasst. Bei der retrospektiven Bewertung muss aber bedacht werden, dass depressive Erkrankungen grundsätzlich häufig sind und nicht nur situativ reaktiv. Ein gleichzeitiges Auftreten einer chirurgischen Intervention und einer depressiven Episode kann also vorkommen, ohne in einem kausalen Zusammenhang zu stehen.

Was bedeutet das nun? Operationsergebnisse werden rückblickend von Depressiven schlechter bewertet, Symptome, die der Depression zugeschrieben werden könnten, werden aber auf das Konto der chirurgischen Erkrankung verbucht. Für geplante Operationen heißt das, die Symptomsituation ist augenscheinlich schlechter, als sie sein könnte, da die durch die Depression bedingte Somatisierung den Patienten mehr klagen lässt. Ein Beispiel:

In der Nachsorgesprechstunde einer Gruppe von Divertikulitispatienten zeigten 10,5 % depressive Symptome, während 21,8 % die Kriterien einer Somatisierungsstörung erfüllten. Ein Teil der Patienten war akut operiert worden, ein anderer hatte sich konservativ behandeln lassen. In der Gruppe der nach vorherigen konservativen Behandlungsversuchen elektiv operierten Personen waren akut immerhin 12 % depressiv gewesen. 53,3 % der depressiven Frauen verzeichneten keine Besserung der Beschwerden trotz Operation. Von den männlichen Patienten, die immer noch divertikulitisspezifische Beschwerden hatten, litten 13,3 % zusätzlich unter Depressionen. Bei den Männern, die keine Beschwerden mehr hatten, waren nur noch 4,4 % depressiv.

Bei den Patientinnen, die nach einer Therapie noch über Beschwerden klagten, konnte bei 31 % (9 von 29) eine Depression ausgemacht werden. Von den Frauen, die nach einer Therapie beschwerdefrei waren, litten nur 8 % (4 von 50) zusätzlich an Depressionen. Mit p = 0,008 war bei Frauen auch der Zusammenhang zwischen der Depression und den Divertikulitisbeschwerden signifikant. Von den männlichen Patienten, die insgesamt keine Besserung ihrer Beschwerden durch eine Therapie erfahren konnten, hatten 46,7 % eine Somatisierungsstörung. Bei den Frauen waren es 60 %. Unter den männlichen Patienten, die noch Beschwerden aufgrund der Divertikulitis hatten, waren bei 26,7 % somatoforme Störungen auszumachen, unter den weiblichen waren es 48,3 %. Durch ihre Darmbeschwerden beeinträchtigt fühlten sich auch nach einer Behandlung 52,6 % der Patienten; davon waren 38,4 % Frauen und 61,6 % Männer.

24.5.2 Chirurgie bei Crohn-Krankheit und Colitis ulcerosa

Auch fast 80 Jahre nach den Erstbeschreibungen der beiden wichtigsten Typen der chronisch entzündlichen Darmerkrankungen, ist die Ursache dieser Krankheiten noch unklar. In den 1950er Jahren hatte man insbesondere bei Patienten mit Colitis ulcerosa den Eindruck, dass diese Patienten bestimmte psychische Aspekte häufiger aufwiesen. So zählte die Colitis ulcerosa in den 1950er und 1960er Jahren zu den sieben klassischen psychosomatischen Erkrankungen. Es sollten Patienten mit typischen Persönlichkeitszügen oder bestimmten Charakteren sein. Diese Ansichten sind aus wissenschaftlicher Sicht nicht mehr haltbar. Es kann also nicht angenommen werden, dass Patienten mit chronisch entzündlichen Darmerkrankungen im Vergleich zu anderen Personen besonders von im Folgenden beschriebenen seelischen Konflikten oder Entwicklungsverhältnissen betroffen sind.

Im Einzelfall mag es jedoch trotzdem ganz interessant sein, einmal darüber nachzudenken, ob die eine oder andere Aussage auf ihn zutrifft, weil gerade die aufgeführten Probleme in einer Psychotherapie gut bearbeitet werden können. Auch wenn der Laie auf den ersten Blick den Eindruck haben könnte, »da kann man sowieso nichts machen«, ist es gerade die Psychotherapie, die eben in scheinbar festgefahrenen oder unveränderbaren Situationen eine Veränderung bewirkt, die zur Verbesserung der Lebensumstände für den Einzelnen führen können.

In diesem Sinne fanden sich also unter den Colitis-ulcerosa-Patienten gehäuft:
- Eher zurückgezogene Menschen (eventuell, um keine Abweisung durch andere Menschen erleben zu müssen)
- Menschen, die kaum aggressive Gefühle zulassen und zeigen konnten
- Eine starke Abhängigkeit von einer häufig als fordernd und herrschend beschriebenen Mutter
- Überforderungsgefühle.

Wissenschaftlich besser kontrollierte Studien zeigten folgende Persönlichkeitsmerkmale, die während eines Schubes durchaus verändert sein können:
- Depressivität
- Unterdrückung von Aggressionen
- Emotionale Labilität
- Keine Auffälligkeiten während eines beschwerdefreien Intervalls und keine auffälligen Unterschiede zu Patienten mit anderen chronischen Erkrankungen (z. B. Diabetes, KHK, Bluthochdruck).

Auch Patienten mit Crohn-Krankheit fühlen sich während eines Schubes eher überfordert als in beschwerdefreien Zeiträumen. Crohn-Patienten neigen anscheinend zu folgenden Merkmalen:
- Gefühle werden schlechter artikuliert als bei anderen chronisch internistisch Kranken
- Neigung zu mehr zu Kontrollverhalten und Ordentlichkeit
- Abhängigkeit von Beziehungen
- Tendenz, ihre Symptome und die dadurch erlebten Einschränkungen deutlicher darzustellen.

Colitis-ulcerosa-Patienten unterscheiden sich ansonsten aus psychologischer Sicht nicht von der Allgemeinbevölkerung. Auch Crohn-Patienten haben auf psychologischer Ebene keine Besonderheiten im Vergleich mit anderen körperlich Kranken. Man kann aber zwei Hauptgruppen von Crohn-Patienten voneinander abgrenzen.
- Patienten, die ein die Krankheit verleugnendes, unabhängiges Verhalten zeigen, aber eigentlich doch sehr abhängig von ihren relevanten Bezugspersonen sind (pseudounabhängig)
- Patienten, bei denen die vermehrte Abhängigkeit offensichtlich ist, und die Schwierigkeiten beim Zeigen aggressiver Gefühlsregungen haben.

Beide Patientengruppen können von einer Psychotherapie besonders profitieren.

Colitis-ulcerosa-Patienten berichten während eines Schubes rückblickend häufiger über lebensbelastende Ereignisse, die im Vorfeld des Schubes aufgetreten seien, als sie dies im beschwerdefreien Intervall tun. In Studien, die sozusagen »vorausschauend« die Bedeutung von kritischen Lebensereignissen als Belastungsfaktoren kontrollieren, fand sich kein Hinweis dafür, dass belastende Situationen tatsächlich einen Schub auslösen können. Wichtig ist aber hier ebenfalls das individuelle Erleben der Patienten.

Zunächst hatten auch Wissenschaftler den Eindruck, dass bei Patienten mit Colitis ulcerosa den Schüben belastende Ereignisse vorausgingen. Besonders häufig waren Trennungserlebnisse oder Befürchtungen über bevorstehende Trennungen, die sich dann nicht unbedingt in der Realität abgespielt haben mussten. Den Patienten schien es also schwer zu fallen, sich aus einer engen Beziehung zu lösen. Das Gefühl, zwischen zwei Parteien zu sitzen (»In-between-Situationen«), wurde ebenfalls häufiger beobachtet.

Bei Crohn-Patienten fiel auf, dass diese öfter in der Stadt als auf dem Land leben, und dass die Krankheit insgesamt in den letzten Jahrzehnten häufiger auftritt. Menschen, die höheren Schichten entstammen, sind eher betroffen.

Untersuchungen haben zu der Erkenntnis geführt, dass insbesondere Crohn-Patienten häufiger depressive Symptome entwickeln. Besonders die erhöhte Depressivität im Schub ist aber unabhängig vom Schweregrad der Darmerkrankung. Wichtig ist hierbei sich klarzumachen, dass Depressionen gerade im Alter zwischen 20 und 40 grundsätzlich häufig sind (es leidet etwa jeder 20. wenigstens zeitweise daran), auch ohne chronisch entzündliche Darmerkrankungen.

Unabhängig vom Vorliegen einer chronisch entzündlichen Darmerkrankung stellen depressive Syndrome Erkrankungen dar, die auch ärztlich behandelt werden sollten.

Manchmal kann es im Zusammenhang mit einem Krankheitsschub oder auch im Rahmen der Behandlung mit Kortikoiden zu Veränderungen des seelischen Erlebens und zu Wahrnehmungsverzerrungen kommen. In diesen Situationen werden Menschen plötzlich misstrauischer oder argwöhnischer, fühlen sich missverstanden, beobachtet, verfolgt, bedroht, ohne dass dies für andere nachvollziehbar wäre. Manchmal stellen sich auch Halluzinationen ein: Orte werden nicht erkannt oder verkannt, die Wahrnehmung der Zeit verändert sich. Insbesondere nach Operationen und Narkosen können solche Zustände auftreten. Diese Veränderungen sind in der Regel durch eine kurzzeitige ergänzende Neuroleptikabehandlung beherrschbar (am ehesten Haloperidol; neuere, sogenannte atypische Neuroleptika sind zwar nebenwirkungsärmer, doch muss ihr Einsatz wegen möglicher Auswirkungen auf die Leberfunktion und den Herzrhythmus sorgfältig abgewogen werden).

Abgegrenzt davon wird die häufigste Form einer Veränderung des seelischen Erlebens, die so genannte akute Belastungsreaktion, die Stunden bis Tage anhalten kann; neben heftigsten Gefühlen von Trauer, Angst, aber auch Wut und Verzweiflung können hier durchaus auch körperliche Symptome auftreten (z. B. diffuse Missempfindungen im Körper, Kribbelgefühle, zusätzliche Missempfindungen im Bauch, Engegefühle im Brustkorb oder im Hals). Alle Symptome bleiben jedoch ausreichende körperliche Erklärung. Schwierig wird es für die Diagnostiker, wenn zudem eine durch die Darmerkrankung bedingte körperliche Symptomatik besteht, die bei beiden Erkrankungen auch über das Verdauungssystem hinausreichen kann. Bei der Anpassungsstörung bestehen die Symptome der Belastungsreaktion über Wochen, manchmal bis zu Monaten. Die Patienten werden ängstlicher. Die Verhaltensweisen und Reaktionsmuster sind beständiger – anders als vor dem Schub. Die Patienten sind dann aufgrund des veränderten seelischen Erlebens in der Regel in ihrer sozialen Lebensführung deutlich eingeschränkt. Nun ist unbedingt auch eine ergänzende Psychotherapie erforderlich.

Spielen albtraumartige Erinnerungen, die Erlebnisse im Schub der Erkrankung zum Inhalt haben, eine Rolle, sodass z. B. auch Aktivitäten gemieden werden (z. B. einen Aufenthalt in der Intensivstation, plötzliches Erschrecken während des Tages, ausgeprägte Ängste, vermehrtes Zurückgezogensein, Befürchtungen, etwa wegen eines plötzlichen Durchfalls nicht mehr rechtzeitig die Toilette zu erreichen), kann die Diagnose einer PTBS erwogen werden.

In der Regel sind diese Symptome dann über mindestens 6 Monate zu beobachten. Auch in dieser Situation wäre dann eine begleitende Psychotherapie erforderlich. Sind im Vorfeld des Schubes soziale oder weitere körperliche Belastungen zu beobachten (◘ Tab. 24.1) steigt das Risiko, zusätzlich an einer akuten Belastungsreaktion, Anpassungsstörung oder PTBS zu erkranken.

◘ Tab. 24.1 Schweregrad psychosozialer Belastungsfaktoren

Schweregrad	Belastung
Leicht	Auseinanderbrechen der Freundschaft mit Freund oder Freundin
	Schulbeginn oder Abschluss
	Kind verlässt Elternhaus
Mittel	Heirat
	Trennung von Ehepartnern
	Pensionierung oder Arbeitsplatzverlust
	Andere Misserfolge
Schwer	Scheidung
	Geburt des ersten Kindes
Sehr schwer	Tod eines nahen Verwandten
	Diagnose einer schweren Erkrankung
	Opfer einer Vergewaltigung
Katastrophal	Tod eines Kindes
	Selbsttötung eines nahen Angehörigen
Länger dauernde Lebensumstände	Familiäre Streitigkeiten
	Unzufriedenheit mit der Arbeit
	Eheprobleme
	Schwerwiegende finanzielle Probleme
	Ärger
	Arbeitslosigkeit
	Armut
	Eigene schwere chronische Erkrankung oder Erkrankung eines Kindes
	Fortwährende körperliche Misshandlung oder sexueller Missbrauch
	Gefangennahme als Geisel
	Erfahrung im Konzentrationslager

In allen diesen Situationen kann zusätzlich an eine psychopharmakologische Behandlung zur Entlastung gedacht werden. Dabei ist immer auch an mögliche Wechselwirkungen mit den Medikamenten zu denken, die wegen der entzündlichen Darmerkrankung gegebenen werden.

Manchmal können Patienten mit chronisch entzündlichen Darmerkrankungen auch Symptome einer so genannten atypischen Essstörung entwickeln, d. h. sie haben Befürchtungen, dass bestimmte Speisen, die Erkrankung wieder verschlechtern oder zum Aufflammen bringen, und reduzieren deshalb deutlich (oft auch unbewusst) die Nahrungsaufnahme. In diesen Fällen gibt es für die Unverträglichkeit der Speisen, die vom Patienten bemerkt wird, keine nachvollziehbaren oder wissenschaftlich begründeten Erklärungen, im Gegensatz zu den tatsächlich nahrungsmittelabhängigen Verschlechterungen, die es bei entzündlichen Darmerkrankungen auch geben kann. Es handelt sich um eine Form der Essstörung, die dem Krankheitsbild der Magersucht sehr ähnlich ist und auch entsprechend psychotherapeutisch behandelt werden muss.

24.5.3 Cholezystektomie und Eingriffe am Gallengang

Die weitere Entwicklung von Oberbauchbeschwerden kann ebenfalls Probleme bereiten. Auch nach klarer Indikation zur Cholezystektomie können Schmerzsyndrome persistieren. Abgeklärt werden müssen hier Wahrnehmungsverzerrungen, die depressionsbedingt sein können, wie im Beispiel zur kolorektalen Chirurgie, oder eventuell auf somatoforme Beschwerden zurückzuführen sind, wie bei den chronisch entzündlichen Darmerkrankungen beschrieben.

Ein zu berücksichtigender Aspekt sind die abdominellen Operationen in der Vorgeschichte, die sich auf das Krankheitserleben auswirken können.

Patienten, die bereits abdominell voroperiert waren, zeigen überdurchschnittliche Werte auf der FPI-Skala für Nervosität. Bei Männern besteht zusätzlich eine ausgeprägte Unsicherheit/ein körperliches Missempfinden. Bei den vorher durchgeführten Operationen handelt es sich in erster Linie um Appendektomien und Hysterektomien, seltener um Ovarektomien oder laparoskopische Adhäsiolysen.

24.5.4 Behandlungsweg Stoma

Kolostoma, Urostoma und die Ersatzblase stellen überbrückend oder final zunächst einmal eine funktionale Lösung für den Patienten und die Angehörigen dar. Viele Patienten verfügen auch über ausreichend innere Ressourcen, um diese Möglichkeit für sich gut nützen zu können und zu integrieren. Je »brüchiger« jedoch die Ich-Struktur der Patienten ist (d. h. die Selbststeuerung, die emotionale Regulationsfähigkeit, die Bindungsfähigkeit, die Selbst-Welt-Grenzziehung und die eingesetzten psychologischen Abwehrmechanismen wie Verdrängung, Verleugnung, Rationalisierung, Affektisolation, Abspaltung usw.), desto schwieriger kann die Situation für ihn werden. Weiter müssen die Grundstruktur der Persönlichkeit (Dominanz, Ordentlichkeit, Introversion/Extroversion, konservative Grundhaltung oder grundsätzliche neurotische Züge) und die Vorstellungen sowie die Wertigkeit des eigenen Körpers berücksichtigt werden. Hier kann es zu massiven Problemen kommen, die auch eine überlappende somatoforme Störung möglich werden lassen. Auch massive Psychopathologien bis hin zur Paranoia sind vorstellbar. Eine enge Zusammenarbeit mit den spezifischen Pflegekräften (Stoma-Schwestern) ist hier essenziell, da sie in einem intensiveren Kontakt sowohl mit den Betroffenen als auch den Angehörigen stehen.

Sinnvollerweise sollte in diesen Fällen frühzeitig an eine Kooperation mit dem Psychosomatiker gedacht werden (auch hinsichtlich der möglicherweise notwendigen Unterstützung von Angehörigen, besonders bei Patienten unter 50 Jahren). Daneben kann eine indizierte Psychopharmakotherapie auch durchaus hinsichtlich der Funktionalität des Stomas gezielt ausgesucht werden (und damit die Stuhlfrequenz z. B. günstig oder weniger günstig beeinflusst werden). Auch im ersten Fallbeispiel war eine zeitweises Stoma erforderlich gewesen.

24.5.5 Implantate

Der häufigste Eingriff in der Allgemeinchirurgie ist das Einsetzen eines Herzschrittmachers. Seltener ist die Implantation eines vagalen Schrittmachers oder Gastropacers im Rahmen bariatrischer Maßnahmen oder zur Behandlung der autonomen Gastropathie.

Eine typische Situation soll an einem Beispiel erläutert werden:

Anamnese Herr L. leidet nach einer Schrittmacherimplantation nun unter einer krankhaften Schreckhaftigkeit und einer »vegetativen Dystonie«. Er berichtet, dass er lange im Akkord in 3 Schichten gearbeitet habe und schon die letzten Jahre nervös gewesen sei. Geräusche und helle Töne erlebe er wie einen Stich ins Herz. In Verbindung mit den Herzbeschwerden träten dann besonders abends Kopfschmerzen auf, häufig auch zusammen mit Übelkeit. Diese Schmerzen habe er erst seit der Schrittmacherimplantation, etwa ein halbes Jahr zuvor. Ausgangspunkt sei ein Herzmuskelkrampf gewesen, der dann zu Herzrhythmusstörungen geführt habe. Das Anspringen des Herzschrittmachers empfinde er in der Regel nur nachts, wenn er ganz ruhig liege. Der erste Urlaub sei noch ganz gut gewesen, dann hätten die Beschwerden zugenommen. Die Kopfschmerzen würden auf Tabletteneinnahme abklingen. Zu seinen Lebensumständen gibt er an, mit seiner Frau in einer Kleinstadt zu wohnen, guten Kontakt zu seinen 3 verheirateten Kindern und 7 Enkelkindern zu haben. Sein Hobby seien das Haus und der Garten. Seit 3 Jahren sei er nun Rentner. Weitere 3 Jahre vorher sei er arbeitslos gewesen.

Aus der Vorgeschichte ergeben sich keine Hinweise auf eine depressive oder Angststörung. Eine vegetative Symptomatik, die er schildert, sei in letzter Zeit ein unruhiger Schlaf. Die Stimmungslage ist während des Gespräches leicht ängstlich-gedrückt, die Schwingungsbreite jedoch erhalten. In den letzten Monaten meide er Beerdigungen. Weitere psychopathologische Auffälligkeiten ergeben sich nicht.

Zusammenfassende Beurteilung Die vom Patienten geschilderte und seit Jahren bestehende »Nervosität« lässt sich am ehesten im Zusammenhang mit dem jahrelangen Schichtdienst bringen. Die geringgradige Depressivität kann noch als Reaktion auf die für den Patienten unerwartet eingetretene Herzerkrankung angesehen werden. Eine Indikation für eine psychopharmakologische Behandlung ergibt sich derzeit nicht.

Weiteres Vorgehen Bezüglich der Beeinträchtigung durch die Beschwerden stehen die rezidivierenden Kopfschmerzen für den Patienten im Vordergrund. Da dieser Kopfschmerz für den Patienten neu ist und in dieser Form erstmalig erlebt wird (und in Zusammenhang mit der Schrittmacherimplantation gebracht wird, was als zusätzlich angstauslösend eingeordnet werden kann), wird eine einmalige neurologische Abklärung der Kopfschmerzen empfohlen. Fachpsychotherapeutisch empfiehlt sich zunächst eine Schmerzdokumentation, z. B. auf einem beigefügten Bogen, der dem Patienten ausgehändigt wird (unter http://www.schmerzklinik.de/service-fuer-patienten/checklisten der Schmerzklinik Kiel finden sich verschiedene Möglichkeiten und Angebote, ein Schmerztagebuch herkömmlich oder digital zu führen).

Mit dem Patienten wurde ausführlich über das Thema Schmerzwahrnehmung und -verarbeitung gesprochen. Er wurde zudem aufgefordert, nach einem Dokumentationszeitraum von 2 Monaten erneut vorstellig zu werden, um dann ggf. an einem Entspannungsprogramm teilzunehmen (▶ Abschn. 24.2).

24.6 Entscheidungshilfen bei Verdacht auf eine postoperativ anhaltende psychosomatische Erkrankung

Verständnis und griffige Modelle helfen dabei, die Compliance zu optimieren. Daneben besteht eine empirisch nachweisbare Beziehung zwischen wahrgenommenem Stress und den Lebensumständen. Diejenigen, die sich am stärksten gefordert fühlen, sind bei geringer sozialer Unterstützung und wenig kontrollierter Lebensplanung auch am stärksten krank. Ein Brückenschlag könnte bei diesen Patienten auch die Konfrontation mit entsprechenden Zahlen im Einzelfall sein. Des Weiteren spielt natürlich die empathische Grundhaltung eine große Rolle.

Neben den diagnostischen Aspekten sind die Motivierung des Patienten und die Darlegung eines möglichen Weges insbesondere im Sinne einer konkreten Handlungsanweisung speziell des spezifischen Therapieangebots Ziele der Beratung. Liegen durch Lebensgewohnheiten beeinflussbare Störungen vor, können durch das Benennen der Störung und individuelles Relativieren (d. h. durch die Verdeutlichung, dass der Patient mit seinem Problem nicht allein dasteht) und den Vorschlag einer Verhaltensmodifikation Veränderungsspielräume angesprochen und ausgelotet sowie Widerstandsmuster wahrgenommen werden.

24.6.1 Wer, wie und wo?

Pädagogisch orientierte Programme greifen nur zum Teil, wie etwa verschiedene Raucherentwöhnungsstudien zeigen. Es gehe nicht darum, nur zu bilden, sagte Viktor von Weizsäcker als einer der Urväter der Psychosomatik. Psychosomatische Grundversorgung ist mehr als das Aufzeigen des richtigen Weges. Der Patient muss dort abgeholt werden, wo er steht.

Eine Verdachtsdiagnose, Hinweise und kurze Erklärungen bezüglich der Prognose und ein Bezug zur empfohlenen Therapie sind wertvoll. Aus der klinischen Erfahrung heraus erscheint es sinnvoll, vorher vereinbarte zeitlich begrenzte regelmäßige Kontakte anzubieten, wobei die angekündigte Begrenzung auf 15–30 Minuten den zeitlichen Aufwand eher verringert. Klammernden Patienten wird durch die Regelmäßigkeit der Wunsch nach Kontakt erfüllt und gleichzeitig ein Ausufern des Gesprächs verhindert. Zum anderen können dem Patienten Wege zur aktuellen Selbsthilfe aufgezeigt werden, die ihn in seiner Autonomie unterstützen, z. B. konkrete Kurzeinführung und Demonstration von autosuggestiven oder mentalen Entspannungstechniken, das Angebot der Imagination oder eine kognitiv orientierte Verhaltenstherapie wie etwa das Tun, als ob die Krankheit nicht da wäre, oder der »Gedankenstopp« (z. B. im Rahmen der Schmerzbehandlung).

Wenn eine stationäre Behandlung erforderlich wird, ist die Nennung einer Klinik und kurze Spezifikation wertvoll. Dem Patienten soll das angebotene Therapieverfahren zur Orientierung erläutert werden. Zu diesem Zeitpunkt ist es auch wichtig, die Kostenübernahme zu klären, z. B. wenn ein Volkshochschulkurs oder ein Angebot der Krankenkassen angeraten ist. Damit steigt die Wahrscheinlichkeit, dass der Patient tatsächlich weitere Schritte einleitet und sich vielleicht zu einem Kurs für autogenes Training anmeldet oder einen Psychotherapeuten aufsucht. In akuten Situationen ist es manchmal notwendig, überbrückend medikamentös zu therapieren. Die Verschreibung sollte ausdrücklich auf die Zeit der stationären Behandlung oder einen umschriebenen maximalen Zeitrahmen begrenzt werden.

Manchmal fallen im Patientengespräch Schlagworte wie das »chronische Müdigkeitssyndrom«, die für eine Zeit durch die Medien populär wurden, oder es werden »neue Therapien« angesprochen. Eine gewisse Sachkenntnis und ein informierter Umgang mit den Begriffen erlauben ein kritisches Abwägen. Hier den Patienten ernst zu nehmen, Entscheidungshilfen zu bieten und sich auch manchmal festzulegen, ist sehr förderlich für den therapeutischen Verlauf. Der Verweis auf andere Fachgebiete oder auf die eigene Unkenntnis wird nach meiner Erfahrung von den Patienten als Defizit erlebt.

24.7 Posttraumatische Belastungsstörung (PTBS) nach einer Operation

Was für Erfahrungen können Patienten – aber auch Angehörige(!) – aus dem Krankenhaus mitbringen? Psychische Traumen können unterschiedlichste psychopathologische, neurotische und/oder psychosomatische Symptome auslösen. Insbesondere die familiäre oder individuelle Vorgeschichte (Erfahrungen mit Operationen oder dem Ausgang von Operationen) ist hier ein wichtiger Faktor.

Ausgangspunkt ist ein einschneidendes Ereignis, das entsprechend der Definition bei den meisten Menschen eine solche Reaktion auslösen könnte, wie z. B. eine Amputation. Was ändert sich für den Patienten in seiner Wahrnehmung?
- Er leidet an Albträumen (meistens bezogen auf das Ereignis).
- Er ist schreckhaft.

- Er kann Gefühlen schlecht standhalten, vermeidet Situationen, wo sie getriggert werden könnten (z. B. Besuche in Krankenhäusern).
- Er leidet an »Flashbacks«, d. h. Wahrnehmung (bis hin zur Halluzination oder Illusion) und erlebter Gefühlszustand führen den Patienten für Sekunden bis Minuten wieder in die Zeit, in der er dem Trauma ausgesetzt war.
- Er leidet an psychosomatischen Symptomen.
- Er zieht sich generell zurück.

Insbesondere Aufenthalte auf einer Intensivstation, die länger als 24 Stunden dauern, können die PTBS auslösen. ARDS-Patienten verzeichnen zu einem Viertel in der Folge eine solche Störung in Verbindung mit einer eingeschränkten Lebensqualität. Hier ist der Hausarzt in der Nachsorge besonders gefordert, auf eventuelle Symptome zu achten. Am offensichtlichsten ist das Rückzugsverhalten.

Es mag überraschen, dass auch Transplantationspatienten davor nicht gefeit sind. Psychische Diagnosen wie Alkoholmissbrauch, Angst, Depression und Schlafstörungen sind Risikofaktoren, die in diesem Kontext immerhin ein Drittel der Patienten mitbringen. Die Behandlung muss in diesen Fällen ein Psychotherapeut übernehmen, der ausgewiesene Fertigkeiten und Erfahrungen in der PTBS-Behandlung mitbringt. Auf den Internetseiten der Fachgesellschaften zur Traumatherapie können regionale Spezialisten herausgesucht werden.

Die besondere Funktion, die dem Hausarzt in solchen Situationen zukommt, ist die Beratung der Angehörigen, die in der Regel wenig Vorerfahrungen mitbringen und oft zu scheu sind, ihre Fragen direkt auf der Intensivstation zu stellen. Bekommt der Hausarzt Kenntnis von einer solchen Lage und hat die Gelegenheit, dies zu besprechen, sollte er zumindest Fragen, wie es den Angehörigen damit geht und anbieten, dass sie sich mit ihren Fragen an ihn wenden können.

Aus den Grundlagen der Neurowissenschaften wissen wir z. B.:
- Anwesenheit von Angehörigen tut grundsätzlich gut. Es muss auch nicht unbedingt gesprochen werden.
- Körperkontakt (z. B. Hände halten, Arm streicheln, Füße massieren und ähnliches) tut ebenfalls gut, auch bei komatösen Patienten.
- Der Besucher wendet dem Patienten sinnvollerweise stets das Gesicht und nicht den Rücken zu. Das Abwenden steigert nachgewiesenermaßen das Angstniveau des Patienten.
- Durch die Anwesenheit von Angehörigen kann beim Patienten die Wachheit und die Mitarbeit verbessert werden.
- Langfristig können regelmäßige Besuche der Entstehung einer PTBS vorbeugen.
- Vertraute Stimmen, Gerüche, Reize, Inhalte und das Einhalten eines Tag-Nacht-Rhythmus verbessern die Rekonvaleszenz.
- Soviel zu Hause wie möglich (Bilder, Töne, Smartphone, Freisprechanlage, Normalität aufnehmen und abspielen, gewohnte Fernsehsendungen, Lieblingsfilme!). Bei diesen selbstverständlich anmutenden Angeboten wird leider oft nicht berücksichtigt, wie gut der Patient aktuell sehen, hören und/oder sich bewegen kann.
- Handlungssouveränität herstellen (z. B. Fernbedienung, persönliches Telefonbuch usw.)

Was können Angehörige tun?
- Den Patienten seelisch aufrichten
- Ihn immer wieder neu ansprechen
- Ihn ablenken (unterhalten, vorlesen, zusammen fernsehen usw.)
- Erzählerisch anknüpfen an alte Zeiten.

24.8 Adipositaschirurgie

Die Adipositas ist eine häufige, durch das kardiovaskuläre Risiko gefährliche und für die Betroffenen sehr belastende Erkrankung. Insbesondere die schwere Adipositas mit einem Body Mass Index (BMI) > 40 kg/m² ist mit Komplikationen wie Hypertonie, KHK, Diabetes mellitus, degenerativen Gelenkveränderungen und entsprechender Frühsterblichkeit behaftet. Die Betroffenen sind in ihrem Selbstwertgefühl oft extrem beeinträchtigt, nicht zuletzt durch die häufigen, frustranen Diäten. Hinsichtlich der Komorbidität überwiegen depressive Störungen. Die Ausprägung der Depression ist statistisch unabhängig vom Gewicht bzw. BMI. Das Körpererleben der Patienten ist erwartungsgemäß deutlich negativer als das von Normalpersonen: Die Werte im Bereich »Attraktivität/Selbstvertrauen« sind extrem erniedrigt, und zwar unabhängig vom Ausmaß der Depressivität. »Unsicherheit/Besorgnis« und »körperlich-sexuelles Missempfinden« sind signifikant erhöht. Die »Akzentuierung des Erscheinungsbildes« ist tendenziell etwas niedriger als bei Gesunden.

Die psychosomatischen Konsiliaruntersuchungen auf diesem Feld zeigen, wie interessant zusätzliche psychologische Testungen sein können. In dem weitverbreiteten SCL 90 (Symptomcheckliste 90) sind bei adipösen Patienten wie erwartet »Unsicherheit im Sozialkontakt« und »Depressivität« signifikant erhöht, aber auch »paranoides Denken«, was für ein gesteigertes Misstrauen steht.

Im Bereich der interpersonellen Probleme (gemessen mit dem IIP, Inventar zur Erfassung interpersonaler Probleme) erleben sich die Patienten als »zu introvertiert/sozial vermeidend« und als »zu fürsorglich/freundlich«. Andererseits fühlen sie sich deutlich weniger »autokratisch/dominant« als Gesunde.

24.9 Onkologische Chirurgie

Mittlerweile hat sich in den Zentren ein interdisziplinäres Vorgehen etabliert, bei dem die psychoonkologische Versorgung einen festen Platz hat. In der Regel ist die Bewältigung von Tumorerkrankungen, die in Phasen verläuft (Schock, Nicht-wahrhabenwollen, affektive Verarbeitung, Verhandeln mit dem Schicksal, Bewältigung), so weit vorangeschritten, dass Copingmechanismen greifen bzw. zu beobachten sind.

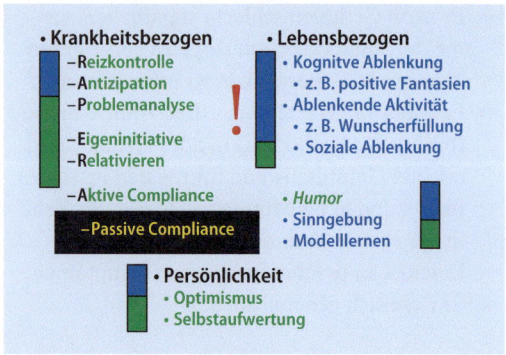

Abb. 24.4 Copingmechanismen

Man unterscheidet zwischen funktionalen und dysfunktionalen Copingmechanismen (Abb. 24.4). Man sollte stets prüfen, ob der prä- oder postoperative Befund die jeweiligen individuellen Beeinträchtigungen ausreichend erklärt. Passen Befund und Befindlichkeit nicht zusammen, liegt der Verdacht auf eine psychosomatische Ausgestaltung des Beschwerdebildes meistens in Form einer komorbiden somatoformen Störung und/oder einer Depression nahe.

> **Die drei wirksamsten Bewältigungsstrategien (USA)**
> — (Emotionale) Unterstützung
> — Selbstkontrolle
> — Akzeptieren.

Serviceteil

Stichwortverzeichnis – 338

M. Korenkov et al. (Hrsg.), *Allgemeinchirurgische Patienten in der Hausarztpraxis*,
DOI 10.1007/978-3-662-47907-0, © Springer-Verlag Berlin Heidelberg 2016

Stichwortverzeichnis

A

Abdominoplastik 229
Ablation, mechanochemische 150
Abszess 126
- intraabdomineller 206
- subhepatisch bzw. subphrenisch 239
Abszessausräumung 284
Acetylsalicylsäure 24, 133
Acne inversa 34
Adenokarzinom, Pankreas 260
Adhäsionen 288
Adipositas 214, 335
Adipositaschirurgie 214, 323, 324, 335
adjuvante Chemotherapie, Impfung 269
Aktivkohlekompressen 31
Alginate 31
Alopezie 226
Amitryptylin 133
Amsterdam-II-Kriterien 289
Analabszess 308
Analdruckprofil 103
Analfissur 307
Analfistel 310
Analgetikaasthma 134
Analinkontinenz 285
Analprolaps 306
Analschmerzen 284
Analvenenthrombose 306, 318
Anämie 224
Anastomosendysfunktion 208
Anastomoseninsuffizienz 206, 282
Anastomosenstenose 282, 284
Aneurysma dissecans 126
Ängste 325
Ankersonde 83
Anokutanlinie 278
Anorexia nervosa 224
Antidepressiva 133
Antidiabetika 228
Antihypertensiva 228
Antikoagulation 20
- Hernioplastik 118
Antikonvulsiva 131
Antirefluxchirurgie 182
- postoperativ 185
Apixaban 21
Appellebene 15
Appendizitis 126
Armstraffung 229
Artefakterkrankungen 323

Arzt-Arzt-Kommunikation 4, 15
Arztbrief 8, 9
Asplenie-Ausweis 269
Astronautenkost 63
autogenes Training 136, 326

B

Bakteriurie 108, 111
Bare Fiber 148
Barrett-Karzinom 201
Barrett-Ösophagus 188
Basedow-Krankheit 159
Bassini, Hernioplastik 117
Bauchdeckenreduktionsplastik 229
Beckenbodengymnastik 319
Befundberichte 8
Berufsgruppen für ein Überleitungsmanagement 11
Besenreiser 151
Bethesda-Kriterien 289
Beziehungsebene 15
Biguanide 270
biliäre Pankreatitis 238
biliodigestive Anastomose 264
Biliom 239
Billroth-Operation 204
Biofeedback 326
Blasenersatz 105
Blasentraining 96
Blindsacksyndrom 222
Blutungsrisiko, einzelne Operationen 20
Bodylift 229
Botulinumtoxin 308
Brachioplastik 229
Brady-/Tachysyndrom 81
BRAF-Immunzytologie 171
BRAF-Mutation 158
Briden 288
Bridging-Therapie 20
Bruststraffung 229
Bulimia nervosa 224
Bulking Agents 314
Buried-bumper-Syndrom 55, 61
Buschke-Löwenstein Tumor 316

C

CA19-9, Pankreaskarzinom 263
Carbamazepin 132

Case Manager 12
Charcot-Fuß 36
Cholangiodrainage, perkutane transhepatische 269
Cholangitis 254
Cholaskos 239
Choledocholithiasis 238, 253
- Schwangerschaft 241
Cholelithiasis, Schwangerschaft 240
Cholesterinsenker 228
Cholestyramin 110
Cholezystektomie 236, 251, 253, 332
- laparoskopisch 237
- minilaparoskopisch 237
- Rückenmarkanästhesie 243
- Single-Port 237
- Single-Port-Cholezystektomie 238
- transvaginal 238
Cholezystitis 236, 254
- Schwangerschaft 241
Cholezystolithiasis 221, 236
- Stoßwellentherapie 242
Cleveland Clinic Score (CCS) 313
Clopidogrel 24, 189
Clustering 281
Co-Analgetika 131
Cobalamin 109
Colitis ulcerosa 329
Conduit 103
Condyloma acuminata 315, 317
Copingmechanismen 336
Coxiben 133
Crohn-Krankheit 330
Cyanoacrylat 150

D

Dabigatran 21
Darmflora, Sondennahrung 62
Darmschlinge, Einklemmung 238
Defäkation 306
Defibrillator, Gefahr bei Reanimation 84
Defibrillatorsysteme 80
Dekontamination 30
Dekubitus 38
Demling-Classen-Papillotom 248
Depressionen 325
depressive Episode 325
Deszendorektoanastomose 281
Diabetes mellitus 268, 270
diabetischer Fuß 37

Stichwortverzeichnis

diabetisches Fußsyndrom 44
diabetisches Ulkus 36
Diuretika 228
Divertikulitis 329
Dor-Fundoplikation 184
dorsal root ganglion stimulation 138
DRG-Stimulation 138
Duloxetin 133
Dumpingeffekt 207
Dumpingsyndrom 221
Duodenalstumpfinsuffizienz 206
Duodenalswitch 218
duodenogastroösophageale Refluat 182
duodenumerhaltende Pankreaskopfresektion (DEPKR) 265
Dysphagie 218
– akut komplett 187
– chronisch 187
– postoperativ 187
– transitorische milde 187

E

Edoxaban 21
Eindrüsenerkrankung 160
Einklemmung, Darmschlinge 238
Einweiserportale 13
Einweisungen 8
– Checklisten 9
Einweisungsentscheidung 7
Eisenmangel 224
Eisenmangelanämie 200
Eiweißmangel 224
elektronische Fallakten 13
Elektroschweißgerät, Herzschrittmacher 85
EMG-Biofeedback-Training 136
Empowerment 12
endokrine Orbitopathie 159
Endometriose 129
endoskopische Papillotomie 238, 248
endoskopische Sphinkterotomie 248
endovenöse Lasertherapie 148
Engegefühl, Magenband 219
Entlassbrief 9
Entlasskommunikation 5
Entlassmanagement 11
Entlassungsberichte 8
Entspannungsverfahren 136
Enukleation 267
Enzym-Alginogel 32
ERCP 248
– Indikation 249
Ernährungskatheter 50

Ernährungstherapie, Magenoperation 204
Ersatzblase 332
Erysipel 33
Essstörung 224
Extrauteringravidität 126

F

Fadendrainage 311
Fadendurchzugsmethode 54
Fahrverbot, Herzschrittmacher 86
Fasziektomie 38
Feigwarzen 315
Feinnadelpunktion, Schilddrüse 158
Fettverdauung 268
Fistelsuche 308
Fistelverlauf 311
Flohsamen 307
Florida-Pouch 106
Follikulitis 34
Folsäure 225
Förderprobleme, Katheter 94
Frantz-Tumor 261
Frey-Operation 266
Frühcholezystektomie 241
Frühdumping 220
Fundoplikation 195
Fundoplikationsmanschette 184
funktionelle Störungen 327
Furunkel 34

G

Gabapentin 132
– Pankreatitis 132
Gallenblasenhydrops 241
Gallenblasenpolypen 237
Gallengangsstenose 269
Gallenkolik 221
– OP-Indikation 241
Gallereflux 207
Gas-bloat-Syndrom 187, 188
Gastrektomie 200
Gastrinom 261
Gastroenterostomie 205
Gastropexie 195
GERD 182, 194
– extraösophageale Beschwerden 183
– klassisch 182
– therapierefraktär 182
Gesprächstherapie 136
Glukagon 268
Glukagonom 261
Glutealabszess 308

Goodsall-Regel 311
Grazilisplastik 315
Gummibandligatur 310

H

Hämatemesis 200, 254
Hämatochezie 254
Hämatom
– Hernioplastik 118
– intraabdominelles 239
Hämorrhoiden 306, 308
Harnabflussstörungen 111
Harnableitung 93
– inkontinent 104
– kontinent 105
Harninkontinenz 312
Harnleiter-Darm-Implantation 102
Harnverhalt 126
Harnwegsinfekt 112
Hautmann-Neoblase 105
Helicobacter pylori 200, 221
Hemikolektomie
– laparoskopisch 280
– links 280
– rechts 278
Heparin, niedermolekulares 288
hereditäres nicht polypöses Kolonkarzinom 201
Hernie
– parastomal 108
– parastomale 297
Hernieneinklemmung, Repositionsversuch 120
Hernienvorwölbung 116
Hernioplastik 116, 130
– Antikoagulation 118
– Bassini 117
– Hämatom 118
– Lichtenstein 116
– lokale 298
– Shouldice 117, 120
– Wundinfektion 118
Herzrhythmusstörungen, bradykard 81
Herzschrittmacher 333
– Batterie 86
– Elektroschweißgerät 85
– Fahrverbot 86
– Sicherheitsgurt 86
Hiatoplastik 183, 195
Hiatus communis 196
Hiatushernie 183
– paraösophageale 194
Hidradenitis suppurativa 34
Hinterwurzelstimulation 138
Hodenatrophie 118

Hodenhochstand 118
Hodentorsion 126
Hufeisenabszess 308
Hüftgelenkganglion 127
Hyaluronsäure 31
Hydrofaser 31
Hydrokolloide 31
hydrophobe Wundauflagen 32
Hydrozele 118
Hypergranulation 60
- Stoma 297
Hyperkalziurie 169
Hyperparathyreoidismus 160, 225
hypertrophe Narben 41
Hypnose 136
hypochondrische Störungen 322
Hypoglykämie 268
Hypokaliämie 224
Hypokalzämie 163, 172
- postoperativ 169
Hypoparathyreoidismus 163, 173

I

ICD-Systeme 80
Ileotransversoanastomose 279
Ileum-Conduit 103, 104, 107, 108
Ileum-Neoblasen 106
Ileumnippel 107
Ileussymptomatik 284
Iliosakralgelenk 126
Impfmetastasen 54
Impfung, adjuvante Chemotherapie 269
Infektsteine 109
Informationstechnologien 13
inguinale Lymphadenitis, Leistenschmerzen 128
Injektionstechniken 136
Inkarzeration 116
Inkontinenz 312
- sensorisch 313
Inkontinenzfragebogen 313
Inkontinenz-Score 313
INR-Wert 21
Inselzellhyperplasie 261
Insulin 268
Insulinom 261
interstitielle Zystitis 102
Intervallcholezystektomie 241
intraabdomineller Abszess 206
intraduktal papillär-muzinöse Neoplasien (IPMN) 260
Intrinsic Factor 208
Irrigation 300

J

Jacobson, progressive Muskelrelaxation 136

K

Kalzium 225
Karbunkel 34
Kardiakarzinom 201
kardiale Resynchronisationstherapie 82
Karzinom des ösophagogastralen Übergangs (AEG) 201
Katheterblockierung 73
Katheterdislokation 95
Katheterpflege 94
Kathetertyp 95
Katheterwechsel 93
Kausch-Whipple-Operation 263
Keloide 40
Klammernahtinsuffizienz 221
Knotenstruma 159
Kock-Pouch 106
kognitiv-behaviorale Schmerzbewältigung 136
Kollagen 31
Kolon-Conduit 103, 104, 108
Kolon-J-Pouch-Anastomose 281
Kolonkarzinom 278
- hereditäres nicht polypöses 201
Kolonresektion 283
- mögliche Folgen 283
Koloplastik, transverse 281
kolorektales Karzinom
- Koloskopie 286
- Nachsorge 286
- Prognose 287
Koloskopie, kolorektales Karzinom 286
Kolostoma 332
Kommunikationsebenen 15
Kommunikationspartner 15
Kommunikationsprobleme 4
Kommunikationstechnologien 13
Kompressionsstrümpfe 145
Kompressionstherapie 45
Kontinenz 319
Kreativtherapie 136
Kryptitis 308
künstlicher Darmausgang 282

L

Lappenplastik 38
Laurén-Klassifikation 201

Lay-open-Technik 312
Le-Bag-Pouch 105, 106
Leistenhernie 116, 126
Leistenschmerzen 126
- ältere Menschen 128
- dauerhafte 129
- diffuse 119
- Gynäkologie 129
- inguinale Lymphadenitis 128
- junge Menschen 126
- Medikamente 129
Lichtenstein, Hernioplastik 116
Lig. teres uteri 126
Limberg-Plastik 36
Lundiana-Pouch 106
Lymphadenitis, inguinale, Leistenschmerzen 128
Lymphadenopathie 128
Lymphfistel 170
Lymphom 128

M

Magenband 215
- Engegefühl 219
Magenbandoperation 183
- Magenbandjustierung 223
Magenbypass 188, 217
Mageneinklemmung 195
Magenentleerung, verzögerte 268
Magenfistel nach Stamm 50
Magenischämie 195
Magenkarzinom 201
- Staging 202
- subkardiales 201
Magenperforation 195
Magenresektionen 200
Magensonde 50
Magenstumpfkarzinom 201, 204, 207
Magenvolvulus 195
Mainz-II-Pouch 107
Mainz-I-Pouch 105, 106
Mansoura-Pouch 105
Mariske 316
Mastopexie 229
Materialdefekt, PEG-Sonde 58
mechanochemische Ablation 150
Medical Needling 44
Medikamentenresorption, Stoma 300
Medikationsüberprüfung 11
Mehrdrüsenerkrankung 160
Meläna 254
Miami-Pouch 106
Mikrosatelliteninstabilität 289
Mini-Bypass 217
Minilaparotomie 280

Miniphlebektomie 146
Mittelbauchquerschnitt 279
Mixed-Pain-Schmerzen 131
M. rectus abdominis 126
M. sphincter ani internus 308
multiple endokrine Neoplasie 160
Musiktherapie 136
muzinös-zystische Neoplasien (MCN) 260

N

Narben 40, 174
- hypertrophe 41
nasogastrale Sonde 50
nasojejunale Sonde 50
NBG-Code 80
Nebenschilddrüse
- Adenom 160, 168
- Karzinom 160, 167
- Operation 164
- Überfunktion 160
neue orale Antikoagulanzien 20, 21, 53, 251
Neuromodulation
- elektronische 137
- invasive 137
- nicht invasiv 137
- pharmakologische 138
N. genitofemoralis 127
niedermolekulares Heparin 288
Nierenkolik 126
N. iliohypogastricus 127
N. ilioinguinalis 127
Nissen-Fundoplikation 184
Nozizeptorschmerzen 131
N. recurrens 165, 169, 171
NSAID 133

O

Opioidanalgetikum 134
Orale Kontrazeptiva 228
Orbitopathie, endokrine 159
Ösophagusbreischluck 195
Ösophaguskarzinom, distales 201
Os pubis 126
Osteonekrose 129

P

Pankreasadenokarzinom 260
Pankreasenzyme, Einnahme 270
Pankreasenzympräparate 208
Pankreasfistel 268

Pankreasfunktion (exokrin, endokrin) 267
Pankreasinsuffizienz 268
Pankreaskarzinom 269
- CA19-9 263
- Prognose 271
Pankreaskopfresektion (duodenumerhaltend) 265
Pankreaslinksresektion 265
Pankreasresektion 260, 262
- Diabetes mellitus 272
Pankreassegmentresektion 267
Pankreatektomie, totale 265
Pankreatikoduodenektomie 263
Pankreatikoduodenektomie nach Whipple 266
Pankreatitis 236
- akute 261
- biliäre 238
- chronische 262
- Gabapentin 132
Papillenblutung 254
Papillenstenose 254
Papillotomie 250
- endoskopische 238
Papillotomie, endoskopische 248
paraösophageale Hiatushernie 194
parastomale Hautirritation 296
parastomale Hernie 108, 297
Parathormon 225
Partnertherapie 136
Patientenbeteiligung 12
PEG
- Dislokation 59
- Entfernung 61
PEG (perkutan endoskopische Gastrostomie) 50
PEG-Sonde, Medikamente 56
Pelvic-Pain-Syndrom 102
Perianalabszess 308
Perianalekzem 285
perianale Thrombose 306, 309
periproktitischer Abszess 308
Peritonismus 206
perkutane endoskopische Jejunostomie 53
perkutan endoskopische Gastrostomie ▶ PEG
perkutane transhepatische Cholangiodrainage 263, 269
perkutan transhepatische Cholangiografie 252
pharmakologische Neuromodulation 138
Phenprocoumon 20
Phlegmone 33
Pilonidalabszess 308
Pilonidalsinus 35

Pinch-off-Syndrom 71
Polyurethanschaumstoffe 31
Port 67
- Blutentnahme 73
- Entfernung 74
- Entzündung 70
- Hämatom 70
- Handhabung 72
- Infektion 220
- Infusionen 73
- Injektionen 73
- Katheterblockierung 73
- Kinder 70
- Komplikationen 70
- Kontraindikationen 68
- Leckage 71
- nicht verwendet 73
- Pinch-off-Syndrom 71
- Punktion 72
- Schmerzen 220
- Spülung 73
- Surecan-Nadeln 72
- Systeme 69
Portimplantation 68
Portnadel 74
Porzellangallenblase 236
Postcholezystektomiediarrhö 240
Post-ERCP-Pankreatitis 254
Postsplenektomie-Impfprophylaxe 269
postthrombotisches Syndrom 145, 151
posttraumatische Belastungsstörung 324, 335
Pouchitis 108
PPI
- Compliance 182
- Metabolismus 182
- Präparatewechsel 183
Prasugrel 24
Pregabalin 131
progressive Muskelrelaxation 136, 326
Proktoskopie 309
Proliferationstherapie 137
Prolotherapie 137
Prostatitis 129
Proteinmangel 224
Protonenpumpeninhibitoren ▶ PPI
Pseudoachalasie 216, 218
Psychoanalyse 136
Psychoonkologie 336
Pull-Technik 54
pyloruserhaltende Operation 264
Pyozystis 102

Q

Qualitätsberichte 11
Querlaparotomie 279

R

Radiofrequenzablation 147
Radiojodtherapie, Schilddrüse 159
reaktionspflichtige Befunde 9
Reddy-Pouch 106
Refluat
– duodenogastroösophageales 182
– gastroösophageales 182
Reflux, nächtlich 182
Refluxkrankheit, sekundäre 182
Reinhold-Kriterien 216
Rektumadenom 283
Rektumextirpation 282
– mögliche Folgen 286
Rektumkarzinom 278
Rektumresektion 280, 281
– mögliche Folgen 284
Rektumresektionssyndrom 284, 285
Rekurrensparese 160, 163
Repositionsversuch, Hernien-
  einklemmung 120
Resorption oraler Medikation 300
Resynchronisationstherapie 80
– kardiale 82
Rezidivsteine 254
Rezidivvarikose 153
Rivaroxaban 21
Roux-Stase-Syndrom 205
Roux-Y-Magenbypass 217
Roux-Y-Rekonstruktion 204
Rückenmarkanästhesie, Cholezyst-
  ektomie 243
Rückenmarkstimulation 137

S

Sachebene 15
Sakralnervenstimulation 285
Sarkoidose 128
Schaumsklerotherapie 149
Schenkelhals-Stressfraktur 127
Schilddrüse
– Feinnadelpunktion 158
– Knotenstruma 159
– OP-Indikationen 158
– OP-Risiken 163
– Radiojodtherapie 159
– Sonografie 158
Schilddrüsenoperationen
– Indikationen 158

Schlafapnoesyndrom 228
Schlauchmagenresektion 216
– mit Duodenalswitch 217
Schlingenplastik 129
Schmerzen
– chronische 324
– nach Leistenhernienoperation 119
Schmerzpatienten 323
Schmerztherapie 130
Schmierinkontinenz 318
Schnittstellenkommunikation, Stör-
  faktoren 17
Schnittstellenmanagement 4
Schraubsonde 83
Schrittmacher 80
– Bestattung 84
Schrittmacherelektroden, Entfernung
  85
Schrittmacherpatienten, MRT-Unter-
  suchung 84
Schrittmachersonde 83
Schrittmachertherapie, Indikationen
  81
Schwangerschaft
– akute Cholezystitis 240
– Cholelithiasis 240
Schwerbehindertenausweis 301
SCS-Therapie 137
Seit-zu-Seit-Anastomose 281
sekundäre Refluxkrankheit 182
Selbstbefriedigung ▶ Masturbation
Selbstkundgabe-Ebene 15
Selbstverletzung 324
sensorische Inkontinenz 313
Serosa-lined-Tunnel 107
seröses mikrozystisches Adenom 261
seröses oligozystisches Adenom 261
serös-zystische Neoplasie 261
Serotoninsyndrom 135
Serumkalzitonin 163
Shave-Therapie 38
Shouldice, Hernioplastik 117, 120
Sicherheitsgurt, Herzschrittmacher
  86
Siewert-Klassifikation 201
Sigmadivertikulitis 126
Sigma-Rektum-Pouch 102
Sigmaresektion 280
Single-Port-Cholezystektomie 237,
  238
Sinus pilonidalis 35
Sklerosierungstherapie 137
Sklerotherapie 149
Skrotalschwellung 118
Sodbrennen 219
somatoforme Störungen 327
Somatostatinom 261
Sondenkost, Erbrechen 62

Sondenmaterial 58
Sondennahrung 56
– Darmflora 62
– Inhalt 63
Sondenokklusion 56
Sonografie, Schilddrüse 158
Spalthauttransplantation 39
Spätabszess 284
Spätdumping 220
Sphinkteroplastik 251
Sphinkterotomie, endoskopische 248
Sphinkterrekonstruktion 315
Spinal Cord Stimulation 137
Splenektomie 269
Statine 228
Steinbildung 108
Steinträger, asymptomatische 236
Stenose, ureterointestinale 107
Sterben, Herzschrittmacher 86
Stimmlippenlähmung 166, 169
– Therapie 172
Stoma 282, 332
– Resorption oraler Medikation 300
– Schwerbehindertenausweis 301
– Stuhlgang 301
– Suppositorien 300
– Wiederanschlussoperation 300
Stomaobstruktion 296
Stomaposition 294
Stomaprolaps 296
Stomaretraktion 295
Stomastenose 104, 108, 295
Stomasysteme 298
Stomaversorgung 298
Stoßwellentherapie, Cholezystolithiasis
  242
Strahlentherapie des Beckens 129
Stretta-Verfahren 185
Struma, benigne, OP-Verfahren 164
Struvit 109
Studer-Neoblase 105
Stuhlabgang, unkontrollierter 284
Stuhlentleerungsstörungen 284
Stuhlgang, Stoma 301
Stuhlinkontinenz 281, 285, 312
– suprapubischer Dauerkatheter 95
Stuhlregulation 307
Stuhltagebuch 313
Stuhltransplantation 270
subkardiales Magenkarzinom 201
submuköser Tunnel 107
subtotale Thyreoidektomie 166
Sulfonylharnstoff 270
Superabsorber 31
Suppositorien, Stoma 300
suprapubischer Dauerkatheter 90
– Förderprobleme 94
– Katheterpflege 94

- Kathetertyp 95
- Katheterwechsel 93
- Stuhlinkontinenz 95
- Wundversorgung 93

Surecan-Nadeln 72
Symphysitis 127

T

Taschenhämatom 84
Teleskop-Phänomen 187
Thiaminmangel 224
Thoraxmagen 67, 181, 194
- CT-Bild 197
- Komplikationen 195
- Ursachen 196

Thoraxmagenrezidiv 195
Thromboembolieprophylaxe 20
Thromboseprophylaxe 288
- Varizen 151

Thrombozytenaggregationshemmer 20, 24
Thyreoidektomie
- subtotale 166
- totale 166

Thyreotoxikose 158
Ticagrelor 24
Tiklopidin 24
totale Thyreoidektomie 166
Toupet-Fundoplikation 184
transkutane Nervenstimulation (TENS) 137
transverse Koloplastik 281
Transversum-Pouch 106
Transversumresektion 279
Traverso-Longmire 263
Triple-Therapie 20, 24
TSH-Kontrolle 173
Tuberkulose 128

U

Überleitungsbogen 9
Überleitungsmanagement, Berufsgruppen 11
Überweisungen 8
Überweisungsentscheidung 7
Ulcus cruris 144
Ulcus cruris venosum 37, 45
Ulkus, diabetisches 36
Ulkuskrankheit 200
Ulkusperforation 222
Umwandlungsoperation 218
Ureterimplantation, Le Duc 107
ureterointestinale Stenose 107
Ureterokutaneostomie 104

Ureterosigmoideostomie 107
Ureterostomie 103
Urinkontrolle 111
Urolithiasis 129
Urostoma 103, 332
- Azidose 109
- Knochendichte 109
- Malabsorption 110
- metabolische Komplikationen 109
- Sekundätumor 110
- Vitamin B12 109

V

Vacuum-assisted Closure 37
Varikose 144
Varikozele 129
Varizen, Thromboseprophylaxe 151
Varizenoperation 145
Vasektomie 129
Venenthrombose 151
Verbandswechsel 31
Verdauungsenzymsubstitution 208
Verhaltenstherapie 136
Verhärtung, im Narbenbereich 119
Verschlussikterus 250
verzögerte Magenentleerung 268
Vesikulitis 127
VIPom 261
Vitamin A 226
Vitamin-B1-Mangel 224
Vitamin B12 225
- Substitution 208

Vitamin D 225
Vitamin E 226
Vitamin K 226
Vitamin-K-Antagonisten 20, 251
Von-Hippel-Lindau-assoziiertes zystisches Adenom 261
Vorwarnzeit, Verkürzung 281

W

Warfarin 20
Weichteilphlegmone 33
Wernicke-Enzephalopathie 224
Wexner-Score 285
Whipple-Pankreatikoduodenektomie 266
Wiederanschlussoperation 300
Witzel-Fistel 50
Wundauflagen, hydrophobe 32
Wundbehandlung 30
Wunddekontamination 30
Wunde 30
Wundexsudat 44

Wundheilung 325
Wundheilungsstörungen 284
Wundhöhlen 31
Wundinfektion, Hernioplastik 118
Wundreinigung
- aktiv periodisch 30
- passiv periodisch 30

Wundtaschen 31
Wundverband 30

Z

Ziconoid 139
Zink 226
Z-Plastik 36
Zystadenokarzinomen 261
Zystitis, interstitielle 102
Zystogastrostomie 267
Zystojejunostomie 267